普通高等教育“十四五”规划教材

医学计算机信息应用教程

王呼生　宁鹏飞　吴雅琴　主编

中国铁道出版社有限公司
CHINA RAILWAY PUBLISHING HOUSE CO., LTD.

内 容 简 介

随着计算机信息技术的迅速发展，其在医学及其他领域的应用越来越广泛。本书是为高等医药类院校各专业的医学计算机信息应用公共课编写的教材。全书由19章组成，内容包括计算机基础知识、Windows 7、Office 2010、计算机网络、医学图像处理技术、动画设计技术、网页设计技术，医学信息系统、数据库管理系统、医用数理统计软件及增强现实的应用，以方便广大读者全面、快速、正确地学习和掌握医学计算机信息知识。

本书思路新颖、图文并茂、结构合理、层次清晰，既有系统知识，又有大量实例，适合作为高等医药类院校各专业学生的教材，也可作为医疗卫生保健部门人员的培训用书。

图书在版编目（CIP）数据

医学计算机信息应用教程/王呼生，宁鹏飞，吴雅琴主编．—北京：中国铁道出版社有限公司，2020.8（2021.7 重印）
普通高等教育“十四五”规划教材
ISBN 978-7-113-26918-0

Ⅰ．①医… Ⅱ．①王… ②宁… ③吴… Ⅲ．①计算机应用－医学－高等学校－教材 Ⅳ．① R319

中国版本图书馆 CIP 数据核字(2020)第084301号

书　　名：医学计算机信息应用教程
作　　者：王呼生　宁鹏飞　吴雅琴

责任编辑：徐盼欣　　**编辑部电话：**（010）63549501
封面设计：刘　颖
责任校对：张玉华
责任印制：樊启鹏

出版发行：中国铁道出版社有限公司（100054，北京市西城区右安门西街8号）
网　　址：http://www.tdpress.com/51eds/
印　　刷：北京联兴盛业印刷股份有限公司
版　　次：2020年8月第1版　2021年7月第2次印刷
开　　本：787 mm×1 092 mm 1/16　**印张：**25　**字数：**601千
书　　号：ISBN 978-7-113-26918-0
定　　价：69.00元

编 委 会

前　言

计算机科学是信息科学的一个极其重要的组成部分。在当今信息化社会中，计算机知识成为人们知识结构中不可缺少的部分。以数字化为基础的计算机多媒体技术使世界变得更加绚丽多彩。计算机的应用把人们带进了一个高节奏的信息社会。计算机的应用正在改变着人们的生活、工作和思维方式。信息的获取、处理和应用能力将成为个人能力与素质的重要标志。

掌握计算机基础知识和操作技术已成为高校各类学生素质教育的必备部分。编者根据教育部高等学校计算机基础课程教学指导委员会 2011 年高等学校计算机基础教学改革试点项目工作会议精神，结合医学计算机应用基础的教学要求，组织编写了本书。非计算机专业的“医学计算机信息应用”是一门技术性很强的课程，一方面应该重视应用，另一方面应该关注技术更新，使学生用宝贵的时间去学习更实用的知识。本书就是本着上述精神编写的。

本书将计算机基础知识、Windows 7 操作系统、Office 2010 办公软件、计算机网络、医学图像处理技术、动画设计技术、网页设计技术、医学信息系统，以及数据库管理系统、医用数理统计软件、增强现实融为一体，构成了本书的主体框架。本书章节内容安排合理，力求形成一册内容丰富、易学易用的医学计算机信息应用工具书。

本书由王呼生、宁鹏飞、吴雅琴任主编，由王晓东、冉雪江、崔彦青、苑宁萍、王超、刘秉政任副主编。具体编写分工如下：第 1 章由戴忠民、张斌编写，第 2 章由王超编写，第 3 章由寿晓华、孔晓荣编写，第 4 章由苑宁萍、梁伟编写，第 5 章由崔彦青编写，第 6 章由常沛、闫茂龙、左风云、曾庆鑫、王诗然、王飞、刘跃利、赵慧茹编写，第 7 章、第 8 章由王晓东编写，第 9 章由李润启、谢劲冰、李翀编写，第 10 章由王呼生、王晓东、吴雅琴、常沛、宁鹏飞、冉雪江、王超编写，第 11 章由吴雅琴编写，第 12 章由刘秉政编写，第 13、19 章由冉雪江编写，第 14 章由司小玲编写，第 15 章由刘鹏、许涛编写，第 16 章由梁姝惠编写，第 17 章由吴雅琴编写，第 18 章由宁鹏飞编写。

限于编者水平，本书难免在内容选材和叙述上有不妥和疏漏之处，竭诚欢迎广大读者批评指正。

编　者

2020 年 5 月

目 录

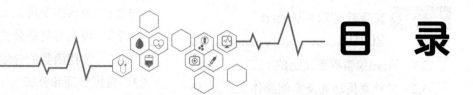

第1章 计算机基础知识

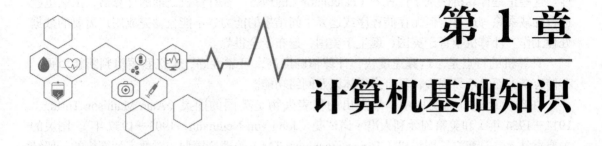

计算机是一种按程序控制自动进行信息加工处理的通用工具。它的处理对象和结果都是信息。单从这点来看，计算机与人的大脑有某些相似之处。因为人的大脑和五官也是信息采集、识别、转换、存储、处理的器官，所以人们常把计算机称为电脑。

计算机自动工作的基础在于存储程序方式，其通用性的基础在于利用计算机进行信息处理的共性方法。随着信息时代的到来，以及信息高速公路的兴起，全球信息化进入了一个全新的发展时期。人们越来越认识到计算机强大的信息处理功能，从而使之成为信息产业的基础和支柱。人们在物质需求不断得到满足的同时，对各种信息的需求也日益增强，计算机成为人们生活和工作中必不可少的工具。

1.1 电子计算机的发展和应用

1.1.1 近代计算机的发展史

人类在与大自然的适应、协调与共处过程中，创造并逐步发展了计算工具。我国唐末出现的算盘，就是人类加工制造出的计算工具。随着社会生产力的发展，计算工具也得到相应的发展。1642 年法国物理学家帕斯卡（Blaise Pascal，1623—1662 年）发明了齿轮式加减法器；1673 年德国数学家莱布尼兹（G. W. Leibniz，1646—1716 年）在帕斯卡加减法器的基础上增加乘除法器，制成能进行四则运算的机械式计算器。此外，人们还研究机械逻辑器及机械式输入和输出装置，为完整的机械式计算机的出现打下基础。在近代的计算机发展中，起奠基作用的是英国数学家查尔斯·巴贝奇（Charles Babbage，1791—1871 年）。他于 1822 年、1834 年先后设计了差分机和分析机，企图以蒸汽机为动力来实现，但受当时技术和工艺的限制而失败。分析机具有输入、处理、存储、输出及控制 5 个基本装置，成了以后电子计算机硬件系统组成的基本构架。1936 年美国的霍华德·艾肯（Howard Aiken，1900—1973 年）提出用机电方法而不是纯机械方法来实现巴贝奇分析机，并在 1944 年制造成功 Mark Ⅰ计算机，使巴贝奇的梦想成为现实。所以，国际计算机界称巴贝奇为“计算机之父”。

1.1.2 现代计算机的发展史及特点

现代计算机也称电脑或电子计算机（computer，简称计算机），是指一种能存储程序和数据、自动执行程序、快速而高效地自动完成对各种数字化信息处理的电子设备。计算机能部分地代替人的脑力劳动；程序改变了，计算机的功能也随之改变，因此它又有很好的通用性。这些正是计算机区别于计算器（calculator）的地方。在计算机之前的计算器，虽然也能进行加减乘除等运算，但无存储程序或运算中间结果的能力，不能自动完成用户需要的数据处理工作。计算机孕育于英国，诞生于美国，遍布于全世界。

计算机的特点是：运算速度快，计算精确度高，可靠性好，记忆和逻辑判断能力强，存储容量大而且不易损失，具有多媒体以及网络功能。

在现代计算机的发展中，最杰出的代表人物是英国的图灵（Alan Mathison Turing，1912—1954 年）和美籍匈牙利人冯·诺依曼（John von Neumann，1903—1957 年）。图灵的主要贡献：一是建立了图灵机（Turing machine，TM）的理论模型，对数字计算机的一般结构、可实现性和局限性产生了意义深远的影响；二是提出了定义机器智能的图灵测试（Turing test），奠定了“人工智能”的理论基础。为纪念图灵的理论成就，美国计算机协会（ACM）在 1966 年开始设立了奖励世界计算机学术界最高成就的图灵奖。冯·诺依曼在纯粹数学、应用数学、量子物理学、逻辑学、气象学、军事学、计算机理论及应用、对策论和经济学诸领域都有重要建树和贡献。他首先提出在计算机内存储程序的概念，并使用单一处理部件来完成计算、存储及通信工作。有着“存储程序”的计算机成了现代计算机的重要标志。

美国于 1946 年 2 月 14 日正式通过验收名为 ENIAC（electronic numerical integrator and computer）的电子数字积分计算机，宣告了人类第一台通用电子计算机的诞生。这台计算机功率为 150 kW，用了 17 000 多只电子管，10 000 多只电容器，70 000 多只电阻器，1 500 多个继电器，占地面积约 170 m^2，重 30 t。虽然它仍存在不能存储程序、使用的是十进制数、在机外用线路连接的方法来编排程序等严重缺陷，但是它使用了电子管和电子线路，大大提高了运算速度，每秒可以完成加减运算 5 000 次。这在当时来说已是件了不起的事情。ENIAC 的问世具有划时代的意义，宣告了计算机时代的到来。在其出现以后的半个多世纪里，计算机技术以惊人的速度发展。在人类的科技史上，没有任何一个学科可以与它的发展速度相比拟。人类第一台具有内部存储程序功能的计算机 EDVAC（electronic discrete variable automatic computer，电子离散变量自动计算机）是根据冯·诺依曼的构想制造成功的，并于 1952 年正式投入运行。EDVAC 采用了二进制编码和存储器，其硬件系统由运算器、逻辑控制装置、存储器、输入设备和输出设备 5 部分组成。EDVAC 把指令存入计算机的存储器，省去了在机外编排程序的麻烦，保证了计算机能按事先存入的程序自动地进行运算。事实上，实现内存储程序式的世界第一台电子计算机是英国剑桥大学的威尔克斯（M.V.Wilkes）根据冯·诺依曼设计思想领导设计的 EDSAC（electronic delay storage automatic calculator，电子延迟存储自动计算器），于 1949 年 5 月制成并投入运行。冯·诺依曼提出的内存储程序的思想和规定的计算机硬件的基本结构，沿袭至今。程序内储工作原理也被称为冯·诺依曼原理。因此，常把发展到今天的整个 4 代计算机习惯地统称“冯氏计算机”或“冯·诺依曼式计算机”。

1. 电子计算机的发展

电子计算机主要根据计算机所采用的逻辑元件的发展分成 4 个阶段，习惯上称为 4 代（每两代计算机之间时间上有重叠）。

第一代：电子管计算机时代（从 1946 年到 20 世纪 50 年代末期）。采用电子管作为逻辑元件，软件方面确定了程序设计概念，出现了高级语言的雏形。特点是体积大、耗能高、速度慢（一般每秒数千次至数万次）、容量小、价格昂贵。主要用于军事和科学计算。

第二代：晶体管计算机时代（从 20 世纪 50 年代中期到 20 世纪 60 年代末期）。采用晶体管为逻辑元件。软件方面出现了一系列高级程序设计语言，并提出了操作系统的概念。计算机设计出现了系列化的思想。应用范围从军事与尖端技术方面延伸到气象、工程设计、数据处理以及其他科学研究领域。

第三代：中、小规模集成电路计算机时代（从 20 世纪 60 年代中期到 20 世纪 70 年代初期）。采用中、小规模集成电路（IC）作为逻辑元件。软件方面出现了操作系统以及结构化、模块化程序设计方法。软硬件都向通用化、系列化、标准化的方向发展。

第四代：大规模和超大规模集成电路计算机时代（从 20 世纪 70 年代初期至今）。采用超大规模集成电路（VLSID）和极大规模集成电路（ULSID）、中央处理器（CPU）高度集成化是这一代计算机的主要特征。

1971 年 Intel 公司制成了第一批微处理 4004，这一芯片集成了 2 250 个晶体管组成的电路，其功能相当于 ENIAC，个人计算机（personal computer，PC）应运而生并迅猛发展。伴随性能的不断提高，计算机体积大大缩小，价格不断下降，使得计算机普及到寻常百姓家。自 1995 年开始，计算机网络也涌进普通家庭。新一代计算机与前一代相比，其体积更小，寿命更长，能耗、价格进一步下降，而速度和可靠性进一步提高，应用范围进一步扩大。计算机出现了超乎人们预想的发展，特别是微型计算机（微机）以其排山倒海之势形成了当今科技发展的潮流。近年来，多媒体、网络都如火如荼地发展着，所以今天把计算机的发展称为进入了网络、微机、多媒体的时代，或者简单地称为进入了计算机网络时代，似乎更合适一些。

2. 计算机的主要特点

计算机的发明和发展是20世纪最伟大的科学技术成就之一。作为一种通用的智能工具，计算机具有以下几个特点：

（1）运算速度快。现代的巨型计算机系统的运算速度已达每秒亿亿次级别。

（2）运算精度高。由于计算机内采用二进制数进行运算，因此，可以用增加表示数字的设备和运用计算技术，使数值计算的精度越来越高。

（3）通用性强。计算机可以将任何复杂的信息处理任务分解成一系列的基本算术和逻辑操作，反映在计算机的指令操作中，按照各种规律执行的先后次序把它们组织成各种不同的程序，存入存储器中。

（4）具有记忆和逻辑判断功能。计算机有内部存储器和外部存储器，可以存储大量的数据，随着存储容量的不断增大，可存储记忆的信息量也越来越大。

（5）具有自动控制能力。计算机内部操作、控制是根据人们事先编制好的程序自动控制进行的，不需要人工干预。

1.1.3　现代计算机的分类

在时间轴上，“分代”可以表示计算机的纵向发展，而“分类”可用来说明横向的发展。国内计算机界曾把计算机分为巨、大、中、小、微 5 类。目前国内、外多数书刊，也是国际上沿用的分类方法，是根据电气和电子工程师协会（IEEE）于 1989 年 11 月提出的标准来划分的，即把计算机划分为巨型机、小巨型机、大型主机、小型机、工作站和个人计算机 6 类。

（1）巨型机（supercomputer），也称超级计算机，在所有计算机类型中其占地面积最大、价格最贵、功能最强、浮点运算速度最快。目前多用于战略武器（如核武器和反导弹武器）的设计、空间技术、石油勘探、中长期大范围天气预报以及社会模拟等领域。其研制水平、生产能力及应用程度，已成为衡量一个国家经济实力与科技水平的重要标志。

（2）小巨型机（minisupercomputer）。这是小型超级计算机（或称桌上型超级计算机），出现于 20 世纪 80 年代中期。该机的功能略低于巨型机，而价格只有巨型机的 1/10，可满足一些用户的需求。

（3）大型主机（mainframe），或称大型计算机（覆盖常说的大、中型机）。特点是大型、通用，具有很强的处理和管理能力。主要用于大银行、大公司、规模较大的高校和科研院所。在计算机向网络迈进的时代仍有其生存空间。

（4）小型机（minicomputer 或 minis）。结构简单，可靠性高，成本较低，不需要经长期培训即可维护和使用，这对广大中小用户具有很大的吸引力。

（5）工作站（workstation）。这是介于个人计算机与小型机之间的一种高档微机，其运算速度比微机快，且有较强的联网功能。主要用于特殊的专业领域，例如图像处理、辅助设计等。它与网络系统中的“工作站”虽然名称一样，但含义不同。网络上“工作站”常用来泛指联网用户的结点，以区别于网络服务器，常常只是一般的个人计算机。

（6）个人计算机（personal computer，PC）。平常说的微机指的就是 PC。这是 20 世纪 70 年代出现的机种，以其设计先进、软件丰富、功能齐全、价格便宜等优势而拥有广大的用户，大大推动了计算机的普及应用。PC 在销售台数与金额上都居各类计算机的榜首。

PC 的主流是 IBM 公司在 1981 年推出的 PC 系列及其众多的兼容机（IBM 公司目前已淡出 PC 市场）。PC 除了台式的，还有膝上型、笔记本式、掌上型、手表型等。总的说来，微机技术发展迅速，平均每两三个月就有新产品出现，平均每两年芯片集成度提高一倍，性能提高一倍，价格进一步下降。这就是说，微机将向着体积更小、质量更小、携带更方便、运算速度更快、功能更强、更易用、价格更低的方向发展。

1.1.4 计算机的主要应用领域

归结起来，计算机的主要应用领域如下：

（1）科学计算，也称数值运算，是指用计算机来解决科学研究和工程技术中的复杂的数学问题。这是计算机最早也是最重要的应用领域。在整个计算机的应用中，其比重虽已不足 10%，但其重要性依然存在。

（2）事务数据处理，也称信息处理，是指利用计算机对所获取的信息进行记录、整理、加工、存储和传输等。这是计算机应用最广泛的领域，包括管理信息系统（MIS）和办公自动化（OA）等。计算机机时的 80% 用于进行非数值数据处理。

（3）计算机控制，也称实时控制或过程控制，是指利用计算机对动态过程（如控制配料、温度、阀门的开闭，乃至人造卫星、航天飞机、巡航导弹等）进行控制、指挥和协调。

（4）生产自动化（production automation，PA），在这里是指利用计算机辅助设计、辅助制造产品，如集成制造系统等。

（5）数据库应用（database applications，DA），这是计算机应用的基本内容之一。任一发达国家，从国民经济信息系统和跨国科技情报网到个人的亲友通信、银行储蓄账户，均与数据库打交道。办公自动化与生产自动化，也需要有数据库的支持。

（6）人工智能（artificial intelligence，AI），也称智能模拟，是指利用计算机来模仿人类的智力活动。主要应用在机器人（robots）、专家系统、模式识别（pattern recognition）、智能检索（intelligent retrieval）、自然语言处理、机器翻译、定理证明等方面。

（7）网络应用。利用计算机网络，使一个地区、一个国家，甚至在世界范围内的计算机与计算机之间实现信息、软硬件资源和数据共享，可以大大促进地区间、国际间的通信与各种数据的传输与处理，改变时空的概念。现代计算机的应用已离不开计算机网络。

（8）计算机模拟（computer simulation），是指用计算机程序代替实物模型来做模拟试验，可广泛应用于工业部门和社会科学领域。20 世纪 80 年代末出现了虚拟现实（virtual reality，VR）技术，这是 21 世纪初期最有前景的新技术之一。

（9）计算机辅助教育（computer bared education，CBE），包括 CAI（computer aided instruction，计算机辅助教学）和 CMI（computer managed instruction，计算机管理教学）两部分。平时所说的计算机辅助教学主要指 CAI。

1.1.5　现代计算机发展的趋向

现代计算机的发展表现为巨型化、微型化、多媒体化、网络化和智能化 5 种趋向。

（1）巨型化。这是指高速、大存储容量和强功能的超大型计算机。

（2）微型化。微机可渗透到诸如仪表、家用电器、导弹弹头等中、小型机无法进入的领地，所以发展异常迅速。

（3）多媒体化。多媒体是指“以数字技术为核心的图像、声音与计算机、通信等融为一体的信息环境”。多媒体技术的目标是无论在何地，只需要简单的设备就能自由自在地以交互和对话方式收发所需要的信息。实质就是使人们利用计算机以更接近自然的方式交换信息。

（4）网络化。计算机网络是现代通信技术与计算机技术结合的产物。从单机走向联网，是计算机应用发展的必然结果。

（5）智能化。智能化是建立在现代化科学基础之上、综合性很强的边缘学科。它是让计算机来模拟人的感觉、行为、思维过程的机理，使计算机具备视觉、听觉、语言、行为、思维、逻辑推理、学习、证明等能力，形成智能型、超智能型计算机。智能化的研究包括模式识别、物形分析、自然语言的生成和理解、定理的自动证明、自动程序设计、专家系统、学习系统、智能机器人，等等。 其基本方法和技术是通过对知识的组织和推理求得问题的解答，所以涉及的内容很广，需要对数学、信息论、控制论、计算机逻辑、神经心理学、生理学、教育学、哲学、法律等多方面知识进行综合。人工智能的研究更使计算机突破了“计算”这一初级含义，从本质上拓宽了计算机的能力，可以越来越多地代替或超越人类某些方面的脑力劳动。

1.1.6　中国首台千万亿次超级计算机——“天河一号”

“天河一号”（见图 1–1）是中国首台千万亿次超级计算机。“天河一号”超级计算机从 2008 年开始研制，按两期工程实施：一期系统（TH-1）于 2009 年 9 月研制成功；二期系统（TH-1A）于 2010 年 8 月在国家超级计算天津中心升级完成。2010 年 11 月 14 日，国际 TOP500 组织在网站上公布了最新全球超级计算机前 500 强排行榜，中国首台千万亿次超级计算机系统“天河一号”排名全球第一。其后 2011 年才被日本超级计算机“京”超越。2012 年 6 月 18 日，国际超级计算机组织公布的全球超级计算机 500 强名单中，“天河一号”

排名全球第五。

天河一号于2010年投入使用后，在航天、天气预报、气候预报和海洋环境模仿方面均取得了显著成就。

截至2019年1月，“天河一号”已连续5年满负荷运行。

“天河一号”系统峰值性能为每秒1 206万亿次双精度浮点运算，Linpack测试值达到每秒563.1万亿次。

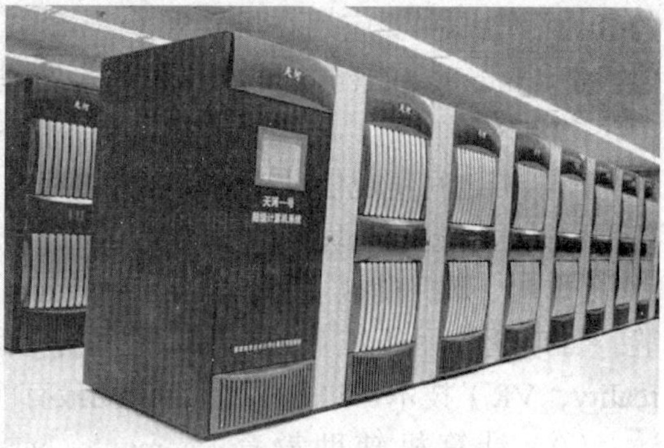

图 1–1　天河一号

这套系统采用了混合异构的环境，主计算系统为Intel至强5500，采用ATI的GPU，CPU和GPU数目分别为6 144和5 120，内存总容量为98 TB，点到点通信带宽为40 Gbit/s，共享磁盘总容量为1 PB。

1. “天河一号”的硬件系统

“天河一号”的硬件系统包括计算阵列、加速阵列、服务阵列，以及互连通信子系统、I/O存储子系统和监控诊断子系统等，如图1–2所示。

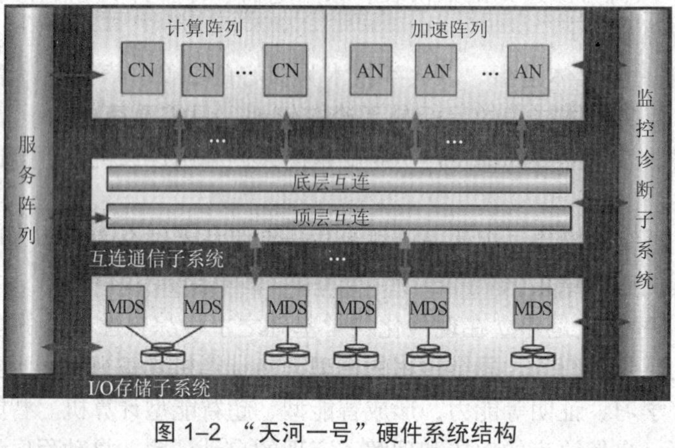

图 1–2　“天河一号”硬件系统结构

（1）计算阵列：2 560个计算结点，每个计算结点集成两个Intel CPU，配32 GB内存。

（2）加速阵列：2 560个加速结点，每个加速结点含两个AMD GPU、2 GB显存。

（3）服务阵列：512个服务结点，每个服务结点含两个Intel EP CPU、32 GB内存。

（4）互连通信子系统：采用两级Infiniband QDR互连，单个通信链路的通信带宽为40 Gbit/s、延迟1.2 μs。

（5）I/O存储子系统：采用全局分布共享并行I/O系统结构，磁盘总容量为1 PB。

（6）监控诊断子系统：采用分布式集中管理结构，实现全系统的实时安全监测、系统控制和调试诊断等功能。

2. “天河一号”的软件系统

“天河一号”的软件系统包括操作系统、编译系统、资源与作业管理系统和并行程序开发环境4部分，如图1–3所示。

（1）操作系统：采用64位Linux操作系统，面向高性能并行计算、支持能耗管理、虚拟化和安全隔离等进行了针对性设计。

（2）编译系统：支持 C、C++、Fortran、Java 语言，支持 OpenMP、MPI 并行编程，提供异构协同编程框架，高效发挥 CPU 和 GPU 的协同计算能力。

（3）资源与作业管理系统：提供全系统资源统一视图，实现多策略资源分配与作业调度，有效提高资源利用率和系统吞吐率。

（4）并行程序开发环境：提供一体化图形用户界面，支持应用程序的调试和性能分析。

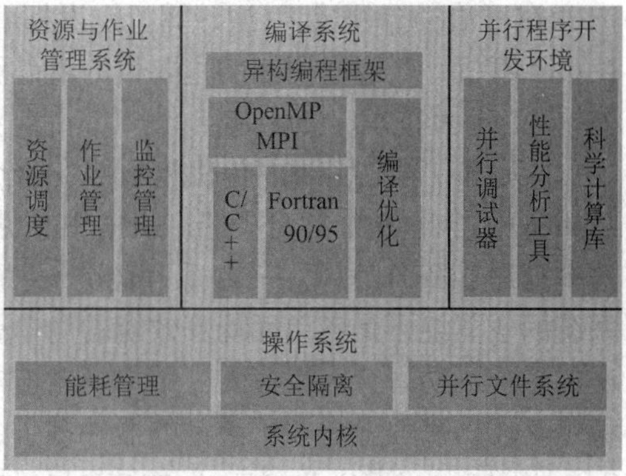

图 1–3 “天河一号”软件系统结构

“天河一号”的操作系统符合 B2 级安全标准，提供基于隔离的用户安全工作环境，提供统一的全系统资源管理视图、友好的系统管理使用界面、一体化的并行应用集成开发环境和虚拟化的网络计算环境。

3. “天河一号”的应用领域

“天河一号”可广泛应用于石油勘探数据处理、生物医药研究、航空航天装备研制、资源勘测和卫星遥感数据处理、金融工程数据分析、气象预报和气候预测、海洋环境数值模拟、短临地震预报、新材料开发和设计、土木工程设计、基础科学理论计算等领域。

如图 1–4 所示，在“天河一号”机房的一台显示器前，“天河一号”正在计算并预报台风的走势。从中可以清晰地看到台风的中心、中心风力和走势，而且准确率极高。

除了气象预报领域之外，巨型计算机在很多和国计民生相关的重要领域都发挥着举足轻重的作用。

在制药领域，巨型计算机出现前，一种新药的问世要经过原理研究、动物实验、志愿者实验等数个步骤，整个研制周期在 15 年左右。而如今，很多基础性的实验和计算工作都可以由巨型计算机来完成，一种新药的研制周期可以缩短为 3~5 年。一种新药可以改变人类的命运，比如盘尼西林，就以其广谱抗菌能力，挽救了无数人的生命。

在飞机制造领域，巨型计算机也发挥了不可替代的作用。以前，飞机确定外形需要在风洞中进行大量实验。比如，某型波音飞机在确定外形前就在风洞中进行了 3 年的定型试验。而现在，通过巨型计算机强大的计算能力和模拟技术，大量的实验可以通过计算机计算和模拟（见图 1–5）代替，周期可以缩短到 3~6 个月。

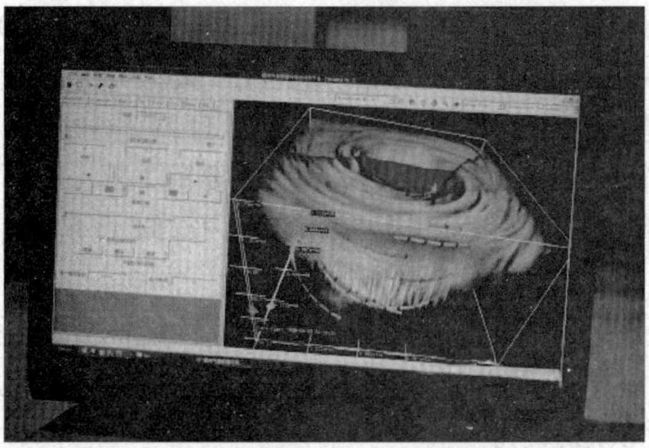

图 1–4　用数值模拟方法预报台风

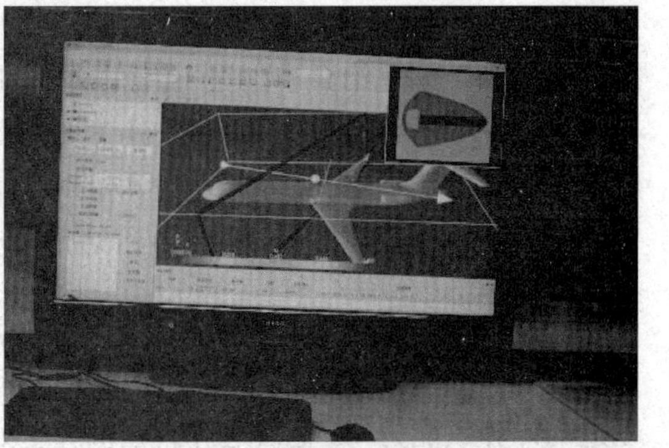

图 1–5 “天河一号”辅助设计飞机气动外形

在石油勘探领域，巨型计算机也发挥着重要的作用。1983 年面世的中国的“银河一号”巨型计算机，其当时研制的主要目的就是石油勘测。

4. 七大技术、四大特点

“天河一号”由 103 台机柜组成，每个机柜占地面积 1.44 m^2、高 2 m^2、重 1.5 t，系统总质量相当于 19 个神舟飞船。机房中（见图 1–6），每台机位的上下两个抽屉式电风扇让机房中充斥着阵阵凉风。一台千万亿次的“天河一号”是否等于 10 个百万亿次巨型机之和？系统的效能绝不是各单元计算效能的简单叠加。如果用高性能微处理器直接堆出一个千万亿次的系统，功率会大得惊人，用户可能连电费都付不起，而且机器的可靠性很低，根本无法稳定工作。表面上看“干活”的器件多了，结果却是“三个和尚没水吃”。“天河一号”采用 7 项关键技术，使得“一加一”的结果尽量接近“二”，从而发挥出机器最大的整体效能。

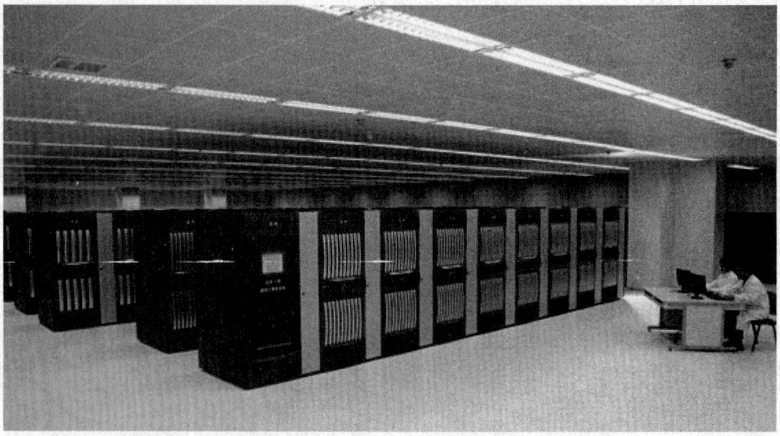

图 1–6 “天河一号”机房人员进行系统维护

这 7 项技术包括多阵列可配置协同并行体系结构、高速率扩展互连通信技术、高效异构协同计算技术、基于隔离的安全控制技术、虚拟化的网络计算支撑技术、多层次的大规模系统容错技术和系统能耗综合控制技术。

“天河一号”具有四大特点：

（1）性能高。高性能首先表现为高运算速度。“天河一号”24 小时的工作量如果使用普通 PC 来操作，需要整整 160 年才能完成。另外，高性能体现在其存储量巨大，“天河一号”的存储量可以达到 1 PB。按国内数字图书馆应用软件的图片格式 PDG 为例计算，如果平均每册书大小约 10 MB，那么“天河一号”的存储量相当于 4 个国家图书馆（藏书量为 2 700 万册）之和，如果给全中国近 14 亿人每人拍一张高清晰度的数码照片，在“天河一号”里可以全部存下来。全系统包含 6 144 个通用处理器（CPU）和 5 120 个加速处理器（GPU），仅系统级软件就有 20 多万行代码。按照每人每个小时写 20 行代码的速度，需要写 1 万小时。互连通信网络的单根线传输速率为 10 Gbit/s，相当于在“天河一号”计算机内部修了一条信息高速公路。

（2）高效能。其效能的高低，通俗来说就是是否省电，也就是单位计算性能需要消耗多少资源。在全系统运行情况下，“天河一号”的耗电量为 1 280 kW · h。能耗比即每瓦电创造的计算效能为 4.3 亿次运算，在世界上处于领先水平。

（3）高安全性。安全性对于任何一台计算机来说都非常重要，尤其是对于巨型计算机而言，它的用户主要是大的石油企业、气象预报部门和各大银行系统等，这些单位对于信息安全的要求都非常高。对于普通 PC 来说，管理员拥有查看权限，可以进入网络中的任何一台计算机的内部。但是，对于“天河一号”来说，只有用户自己掌握密码，系统管理员也不能进入用户的信息系统查看到任何信息。打个比方，一个用户如果拥有了“天河一号”的使用权，就相当于某个人在银行租到了一个保险柜，唯一的钥匙就在这个人自己身上，银行的工作人员和任何其他人都不可能打开这个柜子。

（4）易使用。“天河一号”硬件实物如图 1–7 所示，其在设计上采用刀片式结构（见图 1–8），每个机位包含可以抽出的 32 个刀片，这些刀片上装有电路板。当某个刀片上某点出现故障，计算机的错误自查系统会迅速找到并定位错误出现的刀片位置。工作人员可以迅速将其抽出并进行维修。此外，虽然“天河一号”体积巨大、工作原理复杂，但是其操作（见图 1–9）和普通 PC 相似，操作简便，而且可以与大部分国际上通用的软件兼容。

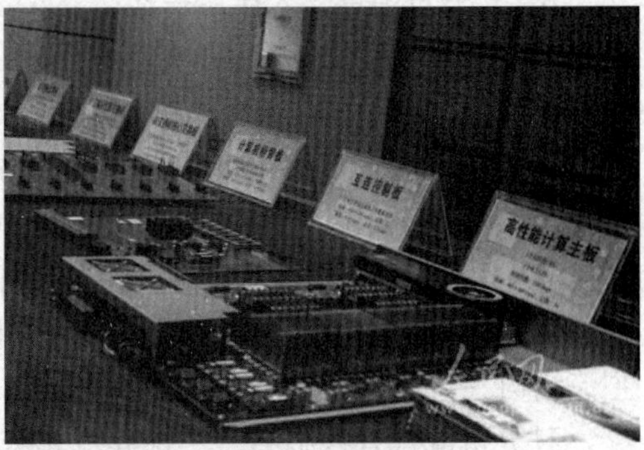

图 1–7　硬件实物

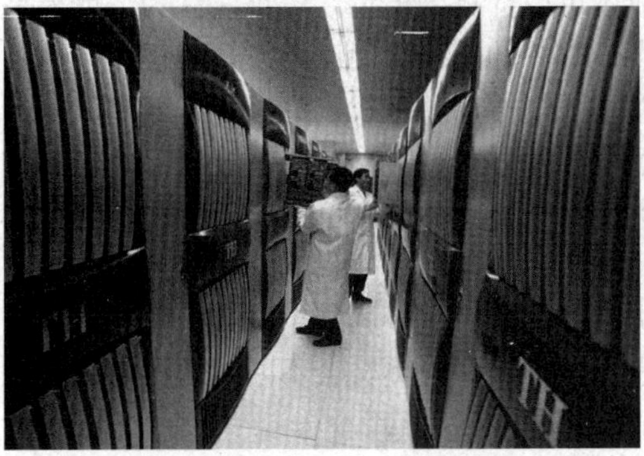
图 1–8　刀片式结构

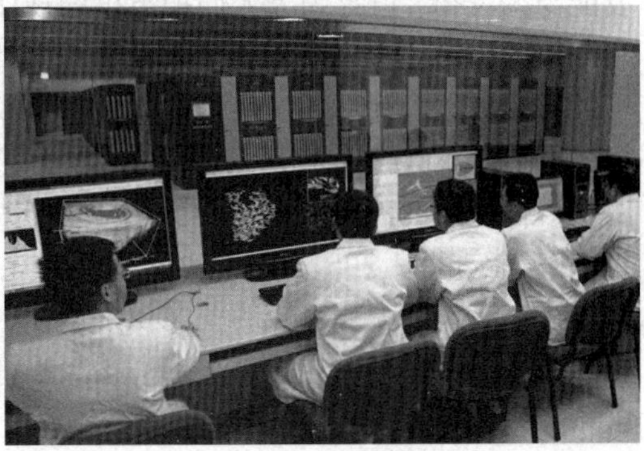
图 1–9　操作界面

5. 巨型计算机研制困难重重

当今世界，高性能计算已成为理论和试验之外的第三种科学研究手段，是推动科技创新和经济社会发展的战略高技术。各大国纷纷投入巨资研制开发超级计算机系统，以提升综合国力和科技竞争力。

要研制成功“天河一号”这样的巨型计算机，研究人员面临的最重要的技术难点主要有哪些?

（1）体系结构的创新和调整。一台计算机从百万亿次到千万亿次的跃升并不只是一个简单的数字变化，而需要在其体系结构上进行大量创新和调整。如果原来是 10 个人完成某项工作，现在就相当于要有 100 个甚至 1 000 个人来完成这项工作。每个人的工作怎么分配、人与人之间如何分工合作、如何互连协调就变得极其重要。否则，就很难保证 1 000 个人的工作效率就比 100 个人高。很可能这 1 000 个人的内耗巨大，或者经常需要返工，而导致工作效率低于 100 个人的效率。要解决这些问题，就需要设计出一套让这数千个部件可以和谐互连的体系系统。

（2）如何应对错误。“天河一号”有 10 000 多个部件，从科学角度来讲，故障是不可避免的，这就需要设计出一套机制来保证某个部件的错误不至于影响整个系统的运作，此外还可以尽快找到并排除错误。

（3）解决能耗问题。巨型计算机的能耗极大，即使是效能已经很高的“天河一号”，耗电量也达到 1 280 kW・h。一个美国科学家曾经说过：“如果不解决能耗问题，那么巨型计算机就只能和核电站建在一起了。”

6. 千万亿次是一个质的变化

在超级计算机不断提高运算速度的过程中，千万亿次曾是一个难以逾越的“瓶颈”。美国早在 20 世纪 90 年代就提出了研制千万亿次巨型计算机的目标，直到 2007 年才实现。截至 2009 年 6 月，世界上仅有 3 台千万亿次的计算机。国际计算机界认为，从百万亿次提升到千万亿次是一个质的变化，不可能通过单纯扩大规模来实现，而是需要体系结构上的改变。“天河一号”采用全新的多阵列可配置协同并行的体系结构，从而实现了系统性能的提升。这种体系结构具备构建下一个量级即万万亿次计算机的能力，将会成为下一代高新计算机的主流结构。

计算机能代替人脑吗？“计算机无法代替人脑。”人脑与计算机的一个根本区别在于，人能够发现规律，而计算机只能根据人发现的规律和设计的方法进行计算。超级计算机之所以能与人对弈，就是因为人们把下棋的规律转化成了可以计算的模型。辩证法认为，世界是有规律的。但还有很多问题比如爱情，人类尚未发现其中的规律，而已经发现的规律中也有可计算的和不可计算的。换句话说，只要人类能够发现规律，并且找到方法把规律变成可计算的问题从而建立起物理和数学模型，计算机就能够替代人类在这些问题中的劳动。人脑的奇妙性，让科学计算与世界无限未知的哲学命题紧密相连。仅就代数计算而言，“天河一号”1 s 能进行 1 206 万亿次计算，人却只能进行大约一次运算。然而，记住对方的长相这样一个人在瞬间就能完成的图像识别工作，计算机却要经历一个极其复杂的并行计算过程。今天看来不可计算的规律，在未来某天也许能够进行计算。但人类又会不断发现更多未知的领域和更多不可计算的规律。

7. “天河一号”离老百姓生活有多远

超级计算机似乎只和科学研究联系在一起。但事实上，在和大众生活息息相关的各个领域，都可以看到超级计算机的身影。

（1）“看得见”。很多人并不知道，人们习以为常的种种生活方式，都有超级计算机的参与。

① 网络服务。在网络日益普及的今天，面对数千万、数亿用户的访问请求，服务器必须有强大的数据吞吐和处理能力。高性能服务器每秒可以处理数千万乃至数亿次服务请求，及时提供用户所需要的信息和服务，保证服务质量。

② 天气预报。对于中长期预报，特别是气候预报来说，目前世界上的超级计算机仍然是无法满足需求的。一个公认的说法是，天气预报时效每增加一天，气象和计算机界就需要努力 10 年。

③ 生物制药。使用超级计算机，以计算机模拟的手段，科学家可以在较短的时间内从几十万甚至几百万种化合物中筛选出有效的药物化合物，不仅节省了购买真实化合物的大量资金，而且大大缩短了药物研发的周期。

（2）“离不开”。各种尖端的科学技术问题，都需要超级计算机的支撑，国民经济中很多重要的产业也都已经离不开高性能计算机。我国第一个应用超级计算机的行业是石油勘探，20 世纪 80 年代开始使用“银河”系列计算机。要把地下的石油尽可能多地采出来，需要靠超级计算机；汽车安全性的碰撞实验，基本上都要用超级计算机进行先期模拟；集成电路设计，要在 1 cm^2 的芯片上把几亿个、几十亿个晶体管连接成需要的电路和需要的性能，也要靠超级计算机帮助设计……

高性能计算机可以称为一个国家的基础设施。它本身代表着一个国家的高技术能力，也为今后其他领域高新技术的发展开创了一个更广阔的空间。

1.1.7 中医与计算机的结合应用——中医四诊仪

中医四诊仪是以中医理论为依据，将传统的望、闻、切、问四诊，运用现代科技手段加以延伸、提高，并以数据形式表达，强调客观地评价人体健康状态和病变本质，并对所患病、征给出概括性判断的一种技术方法。也可以称之为四诊仪器化。

1. 用途和意义

以整体观为核心的中医学，在长期的临床实践中逐渐形成了独特的诊疗体系。四诊合参是中医诊断疾病的重要原则之一。病人有明显症状但西医化验指标无异常的临床现象并不少见，西医常称之为“某某综合征”而无特别有效的治疗方法。而有经验的中医通过望、闻、问、切四诊全面收集患者信息，达到以表知里，继而在中医学理论指导下对患者进行辨证分型，完全可以给予一个肯定的病征诊断，采取针对性治疗。这种四诊信息的采集途径通常是通过医师的感觉器官，信息的处理和整合，极大程度上依赖医生个人的知识和经验。医师的水平和能力高低直接影响了诊疗结果分析和中医处方的准确性。医生通过四诊仪来获取诊断信息，这个四诊客观化的过程改变了传统中医诊断过程“主体（医生）—客体（病人）”的“二项式”认识关系，变为“主体—工具（四诊仪）—客体”的“三项式”认识关系，其意义是重大的。可以有效借助现代计算机技术、物理学、数学和生物学的新方法、新技术，尽可能全面、客观地采集相关信息，同时将采集的众多信息进行分析，提取出可以量化的依据，促进中医诊断的量化和标准化。

2. 中医望诊之望面色

面部识别技术是通过对面部特征和它们之间的关系来进行识别，用于捕捉面部图像的两项技术为标准视频和热成像技术。标准视频技术通过一个标准的摄像头，摄取面部的图像或者一系列图像，捕捉后，记录一些核心点（例如眼睛、鼻子和嘴等）以及它们之间的相对位置，然后形成模板。热成像技术通过分析由面部毛细血管的血液产生的热线来产生面部图像。与视频摄像头不同，热成像技术并不需要在较好的光源条件下，因此即使在黑暗情况下也可以使用。一个算法和一个神经网络系统加上一个转化机制就可将一幅图像变成数字信号，最终产生匹配或不匹配信号。面部识别技术的优点是非接触的，用户不需要和设备直接接触。

3. 中医望诊之望目

当机体出现病变时，白睛常见形态有斑、条、点、丘、岗等，常见血络或沉或浮、增粗、变细、粗细不一、粗细相间、弯曲、纤曲、螺旋、分岔、多岔、交叉、平行、结花、成网、顶珠、垂露、串珠、缀囊、有根、无根、怒张等。白睛常见颜色有淡、白、黄、褐、红、蓝、青、黑等，常见血络颜色有淡、粉、红、绛、紫、蓝、青、黑等各数十种。虹膜是眼球中包围瞳孔的部分，上面布满极其复杂的锯齿网络状花纹，应用计算机对虹膜花纹特征进行量化数据分析，可以鉴别不同患者的虹膜变化，诊断目疾和全身的病理变化在瞳仁和白睛上的反映。

4. 中医望诊之望舌

望诊的“舌诊”是应用图像分析技术使之数字化表达，目前舌象数字化图像采集方法并不存在困难，而采集条件的齐同性与图像分析方法仍有许多需要解决的问题。如果脱离其他中医诊断方法，单一研究舌诊的颜色、形态、位置，恐怕不是一条捷径，应该强调“四诊合参”，才能与中医临床实际紧密结合。

5. 中医闻诊之电子听诊器技术

电子听诊器技术的基本工作原理是利用话筒和声音传感器将人体生理声音转换成电信号，通过计算机的声效卡将其转换成声音文件形式，存入系统数据库中。将此电信号通过模数（A/D）转换卡转换成数字信号，送入微机并经处理后将其波形显示在显示器上，同时以数据集的形式存入系统数据库中。系统数据库中存有大量包括不同年龄、性别、体貌特征、病理现象、体检资料、疾病诊断、生理声音或病理声音及其声音波形的人群资料，医生可以通过这些资料与被检查人的情况进行对比，为疾病诊断提供重要的参考依据。电子听诊器的硬件由人体声音采集仪和微计算机控制部分组成。

6. 中医闻诊之人工电子鼻技术

随着仿生学的迅速发展，现在已经出现了多种仿照生物特性而研制出的仪器设备。电子鼻是一类非常典型的智能型生化传感器系统，它是将不同气敏传感元件集成起来，利用各种敏感元件对不同气体的交叉敏感效应，采用神经网络模式识别等先进数据处理技术，对混合气体的各种组分同时监测，得到混合气体的组成信息。

7. 中医问诊的技术化

中医问诊是询问病人有关疾病的情况，病人的自觉症状、既往病史、生活习惯等，从而了解病人的各种病态感觉以及疾病发生、发展、诊疗等情况的诊察方法。通过问诊获得与疾病有关的资料，是临床医生分析病情、进行辨证的可靠依据。怎样从复杂的临床资料中获取信息，使之系统量化，是中医证候研究的重点内容之一。而人工神经网络具有大规模的并行处理和分布式的信息存储,以及自适应学习功能和联想、纠错功能。有人采用贝叶斯（BP）算法的复杂映射的非线性逼近功能，对中医证候的特征值进行数据挖掘，提高了证候诊断的准确率。自 2010 年开始，国内的中医攻关项目“医管家多功能辨证仪”开始采用神经网络混沌识别技术应用到问诊的证候分析上，并结合脉象诊断等做出使用哪个方剂更合适的智能判断，这是在四诊仪器化方面的新尝试。

8. 中医切诊的技术化

切诊即脉诊。脉象的数字化诊断起步较早，今后脉诊数字化诊断技术方法，将依赖于传感器技术的进步，朝着智能化、微型化的方向发展，并且应注意“脉证合参”临床实际情况的综合运用，如果就脉论脉，死扣脉象，不知临症，将会使脉诊研究走进“死胡同”。

9. 中医四诊仪参加星际试验及生活应用

（1）参加火星 500 试验。

2010 年 6 月,专门用于中医诊断的中医四诊仪和 6 名火星志愿者一起进入火星实验舱，展开 520 天的“太空之旅”。此项目就是在中医理论指导下,运用中医望、闻、问、切 4 种诊法，对志愿者的身体信息进行采集，包括自我感觉、体征症状、舌象和脉象等。因密闭座舱的条件所限，科研人员无法直接接触志愿者，所以借助设备对志愿者的身体状况进行实时监控和分析。中医四诊仪就像一个机器人，可以给人把脉，通过压力传感器，获得 20 多种中医脉象等相关信息。测试者如果把面孔贴近仪器上的一个圆孔，计算机还可以获得测试者的面部和舌部图像，通过面色、舌形等分析人体健康状况，相当于中医四诊断中的“望”。另外，仪器还设置了 90 多条健康信息问答，基本包含了中医诊病中的常见问题。整套设备操作简单方便，每人只需要 30 min，信息即可采集完毕，最后一个人把信息导入 U 盘，很快信息就可传到舱外，由舱外研究人员对采集的数据进行处理分析。据了解，在我国以往的航天飞行任务中，航天医监医保已经广泛应用中医药诊疗方法。此次中医辨证研究，将获取航天密闭环境中人体整体功能状态的中医辨证结果，为今后长期载人航天飞行的医学问题提供技术储备，并将推动中国航天医学的发展。

（2）“中医四诊仪”入驻 2010 年上海世博会城市未来馆。

作为中医药现代化进程中的重大科技创新成果，“中医四诊仪”曾入驻 2010 年上海世博会城市未来馆，向世界各国人民展示中医与时俱进的创新智慧。其间，6 000 名预约的 VIP 观众体验了这台仪器。

2010 年，浦东新区上钢社区卫生服务中心有一台“四诊仪”。上钢社区卫生服务中心的远期目标是将“四诊仪”作为健康体检的手段，与西医体检测血脂血糖相对应，“四诊仪”通过中医方法实现社区居民一年一次的体检，但由于资源有限，只能将辖区约 20 000 名 65 岁以上老人作为近期目标。

虽然“四诊仪”知晓度有限，仅局限于来院就诊的“老病人”，以及他们的口口相传，但这一台“四诊仪”已是应接不暇。据估算，每人体检一次 20 min，一天 8 小时约可做 24 人，一个月约 400 人，一年约 4 000 人，社区 65 岁以上的约 20 000 名老年人，需 5 年才能做完，暂时实现不了一年一次中医体检的目标。

中医四诊议在生活中的实际应用如图 1–10 所示。

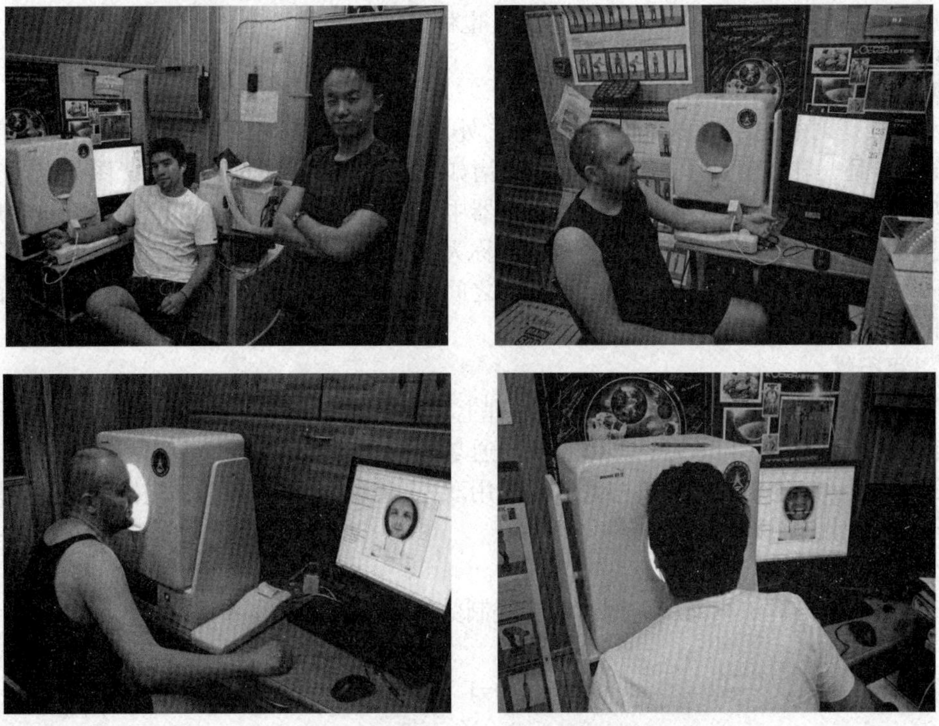

图 1–10　中医四诊仪在生活中的实际应用

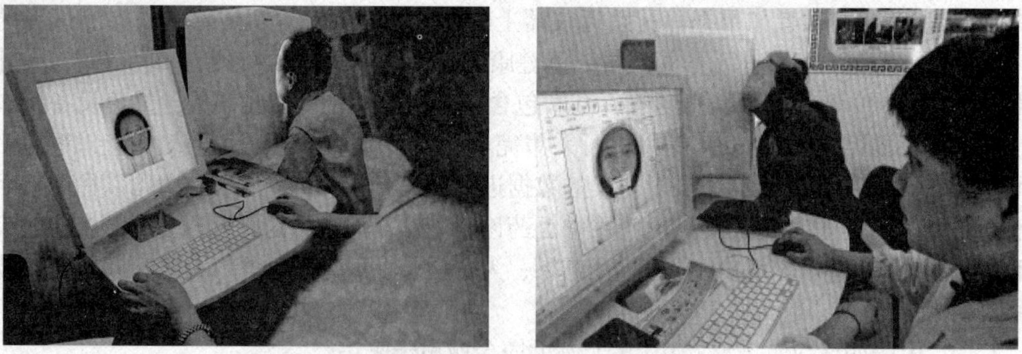

图 1–10 中医四诊仪在生活中的实际应用（续）

1.2 信息的表示、存储及其他

1.2.1 信息与数据

信息（information）是表示一定意义的符号的集合，即信号。信息可以是数字、文字、图形、图像、动画、声音等，是人们用以对客观世界直接进行描述、可以在人们之间进行传递的一些知识，它是观念性的，与载荷信息的物理设备无关。数据（data）是指人们看到的形象和听到的事实，是信息的具体表现形式，是各种各样的物理符号及其组合，它反映了信息的内容。数据的形式随着物理设备的改变而改变，可以在物理介质上记录或传输，并通过外围设备被计算机接收，经过处理而得到结果。数据是信息在计算机内部的表现形式。

当然，有时信息本身是数据化了的，而数据本身就是一种信息。例如，信息处理也称数据处理，情报检索（information retrieval）也称数据检索。

1.2.2 二进制与计算机

计算机是对数据信息进行高速自动化处理的机器。这些数据信息不论是数值型的（numeric）还是非数值型（non-numeric），诸如数字、文字、符号、图形、图像、声音、色彩和动画等，它们都以二进制编码形式与机器中的电子元件状态相对应。在计算机中用若干位二进制数表示一个数或者一条指令，前者称为数据字，后者称为指令字。总之，计算机内部是一个二进制数字世界。二进制与计算机之间的密切关系，是与二进制本身所具有的特点分不开的。概括起来，有以下几点。

1. 可行性

二进制只有 0 和 1 两种状态，这在物理上是极易实现的。例如，电平的高与低、电流的有与无、开关的接通与断开、晶体管的导通与截止、灯的亮与灭等两个截然不同的对立状态都可用来表示二进制。计算机中通常是采用双稳态触发电路来表示二进制数，这比用十稳态电路来表示十进制数要容易得多。

2. 简易性

二进制数的运算法则简单。例如，二进制数的求和法则只有 3 种：

$$0+0=0$$
$$0+1=1+0=1$$
$$1+1=10\text{（逢二进一）}$$

而十进制数的求和法则却有一百种之多。因此，采用二进制可以使计算机运算器的结构大为简化。

3. 逻辑性

由于二进制数符 1 和 0 正好与逻辑代数中的真（true）和假（false）相对应，所以用二进制数表示二值逻辑进行逻辑运算是十分自然的。

4. 可靠性

由于二进制只有 0 和 1 两个符号，因此在存储、传输和处理时不容易出错，这使计算机具有的高可靠性得到了保障。

1.2.3 数据的单位

计算机中数据的常用单位有位、字节和字。

1. 位

计算机采用二进制。运算器运算的是二进制数，控制器发出的各种指令也表示成二进制数，存储器中存放的数据和程序也是二进制数，在网络上进行数据通信时发送和接收的还是二进制数。显然，在计算机内部到处都是由 0 和 1 组成的数据流。

计算机中最小的数据单位是二进制的一个数位，简称为位（bit，比特）。计算机中最直接、最基本的操作就是对二进制位的操作。一个二进制位可表示两种状态（0 或 1）。两个二进制位可表示 4 种状态（00，01，10，11）。位数越多，所表示的状态就越多。

2. 字节

为了表示数据中的所有字符（字母、数字以及各种专用符号，大约有 256 个），需要用 7 位或 8 位二进制数。因此，人们选定 8 位为一个字节（Byte），通常用 B 表示。1 个字节由 8 个二进制数位组成。

字节是计算机中用来表示存储空间大小的最基本的容量单位。例如，计算机内存的存储容量、磁盘的存储容量等都是以字节为单位表示的。

除用字节为单位表示存储容量外，还可以用千字节（KB）、兆字节（MB）、吉字节（GB）、太字节（TB）、拍字节（PB）等表示存储容量。它们之间存在下列换算关系：

$$1\ \text{B}=8\ \text{bit}$$

$$1\ \text{KB}=2^{10}\ \text{B}=1\,024\ \text{B}$$

$$1\ \text{MB}=1\,024\ \text{KB}$$

$$1\ \text{GB}=1\,024\ \text{MB}$$

$$1\ \text{TB}=1\,024\ \text{GB}$$

$$1\ \text{PB}=1\,024\ \text{TB}$$

通常将 2^{10} 即 1 024 个字节称为 1 KB（KiloBytes）（习惯上也就是普通物理和数学上的 1 K=1000，而计算机中的 1 K=1 024=2^{10}）。2^{20} B 约为百万个字节，记为 1 MB（MegaBytes）。2^{30} 约为 10 亿个字节，记为 1 GB（GigaBytes）。2^{40} 约为万亿个字节，记为 1 TB（TeraBytes）。2^{50} 约为千万亿个字节，记为 1 PB（PetaBytes）。

3. 字

字（word）是由若干字节组成的（通常取字节的整数倍）。字是计算机进行数据存储和数据处理的基本运算单位。

1.2.4 性能指标

性能指标也称计算机技术指标，以 PC 为例：一是 CPU 的类型、字长；二是速度，诸如主频率（时钟周期的倒数），主频率越高，则 PC 处理数据的速度相对就越快；三是内存容量，内存容量越大，则计算机所能处理的任务可越复杂；四是外存等外设配备能力与配置情况，例如硬盘的数量、容量与类型，显示模式与显示器的类型等；五是运行速度，这是由主频率、内存与外存速度的因素综合决定的；六是机器的兼容性、系统的可靠性、可维护性及性能价格比，等等。对于网络和多媒体 PC，还应考虑连接、访问因特网的能力和多媒体操作的能力。

1. 字长

中央处理器（central processing unit，CPU）内每个字所包含的二进制数码的位数（能直接处理参与运算寄存器所含有的二进制数据的位数）或字符的数目称为“字长”，它代表了机器的精度。机器的设计决定了机器的字长。一般情况下，基本字长越长，容纳的位数越多，内存可配置的容量就越大，运算速度就越快，计算精度也越高，处理能力就越强。所以字长是计算机硬件的一项重要的技术指标。目前微机的字长以 64 位为主。

2. 速度

主频也称主时钟频率，是时钟周期的倒数，以兆赫兹（MHz）来表示。时钟频率越高，计算机的运算速度越高。但主频不能直接表示每秒运算次数。

运算速度是衡量计算机性能的一项主要指标，它取决于指令的执行时间。运算速度的计算方法有多种，目前常用单位时间执行多少条指令来表示，因此常根据一些典型题目计算中各种指令执行的频度以及每种指令执行的时间折算出计算机的运算速度。直接描述运行次数的为 MIPS，即每秒百万条指令。

3. 主存储器容量

主存储器容量也称内存储器容量，简称主存容量或内存容量，反映计算机存储信息（字节数）多少的能力，所以这是标志计算机处理信息能力强弱的一项技术指标。它以字节为单位来表示。显然，计算机的内存容量越大，功能越强。

4. 外存储器容量

外存储器容量也称外存容量或辅存容量，反映计算机外存所能容纳信息的能力，这是标志计算机处理信息能力强弱的又一项技术指标。微机的外存容量一般指其硬驱或光驱中的磁盘或光盘所能容纳的信息量。

1.3 计算机系统构成

1.3.1 计算机系统构成概述

一个完整的计算机系统是由硬件系统和软件系统两大部分组成的，如图 1–11 所示。硬件（hard ware）也称“硬设备”，是指计算机的各种看得见、摸得着的物质实体，是计算机系统的物质基础。软件（soft ware）是指所有应用计算机的技术，是些看不见、摸不着的程序和数据，但能感到它的存在，是介于用户和硬件系统之间的界面；它的范围非常广泛，普遍认为是指程序系统，是发挥机器硬件功能的关键。

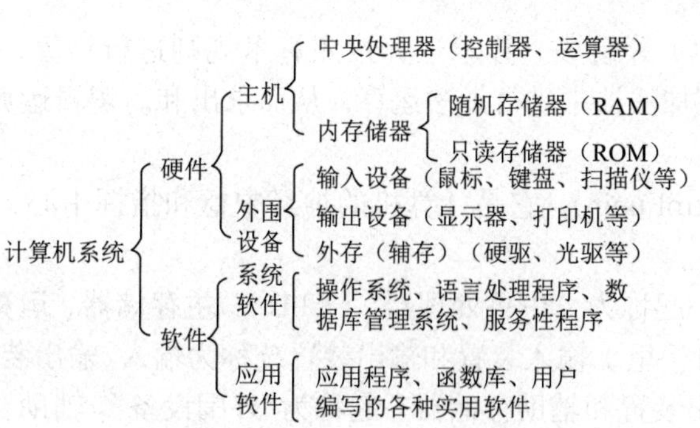

图 1–11　微机系统的组成

硬件是软件建立和依托的基础，软件是计算机系统的灵魂。没有软件的硬件“裸机”不能供用户直接使用。没有硬件对软件的物质支持，则软件的功能无从谈起。所以，把计算机系统当作一个整体来看，它既包括硬件，也包括软件，两者不可分割。硬件和软件相互结合才能充分发挥电子计算机系统的功能。

以上介绍的是计算机系统的狭义的定义。广义的说法，认为计算机系统是由人员（people）、数据（data）、设备（equipment）、程序（program）和规程（procedure）5 部分组成。本书只对狭义的计算机系统进行介绍。

1.3.2　计算机的硬件系统

计算机系统的基本硬件结构如图 1–12 所示，前面已经说过，一般是由五大基本部件组合而成。

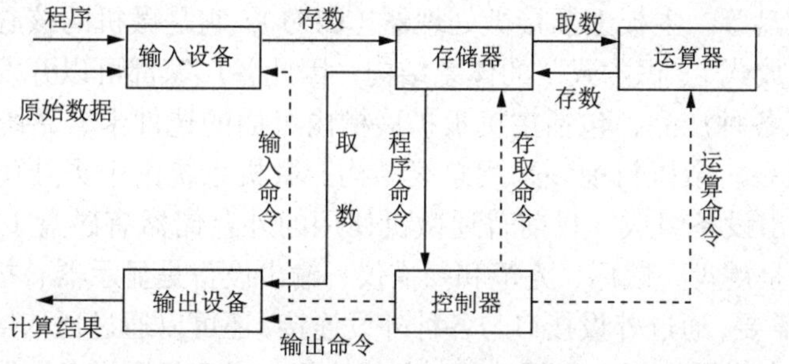

图 1–12　计算机系统基本硬件结构

（1）输入设备（input unit）。将程序和数据的信息转换成相应的电信号，让计算机能接收，这样的装置称为“输入设备”，例如，键盘、鼠标、光笔、扫描仪、图形板、外存储器等。

（2）输出设备（output unit）。在中央处理器中，有需要输出的处理结果，就要产生与处理结果内容相对应的各种电信号，然后将这些电信号或在屏幕上显示，或在打印机上打印，或在外存储器上存放。能将计算机内部信息传递出来的设备就是输出设备，例如，显示器、打印机、绘图仪、外存储器等。

（3）存储器（memory unit）。计算机在处理数据的过程中，或在处理数据之后把程序和数据存储起来的装置称为“存储器”。它是具有记忆功能的部件，分为主存储器和辅助存储器。

（4）运算器（arithmetic unit）。它是计算机的核心部件，是对信息或数据进行加工和处理（主要功能是对二进制编码进行算术运算和逻辑运算）的部件。运算器由加法器（adder）

和补码器（complement）等组成。算术运算按照算术规则进行运算，例如进行加法时，要把加数送入加法器，在加法器中进行加法运算，从而求出和。逻辑运算一般泛指算术性质的运算。

（5）控制器（control unit）。它是计算机的神经中枢和指挥中心，计算机由控制器控制其全部动作。

运算器和控制器一起称为“中央处理器”（CPU）。主存储器、运算器和控制器统称主机（通常都安放在一个机柜里）。输入装置和输出装置统称为输入/输出装置(input /output unit, I/O)。通常把输入/输出装置和辅助存储器一起称为“外围设备”。辅助存储器既是输入设备，又是输出设备。

1.3.3 微型计算机硬件系统构成

PC 中基本的配置是主机箱、显示器、键盘、鼠标等。

主机箱有卧式和立式两种。目前立式的更为流行，其具有更多的优势。机箱内带有电源部件。卧式机箱的主机板是水平安装在主机箱的底部，而立式机箱的主机板是垂直安装在主机箱的右侧。

1. 主机板

主机板是一块多层印制信号电路，外表两层印制信号电路，内层印制电源和地线。来自电源部件的直流（DC）电压和一个电源正常信号一般通过两个 6 线插头送入主机板。主机板上有 6~8 个长条形插槽，用于插显示卡、声卡、网卡等卡板。显示卡用于连接显示器。旧式微机还有多功能卡，用于连接软驱和硬盘。多功能卡上还有串行口和并行口，用于连接打印机、鼠标、绘图仪等。主机板上还有内存条插槽，用于插扩充的内存条。主机箱内还有光驱和硬盘等。主板上插接微处理器（CPU），它是微机的核心部分。由于微机体系结构是一种“开放式”“积木式”的体系结构，因此各厂家都可以开发微机的各个部件，并可在微机上运行各种产品，包括主机板扩展槽内可插的选件卡、系统软件、各种应用软件以及各种外围设备。微机目前多采用总线结构。微机系统由中央处理器、主存储器、外存储器及输入/输出设备组成。目前普通微机使用的外存储器有磁盘（硬盘和 U 盘）和光盘。基本输入设备是键盘、鼠标、光笔和扫描仪，输出设备是显示器、打印机和绘图仪。此外，用户可以根据需要，通过外设接口与各种外设连接，还可以通过通信接口连接通信线路，进行信息的传输。在机器内部，各部件通过总线连接；对于外围设备，通过总线连接相应的接口电路，然后再与该设备相连。

2. 中央处理器（CPU）

CPU 主要由运算器、控制器、寄存器等组成。运算器按控制器发出的命令来完成各种操作。控制器是规定计算机执行指令的顺序，并根据指令的信息控制计算机各部分协同动作。控制器指挥机器各部分工作，完成计算机的各种操作。

微处理器的类型（字长）与主频是 PC 最主要的性能指标（决定 PC 的基本性能），主频越高，则 PC 的运行速度越高。当然，它只是微机系统的重要组成部分（核心），但本身不构成独立的工作系统，因而也不能独立地执行程序。

3. 内存储器

微机的存储器分为内存和外存两种，其中内存又分主存和高速缓存，以字节为单位。计算机中内存相当于人的大脑，外存相当于人用的记事本。微机的内存是记忆或用来存放处理程序、待处理数据及运算结果的部件。内存根据基本功能分为只读存储器（read only memory，ROM）和随机存储器（random access memory，RAM）两种。此外，还有高速缓冲存储器，简称“高速缓存”（cache）。

（1）只读存储器。ROM 是一种只能读出不能写入的存储器，其信息通常是厂家制造时在脱机情况或者非正常情况下写入的。ROM 的最大特点是在掉电后信息不会消失，因此，常用 ROM 来存放至关重要的、经常要用到的程序和数据，如监控程序等，只要一接通电源，需要时就可调入 RAM，即使发生电源中断，也不会破坏存储的程序。目前虽推出了可擦写的 EPROM、EEPROM（或 E2PROM），而 EEPROM 也受到用户的欢迎，但其可靠性不如 ROM。

（2）随机存储器。RAM 可随时进行读出和写入，是对信息进行操作的场所（是计算机的工作区域）。因此，人们总要求存储容量再大一些，速度再快一些，价格再低一些。因为 RAM 空间越大，计算机所能执行的任务越复杂，相应地计算机的功能越强。RAM 在工作时用来存放用户的程序和数据，也可以存放临时调用的系统程序。在关机后 RAM 中的内容自动消失，且不可恢复。如需要保存信息，则必须在关机前把信息先存储在磁盘或其他外围存储介质上。RAM 分双极型（TTL）和单极型（MOS）两种。微机使用的主要是单极型存储器，它又分静态存储器（SRAM）和动态存储器（DRAM）两种。DRAM 容量可以扩展。常规内存、扩展内存和扩充内存都属于 DRAM。通过在主板上的存储器槽口插入内存条，可增加扩展内存。内存条数量取决于 CPU 的档次和系统主板的结构。SRAM 的速度较 DRAM 快 2~3 倍，但价格贵、容量小，一般用来作为高速缓存。

（3）高速缓存。cache 在逻辑上位于 CPU 和内存之间，其运算速度高于内存而低于 CPU。cache 一般采用 SRAM，也有同时内置于 CPU 的。cache 的内容是 RAM 中的部分内容的副本。CPU 读写程序和数据时先访问 cache，若 cache 中没有再访问 RAM。cache 分内部、外部两种。内部 cache 集成到 CPU 芯片内部，称为一级 cache，容量较小；外部 cache 在系统板上，称为二级 cache，其容量比内部 cache 大一个数量级以上，价格也较前者低。从 Pentium Pro 开始，一、二级 cache 都集成在 CPU 的芯片中，因此与 Pentium Pro 以上相配套的系统板结构与一般 Pentium 不同。增加 cache，只是提高 CPU 的读写速度，而不会改变内存的容量。

4. 外存储器

外存储器是外设的一部分，用于存放当前不需要立即使用的信息（可记录各种信息，存储系统软件、用户的程序及数据）。它既是输入设备，也是输出设备，是内存的后备和补充。它只能与内存交换信息，而不能被计算机系统中的其他部件直接访问，一旦需要，再和内存成批交换信息。PC 常见的外存储器一般是指磁盘存储器、光盘存储器、U 盘等。

5. 输入设备

计算机的输入装置有扫描仪、语音输入设备、手写输入装置、条形码输入器、触摸屏、键盘和鼠标等。目前广泛使用的还是键盘和鼠标，其次是扫描仪。

鼠标（mouse）因其外观像一只拖着长尾巴的老鼠而得名，开始出现于 1963 年。这是一种“指点”设备（pointing device）。利用它可方便地指定光标在显示器屏幕上的位置，对屏幕上较远距离光标的移动，比用键盘上光标移动键移动光标方便得多。使用鼠标使对计算机的某些操作变得更容易、更有效、更有趣味。鼠标与键盘的功能各有长短，宜混合使用。

6. 输出设备

输出设备的主要作用是把计算机处理的数据、计算结果等内部信息转换成人们习惯接收的信息形式（如字符、图像、表格、声音等）送出或以其他机器所能接收的形式输出，常见的有显示器、打印机、绘图仪等。

显示器由监视器（monitor）和显示控制适配器（adapter，又称显示卡或显卡）两部分组成，用于显示计算机输出的各种数据，将电信号转换成可以直接观察到的字符、图形或图像。

1.3.4 计算机的软件系统

软件是具有重复使用和多用户使用价值的程序，泛指能在计算机上运行的各种程序，且包括各种有关的资料和文档。软件一般分为系统软件和应用软件两大类。

1. 系统软件

系统软件是生成、准备和执行其他所需要的一组程序，它通常负责管理、监督和维护计算机各种软硬件资源。系统软件的作用是缩短用户准备程序的时间，给用户提供一个友好的操作界面，扩大计算机处理程序的能力，提高其使用效力，充分发挥计算机各种设备的作用等。常见的系统软件主要有：

（1）操作系统。操作系统是高级管理程序，是系统软件的核心，如存储管理程序、设备管理程序、信息管理程序、处理器管理程序等。没有操作系统，其他软件很难在计算机上运行。

（2）程序设计语言。

（3）语言处理程序。

（4）数据库管理系统。

（5）网络软件，主要指网络操作系统。

（6）系统服务程序，或称“软件研制开发工具”“支持软件”“支撑软件”“工具软件”。

2. 应用软件

应用软件是用户为了解决某些特定具体问题而开发和研制的各种程序，这些程序可以用机器语言、汇编语言、C 语言或 Java 语言等编写，它往往涉及应用领域的知识，并在系统软件的支持下运行。如字处理、电子表格、绘图、课件制作、网络通信等软件（如 Word、Excel、PowerPoint、E-mail 等），以及用户程序（如工资管理程序、库房管理程序、财务管理程序等）。

1.4 计算机的安全使用知识

1.4.1 计算机的环境要求

随着计算机技术的迅速发展，特别是微电子技术的进步，微型计算机的应用日趋深入和普及。一个良好的环境是计算机正常工作的基础。微机对环境条件的要求有如下几条：

1. 温度

现在的计算机虽和日常使用的家电一样耐用，但是环境温度以 10~30℃为宜，过冷或过热对机器使用寿命、正常工作均有些影响。最好置于装有空调的房间内。

2. 湿度

机房内湿度以 20%~80% 为宜。湿度太大会影响计算机正常工作，甚至对元件造成腐蚀；湿度太小则易发生静电干扰。

3. 防尘

一定要保持清洁的环境，灰尘和污垢会使机器发生故障或者受到损坏。要经常用软布和中性清洗剂（或清水）擦净机器表面。机房内一般应备有除尘设备。禁止在机房内吃东西、喝水和吸烟。

4. 电源

电源应安全接地。计算机在 180~260 V 均可正常工作，因此无须外加稳压电源。稳压电源在调整过程中将出现高频干扰，反而会造成计算机出错或死机。若所在地区经常断电，可配备不间断电源 UPS，以使机器能不间断地得到供电。使用 UPS 时，应按其标定容量的 2/3 负载，绝不能使其在满负荷下运行。

1.4.2 计算机的使用注意事项

1. 开机和关机

（1）冷启动。冷启动是指机器尚未加电情况下的启动。若磁盘操作系统已装入硬盘，则操作步骤如下：

① 接好电源。

② 打开监视器。

③ 接通主机电源。

这时机器就开始启动，系统首先对内存自动测试，屏幕左上角不停地显示已测试内存量，接着启动硬盘驱动器，系统自动显示提示信息。如装入的是 Windows 操作系统，将进入 Windows 操作系统；装入的是 DOS 操作系统，将显示 DOS 提示符。

（2）复位启动。该启动过程类似于冷启动，一般说来，为避免反复开关主机而影响机器工作寿命，在热启动无效的情况下，可先用复位启动方式，启动方法是用手按一下复位按钮（Reset）即可。

（3）热启动。所谓热启动，是机器在已加电情况下的启动，通常是机器运行中异常停机，或死锁于某一状态中时使用。操作方法就是用两手指按住 Ctrl 与 Alt 键不松开，再按 Del 键，同时抬起 3 个手指，机器便重新启动。该启动过程在以下介绍的几种启动方式中最为迅速，因为热启动过程省去了一些硬件测试及内存测试。但是，当某些严重错误使得热启动无效时，只能选用冷启动或复位启动。

热启动还具有结束当前任务、关机等一些功能。

2. 注意事项

（1）由于系统在开机和关机的瞬间会有较大的冲击电流，因此开机时一般要先开显示器（况且显示器也需要预热），后开主机；打印机可在需要时再开。关机时务必先退出所有运行的程序，然后再关主机，最后关闭外围设备，断开电源。

（2）机器要经常使用，不要长期闲置不用。使用时必须防止频繁开关机器，尤其要防止刚刚关机又立即打开，或者反之。开机与关机之间，宜相隔 10 s 以上。

（3）开机加电后机器各种设备不要随意搬运，不要随意插拔各种接口卡，不要连接或断开主机和外设之间的电缆。这些操作都应该在断电的情况下进行。

（4）当磁盘驱动器处于读写状态时，相应的指示灯闪亮，此时不要抽出盘片，否则会破坏盘上数据，甚至毁坏磁头。当系统处于加电状态时，在驱动器中最好不要放置盘片，以保护盘片上的数据。

（5）备份数据。U 盘和硬盘中的重要信息要注意备份，以防受到突然事故造成破坏。

（6）维修。机器出现故障时，没有维修能力的用户，自己不要打开箱盖插拔插件，应及时与维修部门联系。

1.4.3 计算机病毒及其防治

第一次从科学的角度提出“计算机病毒”这一概念的是美国学者 F. Cohon，这是 1983 年 11 月的事。首例造成灾害的计算机病毒于 1987 年 10 月公开报导于美国。计算机病毒（computer virus）是一种人为特制的程序，不独立以文件形式存在，通过非授权入侵而隐藏在可执行程序或数据文件中，具有自我复制能力，可通过 U 盘或网络传播到其他计算机上，并造成计算机系统运行失常或导致整个系统瘫痪的灾难性后果。因为它就像病毒在生物体内部繁殖导致生物患病一样，所以人们将其称为“计算机病毒”。当然，这种病毒并不影响人体的健康。

1. 计算机病毒的特征

病毒具有隐蔽性、传染性、可激活性和破坏性。所有病毒均具有两个特征：

（1）能将自身复制到其他程序中。

（2）不独立以文件形式存在，而依附于其他程序上，当调用该程序时，此病毒则首先运行。

以上两点缺其一则不称其为病毒。

2. 计算机病毒的种类和一般症状

（1）病毒的种类。全世界每天要产生五六种计算机病毒，已出现的病毒有数万种。这些病毒按大的类型来分则不到 10 类。按入侵的途径来分，主要种类有源码病毒（source code viruses）、入侵病毒（intrusive viruses）、外壳病毒（shell viruses）和操作系统病毒（operation system viruses）。其中，操作系统病毒最为常见，危害性也最大。

（2）病毒的一般症状。病毒的一般症状有：

① 显示器出现莫名其妙的信息或异常显示（如白斑、小球、雪花、提示语句等）。

② 内存空间变小，对磁盘访问或程序装入时间比平时长，运行异常或结果不合理。

③ 在使用写保护的 U 盘时，出现未经授意的写操作。

④ 死机现象增多，又在无外界介入下自行启动，系统不承认磁盘，或硬盘不能引导系统，异常要求用户输入口令。

⑤ 打印机不能正常打印，汉字库不能正常调用或不能打印汉字。

3. 计算机病毒的传播条件和危害

（1）病毒的传播条件：

① 通过媒体载入计算机，如硬盘、U 盘、网络等。

② 病毒被激活，随着所依附的程序被执行后才能取得控制权。

总之，病毒的传染以操作系统加载机制和存储机制为基础，有的也危及硬件。机器传染上病毒后，未被运行的病毒程序是不会起作用的。

（2）计算机病毒的危害。病毒程序被运行后，其危害主要是：

① 减少存储器的可用空间，使用无效的指令串与正常的运行程序争夺 CPU 时间。

② 破坏存储器中的数据信息，破坏网络中的各项资源。

③ 破坏系统 I/O 功能，构造系统死循环。

④ 破坏系统文件，彻底毁灭系统软件，甚至是硬件系统，等等。

4. 计算机病毒的预防和安全管理

（1）病毒的预防。阻止病毒的侵入比病毒侵入后再去发现和排除要重要得多。堵塞病毒的传播途径是阻止病毒侵入的最好方法。

① 人工预防，也称标志免疫法，将病毒的标志固定在某一位置，然后把程序修改正确达到免疫目的。

② 软件预防，主要使用计算机病毒疫苗程序，监督系统运行并防止某些病毒入侵。

③ 硬件预防，主要有两种方法：一是改变计算机系统结构；二是插入附加固件，如将防毒卡插到主机板上，当系统启动后先自动执行，从而取得 CPU 的控制权。

④ 管理预防，这也是最有效的预防措施。主要途径是：制定防治病毒的法律手段。对有关计算机病毒问题进行立法，不允许传播病毒程序。对制造病毒者或有意传播病毒从事破坏者，要追究法律责任。建立专门机构负责检查发行软件和流入软件有无病毒。为用户无代价消除病毒，不允许销售含有病毒的程序。教育用户，使他们了解计算机病毒的常识和危害；尊重知识产权，不随意复制软件，尽量不使用外来 U 盘和不知来源的程序。养成定期检查和清除病毒的习惯，杜绝制造病毒的犯罪行为。

（2）计算机的安全管理。

① 限制网上可执行代码的交换，控制共享数据，一旦发现病毒，立即断开网络；碰到来路不明的电子邮件，不打开，直接删除；在单机下可以完成的工作，应在脱网状态下完成。凡不需再写入的 U 盘都应作写保护。

② 借给他人的 U 盘都应作写保护，收回时先应检查有无病毒，最好只借副本。

③ 不要把用户数据或程序写到系统盘上，并保护所有系统盘和文件。

④ 不用 U 盘来启动机器，或者只使用无毒并贴上写保护的系统盘启动，做到专机专用；如果系统有硬盘，就尽量不用 U 盘来引导。

⑤ 对硬盘上的重要系统数据定期进行备份。

⑥ 建立系统应急计划，以便当系统遭到病毒破坏时，可把损失降到最低限度。

⑦ 不运行来源不明的软件，对新搬入本办公室的机器要先“杀毒”，尽量不要让他人使用自己的系统，如需借用，一般要其自带 U 盘并对其所用的 U 盘加以检查。

⑧ 应按地区建立专门的机构，负责检查新发行或外地流入本地区的软件。

5. 计算机病毒的清除

一旦发现病毒，应立即清除。一般使用反病毒软件，即常说的杀毒软件。反病毒软件（实质是病毒程序的逆程序）具有对特定种类的病毒进行检测的功能，可查出数百种至数千种的病毒，且可同时清除。反病毒软件使用方便安全，一般不会因清除病毒而破坏系统中的正常数据。反病毒软件及个人防火墙应及时升级病毒库，并开启实时监控以防止病毒的攻击。

1.4.4 计算机黑客与计算机犯罪

1. 计算机黑客

计算机黑客是指利用计算机网络非法进入他人系统的计算机入侵者。

一般黑客犯罪的主要手段有：寻找系统漏洞，非法侵入涉及国家机密的计算机信息系统；非法获取口令，偷取特权，侵入他人计算机信息系统窃取商业秘密、隐私或挪用、盗窃公私财产；非法侵入他人计算机信息系统，对计算机资料进行删除、修改、增加等破坏活动；非法侵入他人计算机信息系统，制作、传播计算机病毒；常以一个结点为根据地，攻击其他结点，如进行电子邮件攻击等。因此，一般计算机黑客的行为是非法的，是应该受到谴责的计算机信息网上的破坏分子，会因其非法行为招致行政乃至刑事处罚，受到法律的制裁。此外，黑客还应该赔偿其侵权行为给国家、集体或他人造成的损失（当然，这并不意味着被黑客用作攻击的商业网站可以当然免除其应负的赔偿责任）。

2. 计算机犯罪

计算机犯罪是指利用计算机作为犯罪工具进行的犯罪活动，比如，黑客利用计算机网络窃取国家机密，盗取他人信用卡密码，传播复制黄色作品等。其犯罪的特点是：

（1）犯罪黑客的知识水平高。

（2）犯罪黑客手段隐蔽。犯罪者可以在千里之外的网上，而不必在现场作案。

虽然，通过计算机网络进行犯罪有一定的隐蔽性，但其每一步操作在计算机内都有记录，一些网络安全应用（如防火墙技术等）可以反复锁定 IP 地址，轻易地认证其来源。尽管有时可以使用一些更隐蔽的手段，但在网络上是不难查到操作者身份的。

第 2 章 中文 Windows 7 的使用

2.1 概　述

2.1.1 Windows 操作系统的发展史

目前微机上使用十分流行的、应用最为广泛的操作系统，应属美国 Microsoft（微软）公司研制开发的 Windows（视窗）操作系统。Windows 是一种图形界面的操作系统，由于其具有强大的内存管理和多任务能力、丰富多彩的图形界面，并提供了一组功能完善的实用程序，从而使广大计算机用户摆脱了许多单调乏味的记忆工作，并能快速方便地学会操作计算机，所以 Windows 一经登场就备受广大计算机用户所青睐。

Windows 第一个版本是 1983 年 12 月发布的，而后经过多次升级。1993 年美国微软公司推出 Windows 3.1 中文版本，1994 年推出 Windows 3.2 中文版本，使之成为一个能够方便地使用简体中文并外挂多种汉字输入方法的系统平台。以前的 Windows 操作系统，仍然依赖 DOS 的支持，使用 FAT 16 位文件系统管理磁盘。Windows 95 是 1995 年 8 月由微软公司推出的 32 位文件格式，完全摆脱 DOS、Windows 3.2 用于台式机和便携机的标准操作系统，其中文版本于 1996 年初问世。Windows 95 的出现是微机操作系统换代的一次革命。与 Windows 3.2 相比，Windows 95 中文版在各方面都有了很大的改进，例如，支持 255 个字符的长文件名、各种操作向导、具有硬件即插即用功能等。1998 年 8 月微软公司推出了 Windows 98 中文版。Windows 98 中文版拥有全新 IE 4.0 界面，更加完美的 32 位内核，更加完善、强大的内置 Internet 功能，虽然 Windows 98 最新版本比以前的版本增加了许多新功能，但在使用上却更加简单方便、快捷。

Windows 2000 是微软公司 1999 年推出的 32 位多任务、多环境、网络桌面操作系统，是 Windows 95、98 与 Windows NT 的集合体，它集 Windows 95、98 易于操作和 Windows NT 可靠安全等为一体，并在其上作了大量的改进，使得 Windows 2000 操作系统平台比此前的 Windows 操作系统平台更加可靠、更易扩展、更易部署、更易管理、更易使用。

Windows XP 是微软公司于 2001 年 10 月推出的纯 32 位操作系统。这次没有按照惯例以年份数字为产品命名，XP 是 Experience（体验）的缩写，它象征着 Windows XP 将给用户在应用上带来更多的新体验。Windows XP 结合了 Windows 2000 中的许多功能，提供了更高层次的稳定性、高安全性和易用性。根据用户的不同，Windows XP 可以分为 Windows

XP Home Edition（家庭版）、Windows XP Professional（专业版）和 Windows XP 64-bit Edition（64 位版或 Server 版）。Windows XP 是基于 Windows 2000 和 Windows NT 的内核代码构架的，比之前版本更安全、更稳定，且功能强大。Windows XP 的稳定性有了大幅度的提升，即使某个应用程序崩溃了，操作系统依然能正常运行，出现蓝屏的可能性越来越小了。

Windows Vista 是 Microsoft 公司于 2005 年 7 月 22 日推出的操作系统。Windows Vista 与两类 Windows XP（家庭版和专业版）密切对应，也分为家庭版和企业版两个大类，其中家庭版有 4 种版本，企业版有 3 种版本。Windows Vista 使用了 Windows Server 2003（SP1）的底层核心编码，但是它仍然保留了 Windows XP 整体优良的特性。除了一些常用的操作及功能性以外，Windows Vista 在安全性、可靠性及互动体验等三大功能上更为突出和完善。

Windows 7 是微软 Windows 系统的一次升级，正式版于 2009 年 10 月 23 日发行，同时也发布了服务器版本——Windows Server 2008 R2。Windows 7 提供了流畅的用户界面和很多重要的新功能，这些使得用户在执行日常事务时更加轻松，相比之前版本增添了一些全新的功能和服务，Jump List 功能可以帮助用户快捷地打开最常用的程序和文件，Aero 桌面透视能够更快速地查看转换打开的窗口，新增的家庭组、Device Stage、Windows 库为用户处理工作和生活中的事务提供了更多方便。此外，Windows 7 还新增了对远程媒体流、DirectX 11 和触控技术的支持，Windows 7 弥补了此前存在的诸多缺憾，性能更高、启动更快、兼容性更强，具有很多新特性和优点，比如提高了屏幕触控支持和手写识别，支持虚拟硬盘，改善多内核处理器，改善开机速度和内核改进等。

2012 年，微软公司发布 Windows 8；2015 年，微软公司发布 Windows 10。本书介绍目前仍广泛使用的 Windows 7。

2.1.2 Windows 7 的版本类型与安装

1. Windows 7 的版本类型

（1）简易版（Windows 7 Starter）。

（2）家庭普通版（Windows 7 Home Basic），大部分在笔记本电脑或品牌计算机上预装此版本。

（3）家庭高级版（Windows 7 Home Premium），在普通版上新增 Aero Glass 高级界面、高级窗口导航、改进的媒体格式支持、媒体中心和媒体流增强（包括 play to）、多点触摸、更好的手写识别等。

（4）专业版（Windows 7 Professional），替代 Windows Vista 下的商业版，支持加入管理网络（domain join）、高级网络备份等数据保护功能、位置感知打印技术（可在家庭或办公网络上自动选择合适的打印机）等。

（5）企业版（Windows 7 Enterprise），在开放或正版化协议的基础上加购 SA（软件保障协议）才能被许可使用。

（6）旗舰版（Windows 7 Ultimate），拥有 Windows 7 家庭高级版和 Windows 7 专业版的所有功能，当然硬件要求也是最高的。包含以上版本的所有功能。

2. Windows 7 的安装

较低版本可以通过获得密钥升级到较高版本。安装时可以选择全新安装 Windows 7 系统，也可以选择由现有系统升级到 Windows 7 系统。

全新安装的系统，优点是系统纯净，无须担心原系统中的问题会遗留下来，如病毒、木马等；不足是全新安装系统，操作较为复杂，需要用户有一定的计算机使用经验及系统安装经验。

升级安装不需删除原系统文件，也不需删除任何数据。理论上，用户升级安装完系统后，原系统所在分区中的文件（包括用户个人数据，如照片、音乐、视频、文档、软件程序等）都会保留下来。且由于不需设置光驱引导等操作，操作较为简便，只需按照提示操作即可。其不足是升级方式安装后，原系统中的个别程序，有可能出现兼容性问题导致使用不正常。且如果原系统中的软件程序等被病毒感染，那么升级系统，该被感染的程序和病毒依然有可能留存。

2.1.3 Windows 7 的配置要求

安装 Windows 7 的最低配置要求如表 2–1 所示。

表 2–1　最低配置要求

设备名称	基 本 要 求	备　注
CPU	1 GHz 以上	32 位或 64 位处理器
内存	1 GB 以上	基于 32 位（64 位 2 GB 内存）
硬盘	16 GB 以上可用空间	基于 32 位（64 位 20 GB 以上）
显卡	有 WDDM 1.0 或更高版驱动的集成显卡，64 MB 以上	128 MB 为打开 Aero 最低配置，不打开的话 64 MB 也可以
其他设备	DVD-R/RW 驱动器或者 U 盘等其他存储介质	安装使用，如果需要可以用 U 盘安装 Windows 7，这需要制作 U 盘引导

Windows 7 的推荐配置要求如表 2–2 所示。

表 2–2　推荐配置要求

设备名称	基 本 要 求	备　注
CPU	2 GHz 及以上的 32 位或 64 位多核处理器	Windows 7 包括 32 位及 64 位两种版本，安装 64 位操作系统必须使用 64 位处理器
内存	2 GB 以上	最低允许 1 GB
硬盘	20 GB 及以上可用空间	不要低于 16 GB
显卡	有 WDDM 1.0 驱动的支持 DirectX9 以上级别的独立显卡	
其他设备	DVD-R/RW 驱动器或者 U 盘等其他存储介质	安装使用

2.1.4 Windows 7 的新特性

1. 系统安全性

Windows 7 引入了安全的内核，安全性比 XP 要高出许多。新加入的 UAC 机制，在程序需要较高权限运行的时候，会弹出一个对话框让用户选择“是”进行权限提升的确认。不可否认，这的确使计算机系统的安全性能得到了大幅提高。

2. 系统运行速度的提升

Windows Vista 的 Superfetch（超级预读取）是在 Windows XP“预取”（Prefetch）基础上进行的改进，通过对用户习惯进行分析，能够在预定时间内将可能执行的代码提前调入，从而提高整体响应速度。不过由于设计失误，这项功能在很短的时间内就会占用高额内存（开机即占 400 MB，3 min 后便可达 1 GB）。

而在 Windows 7 中，Superfetch 无论在运作方式还是占用空间上都与 Vista 有所不同。它的 Superfetch 是在系统启动 5 min 后开始运行，同时内存占用也要远小于 Vista 版本，10 min 后才仅仅占用 600 MB 空间。正是基于这样的设计，直接避开了系统启动这一段资源占用高峰，从而轻松实现了加速、顺畅两不误。

从一系列测试来看，Windows 7 在开关机速度与 windows XP 不相上下，甚至更快。同时得益于改进后的 Superfetch，Windows 7 系统在整体流畅度尤其是频繁启闭大程序时（比如执行病毒扫描后马上打开 Word）表现出色，Windows 7 的表现让人感觉十分轻巧。

3. 系统兼容性

兼容性可以细分为硬件兼容性和软件兼容性。“硬件兼容性不好”曾经是 Windows Vista 给人们的一大印象，而 Windows 7 中这些问题都已经得到解决。

此外，Windows 7 还在驱动安装与智能识别上下了一番功夫，除了继续保留本地驱动库外，还特别完善了网络安装机制。简而言之，如果用户的硬件太老（或者太新），Windows 7 将直接通过 Windows Update 下载安装，同时该功能还能自动对比本地驱动与网上驱动的新旧，一旦发现本地库不如网上版本高，将直接下载最新版驱动程序。

再来看一看软件兼容性。由于 Windows Vista 的前期铺垫，延续了同一架构的 Windows 7 已经不可能再遭遇当初那份尴尬，事实上除了各类新版软件，Windows 7 对于老款软件的兼容同样出色。游戏兼容性在 Windows 7 中表现也同样出色。

当然，即便用户的软件老旧也无所谓，可以右击软件图标，在弹出的快捷菜单中选择“属性”命令,在属性对话框中的“兼容性”选项卡中选择“以兼容模式运行这个程序”复选框，如图 2–1 所示。

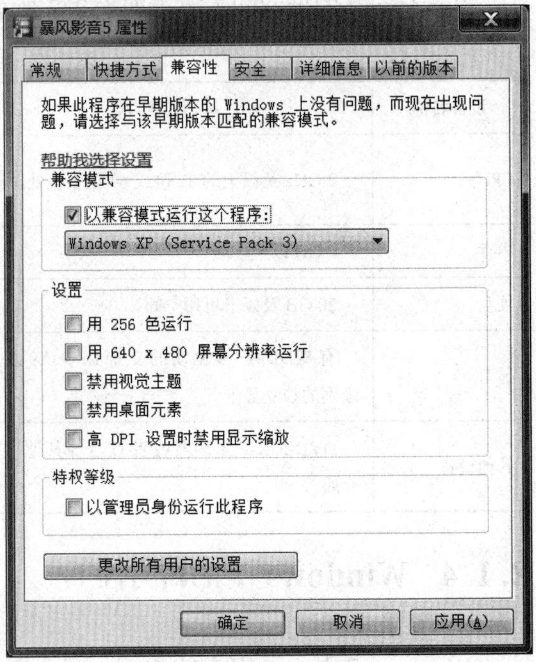

图 2–1“兼容性”选项卡

4. 网络稳定性

在网络方面，Windows 7 原生支持 IPv6，对于 Wi-Fi 有良好的支持，而且还能自建热点，网络性能也优于 Windows XP。

5. 操作界面美观度

由于玻璃效果的加入，Windows 7 对于显卡方面的要求会比 Windows XP 更高一些。不过，当系统评分告知其显卡实力不足时，

Windows 7 将自动关闭玻璃效果，这样也就很好地避免了不必要的特效拖慢整体系统速度。

从以上 5 个方面，可以简单了解 Windows 7 较之于之前版本的一些新特性。下面从“桌面”入手扼要讲解 Windows 7 操作系统。考虑到目前大多数用户计算机的使用情况，本章以 Windows 7 旗舰版为例来介绍其使用方法。

2.1.5 Windows 7 中文版的启动与退出

随着 Windows 7 中文版的功能日益强大，其系统也变得日益复杂，不像过去的 MS-DOS 那样简单。这是因为 Windows 7 中文版启动时有一个自身加载的过程，它将自身的一部分和一些设置驻在内存中，并且打开了许多文件，所有这些都会在 Windows 7 中文版退出时依次回写到硬盘中，只有这样才能保证 Windows 7 中文版下一次能够启动，所以关机时，用户必须严格按步骤进行，不能直接关机，否则，有可能会造成文件丢失，甚至导致 Windows 7 中文版系统崩溃等不可预料的严重后果。

1. 启动 Windows 7

Windows 7 中文版启动很简单，只要安装好 Windows 7，启动计算机时会自动进入 Windows 7 中文版的桌面。如果用户设置了用户名和密码，计算机会提示用户输入用户名和密码，计算机将进行检测，等候约 1 min，即可进入 Windows 7 中文版桌面。

2. 退出 Windows 7

在退出 Windows 7 系统时应该注意，首先要关闭所有正在运行的应用程序，保存所有未存盘的文件，否则会丢失文件或破坏程序，然后退出 Windows 7 中文版系统。如果用户在没有退出 Windows 7 系统的情况下关机，当下次再开机时，系统会自动执行自检程序。

可按下述步骤安全地退出系统：

（1）关闭所有打开的应用程序。

（2）单击“开始”按钮，打开“开始”菜单。

（3）单击“开始”菜单右下角的“关机”按钮，就可以关闭计算机电源了。计算机大多使用 ATX 电源，Windows 7 的“关机”功能会将计算机自动关闭，包括计算机电源，不必再按电源开关关闭计算机电源。

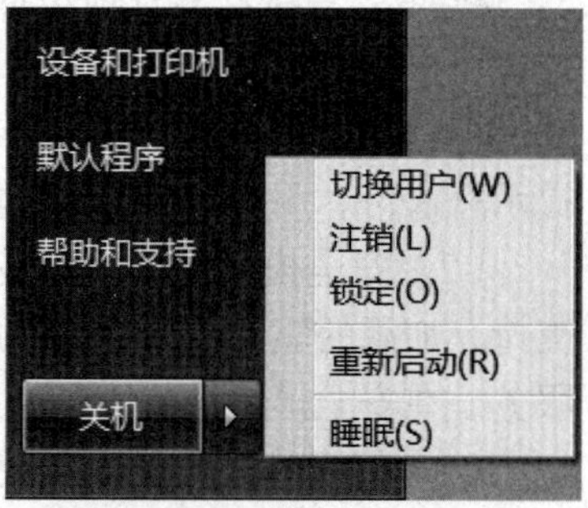

图 2–2“关机”按钮

3. 关闭方式

单击“关机”按钮旁边的箭头，系统会弹出一个可查看更多选项列表，如图 2–2 所示，用户可在此做出选择。在列表中，给出几种退出 Windows 7 环境的选择，用户可根据需要选定关闭方式。

（1）切换用户：指在不关闭当前登录用户的情况下而切换到另一个用户，用户可以不关闭正在运行的程序，当再次返回时系统会保留原来的状态。

（2）注销：为了便于不同的用户快速登录使用计算机，Windows 7 中文版提供了注销功能。应用注销功能，使用户不必重新启动计算机就可以实现多用户登录，既快捷方便，又减少了对硬件的损耗。

（3）锁定：用户选择“锁定”选项后，系统将保持当前的运行，计算机将转入低功耗状态，当用户再次使用计算机时，在桌面上移动鼠标即可以恢复原来的状态，此项通常在用户暂时不使用计算机，而又不希望其他人在自己的计算机上任意操作时使用。

（4）重新启动：此选项将关闭并重新启动计算机。

（5）睡眠：将当前用户的程序存储在内存中，锁定当前用户，计算机仅为内存供电并关闭其他所有电源以降低功耗。在计算机处于睡眠状态时，显示器将关闭，而且计算机的风扇通常也会停止。通常，计算机机箱外侧的一个指示灯闪烁或变黄就表示计算机处于睡眠状态。这个过程只需要几秒钟。因为 Windows 将记住用户正在进行的工作，因此在使计算机睡眠前不需要关闭用户的程序和文件。但是，在将计算机置于任何低功耗模式前，最好还是保存用户的工作。在下次打开计算机时（并在必要时输入密码），屏幕显示将与用户关闭计算机前完全一样。若要唤醒计算机，可按下计算机机箱上的电源按钮。因为不必等待 Windows 启动，所以可在数秒内唤醒计算机，并且用户几乎可以立即恢复工作。

计算机处于睡眠状态时，耗电量极少，它只需维持内存中的工作。如果用户使用的是便携式计算机，请不必担心（电池不会耗尽）。计算机睡眠时间持续几小时之后，或者电池电量变低时，系统会将用户的工作保存到硬盘上，然后计算机将完全关闭，不再消耗电源。

如果用户是便携式计算机，有一种更为简单的计算机关闭方法：合上盖子。可以选择使计算机睡眠、关闭或进入其他节能状态。

4. 高级启动选项

如果计算机不能正常启动，可以使用“安全模式”或者其他启动选项来启动计算机，成功后就可以更改一些配置来排除系统故障，比如，可以使用“系统还原”“返回驱动程序”及使用备份文件来恢复系统。

用户要使用“安全模式”或者其他启动选项启动计算机，可在进入系统启动之前按 F8 键，然后使用方向键选择要使用启动选项后按 Enter 键即可。下面列出了 Windows 7 的高级启动选项的说明。

（1）修复计算机。从列表中选择“修复计算机”进入 Windows Recovery（Windows RE）环境。系统修复选项包括：①启动修复：自动解决使 Windows 无法启动的问题。②系统还原：将 Windows 还原至以前的时间点。③系统映像恢复：使用前面创建的系统映像恢复计算机。④ Windows 内存诊断：检查计算机的内存硬件错误。⑤命令提示符：打开命令提示符窗口。用户可根据系统的故障选择合适的恢复工具。

（2）安全模式。仅使用最基本的系统模块和驱动程序启动 Windows 系统，不加载网络支持，加载的驱动程序和模块用于鼠标、监视器、键盘、存储器、基本的视频和默认的系统服务，在安全模式下也可以启用启动日志。安全模式杀毒也是常用的系统维护方法。

（3）带网络连接的安全模式。仅使用基本的系统模块和驱动程序启动 Windows 系统，并且加载了网络支持，启动后就可以连接到局域网中，以便通过局域网来安装程序，获得需要的文件和工具，由于具备网络功能，还可以从网上下载驱动程序等能解决问题的软件。

（4）带命令提示行的安全模式。以这个模式启动，除了得到和安全模式一样的功能外，系统将加载命令提示窗口，在这个模式中不处理 Config.sys 或 Autoexec.bat 文件，可以查看和修改这两个文件，然后重新启动计算机。

（5）启用启动日志模式。生成正在加载的驱动程序和服务的启动日志文件，该日志文件名为 Bootlog.txt，被保存在系统的根目录下。建议计算机初学者不要采用该模式。

（6）启用 VGA 模式。使用基本的 VGA（视频）驱动程序启动 Windows。如果导致 Windows 不能正常启动的原因是安装了新的视频卡驱动程序，那么使用该模式非常有用，其他安全模式也只使用基本的视频驱动程序。

（7）最后一次正确的配置模式。使用 Windows 在最后一次关机时保存的设置（注册信息）来启动 Windows，仅在配置错误时使用，不能解决由于驱动程序或文件破坏或丢失而引起的问题。用户选择“最后一次正确的配置”选项后，在最后一次正确的配置之后所做的修改和系统配置将丢失。当用户没有足够把握自己修复系统的时候，可以选择该模式，但是不能解决由于损坏和丢失启动程序或者文件而引起的问题。

（8）目录服务还原模式。恢复域控制器的活动目录信息。

（9）调试模式。启动 Windows 时，通过串行电缆将调试信息发送到另一台计算机上，以便用户解决问题。

2.2 Windows 7 中文版桌面系统简介

2.2.1 桌面的定义

简单而形象地说，桌面就是一切应用程序操作的出发点，就是 Windows 7 中文版启动后看到的主屏幕区域。计算机屏幕布置得就像实际的办公桌的桌面一样，可以把常用的工具和文件放到桌面上，就像在办公桌旁工作一样轻松自如，不必每次开机后再去搜寻它们。另外，也可以根据自己的爱好和习惯对桌面进行配置。其实，桌面是计算机硬盘上的一个隐含子文件夹，它位于 Windows 7 文件夹下，名为“桌面（Desktop）”。

从广义上讲，桌面有时包括任务栏。任务栏是位于屏幕底部的水平长条。与桌面不同的是，桌面可以被打开的窗口覆盖，而任务栏几乎始终可见。任务栏主要由 3 部分组成：中间部分，显示正在运行的程序，并可以在它们之间进行切换；它还包含最左侧的“开始”按钮 ，使用该按钮可以访问程序、文件夹和计算机设置；通知区域位于任务栏的最右侧，包括一个时钟和一组图标，其中最右下角的小矩形 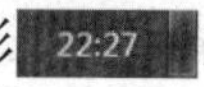

就是“显示桌面”的图标。这些图标表示计算机上某程序的状态，或提供访问特定设置的途径。将鼠标指针移向特定图标时，会看到该图标的名称或某个设置的状态。双击通知区域中的图标通常会打开与其相关的程序或设置。

有时，通知区域中的图标会显示小的弹出窗口（称为通知），向用户通知某些信息。单击通知右上角的“关闭”按钮可关闭该通知。如果没有执行任何操作，则几秒之后，通知会自行消失。为了减少混乱，如果在一段时间内没有使用图标，Windows 会将其隐藏在通知区域中。如果图标变为隐藏，则单击“显示隐藏的图标”按钮可临时显示隐藏的图标。

1. 超级任务栏

Windows 7 的任务栏基本保持了原有的结构，但与 Windows XP 系统相比，却已经有了很大的不同。从外观上看，Windows 7 的任务栏十分美观，半透明的效果以及不同的配色方案使得其与各式桌面背景搭配非常完美，除了改用更大、更清晰的图标显示外，最大的亮点还在于加入了多标签预览以及鼠标右键 JumpList 菜单，用户可以方便地在多个标签间切换以及翻阅近期文档。同时，经典的 Ctrl+Tab 组合键也可以被认为是超级任务栏的一员，由于加上了缩略图使得窗口切换也变得更加直观。

任务栏锁定功能是非常方便快捷的一项应用，不仅可以将程序固定在任务栏上，而且

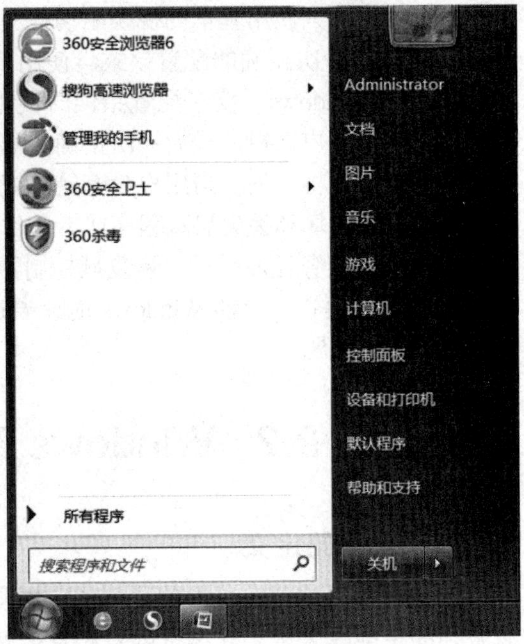

图 2–3 “开始”菜单

可以将用户经常浏览的网站固定在任务栏上，这样，就可以实现一键打开，再也不用到“开始”菜单里查找程序，或者在浏览器的收藏夹里查找最常用的网站了。

2.“开始”菜单

Windows 7 的“开始”菜单加入了更多功能。“开始”菜单从过去简单的按钮，变成带有动画效果的 Windows 徽标圆球,打开“开始”菜单，用户会发现更多梦幻的 Aero 效果、协调的配色风格上的外观变化，还有如鼠标悬浮时可显示程序任务列表（需要程序支持）、快速实现常用程序的任务栏绑定等。“开始”菜单分为 3 个基本部分，如图 2–3 所示。

（1）左边的大窗格显示计算机程序的一个短列表。单击“所有程序”可显示程序的完整列表。Windows 7“开始”菜单的程序列表放弃了 Windows XP 中层层递进的菜单模式，而直接将所有内容置放到“开始”菜单中，通过单击下方的“所有程序”来进行切换。

（2）左边窗格的底部是搜索框，通过输入搜索项可在计算机上查找程序和文件。

（3）右边窗格提供对常用文件夹、文件、设置和功能的访问。在这里还可注销 Windows 或关闭计算机。

“开始”菜单的右边窗格中包含用户可能经常使用的部分 Windows 链接。从上到下有：

（1）个人文件夹。打开个人文件夹（它是根据当前登录到 Windows 的用户命名的）。例如,如果当前用户是 Administrator,则该文件夹的名称为 Administrator。其中包括“文档”“音乐”“图片”“视频”文件夹。

（2）文档。打开“文档”文件夹，可以在这里存储和打开文本文件、电子表格、演示文稿以及其他类型的文档。

（3）图片。打开“图片”文件夹，可以在这里存储和查看数字图片及图形文件。

（4）音乐。打开“音乐”文件夹，可以在这里存储和播放音乐及其他音频文件。

（5）游戏。打开“游戏”文件夹，可以在这里访问计算机上的所有游戏。

（6）计算机。打开一个窗口，可以在这里访问磁盘驱动器、打印机、扫描仪及其他连接到计算机的硬件。

（7）控制面板。打开“控制面板”窗口，可以在这里自定义计算机的外观和功能、安装或卸载程序、设置网络连接和管理用户账户。

（8）设备和打印机。打开一个窗口，可以在这里查看有关打印机、鼠标和计算机上安装的其他设备的信息。

（9）默认程序。打开一个窗口，可以在这里选择要让 Windows 运行于诸如 Web 浏览活动的程序。

（10）帮助和支持。打开 Windows 帮助和支持窗口，可以在这里浏览和搜索有关使用 Windows 和计算机的帮助主题。

3. 桌面小工具

Windows 7 中包含称为“小工具”的小程序，这些小程序可以提供即时信息以及可轻松访问常用工具的途径。桌面小工具可以保留信息和工具，供用户随时使用。例如，可以在打开程序的旁边显示新闻标题、股票、天气等信息。这样，如果用户要在工作时跟踪发生的新闻事件、股票、天气等信息，无须停止当前工作就可以切换到相应的网站。

用户可在桌面空白处右击，在弹出的快捷菜单中选择“小工具”命令，在弹出的新的窗口中会列出一些最常用的小工具，如图 2–4 所示。用户可以根据自己的实际需要进行选择性添加。若要查看有关小工具的信息，可单击该小工具，然后单击“显示详细信息”按钮。用户可以从 Windows 小工具库联机下载其他小工具。

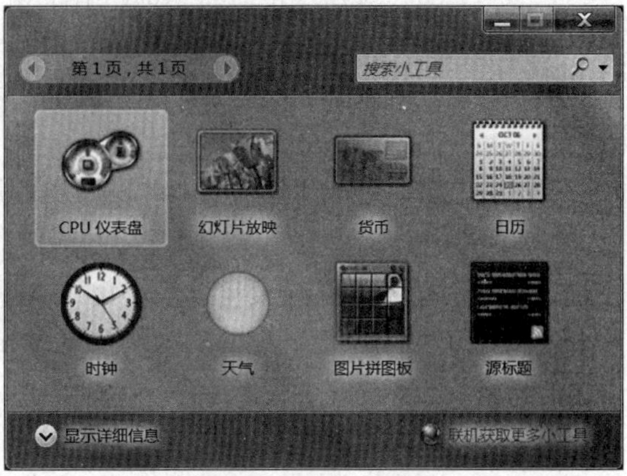

图 2–4　桌面小工具

2.2.2　窗口与对话框

Windows 操作系统一开始出现就被人们翻译成“视窗”操作系统，由此可见窗口操作在 Windows 中的重要性。在 Window 7 中，运行一个程序就是打开一个窗口，中间的一切操作均在窗口中完成，关闭窗口就等于关闭了程序。对话框是方便用户与 Windows 系统进行信息交流的一个对话窗口。Windows 系统会通过对话框向用户提问并根据用户回答情况来完成一些如“任务栏和「开始」菜单属性”设置等操作。窗口和对话框操作是 Windows 7 的最基本操作。

1. Windows 7 窗口的组成

以“计算机”窗口为例，Windows 7 中文版窗口的一些组成元素如图 2–5 所示。

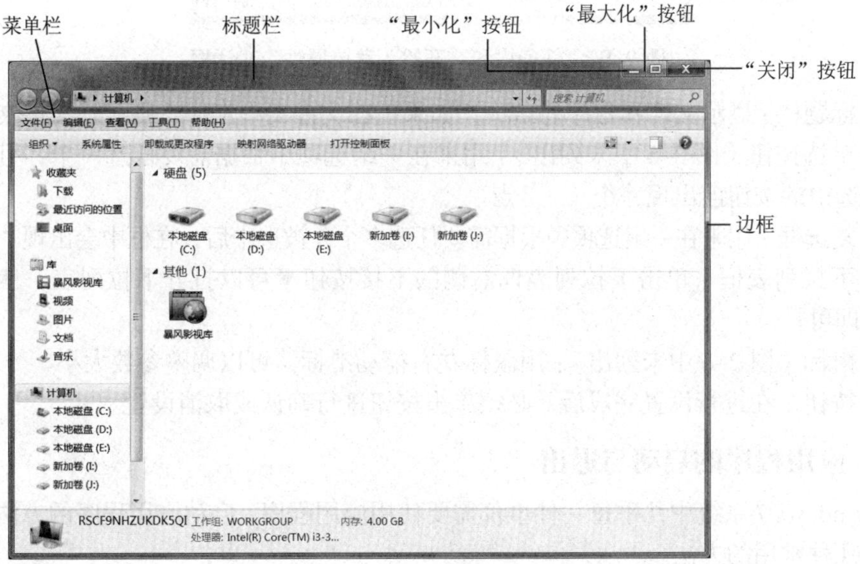

图 2–5　“计算机”窗口

（1）标题栏：标题栏包含了窗口的名称，用鼠标指向标题栏并拖动，就可移动窗口。

（2）“最大化”按钮：“最大化”按钮可以将当前窗口扩大到 Windows 桌面大小。

（3）“最小化”按钮：“最小化”按钮可以将当前窗口在不关闭的情况下缩小到“任务栏”上。

（4）“关闭”按钮：可以将当前打开的窗口关闭，并且“任务栏”上的该图标也消失。

（5）菜单栏：菜单栏以下拉式菜单向用户提供常用命令。

（6）边框：窗口的 4 条边称为边框，用鼠标拖动可以改变其大小。

2. Windows 7 对话框的组成

对话框是特殊类型的窗口，可以提出问题，允许用户选择选项来执行任务，或者提供信息。当程序或 Windows 需要用户进行响应才能继续时，经常会弹出对话框。与常规窗口不同，多数对话框无法最大化、最小化或调整大小。但是它们可以被移动。图 2–6 以“任务栏和「开始」菜单属性”对话框为例描述 Windows 7 对话框的一些组成元素。

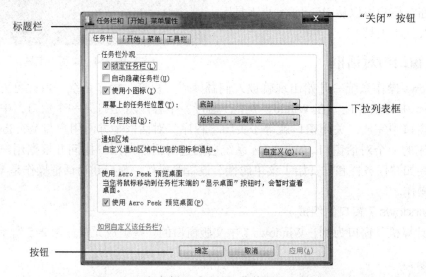

图 2–6 “任务栏和「开始」菜单属性”对话框

（1）标题栏：显示文档和程序的名称，如果正在文件夹中工作，则显示文件夹的名称。

（2）单选按钮（图 2–6 中未列出）：用来在一组选项中根据需要任选一个，且只能选择一个，被选中的按钮前出现一个（·）点。

（3）复选框：用来在一组选项中根据需要任选多个，被选中后，在框中会出现“√”号。

（4）下拉列表框：单击下拉列表框右侧的下接按钮▼可以打开下拉列表，然后单击需要的信息即可。

（5）滑标（图 2–6 中未列出）：用鼠标左右拖动滑标，可以调整参数大小。

（6）按钮：在进行设置完成后，必须单击按钮进行确认或取消设置。

2.2.3 应用程序的启动与退出

在 Windows 7 系统中几乎每一件事都需要使用应用程序。启动应用程序的方法有多种，下面介绍几种常用的方法。

1. 通过“开始”菜单启动应用程序

（1）单击“开始”按钮，“开始”菜单的左侧窗格中列出了一小部分程序，其中包括 Internet 浏览器、电子邮件程序和最近使用过的程序。若要打开某个程序，可用鼠标指向并单击它。（后面有一个黑色小箭头的菜单项有一些子菜单，将鼠标指针在上面稍停，会弹出下一级菜单）

若要浏览程序的完整列表，可单击“开始”按钮，然后单击“所有程序”。如果未找到要打开的程序，但是知道它的名称，则可在左侧窗格底部的搜索框中输入全部或部分名称。在“程序”下单击一个程序即可打开它。

（2）在“程序”菜单上，指向包含所需程序的文件夹，单击即可打开该程序。例如，通过“开始”菜单启动 360 安全卫士中的“电脑清理”程序，如图 2–7 所示。

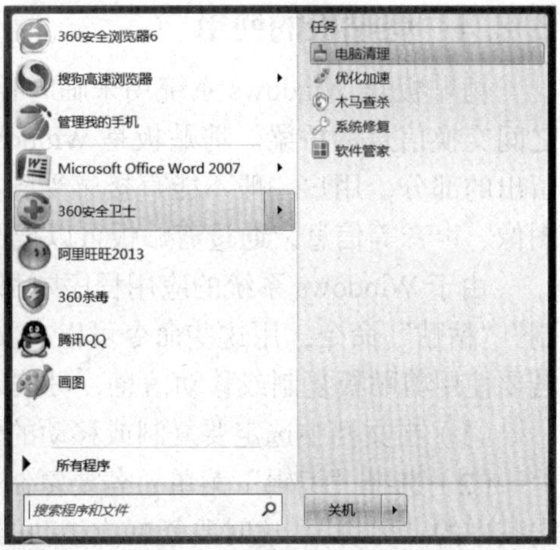

图 2–7 通过“开始”菜单启动 360 安全卫士中的“电脑清理”程序

2. 通过“计算机”窗口启动应用程序

（1）双击桌面上的“计算机”图标，或在“开始”按钮上右击并从弹出的快捷菜单中选择“打开 Windows 资源管理器”命令。

（2）查找到所需的程序后双击。

（3）通过创建快捷方式启动应用程序，把所要执行的应用程序以快捷方式拖到桌面上，双击其快捷方式图标。

3. 退出应用程序

应用程序的退出方法也有多种，下面介绍几种常用的方法。

（1）选择应用程序“文件”菜单中的“关闭”命令可以退出应用程序，如图 2–8 所示。

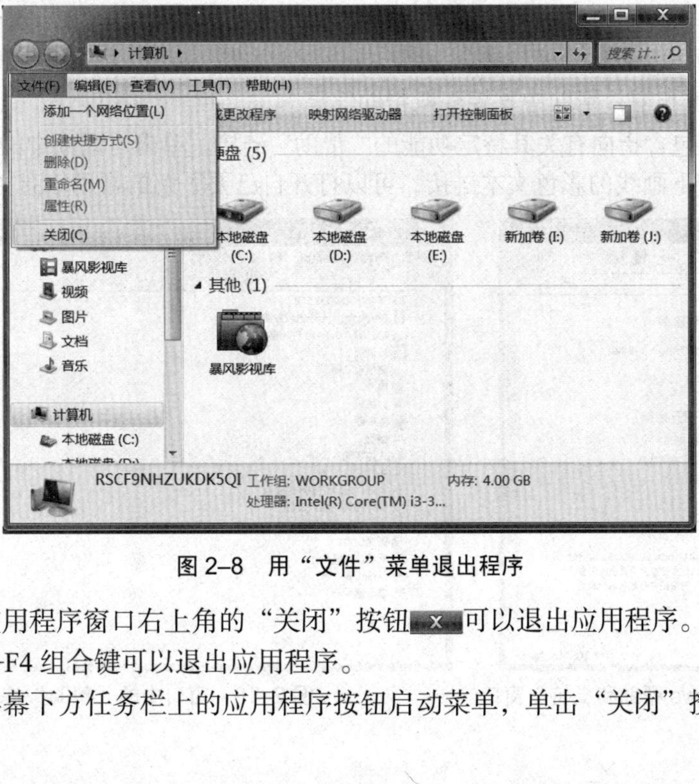

图 2–8 用“文件”菜单退出程序

（2）单击应用程序窗口右上角的“关闭”按钮可以退出应用程序。

（3）按 Alt+F4 组合键可以退出应用程序。

（4）右击屏幕下方任务栏上的应用程序按钮启动菜单，单击“关闭”按钮可退出应用程序。

2.2.4 剪贴板的使用

剪贴板是 Windows 系统用来临时存放从文档中“剪切”下来信息的程序，是应用程序之间交换信息的桥梁。剪贴板是 Windows 系统中一个非常重要且实用的工具（内存中预先留出的部分，用户一般不能直接感受到剪贴板的存在），它不但可以存储文字，还可以存储图像、声音等信息，通过剪贴板可以把文件合并成为一个图文并茂、有声有色的文档。

由于 Windows 系统的应用程序中都有“编辑”菜单，而且菜单中一般都有“剪切”“复制”“粘贴”命令，用这些命令可以在文档内、文档间、应用程序间进行信息复制或移动。若要使用剪贴板复制或移动信息，可按以下步骤操作：

（1）在文档中选定要复制或移动的信息。

（2）选择“编辑”菜单，若要复制信息，则单击其中的“复制”；若要移动信息，则单击其中的“剪切”。这时要复制或移动的信息就已放到了剪贴板上。

（3）将插入点定位到需放置信息的位置上（可以是本文档内或切换到其他文档或应用程序），然后选择“编辑”菜单中的“粘贴”命令。

若复制整个屏幕内容到剪贴板上，按 PrtSc 键即可。若复制当前活动窗口的图像到剪贴板上，按 Alt+PrtSc 组合键即可。

2.2.5 帮助和支持

Windows 7 中文版为用户提供了内容详尽的帮助信息，用户可以快速方便地查阅到自己所需的帮助内容，在帮助系统中不但有关于 Windows 7 操作与应用的详尽说明，而且可以在其中直接完成对系统的操作。用户通过帮助系统，可以快速了解 Windows 7 的新增功能及各种常规操作。获取 Windows 7 帮助信息常用的方法如下所示。

1. 通过“开始”菜单

单击“开始”按钮，然后选择“帮助和支持”命令，即可打开“Windows 帮助和支持”窗口，如图 2-9 所示。在这个窗口中会为用户提供帮助主题、指南、疑难解答和其他支持服务。

2. 从对话框和窗口帮助中直接获取帮助信息

有些对话框包含指向有关其特定功能的“帮助”链接。单击对话框中的问号按钮（见图 2-10）或者带下画线的彩色文本链接，可以打开自己要了解的帮助信息主题。

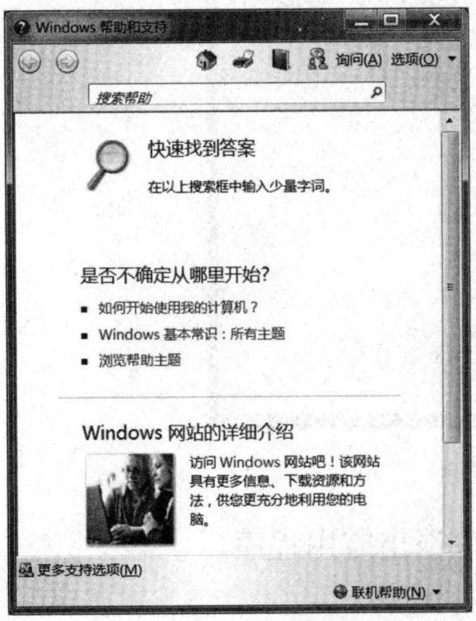

图 2-9 “Windows 帮助和支持”窗口

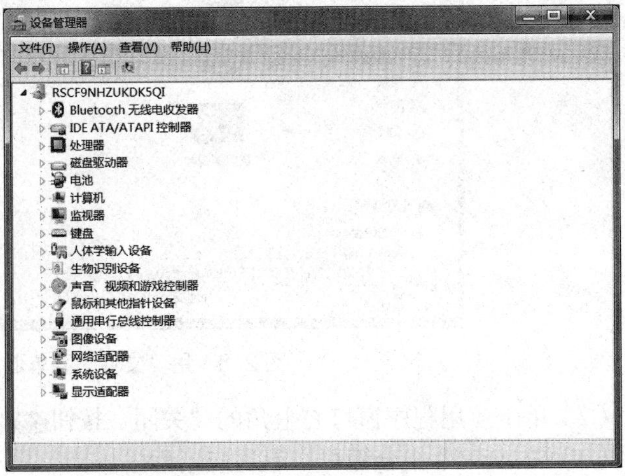

图 2-10 窗口中的“帮助”按钮

2.3　Windows 7 文件管理

所谓 Windows 7 文件管理，是指对文件进行建立、复制、移动、删除或重新组织等一系列操作。在 Windows 7 中，一般都是通过“计算机”或“Windows 资源管理器”来精心组织管理系统中的文件。下面分别介绍文件与文件夹的基本概念以及打开 Windows 资源管理器的使用方法。

2.3.1　文件与文件夹

从 Windows 95 开始，Windows 操作系统以文件夹的形式组织和管理文件。所谓文件，是指存放在磁盘、光盘等存储器上的相关信息的集合。文件中可以包含任何类型的信息：应用程序、文档、图片、表格、音乐、电影等。所谓文件夹，是组织文件的基本方法，是用于存储文件的容器。其采用的是树状结构。在 Windows 7 中，可以使用库组织来访问文件，而不管其存储位置如何。

1. 使用库访问文件和文件夹

整理文件时，用户无须从头开始，可以使用库访问用户的文件和文件夹，并用不同的方式排列它们。库可以收集不同文件夹中的内容。可以将不同位置的文件夹包含到同一个库中，然后以集合的形式查看和排列这些文件夹中的文件。例如，如果在外部硬盘驱动器上保存了一些图片，则可以在图片库中包含该硬盘驱动器中的文件夹，然后在该硬盘驱动器连接到计算机时，可随时在图片库中访问该文件夹中的文件。

以下是 4 个默认库及其通常用于哪些内容的列表：

（1）文档库：使用该库可组织和排列字处理文档、电子表格、演示文稿以及其他与文本有关的文件。默认情况下，移动、复制或保存到文档库的文件都存储在“我的文档”文件夹中。

（2）图片库：使用该库可组织和排列数字图片，图片可从照相机、扫描仪或者电子邮件中获取。默认情况下，移动、复制或保存到图片库的文件都存储在“我的图片”文件夹中。

（3）音乐库：使用该库组织和排列用户的数字音乐，如从音频 CD 翻录的歌曲，或从 Internet 下载的歌曲。默认情况下，移动、复制或保存到音乐库的文件都存储在“我的音乐”文件夹中。

（4）视频库：使用该库可组织和排列视频，例如取自数字相机、摄像机的剪辑，或者从 Internet 下载的视频文件。默认情况下，移动、复制或保存到视频库的文件都存储在“我的视频”文件夹中。

2. 创建新库

创建新库的步骤如下：

（1）单击“开始”按钮，单击用户名（这样将打开个人文件夹），然后单击左窗格中的“库”。

（2）在“库”的工具栏中单击“新建库”按钮。

（3）输入库的名称，然后按 Enter 键。

若要将文件复制、移动或保存到库，必须首先在库中包含一个文件夹，以便让库知道存储文件的位置。此文件夹将自动成为该库的“默认保存位置”。

3. Windows 7 中文件与文件夹的命名

由于计算机是通过文件名来识别文件和文件夹的，故在命名时必须遵守如下规则（以下所提到的文件名指文件名和文件夹名）：

（1）文件名可以由 1~255 个字符组成，不能超过 255 个字符。

（2）文件名可以由字母、数字、汉字和除字符 | :* \ / ?” < > 外的一些特殊字符组成。

（3）文件名可以有空格，可以使用多个“.”号来分段。例如，My Plan 2014.2.4。

（4）文件可以有扩展名，也可以没有。有些情况下系统会自动加上扩展名。例如，Word 2010 编辑的文件，如果不加扩展名，那么在存盘时，系统会自动在文件名上加入 .docx 扩展名。

（5）文件名英文字母大小写等价。例如，ABC 和 abc 是同一个文件名。

2.3.2 Windows 资源管理器

“Windows 资源管理器”和“计算机”是 Windows 7 操作系统提供给用户管理文件和文件夹的两个非常重要的应用程序。使用它们可以浏览计算机中的软件信息和硬件信息并进行管理。“Windows 资源管理器”显示了用户计算机上的文件、文件夹和驱动器的分层结构，同时显示了映射到用户计算机上的驱动器的所有网络驱动器名称。使用“Windows 资源管理器”，用户可以复制、移动、重新命名以及搜索文件和文件夹，可以不必打开多个窗口，而只在一个窗口中就可以浏览所有的磁盘和文件夹。例如，用户可以打开包含待复制或移动文件的文件夹，然后将其拖动到另一个文件夹或驱动器。

Windows 7 资源管理器的地址栏采用了称为“面包屑”的导航功能，让用户很清楚地了解所在网站中的位置，方便用户操作。

1. 启动“Windows 资源管理器”

（1）单击任务栏中的“开始”按钮，然后选择“所有程序”→“附件”→“Windows 资源管理器”命令，启动“Windows 资源管理器”，如图 2–11 所示。

（2）右击“开始”按钮，在弹出的快捷菜单中选择“打开 Windows 资源管理器”命令，启动“Windows 资源管理器”，如图 2–12 所示。

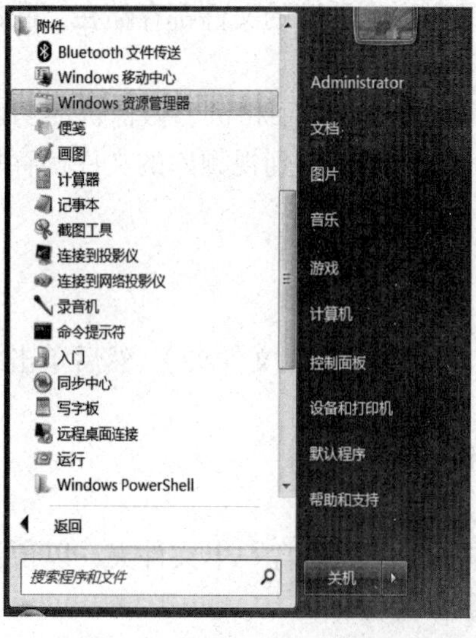

图 2–11　通过“所有程序”启动资源管理器

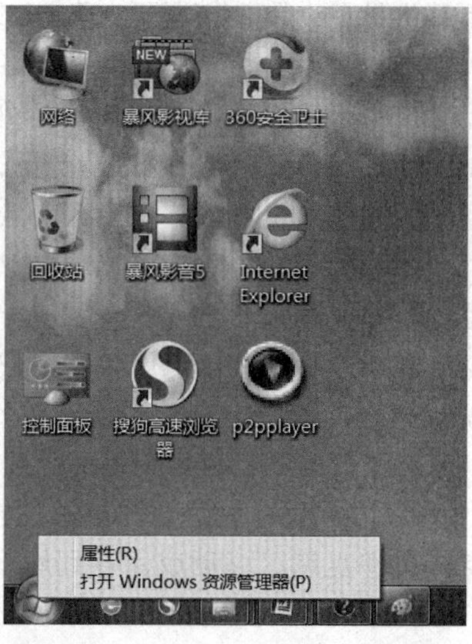

图 2–12　通过右击启动资源管理器

“Windows 资源管理器”窗口由左窗格和右窗格组成，如图 2–13 所示。左窗格中以树状显示计算机所有资源结构。右窗格中显示左窗格中选定对象所包含的内容。比如，在“收藏夹”下“最近访问的位置”中可以查看最近打开过的文件和系统功能，方便再次使用。在“计算机”中，每个驱动器或文件夹左侧显示有“▷”标记，表示该驱动器或文件夹中包含有子文件夹。单击“▷”标记可以展开下一级子文件夹，同时“▷”标记会变成“◢”标记；单击“◢”标记可将打开的文件夹重新折叠起来，同时“◢”标记变成“▷”标记。在网络中，可以直接在此快速组织和访问网络资源。

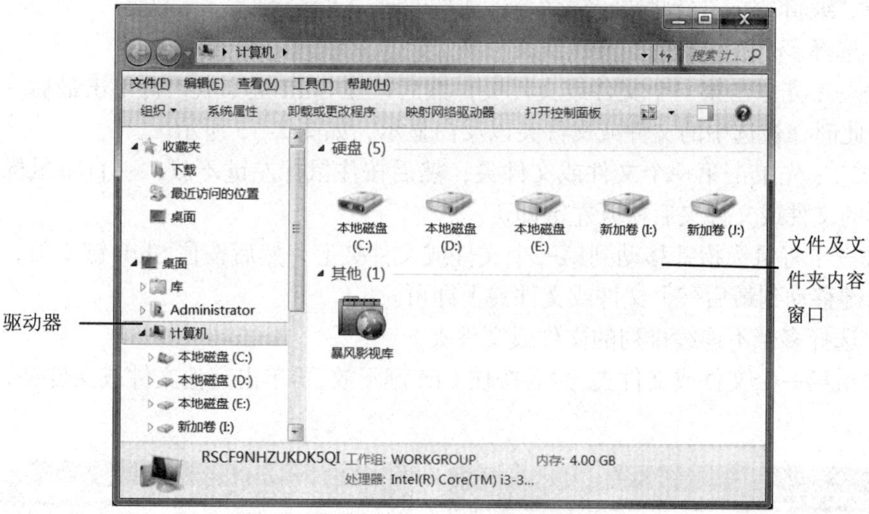

图 2–13 “Windows 资源管理器”窗口

2. 创建文件夹

（1）在“Windows 资源管理器”窗口下，双击打开想要建立文件夹的驱动器，选择“文件”→“新建”→“文件夹”命令，如图 2–14 所示。

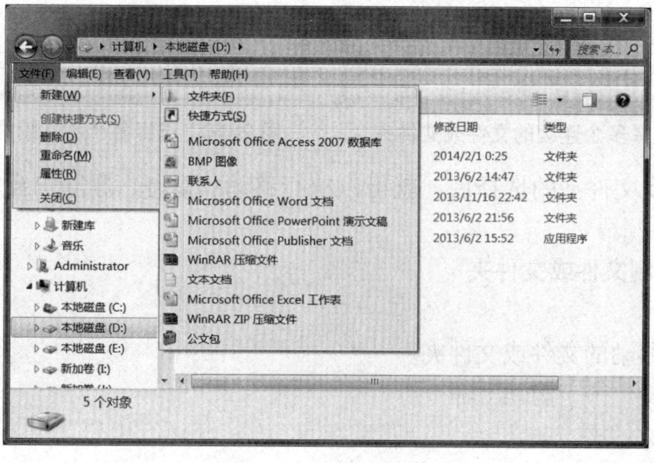

图 2–14 创建文件夹

（2）窗口底部出现一个新文件夹图标，文件夹名称“新建文件夹”以反白显示。

（3）输入文件夹名称，确定后按 Enter 键即可。

如果对文件夹名称改名，一般的方法是：将鼠标指针指向要改名的文件夹后右击，在弹出的快捷菜单中选择“重命名”命令，系统会将用户选择的文件夹名称反白显示，此时，输入满意的文件夹名称并按 Enter 键即可。(用户不可以对 Windows 7 操作系统中的系统文件夹名称更名，否则，操作系统会陷入瘫痪)

3. 选择文件或文件夹

选择是文件操作的前提，只有正确地选择要操作的文件或文件夹后，才能对其进行移动、复制或删除等操作。下面介绍选择文件或文件夹的方法。

(1) 选择全部。

选择“编辑”→“全部选定”命令，或按 Ctrl+A 组合键。

(2) 选择多个连续排列的文件或文件夹。

方法一：先单击第一个文件或文件夹，然后按住 Shift 键不放，再单击最后一个文件或文件夹，此时，被选中的文件或文件夹以反白显示，如图 2–15 所示。

方法二：先单击第一个文件或文件夹，然后按住鼠标左键不放，一直将鼠标移到最后个要选择的文件或文件夹后松开左键即可。

方法三：将鼠标指针移动到第一个文件或文件夹上，然后按住 Shift 键不放，再用键盘上的方向键移动到最后一个文件或文件夹上即可。

(3) 选择多个不连续排列的文件或文件夹。

先单击第一个文件或文件夹，然后按住 Ctrl 键不放，再单击其他文件或文件夹，如图 2–16 所示。

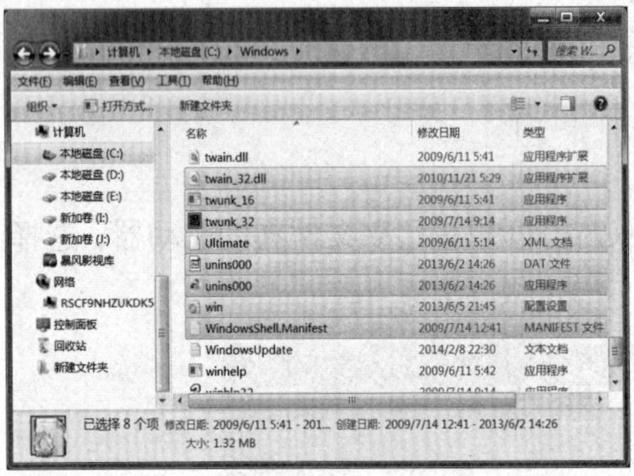

图 2–15 选择多个连续的文件或文件夹

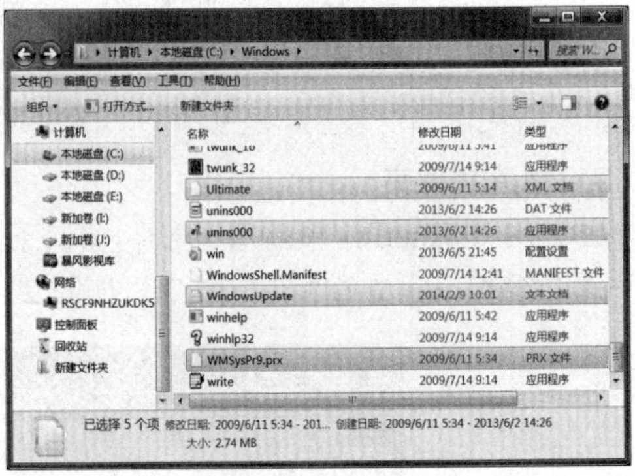

图 2–16 选择多个不连续的文件或文件夹

完成对文件或文件夹的选择后，就可以执行移动、复制、删除等操作了，其操作方法也有很多种。

4. 移动、复制文件或文件夹

(1) 移动：

① 选择好要移动的文件或文件夹。

② 选择“编辑”→“剪切”命令。

③ 打开目标文件夹。

④ 选择“编辑”→“粘贴”命令即可。

(2) 复制：

复制和移动方法类似，只需将移动时的“剪切”命令改为“复制”命令即可。

移动、复制文件或文件夹也可以使用鼠标拖动来完成：

① 在不同的驱动器之间进行拖动——复制。

② 在同一驱动器中进行拖动——移动。

③ 在同一驱动器中的两个文件夹之间拖动，拖动时按 Ctrl 键——复制。

④ 在同一驱动器中的两个文件夹之间拖动，拖动时不按 Ctrl 键——移动。

⑤ 在不同的驱动器之间进行拖动，拖动时按 Shift 键——移动。

在用鼠标对文件或文件夹进行拖动操作时，也可以通过鼠标指针显示区分是移动还是复制，显示“+ 复制到”表示是在复制文件或文件夹。

5. 删除、恢复删除文件或文件夹

（1）删除：

① 选择好要删除的文件或文件夹

② 选择“文件”→“删除”命令。

也可以用其他方法删除文件或文件夹，如选择好要删除的文件或文件夹后，按 Del 键；右击并在弹出的快捷菜单中选择“删除”命令；工具栏方式；拖动到“回收站”方式。这些都是把要删除的文件或文件夹放到“回收站”临时删除，需要时还可以恢复。如果按 Shift 键，将文件或文件夹拖动到“回收站”，或按 Shift+Del 组合键，则表示文件或文件夹从计算机彻底删除，而不保存到“回收站”中。如果将“回收站”中的其他文件从计算机彻底删除，选择“回收站”中的“文件”→“清空回收站”命令即可，如图 2–17 所示。

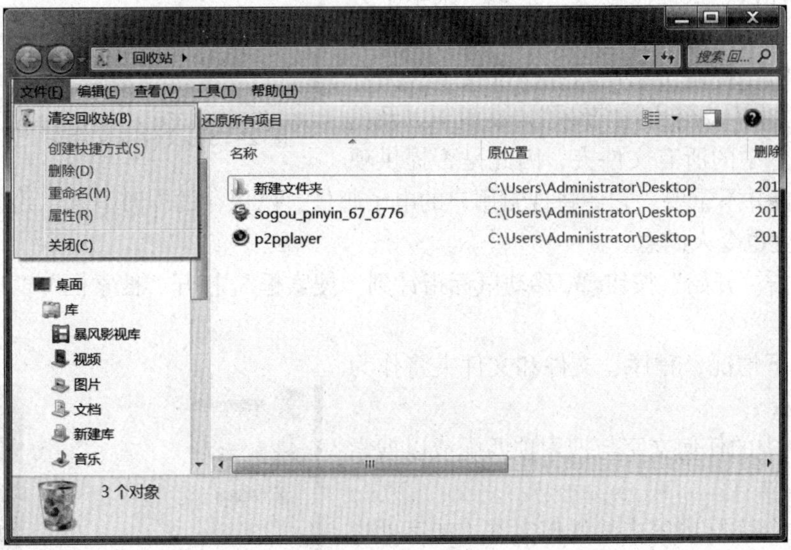

图 2–17　清空回收站

（2）恢复删除：

① 在 Windows 7 桌面上，双击“回收站”图标。

② 选择“回收站”窗口中要恢复的文件或文件夹。

③ 选择“文件”→“还原”命令即可。

这样被删除的文件或文件夹将还原到它原来的位置上。

注：在 MS-DOS 方式下删除的文件是彻底删除，不会移到“回收站”中。从 U 盘或网络驱动器中删除的文件将被永久删除，而且也不能移到“回收站”中。

6. 文件或文件夹的属性

Windows 7 中的文件和文件夹中都有自己的属性，其属性显示有关文件或文件夹的信息，例如，大小、位置以及创建日期。文件和文件夹的属性有 3 种，分别为只读、隐藏、存档。“只读”属性表明该文件或文件夹只能查看，不能被修改和删除。“隐藏”属性的文件，一般不能被显示出来，但还在原来的位置上存在。具有“存档”属性的文件是文件最后一次被备份以来改动过的文件。

若要去除文件的“只读”属性，其操作步骤为：在“计算机”中，右击想要更改的文件或文件夹，在弹出的快捷菜单中选择“属性”命令，或者在“文件”菜单下选择“属性”命令，打开属性对话框，如图 2–18 所示。在“属性”栏中取消选择“只读”复选框，单击“确定”按钮即可。

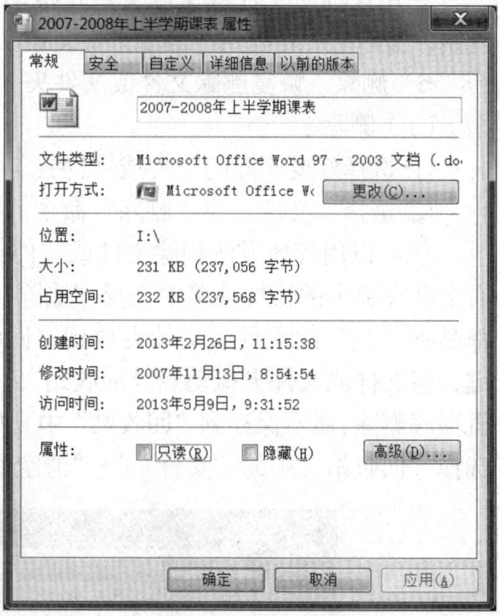

图 2–18　文件或文件夹“属性”对话框

2.3.3 搜索框

有时用户要想查找到一个自己记不清楚存放位置的文件，是一件麻烦、费时的事情。而使用 Windows 7 环境下“搜索框”命令，这样的事情就变成十分轻松、快捷。位于“开始”菜单下方的“搜索框”，可谓 Windows 7 功能的一大“特色”。“搜索框”将遍历用户的程序以及个人文件夹（包括“文档”“图片”“音乐”“桌面”以及其他常见位置）中的所有文件夹，因此是否提供项目的确切位置并不重要。它还将搜索用户的电子邮件、已保存的即时消息、约会和联系人，且搜索的速度也令人满意。

（1）单击“开始”按钮，移动鼠标指针到“搜索框”，打开“搜索框”窗口，如图 2–19 所示。

对于以下情况，程序、文件和文件夹将作为搜索结果显示：

① 标题中的任何文字与搜索项匹配或以搜索项开头。

② 该文件实际内容中的任何文本（如字处理文档中的文本）与搜索项匹配或以搜索项开头。

③ 文件属性中的任何文字（如作者）与搜索项匹配或以搜索项开头。单击任一搜索结果可将其打开。

可以单击“清除”按钮清除搜索结果并返回到主程序列表。还可以单击“查看更多结果”以搜索整个计算机。

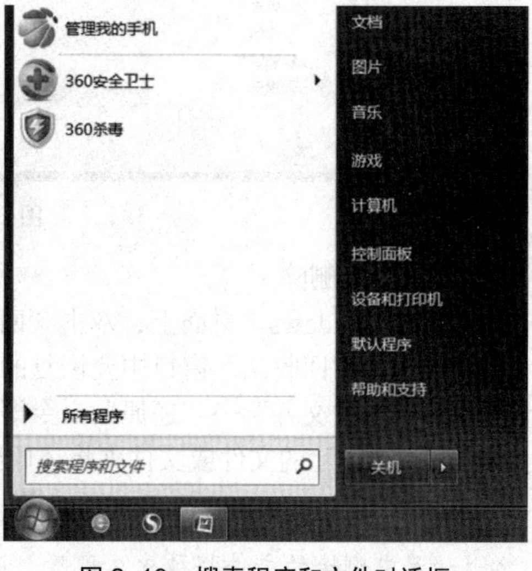

图 2–19　搜索程序和文件对话框

除可搜索程序、文件和文件夹以及通信之外，搜索框还可搜索 Internet 收藏夹和访问的网站的历史记录。如果这些网页中的任何一个包含搜索项，则该网页会出现在“收藏夹和历史记录”标题下。

（2）如果不能记住完整的文件名，可加通配符。可使用问号“?”通用符代替文件名中的一个字符，或使用星号“*”通配符来代替文件名中的多个字符。例如，搜索所有扩展名是 .jpg 的图片文件，可以在“搜索框”窗口中输入 *.jpg，开始面板中会显示出相关的文件。

（3）在搜索到的文件列表中选择所需要的文件，单击或双击该文件图标，即可打开该文件。

2.4　磁盘资源管理

Windows 7 提供了功能强大的磁盘维护、管理、压缩等系统管理工具。另外，Windows 7 新增了维护向导，可以使用户很方便轻松地将计算机调整到最佳工作状态。

格式化磁盘就是在磁盘内进行分割磁区，作内部磁区标示，以方便存取。格式化磁盘一般可分为格式化 U 盘（闪存卡）和格式化硬盘两种。格式化硬盘又可分为高级格式化和低级格式化。高级格式化是指在 Windows 7 操作系统下对硬盘进行的格式化操作；低级格式化是指在高级格式化操作之前，对硬盘进行的分区和物理格式化，一般在硬盘出厂时就已经处理了。

1. U 盘格式化（通常已由制造商预先格式化，因此可能不需要进行格式化而直接使用）

在 Windows 7 下，格式化 U 盘的步骤如下：

（1）将要格式化的 U 盘插入计算机的 USB 接口。若要格式化的磁盘是硬盘，可直接执行第（2）步。

（2）在“计算机”或“Windows 资源管理器”窗口中，右击该盘驱动器图标。

（3）在弹出的快捷菜单中选择“格式化”命令，如图 2–20 所示。

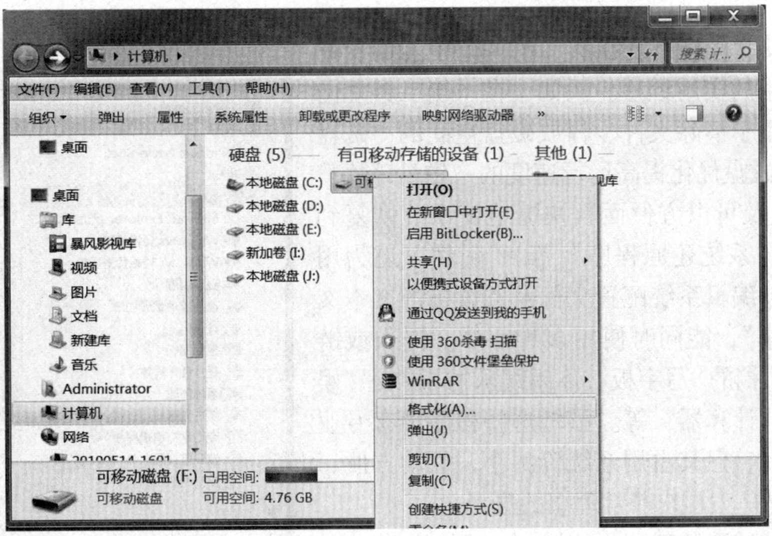

图 2–20　格式化 U 盘

（4）在弹出的对话框中单击“开始”按钮即可对 U 盘进行格式化。

2. 硬盘格式化

硬盘格式化与 U 盘格式化类似，在上述操作第（2）步开始即可。也可以用系统启动盘启动计算机对其进行格式化，在出现提示符下输入格式化 FORMAT 盘符：/S 命令，其过程和 MS-DOS 下基本相同。也可使用一些工具软件对其操作。

如磁盘中原来有信息，格式化将删除其所有信息。如果该磁盘上有打开的文件，则无法对该磁盘进行格式化操作，需关闭文件后再进行格式化。

注：在 Windows 7 中有 NTFS、FAT32 和 exFAT 3 种文件系统供选择。从兼容性上来说，FAT32 稍好于 NTFS；而从安全性和性能上来说，NTFS 要比 FAT32 好很多。

若格式化的是 U 盘，可在“容量”下拉列表中选择要将其格式化为何种容量，“文件系统”最好选择为 FAT32（默认），“分配单元大小”为默认配置大小，在“卷标”文本框中可输入该磁盘的卷标。因为大部分计算机、数码照相机、多媒体播放装置甚至影音设备都兼容 FAT32 制式，所以，经常到处使用的 U 盘或记忆卡，最好使用 FAT32 制式进行格式化。

若格式化的是硬盘，因需要使用窗口系统的档案安全权限、文件压缩、档案连接等功能，所以在“文件系统”下拉列表中最好选择为 NTFS（默认），在“分配单元大小”下拉列表中可选择要分配的单元大小。若需要快速格式化，可选中“快速格式化”复选框。快速格式化不扫描磁盘的坏扇区而直接从磁盘上删除文件。只有在磁盘已经进行过格式化而且确信该磁盘没有损坏的情况下，才使用该选项。

exFAT 文件系统只是一个折中的方案，特别适于 U 盘的文件系统。其驱动程序、读卡器和记忆卡的设计和优化，都会影响实际档案读写时的表现。不过，在微软于主流的窗口系统提供原生的读写支持、以及 SD 卡协会于未来 SDXC 卡里予以采用的大前提下，exFAT 文件系统的实力不容忽视。

2.5 Windows 7 附件简介

Windows 7 操作系统在其“附件”中为用户提供了许多常用的实用程序。例如，在系统工具里向用户提供的用于清除文件、释放磁盘空间的“磁盘清除”，用于磁盘优化提高运行速度的“磁盘碎片整理程序”，以及可以方便而且快捷地使系统恢复到原来状态的“系统还原程序”等。“附件”还为用户提供了可以编辑系统配置文件及阅读标准文本文件的“记事本”，能同时使用多种字体，嵌入或链接其他程序文档的“写字板”，休闲娱乐的“游戏”“娱乐”“画图”“计算器”等。虽然这些程序没有专业程序功能强大，但其占用系统资源小，启动方便、快捷，一直是广大用户非常理想的选择。

要使用这些系统工具，可以单击“开始”菜单，选择“所有程序”→“附件”→“系统工具”命令，如图 2–21 所示。

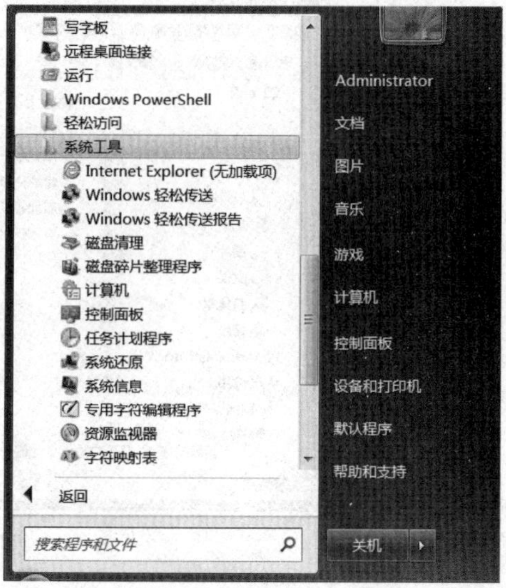

图 2–21 启动 Windows 7“系统工具”

2.5.1　系统工具简介

1. 磁盘清理

磁盘清理程序可以帮助用户释放硬盘驱动器空间，删除临时文件、Internet 缓存文件和安全删除不需要的文件，腾出它们占用的系统资源，以提高系统性能。

执行磁盘清理程序的操作如下：

（1）单击“开始”按钮，依次选择“所有程序”→“附件”→“系统工具”→“磁盘清理”命令。

（2）打开“磁盘清理：驱动器选择”对话框，如图 2–22 所示。

（3）选择要进行清理的驱动器。选择后单击“确定”按钮可弹出该驱动器的“磁盘清理”对话框，选择“磁盘清理”选项卡。

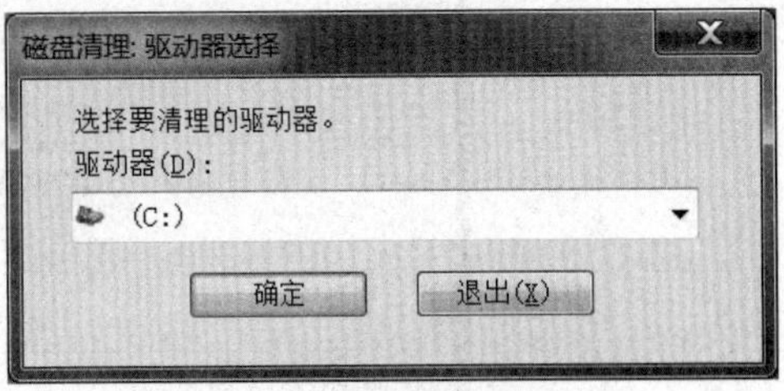

图 2–22　选择驱动器对话框

（4）在该选项卡中的“要删除的文件”列表框中列出了可删除的文件类型及其所占用的磁盘空间大小，选中某文件类型，在进行清理时即可将其删除；在“获取的磁盘空间总数”中显示了删除所有选中文件类型后可得到的磁盘空间总数；在“描述”框中显示了当前选择的文件类型的描述信息，单击“查看文件”按钮，可查看该文件类型中包含文件的具体信息，之后按照对话框的提示进行操作即可。

2. 磁盘碎片整理程序

磁盘碎片整理程序用于磁盘优化提高运行速度。磁盘（尤其是硬盘）经过长时间的使用后，难免会出现很多零散的空间和磁盘碎片，一个文件可能会被分别存放在不同的磁盘空间中，这样在访问该文件时系统就需要到不同的磁盘空间中去寻找该文件的不同部分，从而影响运行速度。同时，由于磁盘中的可用空间是零散的，创建新文件或文件夹的速度也会降低。使用磁盘碎片整理程序可以重新安排文件在磁盘中的存储位置，将文件的存储位置整理到一起，同时合并可用空间，实现提高运行速度的目的。

运行磁盘碎片整理程序的操作如下：

（1）单击“开始”按钮，依次选择“所有程序”→“附件”→“系统工具”→“磁盘碎片整理程序”命令，打开“磁盘碎片整理程序”对话框，如图 2–23 所示。

（2）在该对话框中显示了磁盘的一些状态和系统信息。选择一个磁盘，单击“分析”按钮，系统即可分析该磁盘是否需要进行磁盘整理，并弹出是否需要进行磁盘碎片整理的“磁盘碎片整理程序”对话框，之后按照对话框的提示进行操作即可。

3. 系统还原

系统还原可以方便而且快捷地使系统恢复到原来的状态。使用“系统还原”功能可以将做过改动的计算机返回到一个较早时间的设置，而不会丢失用户最近进行的工作，如保存的文档、电子邮件等，并且整个过程是可逆的。一般情况下，系统会自动创建还原点。当然，用户也可以使用“系统还原向导”自己创建还原点。如果用户在对系统时进行大的更改时出错，使用此功能可以很快地恢复到正常的状态，而不至于重新安装系统。

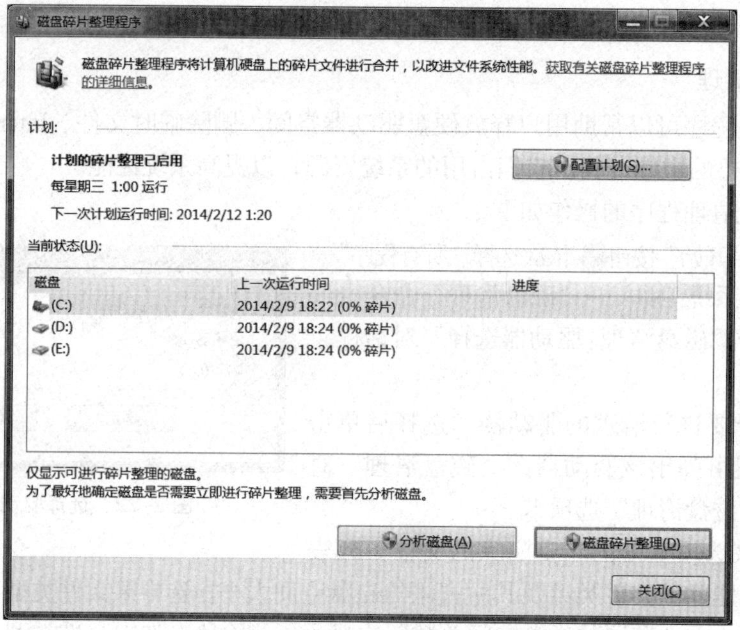

图 2–23 “磁盘碎片整理程序”对话框

2.5.2 管理工具简介

在 Windows 7 中，利用图形界面和人性化的操作方式，可以对硬盘进行更加高效灵活的分区操作。不仅如此，借用 Windows 7 强大的磁盘分区管理功能，还可增强磁盘分区的合理使用，并有效提升磁盘的读写速度。

磁盘管理是一种用于管理硬盘及其所包含的卷或分区的系统实用工具。使用磁盘管理可以初始化磁盘、创建卷以及使用 FAT、FAT32 或 NTFS 文件系统格式化卷。磁盘管理可以使用户无须重新启动系统或中断用户就能执行与磁盘相关的大部分任务。多数配置的更改可立即生效。在 Windows 7 中，磁盘管理不但提供了用户在早期版本中就已经十分熟悉的功能，而且还新增了一些功能。

（1）更为简单的分区创建。右击某个卷时，可以直接从弹出的快捷菜单中选择是创建基本分区、跨区分区还是带区分区。

（2）磁盘转换选项。向基本磁盘添加的分区超过 4 个时，系统会提示用户将磁盘分区形式转换为动态磁盘或 GUID 分区表（GPT）。

（3）扩展和收缩分区。可以直接从 Windows 界面扩展和收缩分区。

1. 分区及格式化硬盘

右击“计算机”图标，在弹出的快捷菜单中选择“管理”命令，在打开的“计算机管理”窗口中，依次展开“计算机管理”→“存储”→“磁盘管理”项。之后，在右侧窗格中即可看到当前硬盘的分区情况，如图 2–24 所示。

在“未指派”的磁盘空间上右击，在弹出的快捷菜单中选择“新建磁盘分区”命令。在弹出的磁盘分区向导窗口中，选择分区类型为“扩展分区”，单击“下一步”按钮后，输入新建分区的容量大小，接着设置分区的磁盘文件格式，并勾选“不格式化”项，最后单击“完成”按钮即可完成分区操作。再打开“计算机”窗口，右击新建分区，在弹出的快捷菜单中选择“格式化”命令，使用快速格式化方式，即可完成分区到格式化的全部操作。

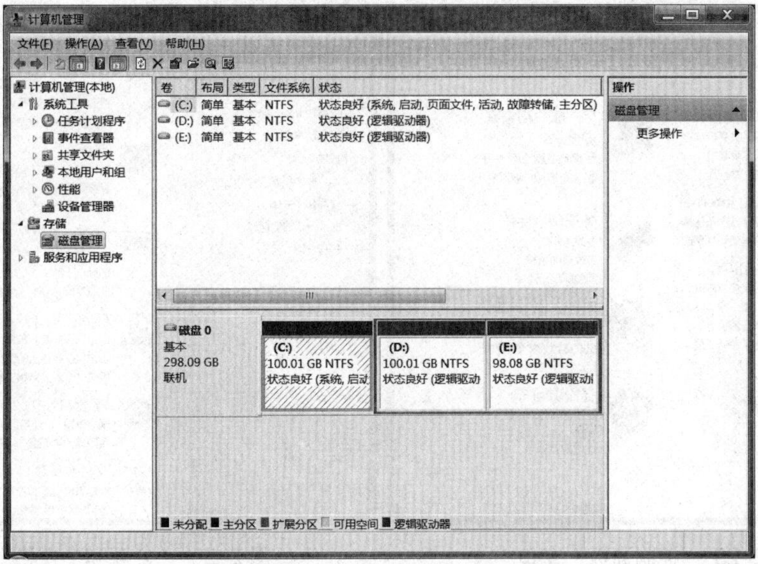

图 2–24 “计算机管理”窗口

2. 拆分与合并磁盘分区

如果硬盘中的某个分区容量过大，可将其拆分为两个分区。首先将该磁盘分区中的所有文件保存到其他分区中，之后在“磁盘管理”中右击该分区，在弹出的快捷菜单中选择“删除卷”命令。确认后完成分区删除，此时该分区在列表中就会被识别为“未指派”的磁盘空间。之后，按照如上操作，在“未指派”的磁盘空间上，使用“新建磁盘分区”命令，分别设置新建分区的空间大小，并格式化新建的两个分区。需要合并两个分区时，则可将所有数据保存后，使用“删除卷”命令，获得两个空白的“未指派”分区。接着选中“未指派”分区，右击并在弹出的快捷菜单中选择“新建磁盘分区”命令，即可完成分区的合并。

2.6 Windows 7 中文版的设置

Windows 7 安装完成后第一次启动时，展现在用户面前的如桌面布局、显示器分辨率、颜色搭配、鼠标和键盘的设置等，所有这些都是 Windows 7 系统默认的一套标准设置。同时，Windows 7 考虑到用户习惯和风格的不同，为用户提供了大量的选择余地供用户设置参考，这些设置几乎控制了有关 Windows 外观和工作方式的所有设置，用户可以通过“控制面板”中的各种工具进行更改设置。

2.6.1 外观和个性化设置

单击“开始”按钮，将鼠标指针指向右侧“控制面板”，然后单击打开“控制面板”窗口，如图 2–25 所示。在“控制面板”中，双击“外观和个性化”图标可以打开“外观和个性化”窗口，如图 2–26 所示。

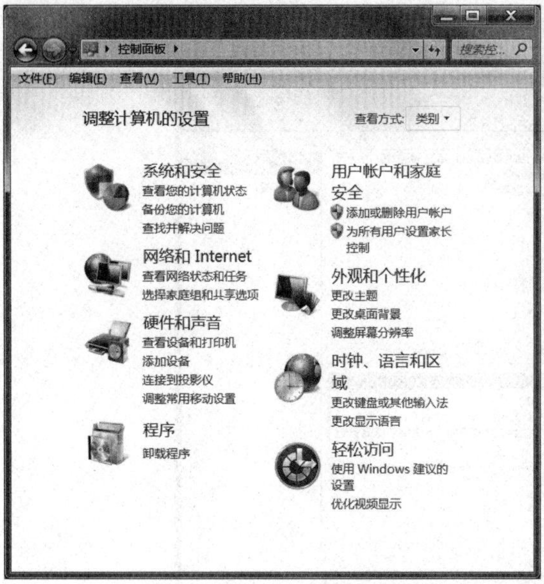

图 2–25 “控制面板”窗口

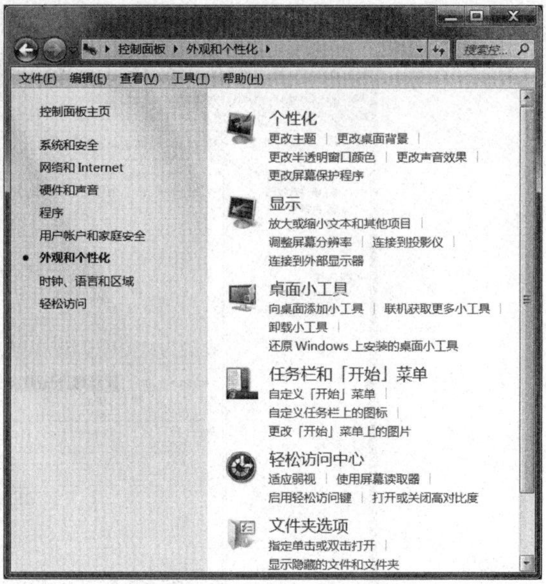

图 2–26 “外观和个性化”窗口

在“主题”选项卡中，用户可以为背景加一组声音，在“主题”选项中单击下拉按钮，在弹出的下拉列表中有多种选项。

可以通过更改计算机的主题、颜色、声音、桌面背景、屏幕保护程序、字体大小和用户账户图片来向计算机添加个性化设置。还可以为桌面选择特定的小工具。

（1）主题。主题包括桌面背景、屏幕保护程序、窗口边框颜色和声音，有时还包括图标和鼠标指针。可以从多个 Aero 主题中进行选择。可以使用整个主题，或通过分别更改图片、颜色和声音来创建自定义主题。还可以在 Windows 网站上联机查找更多主题。

（2）Aero。Aero 是 Windows 7 版本的高级视觉体验。其特点是透明的玻璃图案中带有精致的窗口动画，以及全新的“开始”菜单、任务栏和窗口边框颜色。

（3）声音。例如，可以更改接收电子邮件、启动 Windows 或关闭计算机时计算机发出的声音。

（4）桌面背景。桌面背景（也称“壁纸”）是显示在桌面上的图片、颜色或图案。它为打开的窗口提供背景。可以选择某个图片作为桌面背景，也可以以幻灯片形式显示图片。

（5）屏幕保护程序。屏幕保护程序是在指定时间内没有使用鼠标或键盘时，出现在屏幕上的图片或动画。可以选择各种 Windows 屏幕保护程序。屏幕保护程序是当用户在指定时间内没有使用计算机时，计算机屏幕上出现一个活动图像。设置屏幕保护程序起初的目的是保护计算机屏幕，防止电子束长时间照射一幅不动的画面，造成屏幕暗斑。而现在其主要目的是防止他人窥视计算机屏幕。屏幕保护程序可以设置密码，只有通过输入密码方可重新进入系统。如果没有设置密码，只要按任意一个键或移动鼠标即可恢复原来的画面。

（6）字体大小。可以通过增加每英寸点数（dpi）比例来放大屏幕上的文本、图标和其他项目。还可以降低 dpi 比例以使屏幕上的文本和其他项目变得更小，以便在屏幕上容纳更多内容。

（7）用户账户图片。用户账户图片有助于标识计算机上的账户。该图片显示在欢迎屏幕和“开始”菜单上。可以将用户账户图片更改为 Windows 附带的图片之一，也可以使用自己的图片。

（8）桌面小工具。桌面小工具是一些可自定义的小程序，它能够显示不断更新的标题、幻灯片图片或联系人等信息，无须打开新的窗口。

2.6.2 卸载或更改程序

如果不再使用某个程序，或者如果希望释放硬盘空间，则可以从计算机上卸载该程序。可以使用“程序和功能”卸载程序，或通过添加或删除某些选项来更改程序配置，帮助用户管理计算机上的程序。

（1）单击“开始”按钮，单击右侧的“控制面板”，然后打开“程序”窗口，如图 2–27 所示。

（2）单击“程序和功能”图标，再单击要卸载或更改的程序。

（3）要修改程序，则单击“更改”按钮，如图 2–28 所示。

（4）要删除程序，则单击“卸载”按钮，如图 2–28 所示。

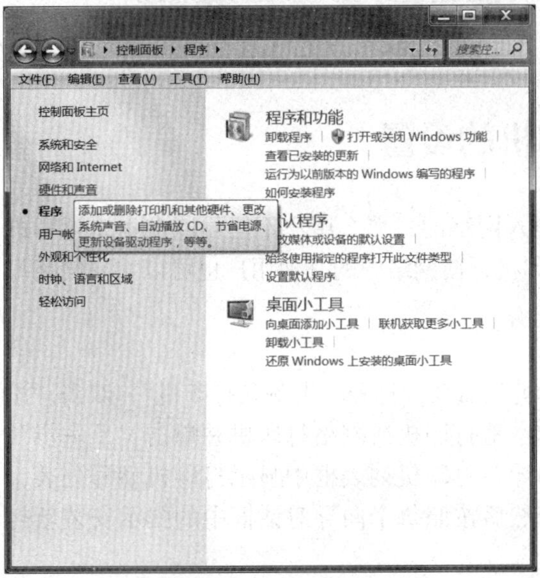

图 2–27 “程序”窗口

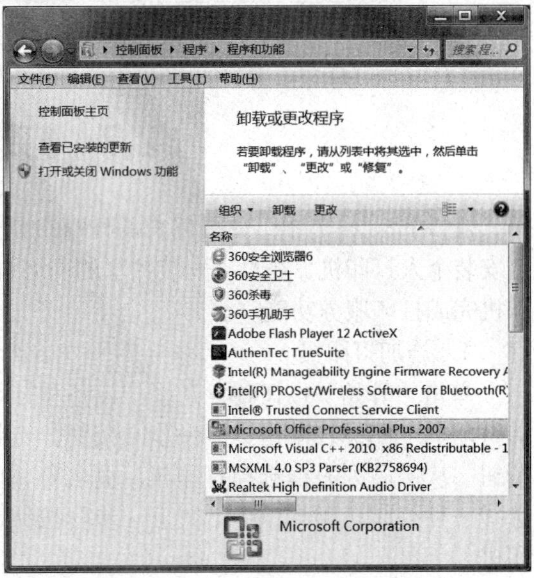

图 2–28 “程序和功能”窗口

2.6.3 设备管理

一般 Windows 7 都能自动识别并驱动计算机新增加的硬件，即支持“即插即用”功能。但有时系统提示发现一些无法协调的资源冲突或用户想修改计算机硬件设置，就可通过 Windows 7 系统属性窗口中的设备管理功能进行设置。

单击“控制面板”中的“系统和安全”图标，然后打开“设备管理器”窗口，如图 2–29 所示。如果设备图标上有“×”号，表明该设备件禁止使用。如果某设备图标上有“!”号，表明该设备不能正常运转或没有安装驱动程序，存在一定的硬件或配置问题。

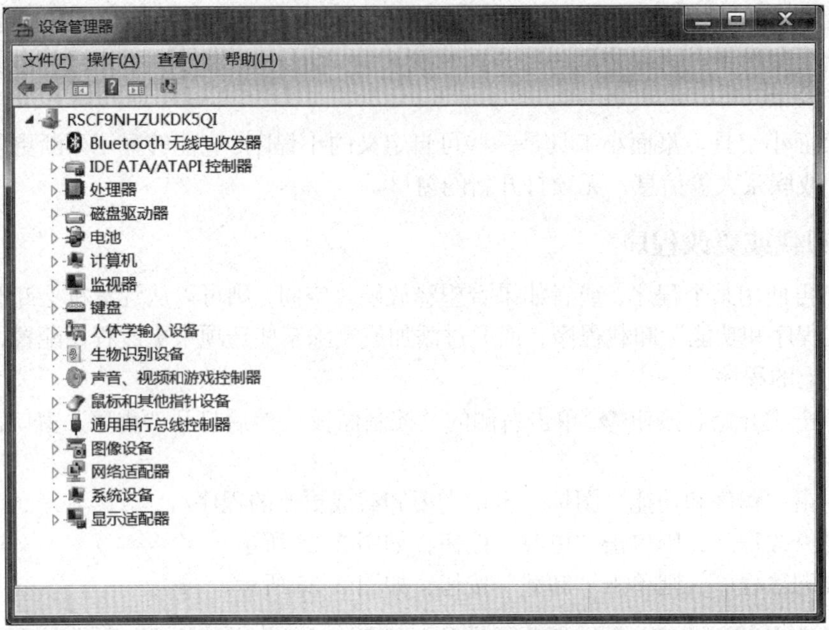

图 2–29 “设备管理器”窗口

2.7 打印机的设置

在 Windows 7 中，如果用户的计算机是连入网络的，那么用户不但可以在本地计算机上安装个人打印机，还可以安装共享的网络打印机，使网络中的其他用户也可以共享网络打印机完成打印服务功能。

1. 添加打印机

单击“开始”按钮，选择“设备和打印机”命令，打开“设备和打印机”，双击“添加打印机”图标，单击“下一步”按钮。选择本地打印机或网络打印机并单击“下一步”按钮。从厂商列表框选择打印机厂商名称，向导在打印机列表框中显示打印机型号列表，选择一种打印机型号，单击“下一步”按钮，然后按照每个向导对话框中的提示安装新打印机。

如果要添加的设备不在 Windows 7 的设备列表中，可将随设备所附的安装光盘插入光驱，并选择“从磁盘安装”按钮，即可完成打印机驱动安装。如果用户设置为默认打印机，在图标旁边会有一个带“√”标志的绿色小圆圈，如图 2–30 所示。

2. 设置默认打印机

默认打印机是指用户计算机默认直接使用的打印机。如果 Windows 7 系统中安装了多台打印机，在执行具体的打印任务时可以在打印队列中选择打印机。将某台打印机设置为默认打印机的操作步骤如下：在打印队列中选择打印机，右击选择的打印机图标，在弹出的快捷菜单中选择“设为默认打印机”命令即可。

3. 取消打印文档

在打印文件的过程中，有时候发送一个文档去打印，后来又改变了主意，此时可以取消打印作业很容易。操作步骤如下：单击“开始”按钮，打开“设备和打印机”窗口，双击正在使用的打印机，打开打印机的作业队列。右击要停止打印的文档，在弹出的快捷菜单中选择“取消”命令。若要取消打印所有文档，可右击正在使用的打印机，在弹出的快捷菜单中选择“取消所有文档”命令，如图 2–31 所示。

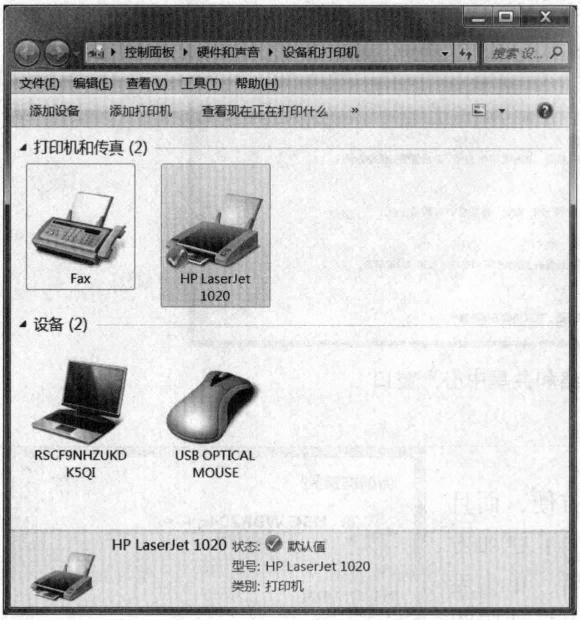

图 2–30　添加打印机

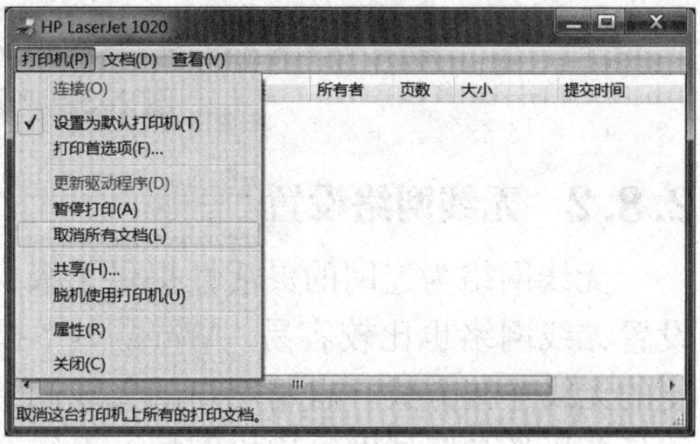

图 2–31　“取消所有文档”命令

2.8　网络连接设置

在 Windows 7 中，网络的连接变得更加容易、更易于操作，它将几乎所有与网络相关的向导和控制程序聚合在“网络和共享中心”中，通过可视化的视图，用户可以轻松连接到网络。下面简单介绍在 Windows 7 中使用有线网络和无线网络连接到网络。

2.8.1　有线网络设置

Windows 7 安装时会自动将网络协议等配置妥当，基本不需要用户手工配置，因此一般情况下用户只要把网线插对接口即可，至多就是多一个拨号验证身份的步骤。单击“开始”按钮，打开“控制面板”窗口后，依次打开“网络和 Internet”→“网络和共享中心”窗口（见图 2–32）。在“网络和共享中心”窗口中，单击“更改网络设置”中的“设置新的连接或网络”，在“设置连接或网络”界面中单击“连接到 Internet”选项，然后输入用户名和密码后即可。

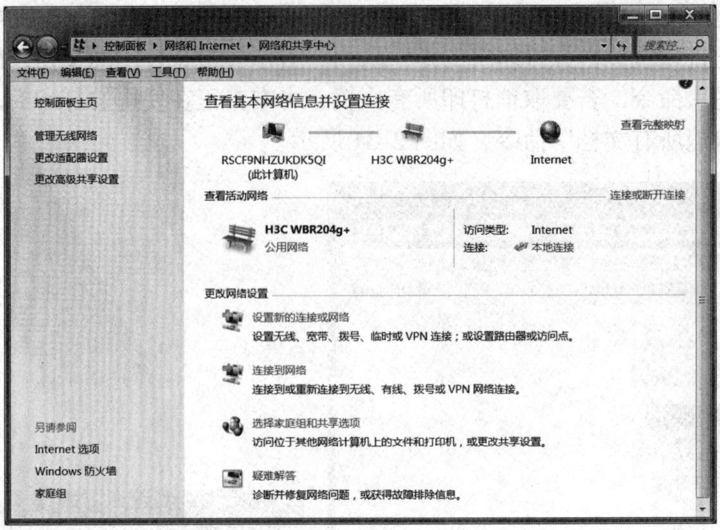

图 2–32 “网络和共享中心”窗口

2.8.2 无线网络设置

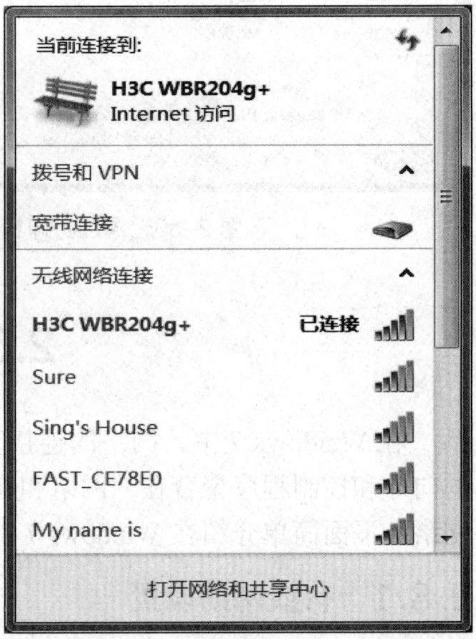

图 2–33 “无线网络设置”对话框

无线网络为连网的灵活性提供了极大方便，而且设置无线网络也比较容易。Windows 7 提供了更加方便的无线连接方式。启用用户的无线网卡后，单击系统任务栏托盘区域网络连接图标，系统会自动搜索附近的无线网络信号，所有搜索到的可用无线网络会显示在上方的小窗口中。每一个无线网络信号都会显示信号强度如何，如果将鼠标指针移动上去，还可以查看更具体的信息，如名称、安全类型等，如图 2–33 所示。单击要连接的无线网络，然后单击“连接”按钮，稍后即可连接上网络。如果用户要连接的是加密的网络，则会多一个输入密码的步骤。

当无线网络连接上后，再次在任务栏托盘上单击网络连接图标，可以看到“当前连接到”区域中多了刚才选择的无线网络。再次单击，即可断开连接。

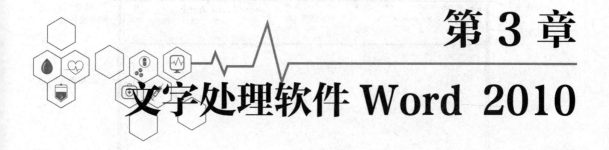

第 3 章 文字处理软件 Word 2010

Microsoft Office 2010 是美国 Microsoft（微软）公司推出的办公软件，其强大的功能、细致入微的设计和简单易学的操作受到广大用户的欢迎。它共有 6 个版本，分别是初级版、家庭及学生版、家庭及商业版、标准版、专业版和专业高级版。Office 2010 与以前的版本相比较，功能更加强大和完善，开创了设计选项的时代，这些设计选项可以帮助用户通过更具视觉冲击力的形式来表现创意。Office 2010 包括文字处理软件 Word、电子表格处理软件 Excel、演示文稿制作软件 PowerPoint，数据库处理软件 Access 等多个组件。Office 2010 更注重提高网络方面的功能，例如强调云共享功能和文件协同作业等，用户使用起来更加方便、高效、快捷。

Word 2010 是 Office 2010 软件包中的程序之一，它具有文字处理、制作表格、图文编排、预览打印等功能，操作简单，易学实用，可以编辑文书、报告、个人简历、合同、传真等各种不同格式的文档，是办公领域不可或缺的应用软件。

本章如无特别说明，叙述内容中的 Word 均指 Word 2010。

3.1 Word 编辑界面及组成

Office 2010 软件包成功安装后，Word 程序随之安装到硬盘中。首先，启动 Word 程序，操作步骤为：单击“开始”按钮，选择“所有程序”→“Microsoft Office”→“Microsoft Word 2010”命令，进入 Word 程序界面。

Word 编辑界面如图 3–1 所示。

1. 快速访问工具栏

快速访问工具栏是一个可自定义的工具栏，它包含一组独立于当前显示的功能区上选项卡的命令。快速访问工具栏可以移动，并且可以根据需要向快速访问工具栏中添加命令按钮。默认情况下包括“保存”“撤销”“恢复”3 个按钮。

2. 标题栏和控制按钮

标题栏显示了当前正在编辑的文档文件名。控制按钮有 3 个，分别为最小化、最大化 / 还原和关闭。“最小化”按钮可以使窗口最小化，变为图标显示在任务栏中；“最大化” / “还原”按钮是状态转换按钮，当窗口最大化时，单击此按钮可将窗口还原为默认窗口大小，再单击此按钮，又使窗口变为最大化；单击“关闭”按钮可以退出 Word 程序。

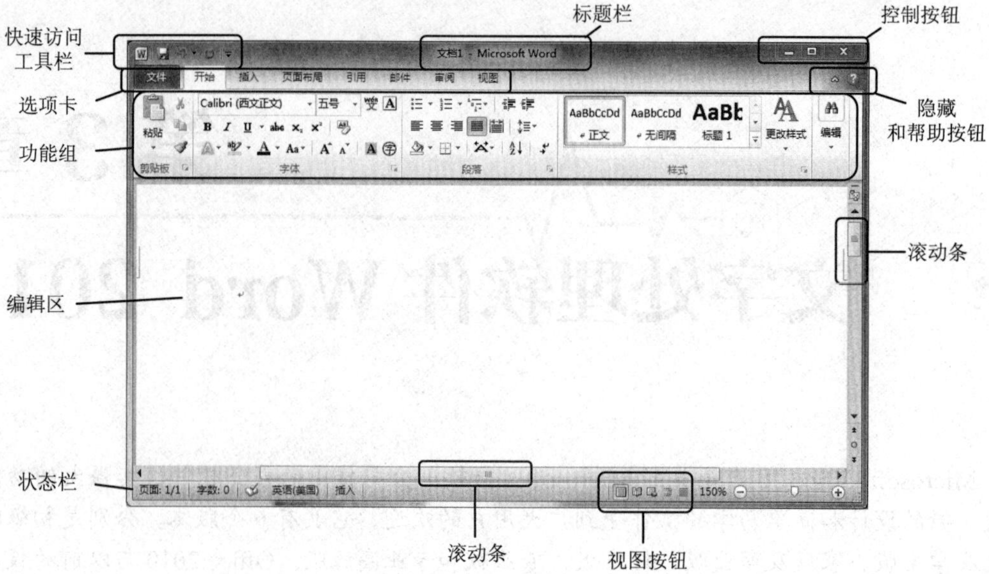

图 3–1　Word 编辑界面

3. 隐藏和帮助按钮

隐藏按钮用于隐藏功能区；帮助按钮用于打开 Word 帮助信息。

4. 选项卡和功能组

Word 2010 把菜单栏和工具栏组合成功能全面的选项卡和相应的功能组，包括 8 个选项卡，每个选项卡都对应着一个功能组，分别为：

（1）“文件”选项卡。主要包括文档方面的操作，如新建、打开、文档以及页面设置、打印预览和打印、关闭文档、选项、退出 Word 等命令。

（2）“开始”选项卡。主要包括剪贴板、字体、段落、样式、编辑等功能选项，用于文本内容的编辑、字体格式的设置、段落的设置、样式等方面的设置。

（3）“插入”选项卡。主要包括页、表格、插图、链接、页眉和页脚、文本和符号等功能选项，用于在文档中插入需要的内容。

（4）“页面布局”选项卡。主要包括主题、页面设置、稿纸、页面背景、段落、排列等功能选项，用于文档的页面设置和整体布局等功能的设置。

（5）“引用”选项卡。主要包括目录、脚注、引文与书目、题注、索引和引文目录等功能选项，用于对文档的目录和索引等功能的设置。

（6）“邮件”选项卡。主要包括创建、开始邮件合并、编写和插入域、预览结果和完成等功能选项，用于对文档的特殊版式和以邮件方式建立文档方面的功能设置。

（7）“审阅”选项卡。主要包括校对、语言、中文简繁转换、批注、修订、更改、比较、保护等功能选项，用于对文档内容校对、语言的设置、批注、修订和文档保护等细节方面的设置。

（8）“视图”选项卡。主要包括文档视图、显示、显示比例、窗口和宏等功能选项，用于文档的视图方式、显示效果、窗口功能的设置以及宏操作的设置。

5. 编辑区

Word 界面中大的空白区域即为文本编辑区，用来进行文字、图片等内容的输入、编辑及排版等操作，所以也常把文本编辑区称为文档窗口。文本编辑区中有一个闪烁的垂直线符号，即“｜”符号，称为插入点，表示文本或其他内容即将输入的位置。

6. 滚动条

滚动条分为水平滚动条和垂直滚动条，使用时拖动滚动条，使文档内容横向或纵向移动，便于用户浏览和编辑文档。

7. 视图按钮

Word 提供了不同视图窗口方式对文档内容进行显示，其中包括页面视图、阅读版式视图、Web 版式视图、大纲视图和草稿，单击这些按钮可以改变文档的视图显示方式。

8. 状态栏

状态栏显示当前文档的有关信息，包括插入点所在页的页码、节，插入点的位置及字数，还显示了一些键盘按键的状态、拼写和语法状态等信息。

Word 选项卡和相应功能区所包括的内容并不是固定的，可以根据需要添加和重新设置。每个选项卡的具体使用功能将在后面应用中详细介绍。

3.2 文档常见功能及实例操作

Word 程序在启动时会自动新建一个空文档，默认文件名为“文档 1”，用户可以输入和编辑文本内容。也可以根据需要创建一个新的空白文档。下面通过实例操作来介绍 Word 文档的新建、打开、保存、加密和关闭等操作。

实例 3–1 完成下列操作：

（1）新建一个 Word 文档，输入文字内容，暂不考虑格式设置。

（2）将此文件保存到 E 盘中名为“我的练习”的文件夹中，新文件命名为“苏州园林”。

（3）再次打开此文件，设置文档打开权限密码为 wordlx1。

（4）将该文件另存到桌面，文件名改为“苏州园林 1”，并将文件保存类型改为“网页”类型。

（5）关闭该文件并且退出 Word 程序。

操作步骤：

任务（1）操作步骤：

① 单击“文件”选项卡，选择“新建”命令，窗口右边显示新建文档的各种模板，如图 3–2 所示，双击“空白文档”按钮，即可建立一空白新文档。

② 输入文档内容，暂不考虑格式设置，如图 3–3 所示。

任务（2）操作步骤：

① 选择“文件”选项卡中的“保存”命令，或者单击“快速访问工具栏”中的“保存”按钮，由于该文档是第一次存盘，会弹出“另存为”对话框。

② 首先在“保存位置”下拉列表框中选择 E 盘中的“我的练习”文件夹，然后在“文件名”文本框中输入“苏州园林”，在“保存类型”下拉列表框中选择要保存的文件类型，默认为“Word 文档”，默认扩展名为 .docx，如果要与 Word 低版本兼容，则在“保存类型”下拉列表框中选择 Word 97-2003，单击“保存”按钮即可保存该文档，如图 3–4 所示。

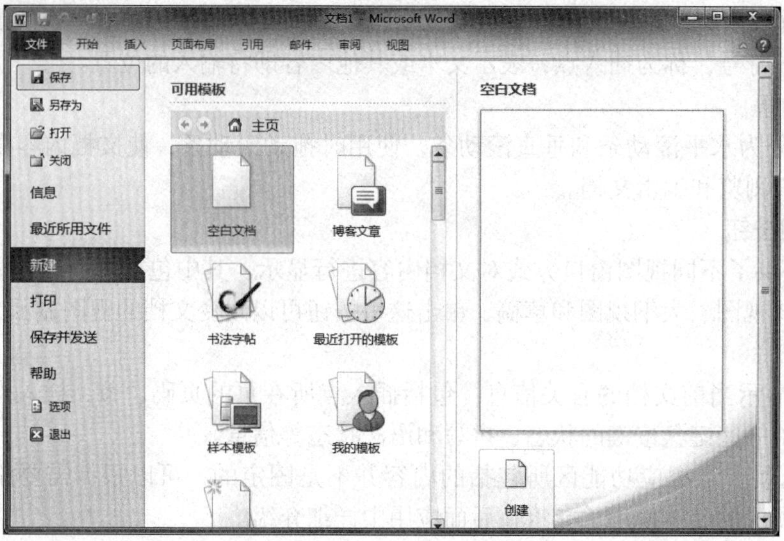

图 3–2 “新建文档”窗口

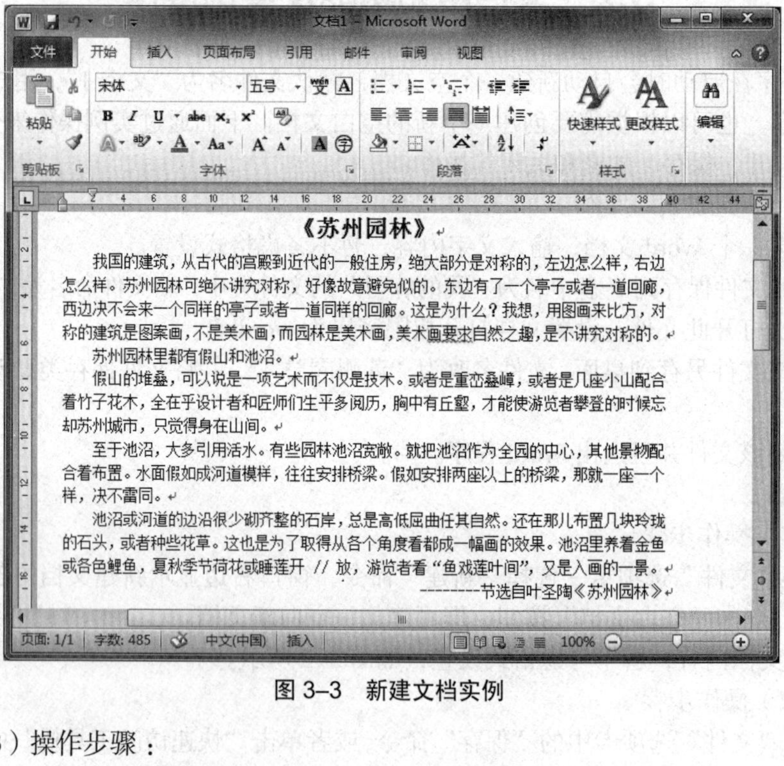

图 3–3 新建文档实例

任务（3）操作步骤：

① 选择“文件”选项卡中的“打开”命令，弹出图 3–5 所示的“打开”对话框。首先在“查找范围”下拉列表框中选择 E 盘中的“我的练习”文件夹，然后单击要打开的文档“苏州园林”，单击“打开”按钮即可打开该文档。

② Word 提供了加密文档的功能，以防止他人随意查阅文档内容。

打开文档，选择“文件”选项卡中的“信息”命令，单击“保护文档”按钮，此时显示 5 个选项，如图 3–6 所示。

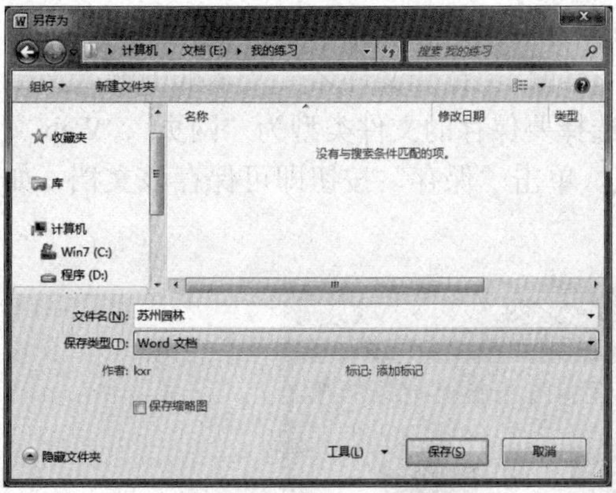

图 3–4　“另存为”对话框

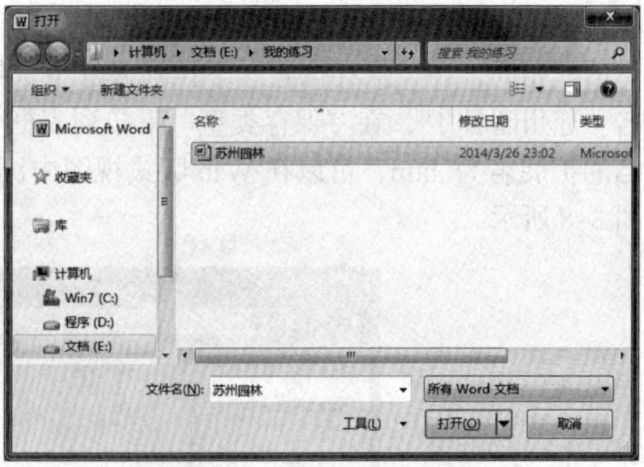

图 3–5　“打开”对话框

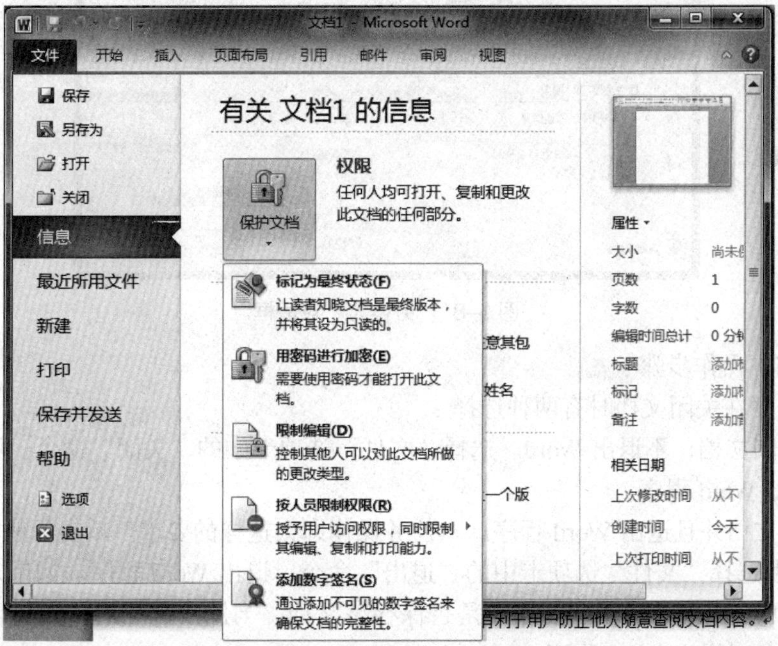

图 3–6　“保护文档”选项

③ 选择“用密码进行加密”选项，打开“加密文档”对话框，如图 3–7 所示，输入密码 wordlx1，密码以●显示，单击“确定”按钮，在打开的“确认密码”对话框中再次输入密码，确定密码无误。

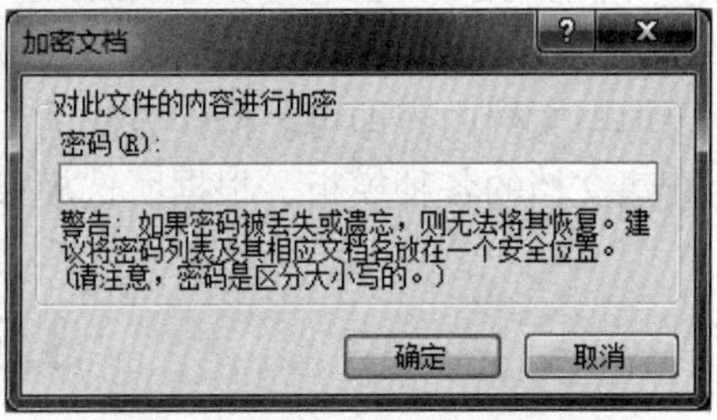

图 3–7　文档加密设置

注意：*设置好密码后，文档必须保存一次，密码才能生效。*

任务（4）操作步骤：

如果该文档保存到原来的位置处，则再次保存时不会弹出“打开”对话框，文档会直接保存在文档上次保存的同一位置处。

本任务操作中要求将当前文档保存到桌面，即要将当前文档保存到和上次存盘不一样的位置，则选择“文件”选项卡中的“另存为”命令，打开的对话框和“保存”命令打开的对话框相同，在“保存位置”下拉列表框中选择“桌面”，在“文件名”文本框中输入文档名“苏州园林 1”，在“保存类型”下拉列表框中选择要保存的文件类型为“网页”，Web 文档的扩展名为 .htm，可以在 Web 版式视图中浏览。单击“保存”按钮即可保存该文档，如图 3–8 所示。

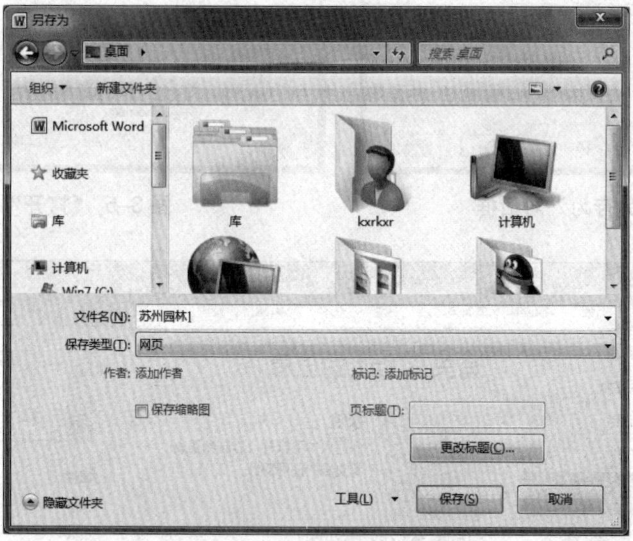

图 3–8 “另存为”对话框

任务（5）操作步骤：

Word 程序在关闭文档时有两种选择：

① 只关闭文档，不退出 Word。选择“文件”选项卡中的“关闭”命令，则关闭当前文档，但不退出 Word 程序。

② 关闭文档并且退出 Word 程序。本任务操作即为这样的要求。单击标题栏右侧的“关闭”按钮或者选择“文件”选项卡中的“退出”命令，退出 Word 程序。如果未保存当前编辑的文档，则会弹出对话框询问用户是否保存该文档，当用户选择后，则关闭文档，关闭 Word 工作窗口，退出 Word 程序。

除实例 3–1 操作中所使用的有关 Word 文档常用功能外，还可以利用 Word 提供的模板创建传真、信函、报告、简历等模板文档。模板是指事先预设了一定格式的空文档，用户只要填写文档内容即可。操作方法为：选择“文件”选项卡中的“新建”命令，窗口右边显示新建文档的各种模板，根据所选模板类型创建相应的文档。

3.3 文档视图方式

文档视图方式是指从不同的视图角度来观察文档的整体布局，并且显示出文档的排版效果。Word 文档视图方式包括页面视图、阅读版式视图、Web 版式视图、大纲视图和草稿 5 种视图，可以通过选择“视图”选项卡中 5 种文档视图方式按钮，以不同的视图角度浏览文档。

1. 页面视图

页面视图为系统默认的视图方式，具有“所见即所得”的显示效果，即显示效果与打印效果相同。在这种视图下，可以按照指定的纸张大小显示，可以直接显示文档的最后排版效果，因此非常适合文档的编辑。大多数情况下，编辑文档都采用此视图方式。

2. 阅读版式视图

阅读版式视图以图书的分栏样式显示 Word 文档，“文件”按钮、功能区等窗口元素被隐藏起来。在阅读版式视图中，用户可以单击“工具”按钮选择各种阅读工具。它模拟书本阅读的方式，便于用户阅读操作。

3. Web 版式视图

Web 版式视图以网页的形式显示 Word 文档，适用于发送电子邮件和创建网页。如果文档将来作为网页文件，则在此视图方式中的显示与在浏览器中的显示一致. 因此适合在此视图中编辑网页文件。

4. 大纲视图

在大纲视图方式下，可以把文档的内容暂时“折叠”，只显示文档的标题，通过拖动标题来移动、复制或重新组织正文，以便审阅和修改文章的大纲结构，重新安排章节次序。也可以把文档“展开”，显示文档的内容。

5. 草稿

草稿取消了页面边距、分栏、页眉页脚和图片等元素，仅显示标题和正文。

3.4　Word 文档的编辑功能

3.4.1　输入文本

1. 确定光标位置

在 Word 输入文本，首先要确定光标所在的位置，也就是确定插入点的位置，在文本编辑区中，将鼠标指针移到文档中的指定位置单击，光标即可放在指定位置处，此时可在光标位置处输入文本，光标会自动后移，同时输入的内容显示在屏幕上。

2. 设置输入法

单击任务栏右侧的“输入法指示器”按钮，选择一种输入法，就可以在当前文本编辑区输入文本。这里主要介绍几种快捷键的功能，更加快捷地操作。

（1）Ctrl+Shift 组合键：用于不同输入法之间的切换。

（2）Shift+Space 组合键：用于全角 / 半角的切换。输入中文使用全角，输入英文使用半角，全角 / 半角的切换也可以通过单击输入法显示状态中的“●”（全角）符号切换。

（3）Ctrl+Space 组合键：用于中英文输入法的切换。

（4）Ctrl+.（句点）组合键：用于中文、英文标点的切换，也可以通过单击输入法显示状态中的“标点符号”按钮进行切换。

3. 修改文本时常用键的使用

在编辑文本时，经常需要修改文本，下面介绍几个常用键的使用方法。

（1）Insert 键：插入 / 改写状态转换键。“插入”状态是指在插入点位置输入文本时，原来位置处的文本依次向后顺延移动；“改写”状态是指在插入点位置输入文本时，原来位置处的文本被新输入的文本替换。使用 Insert 键改变状态时，可通过状态栏上的相应标志显示出当前的状态，

（2）Del 键：可用于删除文本，可以删除插入点后面的一个字符。

（3）Backspace 键：又称退格键，用于删除文本，可以删除插入点前面的一个字符。

（4）Enter 键：又称回车键，在文本编辑中按 Enter 键产生一个换行标记，即硬回车，表示该自然段落的结束，在下一行输入文本。

（5）Caps Lock 键：英文大小写转换键，在启动中文输入法进行文本编辑过程中，使用该键可以在中文和大写英文之间切换。

3.4.2 输入符号与特殊字符

在文本编辑中，需要经常插入各类符号，Word 提供了多种输入方法。

如果该标点符号在键盘上有，可以直接按相应的键输入标点符号。也可单击“插入”选项卡中的“符号”按钮，打开“符号”对话框，如图 3–9 和图 3–10 所示，选择需要的符号或特殊字符。

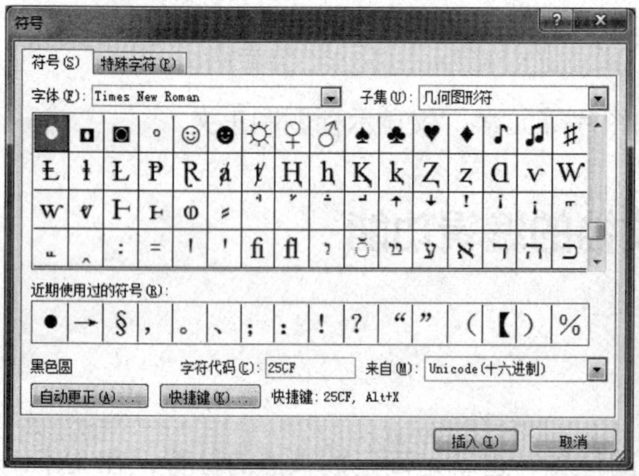

图 3–9 “符号”选项卡

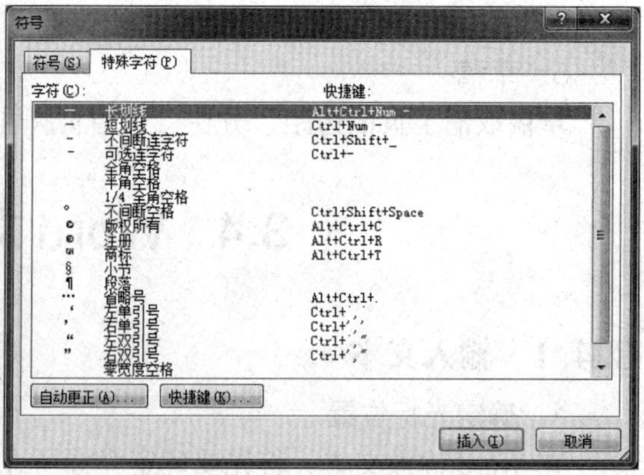

图 3–10 “特殊字符”选项卡

3.4.3 文本的编辑

选定、移动、复制、插入、删除、查找与替换等是文档编辑中常用的操作，熟练运用这些方法和技巧可以加快文档的编辑速度。

1. 选定文本

对文本进行上述操作时，常常需要先选定文本。下面介绍几种常用的选定文本的方法。

（1）选定任意大小的文本区域。使用鼠标选定文本是最常用的办法，首先单击将光标定位到所选取文本内容的起始位置，然后按住鼠标左键拖动，直到要选取的文本内容结束处，被选取的文本内容呈反白显示。

（2）选定较多文字（多页文本）。可以用鼠标直接选取文本，不过对于跨页的较多内容文本，还有一种更实用的方法：单击要选定文本的开始位置，然后按住 Shift 键同时单击要选定文本的末尾位置，即可选定文本。

（3）选定一行。将鼠标指针移到所选文本行的左侧，鼠标指针变成指向右上角的箭头形状时，单击即选定该行。

（4）选定一个段落。将鼠标指针移到此段落中的任意位置，然后连击鼠标 3 下，即可选定该段落。

（5）选定整篇文档。单击“插入”选项卡“编辑”组中的“选择”按钮，选择“全选”命令，如图 3–11 所示，即可选中整篇文档。或者直接按 Ctrl+A 组合键，也可选中整篇文档。

Word 还提供了多种选定文本的方法，用户可通过 Word 软件提供的帮助信息查阅。习惯使用键盘操作的用户还可以利用 Word 提供的快捷键方式选定文本，这里就不详述了。

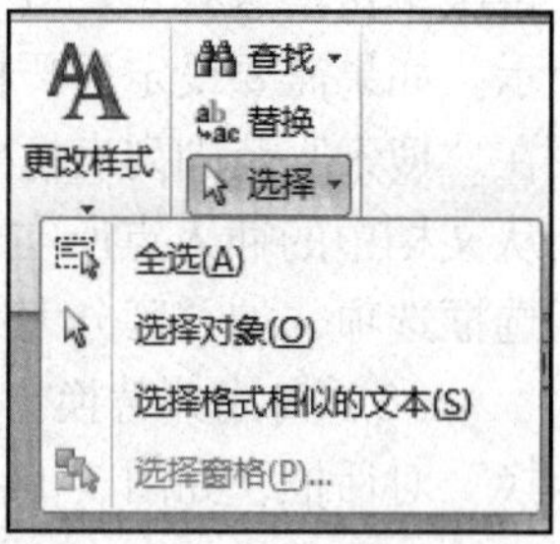

图 3–11 “全选”命令

2. 移动文本

移动文本的方法有多种，这里介绍常用的几种操作方法。

（1）菜单操作。首先选定要移动的文本，选择“开始”选项卡中的“剪切”命令，再将插入点放在文本移动的目标位置处，选择“开始”选项卡中的“粘贴”命令，完成移动文本操作。

（2）选定要移动的文本，直接用鼠标拖动所选的文本到目标位置，松开鼠标，完成操作。

3. 复制文本

首先要对剪贴板做一简单介绍。剪贴板是 Windows 系统在内存中开辟的一块临时存储区，用于存放应用程序之间的共享内容。Word 中剪贴板可以最多暂存 24 项内容，当存放第 25 项时，将删除剪贴板中的第 1 项，依此类推。用户可根据需要粘贴剪贴板中的内容，同一内容可以多次粘贴使用。使用时将光标放在要粘贴对象的位置，单击剪贴板中指定内容即可完成粘贴操作。如果当前没有显示剪贴板，可以单击“开始”选项卡“剪贴板”组右下角的对话框启动器按钮显示剪贴板，如图 3–12 所示。复制文本的方法与移动文本的方法类似，只是将“剪切”命令改为“复制”命令。

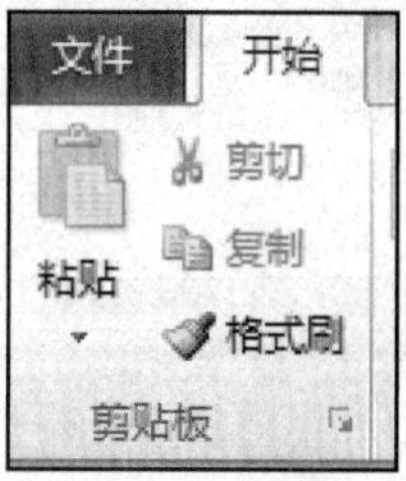

图 3–12 “剪贴板”组

（1）菜单操作。首先选定要复制的文本，选择“开始”选项卡中的“复制”命令，再将插入点放在文本复制的目标位置处，选择“开始”选项卡中的“粘贴”命令，复制文本完成。

（2）选定要复制的文本，按住 Ctrl 键的同时，用鼠标拖动所选的文本到目标位置，松开鼠标，完成操作。

注意： Word 中提供的“粘贴”功能有几种选项。常用的保留源格式、合并格式和只保留文本 3 种，用户可以根据需要选择“粘贴”的方式。

4. 删除文本

删除文本除了前面介绍的通过 Backspace 键和 Del 键逐一删除字符外，还可以先选定要删除的文本，再按 Del 键直接删除。

5. 查找与替换

查找文本与替换文本也是编辑文本时常用的操作，利用查找与替换功能可以很方便地查找指定的内容，并且可以替换成其他内容，这一功能尤其在篇幅较长的文档中非常实用。

（1）查找文本。选择“开始”选项卡“编辑”组中的“查找”命令，显示“查找”列表选项，选择“高级查找”，打开“查找和替换”对话框，在“查找内容”文本框中输入要查找的内容，单击“查找下一处”按钮，当在文档中找到第一处查找内容时，找到的内容反白显示，再次单击“查找下一处”按钮，继续查找第二处，依此类推，直到查找完毕，如图 3–13 所示。如果需要设定更严格的查找条件，可以单击“更多”按钮，打开更多的搜索选项界面，在“搜索”范围列表框中分别有向下、向上、全部 3 项，其中“向下”或“向上”搜索是指从文档中的插入点所在位置处向下或向上开始搜索，“全部”指全文内容。还有其他一些复选框选项，如“区分大小写”“全字匹配”等，用户可根据需要设置搜索条件。

（2）查找并替换。选择“开始”选项卡“编辑”中的“替换”命令，打开“查找和替换”对话框，如图 3–14 所示。此时，“替换”选项卡处于选中状态。在“查找内容”文本框中输入要查找的文本，在“替换为”文本框中输入替换的内容，单击“查找下一处”按钮，当在文档中找到第一处查找内容时，找到的内容反白显示，如果需要替换，则单击“替换”按钮，查找的文本被替换。如果此处查找到的文本不需要替换，则单击“查找下一处”按钮，继续查找第二处，这样一边查找一边选择是否替换。如果要将查找到的文本全部替换，则单击“全部替换”按钮，此时系统将查找到的文本内容全部自动替换，不会在查找到的文本位置处停顿，直到全部替换操作完毕。

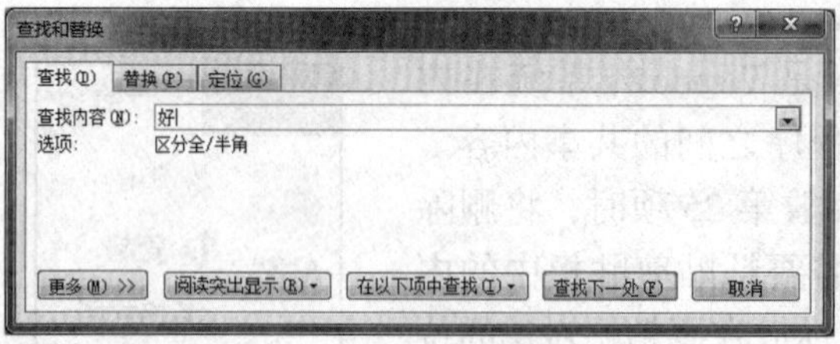

图 3–13 “查找和替换”对话框

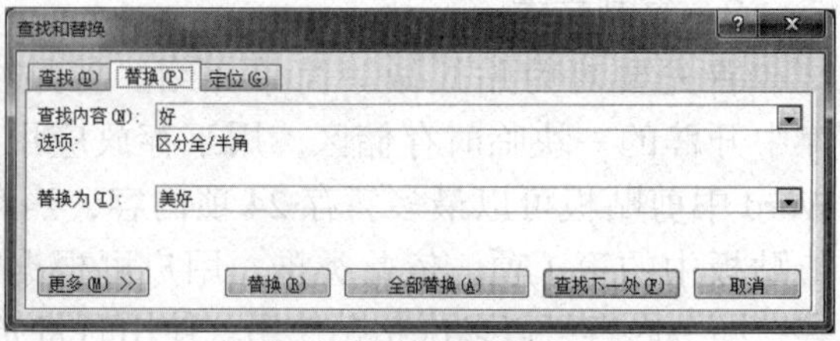

图 3–14 替换文本

6. 撤销与恢复

（1）撤销。在文本编辑过程中，Word 会自动记录最新操作和刚执行过的命令，这种存储动作的功能可以帮助用户撤销当前操作恢复到前面的某次操作状态，当用户发生了误操作时可以使用这个功能来改正错误。执行撤销命令的步骤是：单击“快速访问工具栏”中的“撤销”按钮，在“撤销”按钮右边有一个下拉按钮，单击可打开列表框，在列表框中用户可直接选择撤销到前面的某个状态。

（2）恢复。恢复操作和撤销操作是相对的操作。撤销操作可以撤销到前面的某个操作状态，而恢复操作则是从前面的某个操作状态恢复到后面曾经操作过的某个状态，只有执行过撤销操作，才会激活恢复操作命令。执行恢复命令的步骤是：单击“快速访问工具栏”中的“恢复”按钮，完成恢复操作。

3.5 文本的格式设置与排版

编辑文档内容时，需要对文字、段落以及文档的整体等做一些修饰和设置，才能使文档布局更加美观、合理，符合文档输出的排版要求。

3.5.1　字符格式的设置

字符格式的设置主要是指对字体、字号、字形、颜色等设置，还可以设置字符间距，为文字添加动态效果等操作。对字符格式的设置有多种方法，下面介绍两种常用方法。

（1）单击“开始”选项卡“字体”组右下角的对话框启动器按钮，打开“字体”对话框，根据要求进行字体格式设置，如图 3–15 所示。

（2）直接单击“开始”选项卡“字体”组中的格式设置按钮进行设置，如图 3–16 所示。

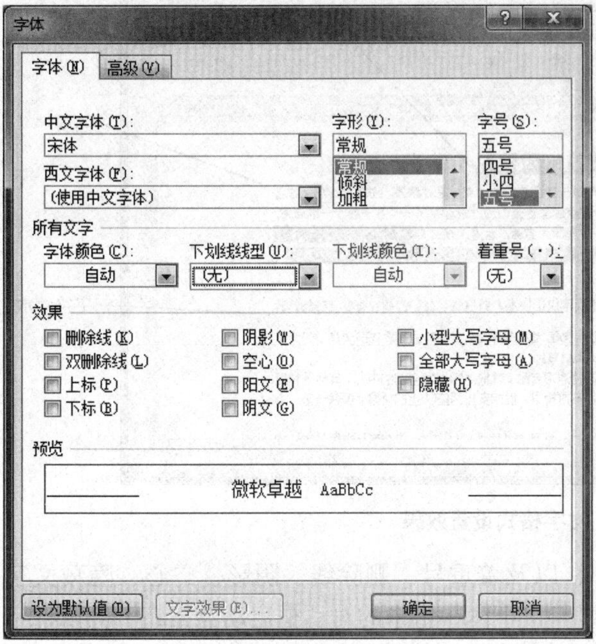

图 3–15　“字体”对话框

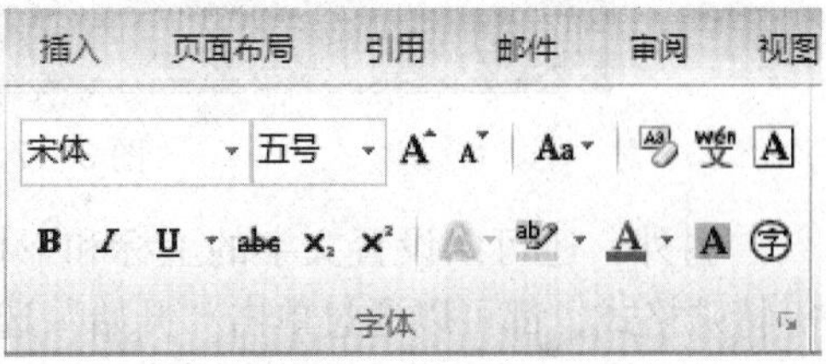

图 3–16　“字体”组

实例 3–2　完成下列操作：

（1）将实例 3–1 中输入的文字标题设置为“黑体”，三号字，加粗，加下画线。

（2）正文设置为“宋体”，五号字，第一段文字设置为倾斜、部分文字加底纹，第二段文字加字符边框。

（3.）将第三段文字的第一个字加圈形成特殊格式，对选定文字分别设置字符缩放比例为 50% 和 200%。

操作步骤：

（1）选定文字标题，单击“开始”选项卡“字体”组中的“字体”设置按钮右侧下拉按钮，打开下拉列表，选中“黑体”字体，再选择字号为“三号”，单击“加粗”按钮 **B** 和下画线按钮 U，将标题文字设置为加粗和加下画线。

（2）选定正文，同样方法设置文字为“宋体”，五号字；选中第一段文字，单击“倾斜”按钮 *I*，将选中文字设置为倾斜，再单击“字符底纹”按钮设置底纹。选中第二段文字，单击“字符边框”按钮 A 设置字符边框格式。

（3）选定第三段文字的第一个字，单击“带圈字符”按钮 字，打开“带圈字符”对话框，选择样式等选项，单击“确定”按钮，即可形成特殊格式。再选定指定文字，单击“开始”选项“段落”组中的“中文版式”设置按钮右侧下拉按钮，选择“字符缩放”命令，将指定文字分别设置为 50% 和 200% 格式。

设置后的效果如图 3–17 所示。

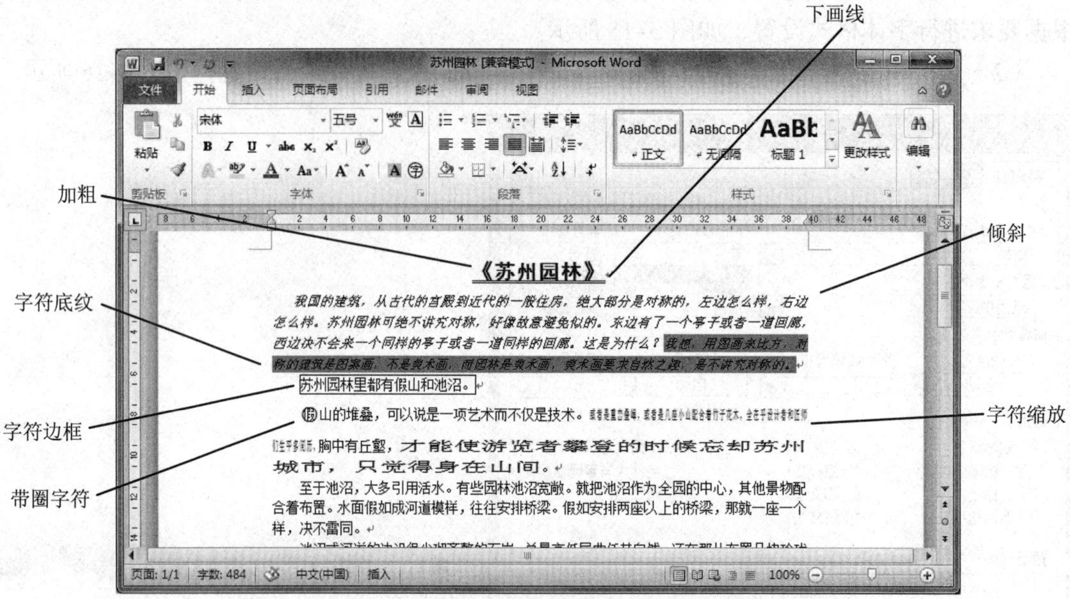

图 3–17　文字格式设置效果

另外，还可以设置文字的上标和下标，以及着重号、删除线、阴影、空心、隐藏文字等特殊格式，都可以通过单击“开始”选项卡“字体”组中的对话框启动器按钮，打开“字体”对话框进行设置。

3.5.2　段落格式的设置

段落格式设置包括文本的对齐方式、段落缩进、行间距、段间距等设置，一个段落的结尾以一个硬回车标识作为段落结束标记。

1. 段落的对齐方式

段落的对齐方式包括左对齐、居中对齐、右对齐、两端对齐和分散对齐 5 种方式，其中两端对齐是默认对齐方式。

段落对齐方式的设置可以通过“开始”选项卡“段落”组中的对话框启动器按钮，打开“段落”对话框进行设置。也可以直接在“段落”组里分别单击 5 种段落对齐方式按钮进行设置，从左向右分别为左对齐、居中对齐、右对齐、两端对齐和分散对齐。

实例 3–3　分别设置左对齐、两端对齐、居中对齐、右对齐和分散对齐，操作步骤如上所述，效果如图 3–18 所示。

2. 段落缩进方式

段落缩进包括左缩进、右缩进、首行缩进和悬挂缩进 4 种方式。从正文到纸的各边距离称为页边距，段落左、右缩进是指正文相对页边距之间的左、右距离，首行缩进是指段落的第一行第一个字向后空出指定距离，悬挂缩进是指段落的第一行与其余各行相对缩进的方式。

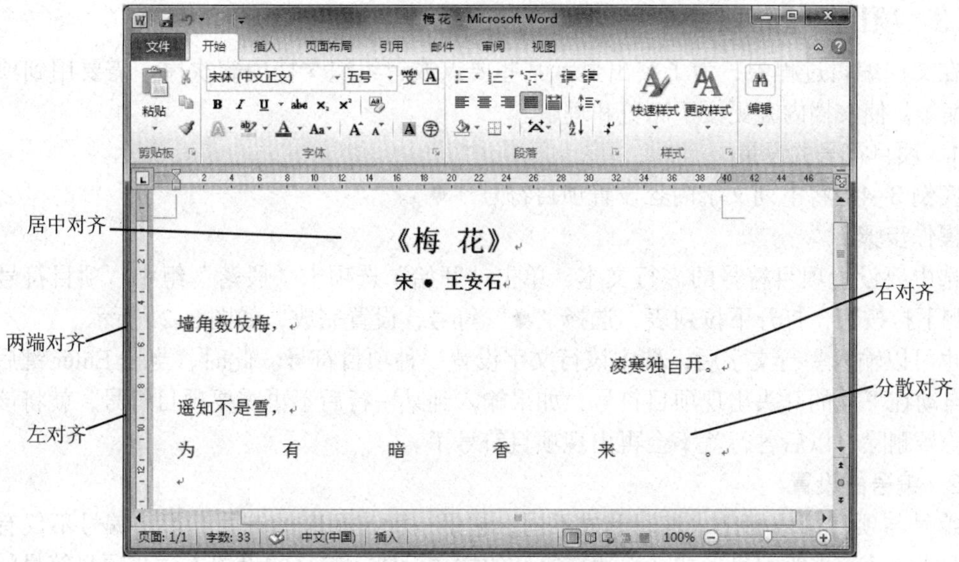

图 3–18　段落对齐方式举例

段落缩进方式的菜单操作方法是：选定要设置的段落，单击“开始”选项卡“段落”组中的对话框启动器按钮，打开“段落”对话框，选中“缩进和间距”选项卡，在“缩进”选项区域中选择缩进方式，如果是左缩进或右缩进方式，则直接输入具体数值；若是首行缩进或悬挂缩进，则在“特殊格式”下拉列表框进行选择，如图 3–19 所示。

也可以利用标尺设置段落缩进，具体用法这里不再详述，用户可以查阅 Word 软件提供的帮助信息中有关标尺的用法。

3. 行距和段间距

行距是指要设置行与行之间的距离；段间距是指选中的段落与前一段落或者后一段落之间的距离。设置方法是在“段落”对话框“缩进和间距”选项卡的“间距”选项区域中设置行距或段间距，如图 3–20 所示；或者在“页面布局”选项卡“段落”组中直接设置。

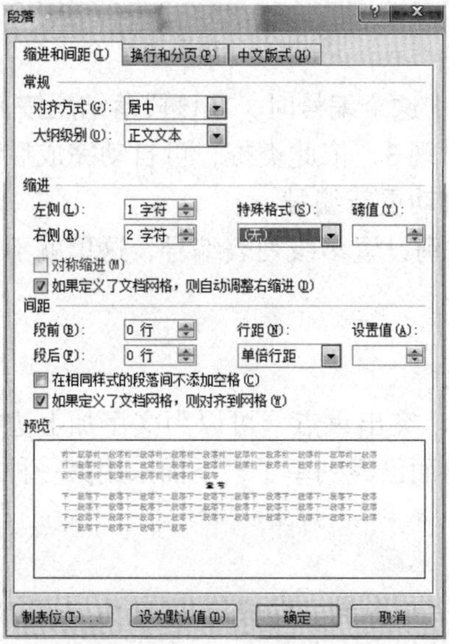

图 3–19　设置段落缩进

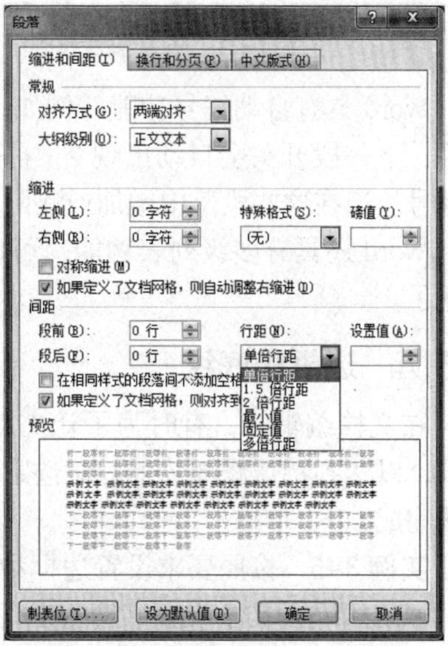

图 3–20　设置行距和段间距

3.5.3 项目符号和编号

在文档编辑过程中，为了突出显示某些要点或者组织文档内容次序，需要用到项目符号和编号，使文档内容更便于浏览和理解。

1. 项目符号的设置

实例 3–4 将下列文字内容设置项目符号“◆”。

操作步骤：

选中要设置项目符号的多行文本，单击“开始”选项卡“段落”组中“项目符号”按钮右侧下拉按钮，打开下拉列表，选择“◆”符号，设置完成，如图 3–21 所示。

也可以输入一行文字后，选中该行文字设置一种项目符号。此时，当按 Enter 键后，系统会自动在下段的开头出现项目符号，如果输入到某一行后不再需要项目符号，就将该行的项目符号删除，以后各行就不会再出现项目符号了。

2. 编号的设置

编号与项目符号相比，表现形式不同，它是一种有次序的符号标识。编号不仅有单级编号形式，还有多级编号形式，以适应复杂的样式设置。编号的设置方法与项目符号的设置方法相似，单击“开始”选项卡“段落”组“编号”按钮右侧下拉按钮，在下拉列表中选择指定编号即可。例如，为实例 3–4 中文字加编号，设置效果如图 3–22 所示。

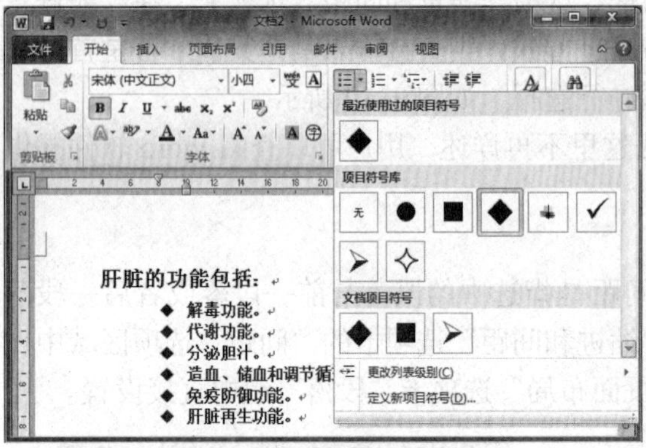

图 3–21 设置项目符号

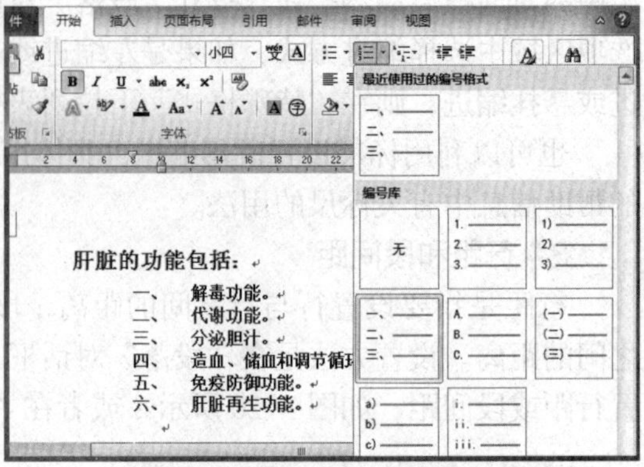

图 3–22 设置编号

Word 具有自动编号功能，例如，在段落前面输入 1 这个编号时，在该段落结尾按 Enter 键后，下一段开头会自动出现 2，再下一段开头自动出现 3，依此类推，可自动完成后续段落编号。当在这些段落中增加或删除一段时，系统将自动重新编号。

Word 还具有多级列表功能，可以根据文档标题级别设置多级列表编号，这里就不一一详述了。

3.5.4 边框和底纹

在文档编辑时，有时为了让文档内容清晰、美观、突出重点，可以为文字加上边框和底纹，以达到特殊修饰效果。对选定的文字加边框在前面已经列举了，下面采用另一种操作方法完成。

实例 3–5 按照要求设置边框和底纹：

（1）第一段文本设置字符边框，样式为“单实线”，颜色为“深蓝”，宽度为“1.5 磅”，应用于“文字”。

（2）第二段文本设置段落边框，样式为“双实线”，颜色为“橙色”，宽度为“1.5 磅”，应用于“段落”。设置底纹：填充颜色为“茶色，背景 2，深色 10%”，图案样式为“10%”。

操作步骤：

任务（1）操作步骤：

选中第一段文本，单击“页面布局”选项卡“页面背景”组中的“页面边框”按钮，打开“边框和底纹”对话框，如图 3–23 所示。选择“边框”选项卡，在“设置”选项区域中选择“方框”；在“样式”列表框中选择“单实线”；在“颜色”下拉列表框中选择“深蓝”；在“宽度”下拉列表框中选择“1.5 磅”；在“应用于”下拉列表框中选择“文字”，设置完成。

任务（2）操作步骤：

选中第二段文本，如上操作，在“边框和底纹”对话框中选择“边框”选项卡，分别设置“方框”“双实线”“橙色”“1.5 磅”，只是在“应用于”下拉列表框中选择“段落”即可。

底纹设置如下：选择“底纹”选项卡，在“填充”下拉列表框中选择颜色为“茶色，背景 2，深色 10%”，在“图案”选项区域的“样式”列表框中选择 10%，即可完成设置。

边框和底纹设置后的效果如图 3–24 所示。其中第一段是为文字加了边框，第二段是为段落加了边框。

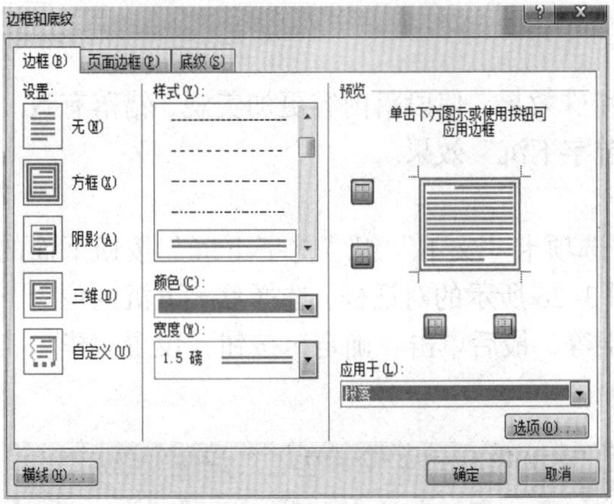

图 3–23　“边框和底纹”对话框

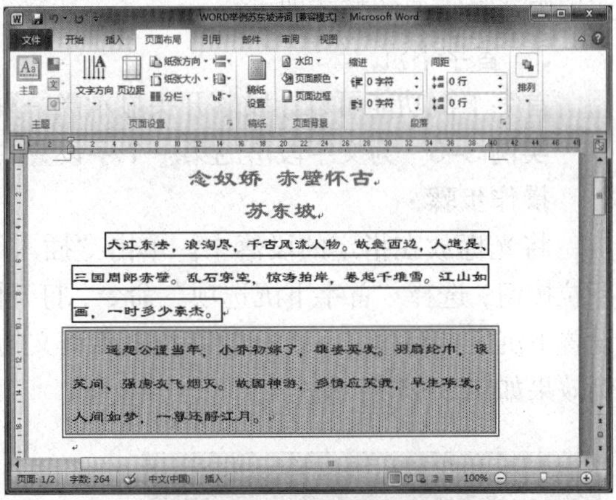

图 3–24　设置边框和底纹后的效果

3.5.5　其他格式设置

1. 格式的复制

格式的复制是指不复制文本内容，而是复制所选文本上的格式设置。利用这个功能，无须重复设置格式，只需将前面某些文本上设置过的格式直接应用到新的文本内容上即可。

操作方法：选定设置过格式的源文本，单击“文件”选项卡中的“格式刷”按钮。此时鼠标指针变为刷子形状，用鼠标拖动的方法选定目标文本，松开鼠标，目标文本上的格式即为源文本格式。

2. 应用样式

样式是字符格式（如字体、字号、间距、颜色等）、段落格式（如对齐方式、缩进方式、行距等）、表格和列表总体格式设置的组合。应用样式时，将同时应用该样式中所有的格式设置指令。

Word 提供的空白文档模板中，已经预设了一些标准样式，例如标题 1~ 标题 3、正文、页眉、页脚等。创建一个空白文档并开始输入内容时，Word 将采用默认的“正文”样式来设定文字的格式。用户可选用系统提供的其他样式,也可以修改样式或创建自定义样式。

Word 文档中创建或应用样式的类型有段落样式、字符样式、表格样式、列表样式。

如果应用已有的样式，可以将光标放在要使用样式的段落里，单击“开始”选项卡“样式”组中的不同样式按钮，可以设置指定标题样式，或者单击“样式”列表框的下拉按钮，展开下拉列表，如图 3–25 所示，从列表中选择一种已有样式。

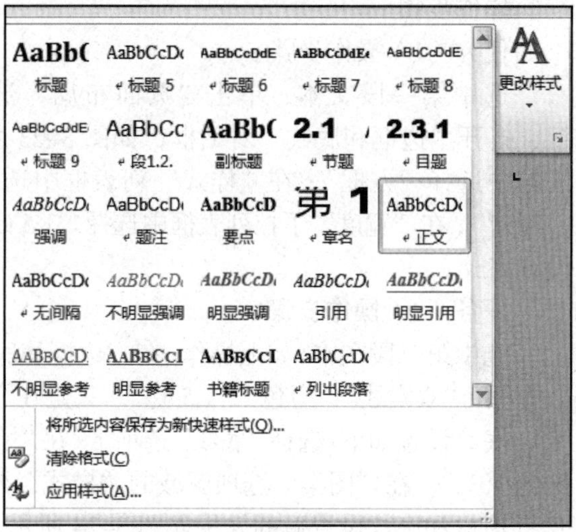

图 3–25 “样式”列表框

Word 还提供了快速更改样式的功能，单击“开始”选项卡“样式”组中的“更改样式”按钮，选择“样式集”，在列举的样式项中选择需要的样式即可。

3. 首字下沉

首字下沉功能可以让段落开头显示出一种特殊效果，使段落内容更加美观，错落有致。

实例 3–6 为文字段落的第一个字设置“首字下沉”效果。

操作步骤：

将光标放在指定的段落中。单击“插入”选项卡“文本”组“首字下沉”按钮下面的下拉按钮，选择“首字下沉选项”命令，打开图 3–26 所示的对话框，选择首字下沉的位置，设置下沉字的字体、下沉行数以及距离正文的距等，最后单击“确定”按钮，设置完毕。实例效果如图 3–27 所示。

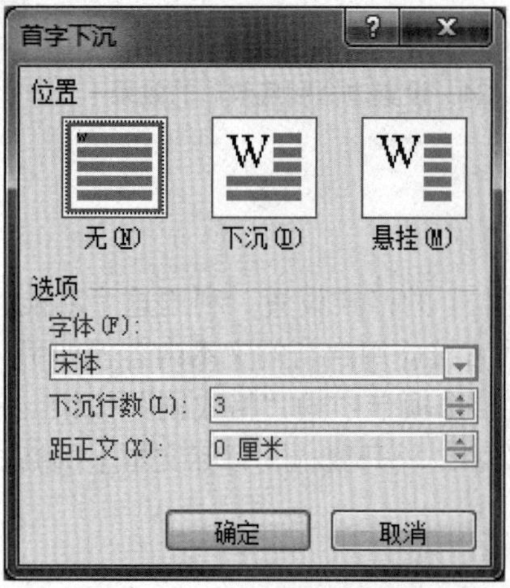

图 3–26 “首字下沉”对话框

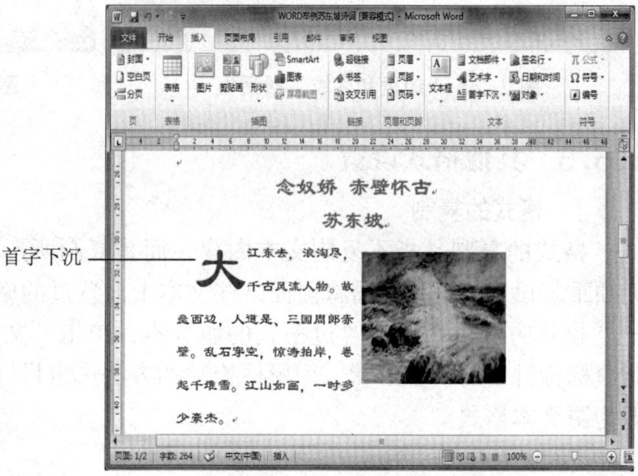

图 3–27 “首字下沉”设置效果

4. 中文版式

中文版式是指对文字设置一些特殊的格式，以达到修饰文字使文字显示更加美观的效果。中文版式包括拼音指南、纵横混排、合并字符和双行合一等。

设置方法：选定要设置相应格式的文本，单击“开始”选项卡“字体”组中的“拼音指南”按钮 wén文 为所选文本添加拼音；单击“段落”组中的“中文版式”按钮，在“中文版式”按钮下拉列表中选择要设置的格式，在打开的对话框中设置相关参数，设置完成。具体过程不再详述，设置后的效果如图 3–28 所示。

5. 一种自动创建目录的方法

根据文章的章节可以自动生成目录，这种方法对编写书籍或写论文的用户来说非常实用，不但快捷，而且阅读查找内容时也很方便。当按住 Ctrl 键单击目录中的某一章节时就会直接跳转到该页，非常便于今后修改。如果不是采用自动生成目录的方法，当文章修改后，目录中的页码都需要自行修改，非常烦琐。使用自动生成的目录，用户可以任意修改文章内容，最后更新目录就会自动把目录对应到相应的页码，非常方便。

具体设置方法如下：

（1）在“引用”选项卡的“目录”组中，单击“目录”按钮，然后选择“插入目录”选项，打开“目录”对话框，如图 3–29 所示。

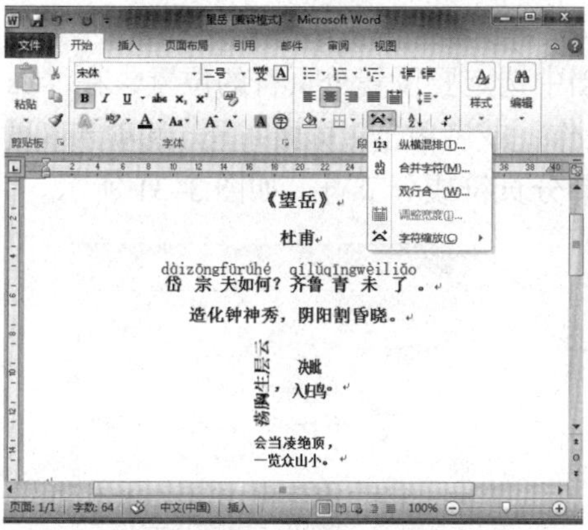

图 3–28　中文版式设置效果

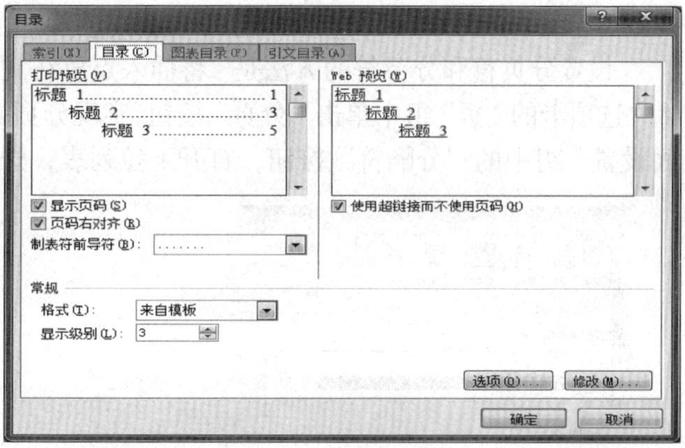

图 3–29　创建目录

（2）在“目录”选项卡中，在“常规”选项区域的“显示级别”框中输入所需级别数目；在“打印预览”和“Web 预览”选项区域可以预览选择；在“制表符前导符”下拉列表框中选择文本和页码间显示的行类型；要更改在目录中显示标题级别的方式，可单击“修改”按钮，打开“样式”对话框，单击要更改的级别，还可以更改字体、字号和缩进量。

（3）如果在目录中使用自定义样式，可单击“选项”按钮，在“有效样式”下查找应用于文档中的标题的样式。在样式名旁边的“目录级别”下输入 1~9 中的一个数字，表示标题样式的级别，对每个要包括在目录中的标题样式分别设置级别。单击“确定”按钮，即可自动生成目录。

如果重新修改文章内容后，需要更新目录，可在“引用”选项卡“目录”组中单击“更新目录”按钮，打开“更新目录”对话框，根据情况选择“仅更新页码”和“更新整个目录”，单击“确定”按钮即可完成更新目录。或者在建立的目录区域内右击，在弹出的快捷菜单中选择“更新域”命令，也可弹出“更新目录”对话框。

3.5.6 排版设置

在文档编辑过程中，要一边编辑，一边考虑整体文档的版面设计，包括一些细节设置，在文档全部编辑完毕后，要查看文档的整体布局，还要根据需要设置一些细节修饰，使文档的各个方面都符合编辑和排版要求，最后打印出一份令人满意的文档。

1. 设置页眉和页脚

页眉和页脚是文档中每个页面页边距的顶部和底部区域。可以在页眉和页脚中插入文本或图形，如页码、日期、公司徽标、文档标题、文件名或作者名等。一般页眉位于页面顶部，页脚位于页面的底部。Word 可以给文档的每一页建立相同的页眉和页脚，也可以交替更换页眉和页脚，即在奇数页和偶数页上建立不同的页眉和页脚。

在文档中添加页眉和页脚，方法是在“插入”选项卡的“页眉和页脚”组中，单击“页眉”或“页脚”按钮，激活页眉和页脚位置，此时功能区变为“页眉和页脚”工具栏，可以选择插入页码、日期和时间、文本、标题、图片等内容，在 Word 2010 中还可以直接设置页眉和页脚的各种样式，如图 3–30 所示。

2. 设置分页符和分节符

一般情况下，当编辑完一页后，Word 会自动换到下一页，不需要插入分页符与分节符。但在一些特殊情况下，如要求前后两页、一页中两部分之间有特殊样式时，就需要插入分页符或分节符。

设置分页符和分节符的方法是：将插入点放在文档中选定要设置分页符的位置，在“插入”选项卡的“页”组中单击“分页”按钮，实现分页操作。或者单击“页面布局”选项卡“页面设置”组中的“分隔符”按钮，打开下拉列表，选择分页符或分节符，如图 3–31 所示。

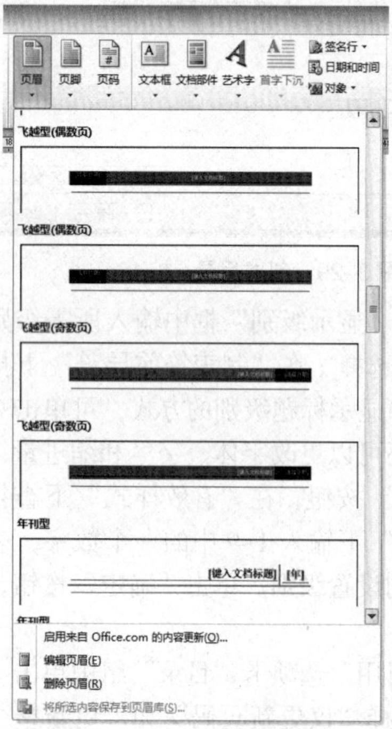

图 3–30 设置页眉和页脚

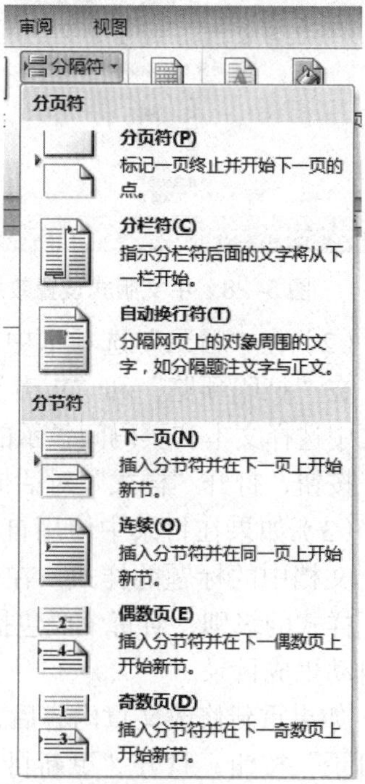

图 3–31 设置分页符和分节符

3. 设置页码

设置页码的操作步骤为：在“插入”选项卡的“页眉和页脚”组中单击“页码”按钮，在列表项中选择“设置页码格式”，打开“页码格式”对话框，如图 3–32 所示。如果设置页码插入的位置，则单击“页码”按钮后显示页码插入位置选项，根据要求进行设置，如图 3–33 所示。

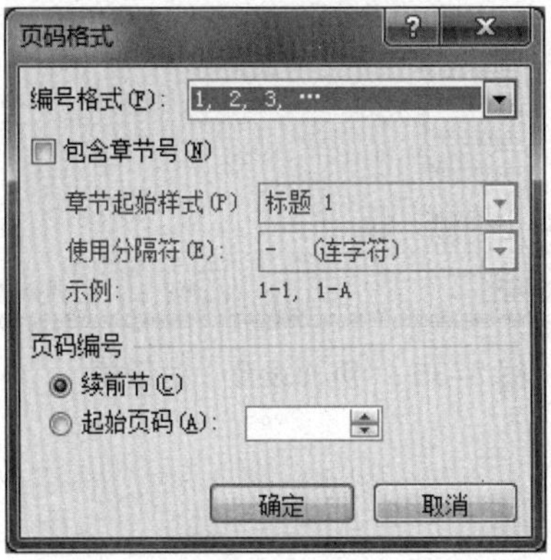

图 3–32 “页码格式”对话框

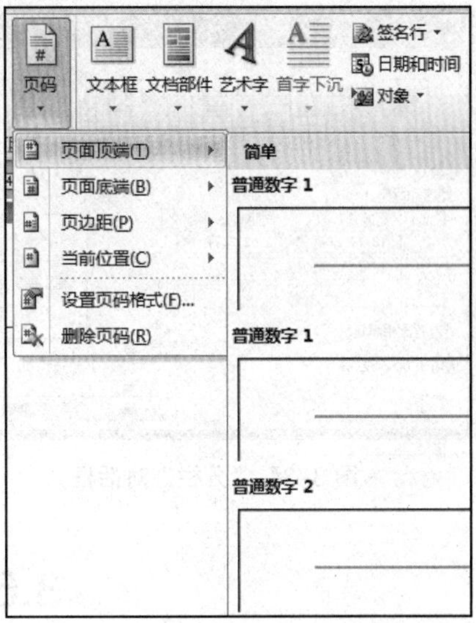

图 3–33 “页码”设置选项

4. 设置分栏

在报刊、杂志等出版物上经常看到分栏排版的方式，分栏可以使文档页面布局显示更加错落有致，易于阅读。分栏设置可以对整篇文档进行设置，也可以对部分段落进行设置，非常灵活。

设置分栏的操作方法是：

（1）选定要设置分栏的文本，在“页面布局”选项卡的“页面设置”组中单击“分栏”按钮，在分栏列表项中可以直接选择分栏数目，如果要详细设置，则选择“更多分栏”，打开“分栏”对话框，如图 3–34 所示。

（2）选择分栏的栏数，在“宽度和间距”选项组中设置分栏的宽度、栏与栏之间的间距。如果设置栏宽不同，则分别设置每个栏的宽度；如果栏宽相同，则选中“栏宽相等”复选框。如果分栏之间需要设置分隔线，则选中“分隔线”复选框。单击“确定”按钮，设置完毕。

5. 页面设置

页面设置主要是对页面的布局和外观进行设置。页面设置的操作方法是：在“页面布局”选项卡的“页面设置”组中单击“页边距”“纸张方向”“纸张大小”等按钮设置功能，如果需要更详细的设置，则单击“页面设置”组中的对话框启动器按钮，打开“页面设置”对话框，如图 3–35 所示。其中有“页边距”“纸张”“版式”“文档网格”4 个选项卡，可以根据需要分别设置。

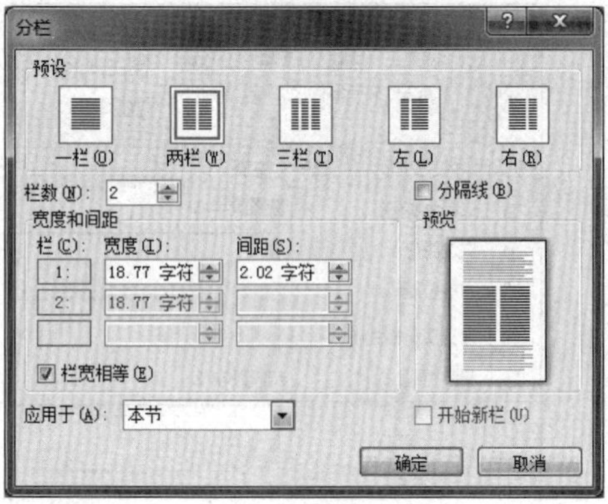

图 3–34 “分栏”对话框

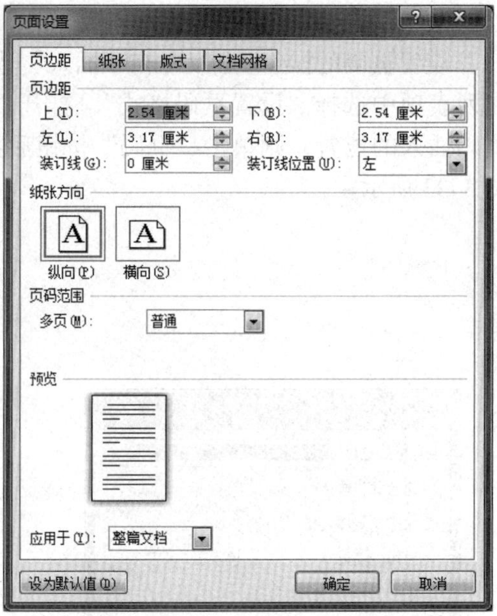

图 3–35 “页面设置”对话框

3.6 图文混排

3.6.1 插入图片与图片编辑

1. 插入图片

（1）单击将插入点置于要插入图片的位置。

（2）单击“插入”选项卡中的“图片”按钮，打开“插入图片”对话框。

（3）选中要插入的文件，单击“插入”按钮，或直接在需要插入的图片图标上双击，即可将图片插入 Word 文档中。

2. 插入剪贴画

剪贴画是 Word 程序附带的一种矢量图片，包括人物、动植物、建筑、科技等各个领域，精美而且实用，有选择地在文档中使用它们，可以起到非常好的美化和点缀作用。插入剪贴画可以按以下步骤进行：

（1）单击“插入”选项卡中的“剪贴画”按钮，最右面显示“剪贴画”任务窗格。

（2）在“剪贴画”任务窗格的“搜索文字”文本框中，输入所需剪贴画的描述性单词或词组如运动，也可以什么也不输入。

（3）单击“搜索”按钮。如果存在符合条件的剪贴画，它们将显示在结果框中。

（4）单击某个剪贴画将其插入文档。

3. 调整图片大小与位置

（1）鼠标拖动调整大小。

① 单击文档中要调整大小的图片，其周围将出现 8 个控制点，把鼠标指针放置在不同位置的控制点上，其形状变为双向箭头形状。

② 按住鼠标左键拖动，改变大小以符合要求。

（2）利用对话框调整图片大小。

① 选中图片，单击“页面布局”选项卡。

② 在选项卡最右边“宽度”“高度”数值框中改变或输入具体数值。也可单击，打开“布局”对话框进行设置，如果要使图片保持原长宽比例，可以选中“锁定纵横比”复选框，调整大小时，只需要在“高度”或“宽度”框中调节一个数值，另一项目的值会随之相应改变。此外，选中“相对原始图片大小”复选框，可以显示当前图片相较于原始图片的缩放比例。

注意：如果要取消改变，返回到最初大小，选择“重设图片”下拉列表框中的“重设图片大小”选项即可。

4．裁剪图片

使用 Word 的裁剪功能，可以将图片中不需要的部分隐藏起来。

（1）鼠标拖动裁剪。

① 选定要裁剪的图片，单击“格式”选项卡。

② 单击“裁剪”按钮，鼠标指针变为独特的“双折尺”形。

③ 将鼠标指针移至图片控点上，向图片内部拖动，将隐藏图片的部分区域；向图片外部拖动，将扩大图片周围的空白区域，拖动到适当位置时松开左键。

（2）利用对话框裁剪图片。

① 选定要裁剪的图片，单击“格式”选项卡。

② 单击“裁剪”按钮上的下拉按钮，在打开下拉列表中选择，如“裁切为形状”或“纵横比”选项。

5．图像控制

（1）调整图片和剪贴画的对比度、亮度等参数。选中插入的图片，单击“格式”选项卡，单击“更正”按钮上的下拉按钮，在打开的列表中选择预设好的一种样式，或者选择“图片更正选项”命令，在打开的对话框中对亮度、对比度做进一步设置，如图 3–36 所示。选择“重置图片”中的“重置图片”命令即可取消参数的设置。

（2）调整图片和剪贴画的颜色参数。选中插入的图片，单击“格式”选项卡，单击“颜色”按钮，从列表中选择一种；或者选择“图片颜色选项”命令，在打开的对话框中调整参数达到符合要求，选择“重置图片”中的“重置图片”命令即可取消参数的设置。

（3）设置图片效果。选中插入的图片，单击“格式”选项卡，单击“图像效果”按钮中的下拉按钮，在打开的列表中选择不同效果设置，如阴影设置，可以选择预设好的一种效果，也可以选择最下面的“阴影选项”命令，在打开的对话框中改变参数，如阴影颜色、大小等，如图 3–37 所示。“棱台”“三维旋转”命令可以设置图片立体效果，方法同阴影设置。

（4）设置图片艺术效果。选中插入的图片，单击“格式”选项卡，单击“艺术效果”按钮中的下拉按钮，在打开的列表中选择预设好的一种效果，如混凝土效果。也可以选择最下面的“艺术效果选项”命令，在对话框中改变参数。

（5）设置图片样式。选中插入的图片，单击“格式”选项卡，在“图片样式”栏中选取其一，如第一个简单框架效果。

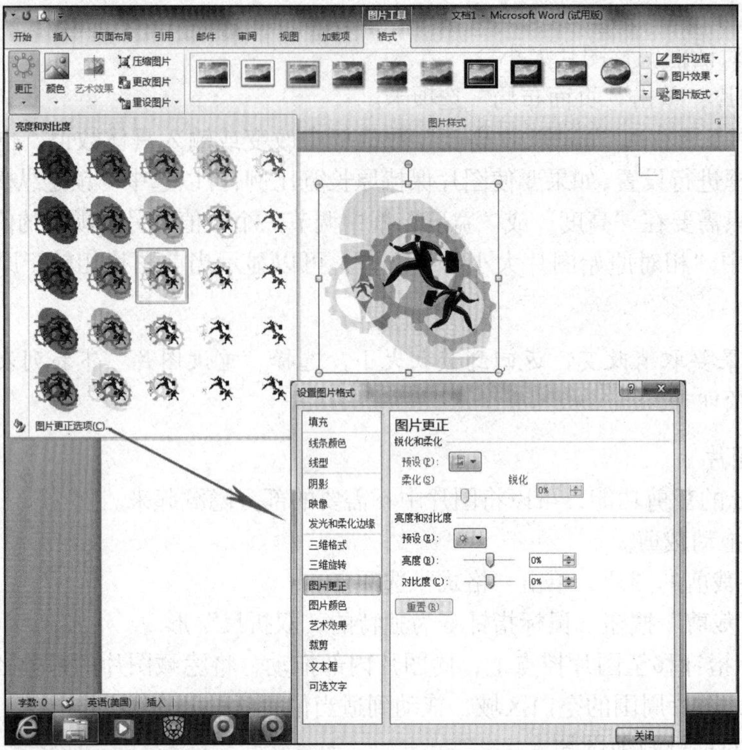

图 3–36　设置图片亮度、对比度示意图

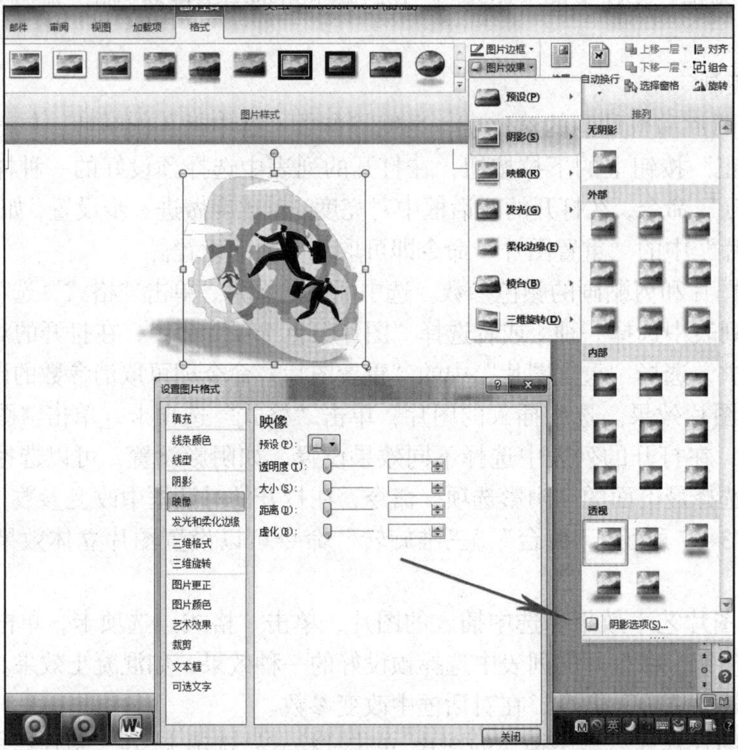

图 3–37　设置图片阴影效果示意图

6. 图片与文字环绕

图片与文字的环绕方式有嵌入型、四周型环绕、紧密型环绕、穿越型环绕、上下型环绕、衬于文字下方、浮于文字上方，系统默认方式为嵌入型。操作方法如下：

（1）在图片上单击选定图片，单击“格式”选项卡。

（2）单击“位置”按钮上的下拉按钮，在打开的列表中选择预设好的一种效果；或选项“其他布局选项”命令，在打开的对话框中选择“文字环绕”选项卡，选择一种环绕方式，如紧密型。

也可以单击“自动换行”按钮的下拉按钮，在打开的列表中选择一种环绕方式，如图 3–38 所示。

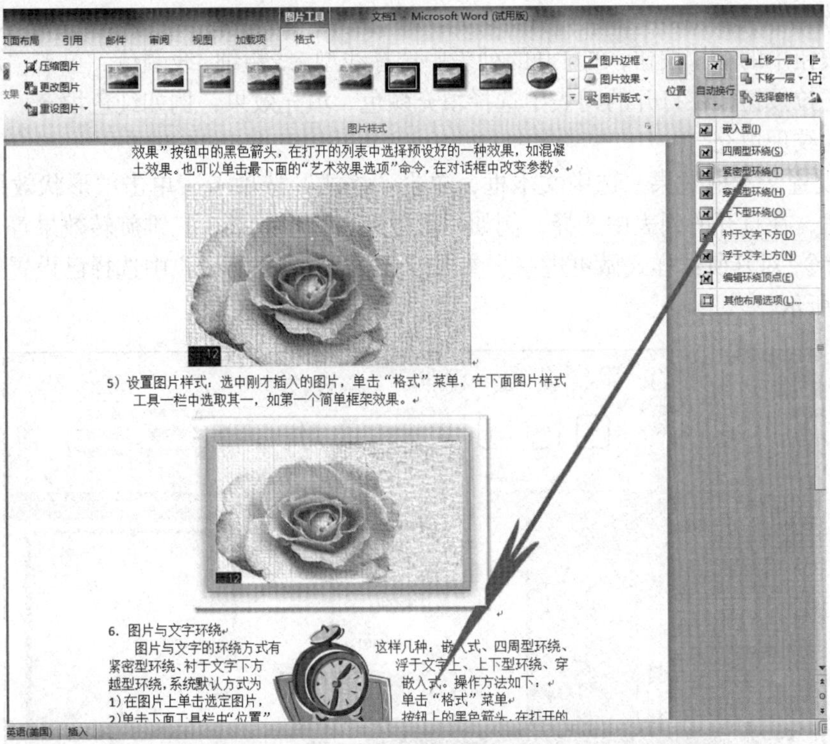

图 3–38　设置图片与文字环绕方式示意图

注意：对图片进行编辑，无论是哪种编辑，一定要先选中图片。

3.6.2　插入文本框与文本框编辑

文本框是 Word 绘图工具提供的一种绘图对象，能够放置文本，也允许插入图片，可以将其放置于页面上的任意位置，使用起来非常方便。

1. 插入文本框

（1）单击将插入点置于要插入图片的位置。

（2）单击“插入”选项卡，单击“文本框”按钮中的下拉按钮，在打开的列表中选择预设好的一种效果，或选择“绘制文本框”命令。

（3）拖动鼠标绘制出文本框。

注意：

①插入的文本框默认为“浮于文本上方”、黑框、白色填充。

②如果要把正文中的文字或图片更改至文本框内，可先选中对象，再选择“绘制文本框”命令。

2. 文本框编辑

将鼠标指针移至文本框边框中单击，其周围出现 8 个控制点，这是文本框的选中状态，此时可删除文本框，可以改变其大小、位置，设置其格式，设置其文字环绕方式等。

（1）改变大小、位置：选中文本框，拖动控制点改变大小；或者选中文本框，单击“格式”选项卡，在下面工具栏的最右边“宽度”“高度”数值框中输入具体数值。

（2）设置线条颜色、线型、内部填充。选中文本框，单击“格式”选项卡，单击“形状轮廓”按钮中的下拉按钮，在打开的列表中选择线型、线粗细、线颜色。单击“形状填充”按钮中的下拉按钮，在打开的列表中选择填充颜色、填充效果，例如纯色填充、图片填充、渐变填充，纹理填充。

（3）设置文本框效果。选中文本框，单击“格式”选项卡，单击“形状效果”按钮中的下拉按钮，在打开的列表中选择，例如阴影效果、棱台效果、三维旋转效果等，选择“三维选项”命令，对其所选样式做更进一步参数设置。也可从“预设”中选择已设置好的一种，如图 3–39 所示。

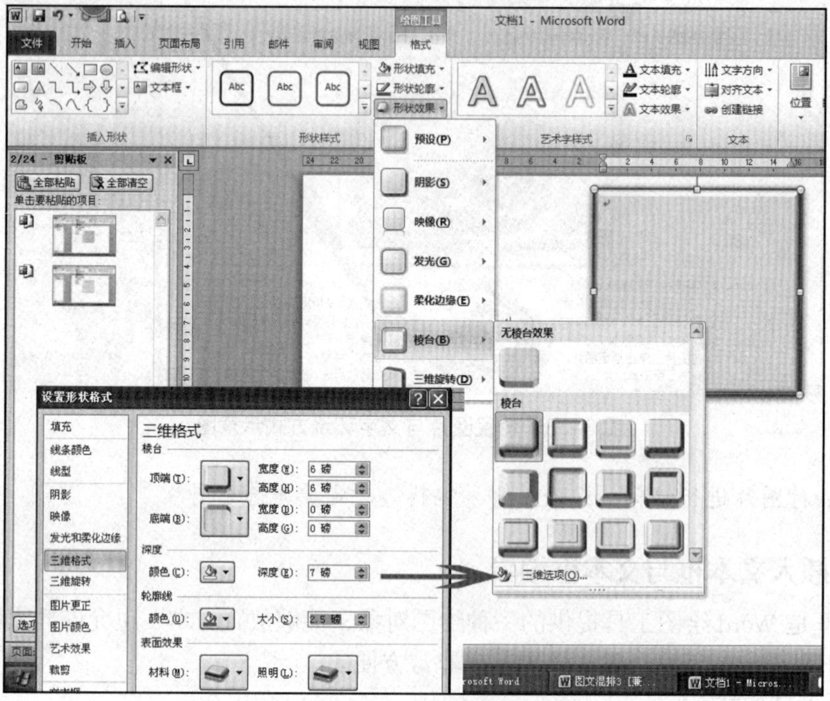

图 3–39 设置文本框立体效果

（4）改变文方字向、对齐方式。选中文本框，单击“格式”选项卡，单击“文字方向”按钮或“文本对齐”按钮中的下拉按钮，在打开的列表中选择，如方向垂直、对齐居中。

（5）设置环绕方式。选中文本框，单击“格式”选项卡，单击“位置”按钮上的下拉按钮，在打开的列表中选择预设好的一种效果，或单击选择“其他布局选项”命令，在打开的对话框中选择“文字环绕”选项卡，选择一种环绕方式，如紧密型。也可以单击“自动换行”按钮的下拉按钮，在其列表中选择一种环绕方式。

3.6.3　插入艺术字与艺术字编辑

在文档中插入艺术字，能够取得非常特殊的艺术效果。

1．插入艺术字

（1）单击“插入”选项卡，单击“艺术字”按钮中的下拉按钮。

（2）在打开的列表中选择预设好的一种样式，在文字框中输入要设置的文字。

注意：同一“艺术字”中的文字只能采用同一种字体格式。如果要将正文中的文字转变为艺术字，可先选中文字，再进行插入艺术字的操作。

2．编辑艺术字

（1）改变艺术字字体、字号。选中插入的文字，单击“开始”选项卡，在“字体”“字号”中设置，单击“加粗”或“倾斜”按钮可以进一步修饰字体。

（2）改变艺术字大小、旋转方向。选中艺术字文字框，拖动 8 个控制点，可改变其大小，转动旋转控点可对其进行旋转方向，也可以单击“文字方向”按钮中的下拉按钮，在打开的列表中选择预设好的一种方向，如垂直型。

（3）改变艺术字样式。选中艺术字文字框，单击“格式”选项卡，从“艺术样式”中选择一种，即可改变样式。

（4）设置艺术字形状。选中艺术字文字框，单击“格式”选项卡，单击“文本效果”按钮中的下拉按钮，在打开的列表中选择“转换”选项，在打开的列表中选择预设好的一种形状，如上弯弧型，如图 3–40 所示。

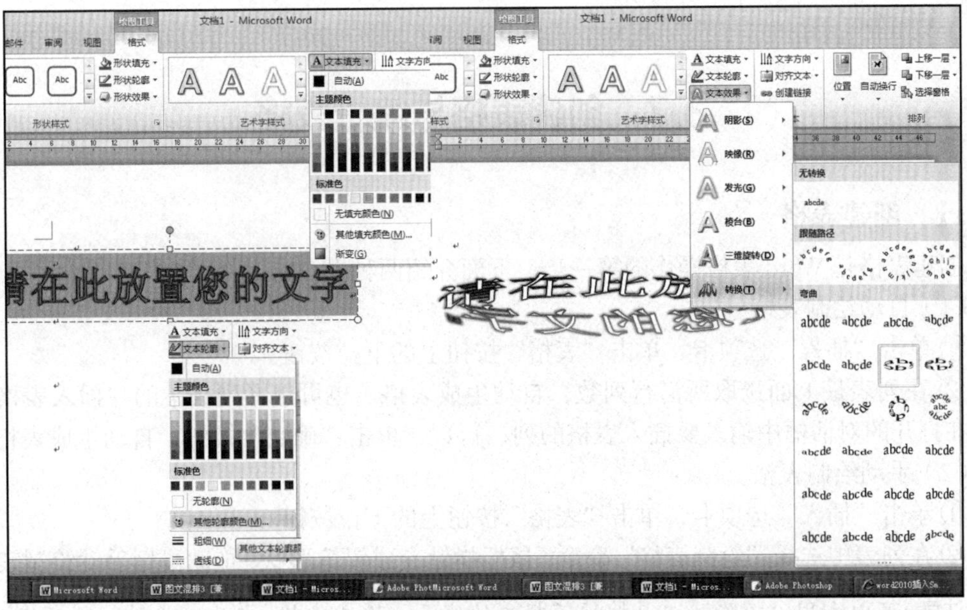

图 3–40　设置艺术字

（5）设置艺术字效果。选中艺术字文字框，单击“格式”选项卡，单击“文本效果”按钮中的下拉按钮，在打开的列表中选择，如阴影效果、三维立体效果等。

（6）改变艺术字轮廓，填充效果。选中文本框，单击“格式”选项卡，单击“文本轮廓”按钮中的下拉按钮，在打开的列表中选择线型、线粗细、线颜色。单击“文本填充”按钮中的下拉按钮，在打开的列表中选择填充颜色、填充效果，如纯色填充、渐变填充，如图 3–40 所示。

（7）设置艺术字环绕方式。选中文本框，单击“格式”选项卡，单击“位置”按钮上的下拉按钮，在打开的列表中选择预设好的一种效果，或选择“其他布局选项”命令，在打开的对话框中选择“文字环绕”选项卡，选择一种环绕方式，如紧密型。

也可以单击“自动换行”按钮中的下拉按钮，在其列表中选择一种环绕方式。

3.6.4 插入自选图形与自选图形编辑

使用“形状“按钮,可以在文档中绘制各种形状的图形,包括线条、矩形、圆形、连接符、标注等。“形状”按钮位于“插入”选项卡中。

1. 绘制图形

（1）单击“插入”选项卡，单击“形状”按钮中的下拉按钮。

（2）在打开的列表中选择一种图形，拖动鼠标即可绘制出图形。

2. 设置自选图形

（1）图形格式设置：选中图形，单击“格式”选项卡，单击各按钮进行设置，方法同艺术字设置。

（2）叠放次序设置。当多个图形叠加在一起时，可以设置哪个图形在前，哪个在后。选中某个图形，单击“上移一层”“下移一层”按钮即可。

（3）图形组合设置。单击某一个图形出现 8 个控制点，按住 Ctrl 键再单击其他图形使其全部选中，单击“组合”按钮上的下拉按钮，在列表中选择“组合”命令，使所选图形组合成一个图形。

3.7 创建表格与编辑表格

3.7.1 创建表格

创建表格是 Word 表格操作的第一步。下面介绍两种在 Word 中绘制表格的方法。

（1）自动绘制表格。

① 单击“插入”选项卡，单击“表格”按钮上的下拉按钮。

② 在列表最上面选取所需行列数，自动生成表格。也可选择列表中的“插入表格”命令，在打开的对话框中输入要插入表格的列、行数，单击“确定”按钮，自动生成表格。

（2）手动绘制表格。

① 单击“插入”选项卡，单击“表格”按钮上的下拉按钮。

② 在列表中选择“绘制表格”命令，鼠标指针变成铅笔形状，拖动鼠标手动绘制表格。

注意：可以利用“擦除”工具擦掉不想要的线条。选中表格，单击“设计”选项卡，单击“擦除”按钮。

3.7.2　编辑表格

1. 选择表格区域

把光标定位到单元格中，单击“布局”选项卡，单击“选择”按钮上的下拉按钮，在打开的列表中选择行、列、单元格或者整个表格。

通过鼠标选择表格区域的方法：

（1）把光标移到单元格的左下角，鼠标指针变成一个黑色的箭头形状，单击可选定一个单元格，拖动可选定多个单元格。

（2）像选中一行文字一样，在文档左边的选定区中单击，可选中表格的一行单元格。

（3）把光标移到一列的最上边框，等光标变成向下的黑色箭头形状时单击，即可选取一列。

（4）光标移到表格上，等表格的左上方出现一个移动标记时，在这个标记上单击即可选取整个表格。

2. 调整 Word 表格的列宽和行高

创建表格时，Word 表格的列宽往往采用默认值，可以对其进行修改。根据不同的需要，有 6 种调整方法可供选择使用：

（1）利用鼠标左键在分隔线上拖动。

（2）利用鼠标左键在水平标尺上拖动。

（3）插入点置于表格中，水平标尺上会出现一些灰色方块，把鼠标指针移向它们，形状变为左右双箭头时，左右拖动鼠标即可改变相应列的列宽。也可按住 Shift 键再拖动。

注意：用上述方法进行拖动的过程中如果同时按住 Alt 键，则可以对表格的列宽进行精细微调，同时水平标尺上将显示出各列的列宽值。

（4）利用宽度、高度数值框。选中对象，单击“布局”选项卡，改变高度、宽度数值。

（5）平均分布各列。首先选中要平均分配列宽的连续数列，单击“布局”选项卡，单击“分布列”按钮，可以在保证总列宽不变的情况下使被选择的数列变为等宽。

（6）利用“表格属性”对话框。在此对话框中可以指定表格的总宽度，在“列”选项卡中可以设定具体某列的宽度。单击单元格大小右下角的对话框启动器按钮，打开“表格属性”对话框，在对话框中进行设置。

3. 表格中单元格的合并与拆分

（1）单元格的合并。选中待合并的单元格区域，单击“布局”选项卡，单击“合并单元格”按钮。

注意：如果选中区域不止一个单元格内有数据，那么单元格合并后数据也将合并，并且分行显示在这个合并单元格内，如图 3–41 所示。

（2）单元格的拆分。将插入点置于需拆分的单元格中，单击“布局”选项卡，单击“拆分单元格”按钮。输入要拆分成的行数和列数，单击“确定”按钮即可将其拆分成等大的若干单元格。

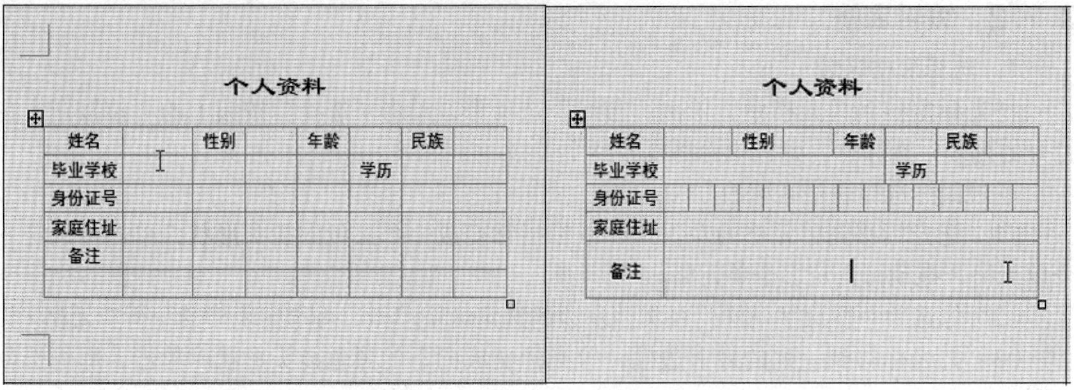

图 3–41　合并与拆分单元格实例效果

4. 表格数据对齐和排列方式

在 Word 表格的单元格中，数据默认的对齐方式是“左上”，要更改单元格中数据的对齐方式，最简单的方法是将插入点置于要设置的单元格（或连续的单元格区域），单击“布局”选项卡，在“对齐方式”中选择所需对齐方式，如水平居中。

单元格中默认的文字排列方向是从左至右水平排列，要改变某个单元格的文字排列方向，可先将光标插入此单元格，然后单击“文字方向”按钮，即可将横排文字变为竖排文字，或将竖排文字变为横排文字。

5. 斜线表头的制作

表头指的是 Word 表格中左上角的第一个单元格。制作表格时，经常把这个单元格分割成几部分，用来标识表格其他部分的内容。

首先，把光标插入表格的任何一个单元格内，单击“设计”选项卡，单击“边框”按钮中的下拉按钮，在打开的列表中选择“斜下框线”或“斜上框线”。如果需要复杂表头，可通过前面介绍的插入自选图形与自选图形编辑完成，如图 3–42 所示。

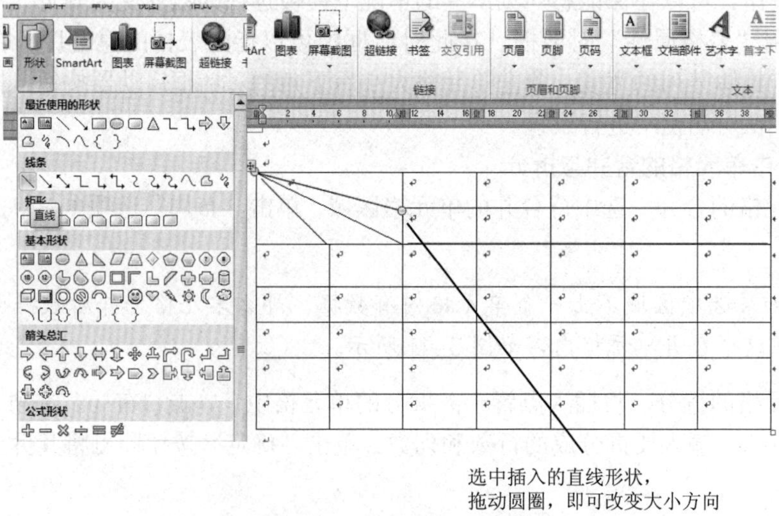

图 3–42　设置斜线表头

6. 插入行、列

把光标插入表格的任何一个单元格内，单击“设计”选项卡，单击“在上方插入”按钮，插入一行。如果要插入多行，先选择多行，如选三行，会插入三行。

7. 删除行、列、单元格

选中要删除的行、列、单元格，单击“删除”按钮上的下拉按钮，从打开的列表中选择。

8. 表格格式设置

表格线的颜色、形状、粗细，表格背景等设置：选中对象（整个表格或某一区域），单击“设计”选项卡，通过相应按钮进行设置，最后通过“边框”按钮选择所需边框线完成设置，效果如图 3–43 所示。

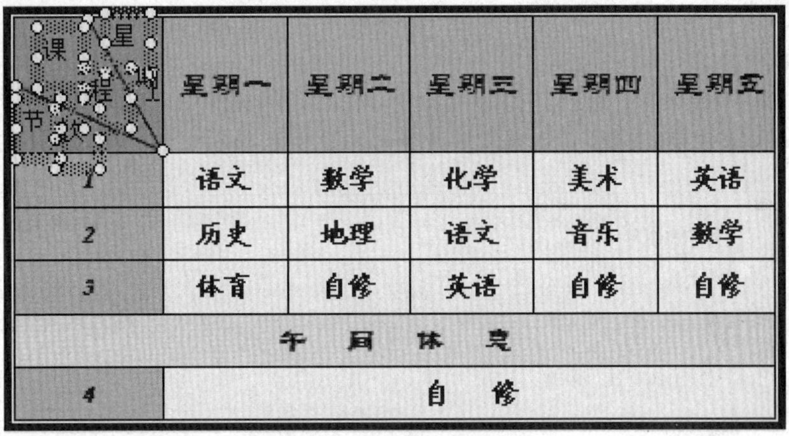

星期 课程 节次	星期一	星期二	星期三	星期四	星期五
1	语文	数学	化学	美术	英语
2	历史	地理	语文	音乐	数学
3	体育	自修	英语	自修	自修
午　间　休　息					
4	自　修				

图 3–43　表格格式效果

9. 改变表格的大小与位置

拖动表格左上角图标⊞可以改变表格位置，把鼠标指针放在表格右下角的图标 □ 上，鼠标指针变成双向箭头后拖动鼠标可以改变表格的大小。或者通过改变工具栏中高度、宽度的数值来完成。

3.7.3　表格中数据的排序

Word 中的数据排序通常是针对某一列的数据，它可以将表格某一列的数据按照一定规则排序，并重新组织各行在表格中的次序。

（1）将插入点置于要排序的表格中，单击“布局”选项卡，单击“排序”按钮，打开“排序”对话框。

（2）选择“主要关键字”“类型”“升序”（或“降序”），如果记录行较多，还可以对次要关键字和第三关键字进行排序设置，当主要关键字的数据相同时，按次要关键字排序。

（3）根据排序表格中有无标题行选择下方的“有标题行”或“无标题行”。

（4）单击“确定”按钮，各行顺序将按排序列结果相应调整。

3.7.4　表格中数据的计算

（1）将插入点置于存放运算结果的单元格中，单击“布局”选项卡中的“公式”按钮，打开“公式”对话框。

（2）在“公式”框中可以修改或输入公式；“粘贴函数”组合框可以选择所需函数，被选择的函数将自动粘贴到“公式”框中；在“数字格式”框中可以选择或自定义数字格式，此例中定义为 0.00，表示保留小数点后两位小数。

（3）设置完毕后单击“确定”按钮，对话框关闭同时在单元格内出现计算结果。

3.8　打印预览与打印

1. 打印预览

通过打印预览，用户可以在打印前查看文档打印到页面上的实际效果，所谓“所见即所得”。如果用户不满意，可以进行相应的编辑和修改，直到符合要求再打印，这样就减少了纸张的浪费。

单击“文件”选项卡，选择“打印”命令，在打开的页面中，左面显示打印参数设置，右面显示打印预览效果，拖动右下方滑块改变显示比例和显示页数，多页还是单页显示，如图 3–44 所示。

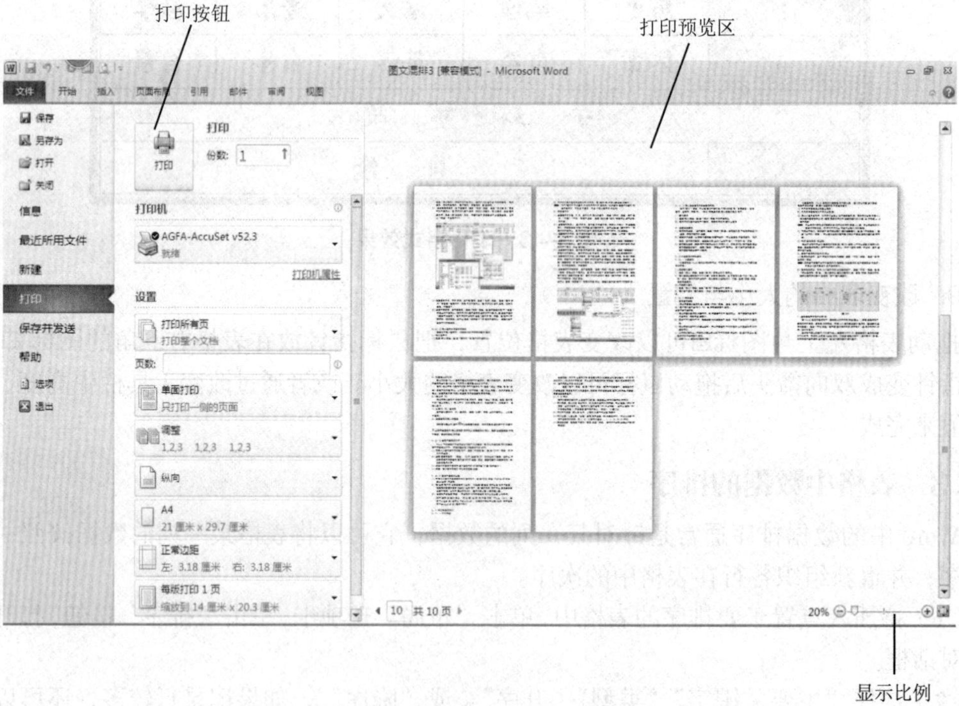

图 3–44　打印预览与打印示意图

2. 打印

在打印页面的左侧可以设置打印参数，单击左上方“打印”图标即可打印。

（1）打印范围：默认是全部打印，如果只想打印某一页，可以单击“打印所有页”上的下拉按钮，在打开的列表中选择“打印当前页”命令，也可以选择“自定义打印范围”命令，然后在“页数”文本框中输入要打印的页码范围，例如“1,3”或“2–6”。

（2）打印方向设置：默认是纵向，从其列表中可以选择横向。

（3）打印份数：从最上面“份数”数值框中设置，如果多份打印，可以从调整一栏中选择打印方式。

（4）页边距设置：单击“页面设置”按钮，在打开的对话框中设置页边距。

第 4 章

电子表格处理软件 Excel 2010

Excel 2010 是微软公司推出的 Office 2010 系列产品中的一个功能强大的通用电子表格软件。它具有强大的数据计算和分析功能，并能生成各种统计图，用户使用它能方便地完成各种表格数据的处理加工。Excel 被广泛地应用在财务、行政、金融、经济、统计和审计等众多领域。

Excel 的启动与 Word 的启动相似。同样可以通过“开始”菜单、桌面快捷方式图标和已有的 Excel 工作簿文件启动。用前两种方法第一次启动 Excel 时，Excel 工作簿文件自动被命名为 Book1，再次启动 Excel 或再建立新的 Excel 工作簿文件时，Excel 工作簿文件自动被命名为 Book2，依此类推。存盘时用户可以给工作簿文件进行重命名。另外，退出 Excel 的方法与退出 Word 的方法也相似。

4.1 Excel 2010 基础

4.1.1 Excel 2010 窗口

当 Excel 启动后，即可看到图 4–1 所示的 Excel 2010 工作簿窗口。工作簿窗口属于应用程序窗口。

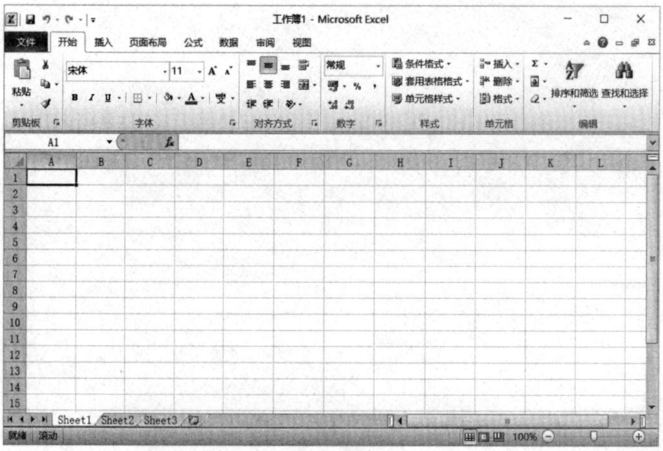

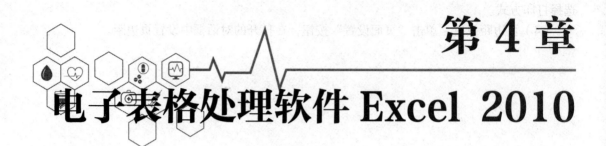

图 4–1 Excel 2010 工作簿窗口

1. 认识选项卡

Excel 中所有的功能操作分门别类为 8 个选项卡，包括文件、开始、插入、页面布局、公式、数据、审阅和视图。各选项卡中收录相关的功能群组，方便用户切换、选用。例如，“开始”选项卡中包括基本的操作功能，如字形、对齐方式等设置，只要切换到该选项卡即可看到其中包含的内容，如图 4–2 所示。

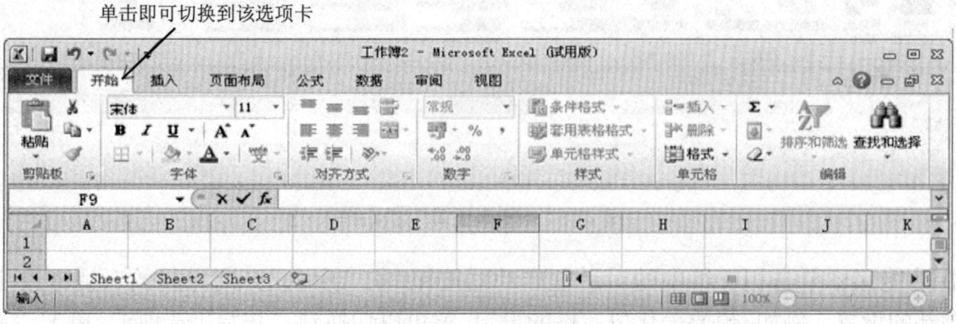

图 4–2　功能选项卡

2. 认识功能区

视窗上半部的面板称为功能区，放置了编辑工作表时需要使用的工具按钮。开启 Excel 时预设会显示“开始”选项卡中的工具按钮，单击其他选项卡，便会改变显示该选项卡所包含的按钮，如图 4–3 所示。

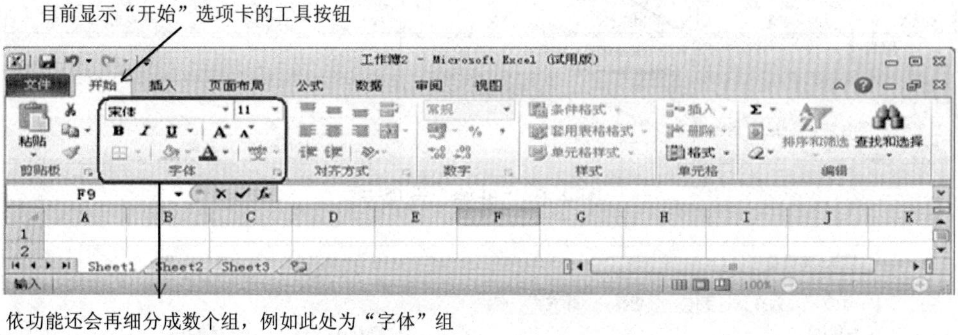

目前显示“开始”选项卡的工具按钮
依功能还会再细分成数个组，例如此处为“字体”组

图 4–3　工具按钮

当要进行某一项工作时，先选择选项卡，再从中选择所需的工具按钮。例如，想在工作表中插入一张图片，便可单击“插入”，再单击“插图”组中的“图片”按钮，即可选取要插入的图片，如图 4–4 所示。

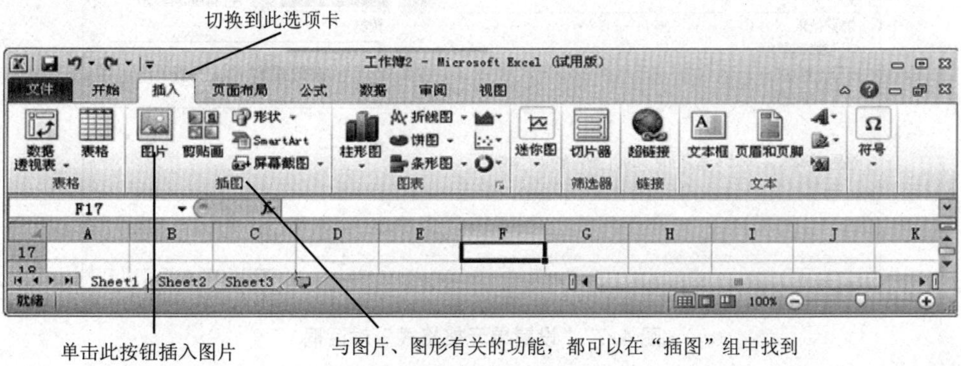

切换到此选项卡
单击此按钮插入图片
与图片、图形有关的功能，都可以在“插图”组中找到

图 4–4　“插入”选项卡

另外，为了避免整个画面太乱，有些选项卡会在需要使用时才显示。例如，在工作表中插入一个图表后，此时与图表有关的选项卡才会显示出来，如图 4–5 所示。

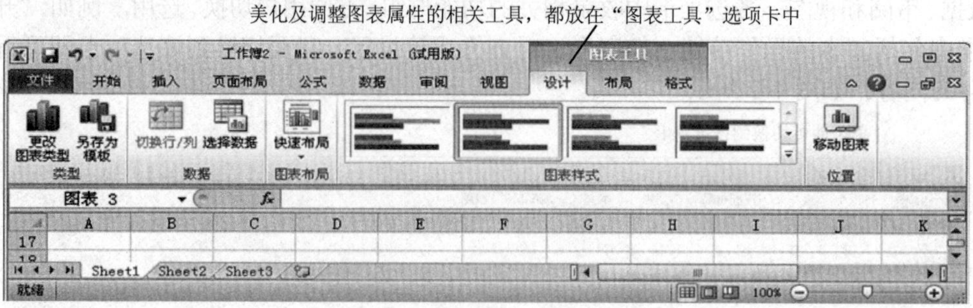

图 4–5 “图表工具”选项卡

在功能区中单击相应组中的对话框启动器按钮，还可以开启专属的对话框或任务来做更细部的设置。例如，想要美化单元格的设定，就可以切换到“开始”选项卡，单击“字体”组中的对话框启动器按钮，打开“设置单元格格式”对话框进行设置，如图 4–6 和图 4–7 所示。

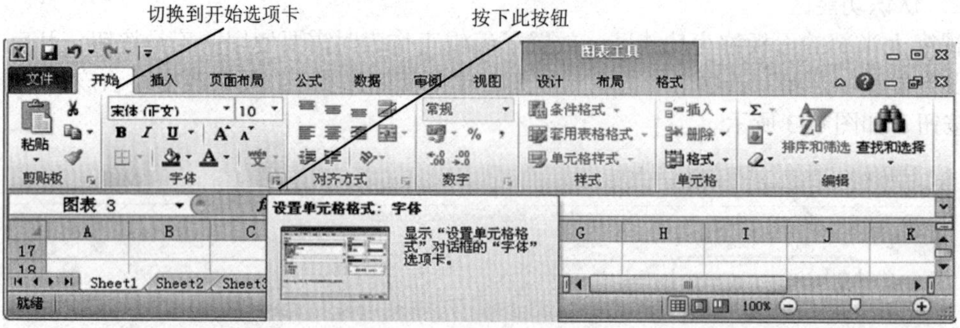

图 4–6 “开始”选项卡

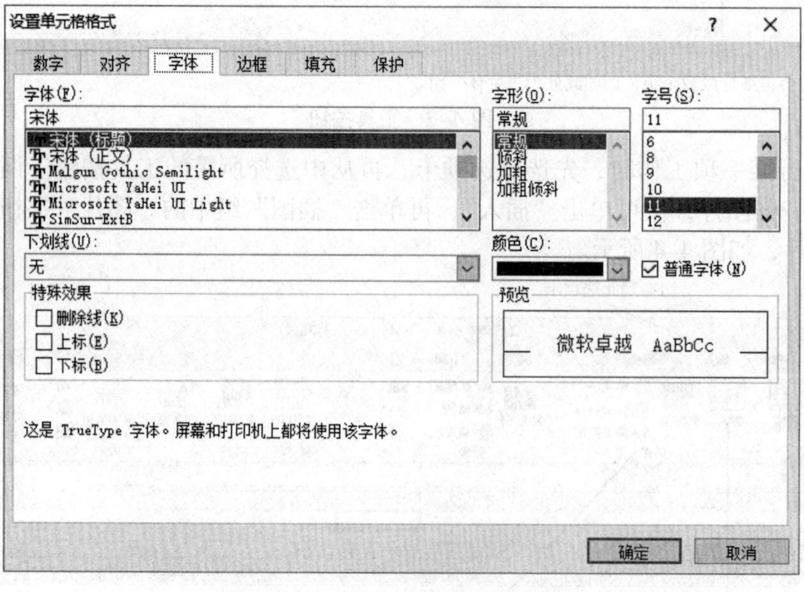

图 4–7 “设置单元格格式”对话框

隐藏与显示“功能区”：如果觉得功能区占用太大的版面位置，可以将“功能区”隐藏起来。隐藏“功能区”的方法如图 4–8 所示。

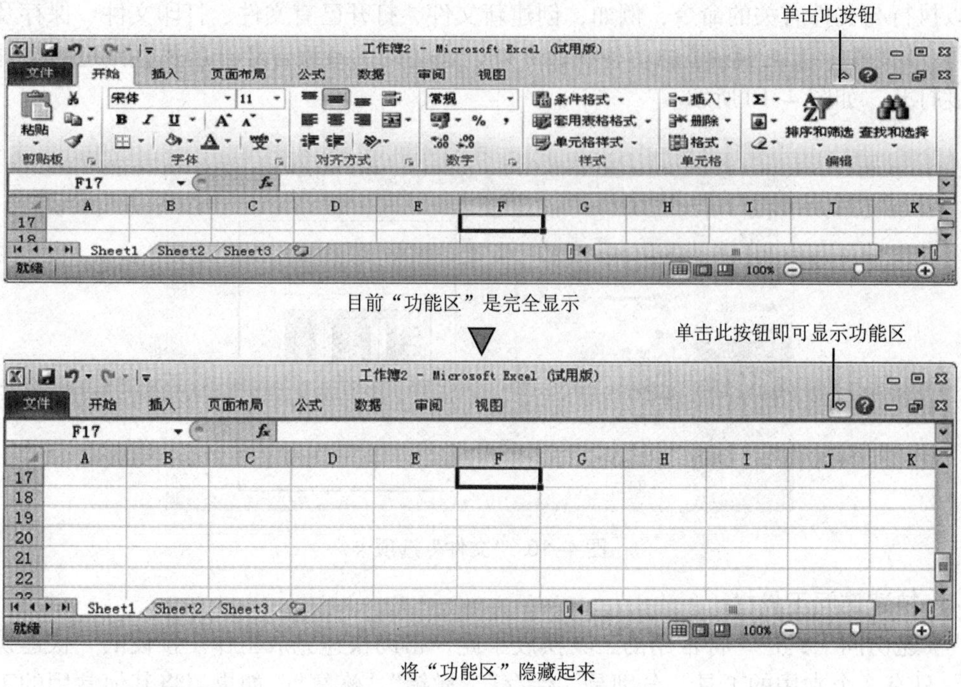

图 4–8 隐藏“功能区”的方法

将“功能区”隐藏起来后，要再度使用“功能区”时，只要将鼠标指针移到任意选项卡单击即可；然而当鼠标指针移到其他地方单击时，“功能区”又会自动隐藏。如果要固定显示“功能区”，可右击选项卡，在弹出的快捷菜单中取消选择“功能区最小化”命令，如图 4–9 所示。

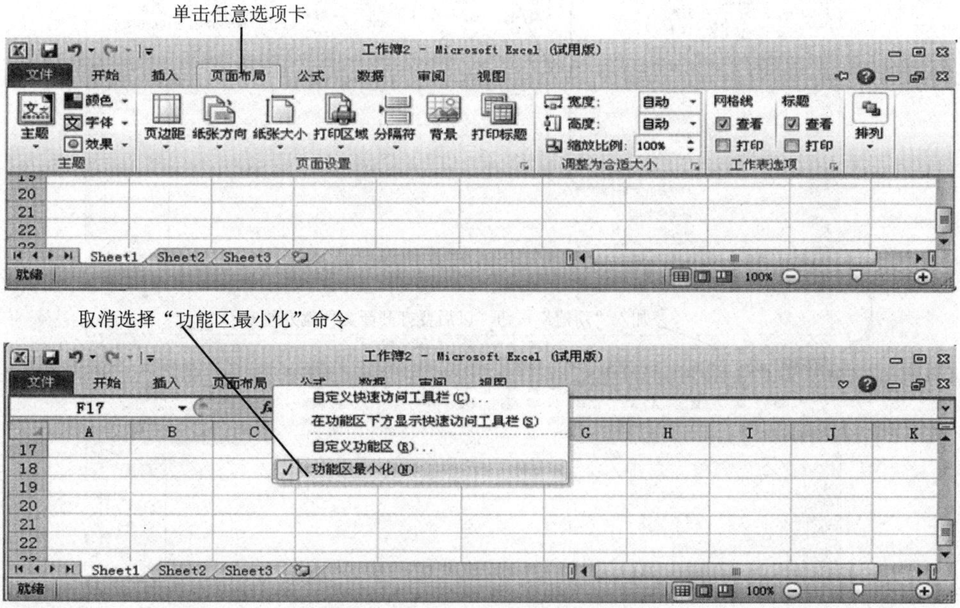

图 4–9 “功能区”的隐藏和显示

3. 认识“文件”选项卡

在 Excel 窗口的左上角，有一个特别的绿色选项卡，就是“文件”选项卡，单击此选项卡可以执行与文件有关的命令，例如，创建新文件、打开已有文件、打印文件、保存及传送文件等。“文件”选项卡除了执行各项命令外，还会列出最近曾经开启及存储过的文件，方便再度打开，如图 4–10 所示。

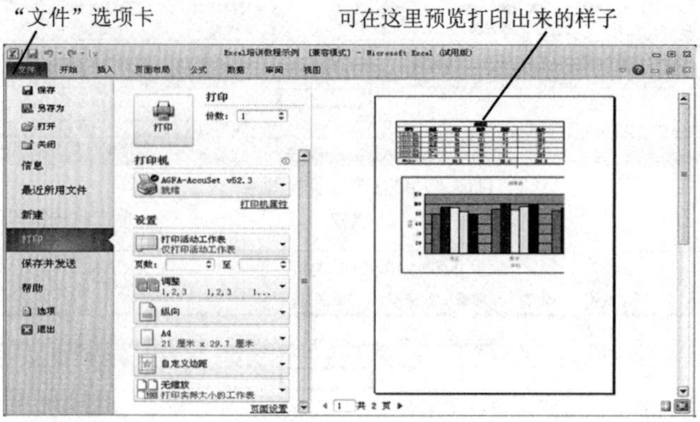

图 4–10 “文件”选项卡

4. 快速访问工具栏

“快速访问工具栏”将常用的工具摆放于此，帮助快速完成工作。预设的“快速访问工具栏”只有 3 个常用的工具，分别是“保存”“撤销”“恢复”，如果想将其他常用的工具也加入此区，可单击 按钮进行设置，如图 4–11 所示。

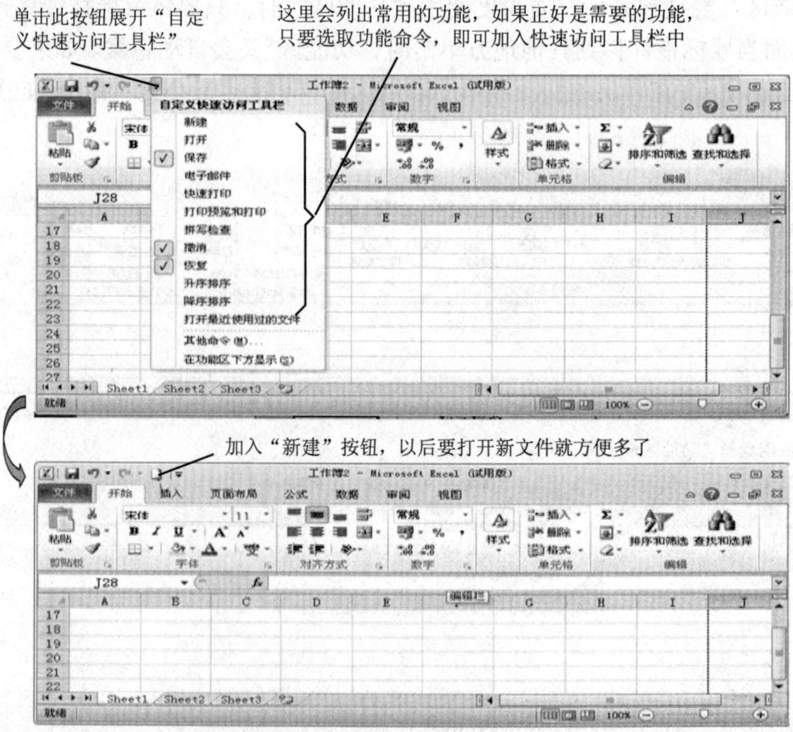

图 4–11 快速访问工具栏

如果经常使用的命令不在列表，可选择“其他命令”命令，打开“Excel 选项”对话框进行设置，如图 4–12 所示。

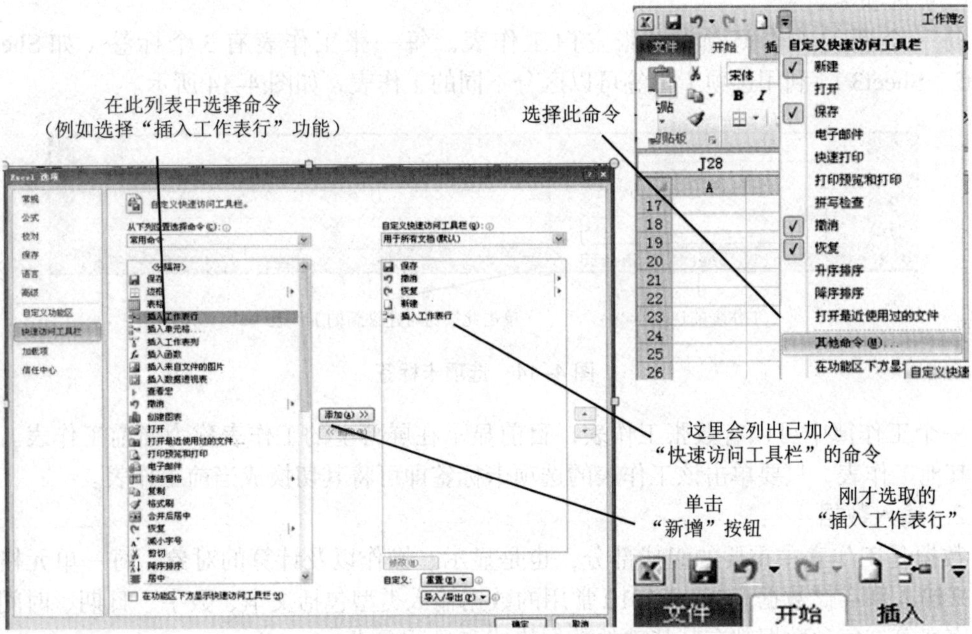

图 4–12 “Excel 选项”对话框

4.1.2　工作簿与工作簿视窗

1. 工作簿与工作表

工作簿是 Excel 使用的文件架构，可以将它想象成一个工作夹，在这个工作夹中有许多工作纸，这些工作纸就是工作表（见图 4–13）。

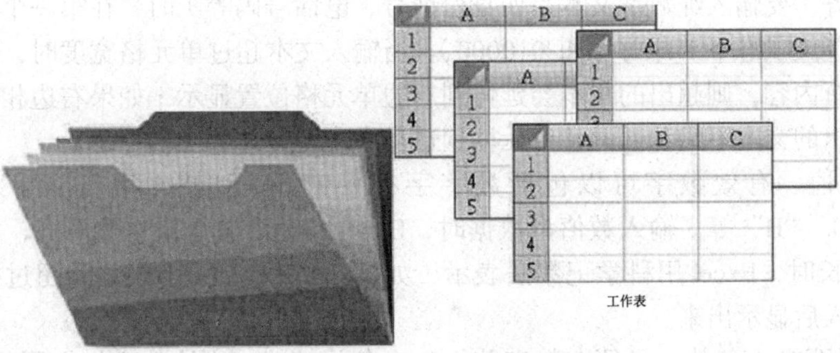

图 4–13　工作表示例

（1）单元格与单元格地址。

工作表内的方格称为“单元格”，所输入的数据排放在一个个单元格中。在工作表的上面有每一栏的“列标题”A、B、C……左边则有各列的行标题 1、2、3……将列标题和行标题组合起来，就是单元格的地址。例如，工作表最左上角的单元格位于第 A 列第 1 行，其地址便是 A1，同理，E 栏的第 3 行单元格，其地址是 E3。

一张工作表共有 16 384 列（A~XFD）×1 048 576 行（1~1 048 576），相当于 17 179 869 184 个单元格。

（2）选项卡。

每一个新的工作簿预设 3 张空白工作表，每一张工作表有 3 个标签（如 Sheet1、Sheet2、Sheet3），利用选项卡标签可以区分不同的工作表，如图 4–14 所示。

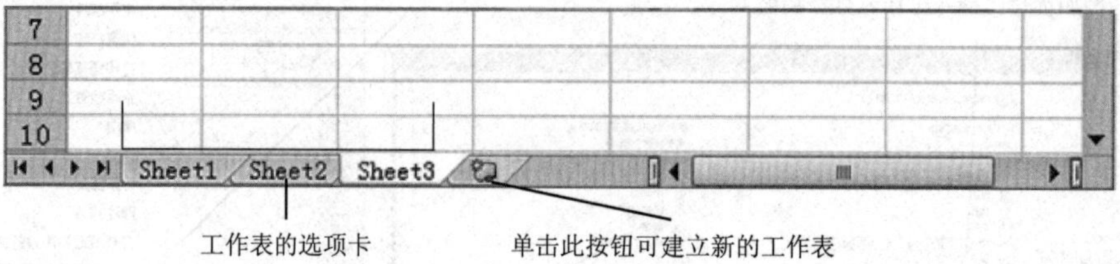

图 4–14　选项卡标签

一个工作簿中可以有数张工作表，目前显示在屏幕上的工作表称为当前工作表。若要编辑其他工作表，只要单击该工作表的选项卡标签即可将其切换成当前工作表。

2. 输入数据

数据是工作表中重要的组成部分，也是显示、操作以及计算的对象。每一单元格都可以用来输入和存储数据。Excel 2010 常用的数据输入类型包括文本、数字、日期、时间、公式、声音等，每种数据都有其特殊的数据格式和显示方式。

输入时，可以选用以下 3 种方法：

（1）单击要输入数据的单元格，然后输入数据。

（2）双击单元格，插入点出现在单元格中，移动插入点到适当位置，再输入数据。

（3）单击单元格，再单击编辑栏，在编辑栏中输入、添加、修改单元格数据。

Excel 可以对输入的数据自动进行判断，并进行相应处理：

（1）文本，是指字母、汉字或其他字符开头的数据。默认情况下，输入的文本数据单元格左边对齐。要输入纯数字文本（如身份证号、电话号码等）时，在第一个数字前加上一个单引号（英文状态下）即可（如 '010000）。当输入文本超过单元格宽度时，如果右边相邻单元格中没有内容，则超出的文本会延伸到右边单元格位置显示；如果右边相邻单元格中有内容，则超出的文本不显示，调整单元格到适当大小时，才会全部显示。

（2）数值。有效数字可以包括数字字符 0~9 和任何特殊字符："+""–""（""）"","""?""%""B"等。输入数值型数据时，Excel 自动沿单元格右边对齐，当输入的数值整数部分过长时，Excel 用科学记数法表示（如 1.2345E+12），小数部分超过格式设置时，自动四舍五入后显示出来。

① 如果要输入负数，必须在数字前加一个负号"–"，或给数字加上圆括号（如 –5 或 (5)）。

② 如果要输入分数，如 2/5，应先输入 0 和一个空格，然后输入 2/5，否则系统会自动将其处理为日期数据（如 2/3 处理为 2 月 3 日）。

③ 如果要输入百分数，可以直接在数值后输入百分号。

④ 如果要输入小数，一般直接在指定的位置输入小数点即可。

（3）日期和时间。Excel 内置了一些日期和时间的格式，当输入数据与这些格式相匹配时，将它们识别为日期或时间，即将输入的“常规”数字格式变为内部的日期或时间格式，在单元格中显示出来。

Excel 常用的内置日期与时间格式有“dd-mm-yy”“yyyy/mm/dd”“yy/mm/dd”“hh：mm AM”“mm/dd”等，例如：

① 输入“5/6/1”，则单元格中显示为“2005-6-1”。

② 输入“6/1”，则单元格中显示为“6 月 1 日”。

③ 输入“11:30　a”（a 和前面的时间要用空格相隔），则单元格中显示为“11:30 AM”。

④ 输入“5:20　p”（p 和前面的时间要用空格相隔），则单元格中显示为“5:20 PM”。

⑤ 输入系统当前日期，可按 Ctrl+；组合键。

⑥ 输入系统当前时间，可按 Ctrl+Shift+；组合键。

3. 加快输入速度

（1）记忆式输入。利用记忆式输入功能可以简化重复的输入。若在单元格中输入的起始字符与该列中已输入的内容相符，则系统可以自动填充其余的字符。

若接受当前填充的字符，则按 Enter 键确定；若要替换自动填充的字符，则继续进行输入；若要删除自动填充的字符，则按 Backspace 键。

（2）选择列表是在同一列中输入重复文本的方法，它能够让用户从当前列中所有的输入项中选择一项填入单元格。

单击要输入数据的单元格，按 Alt+ ↓组合键，或者右击并在弹出的快捷菜单中选择“选择列表”命令，从列表中选择要填充的项。

4. 在单元格中输入多行数据

若在一个单元格内输入多行数据，可在换行时按 Alt+Enter 组合键，将插入点移到下一行，便能在同一单元格中继续输入下一行数据。

5. 清除单元格内容

如果要清除单元格中的内容，先选取欲清除的单元格，然后按 Delete 键，或者右击并在弹出的快捷菜单中选择“清除内容”命令。

6. 系列数据自动填充输入

Excel 提供了系列数据自动填充功能，用户用它可以快速地在相邻单元格中填入相同的数据或一些系列数据。

（1）相同数据输入。在某个区域输入相同的数据有两种方法。第一种方法：选定要输入数据的区域，输入数据，再按 Ctrl+Enter 组合键即可完成。第二种方法：单击输入相同数据区域左上角的第一个单元格，输入数据，再将鼠标指向该单元格右下角的填充柄，此时鼠标指针变为“十”形状，按住鼠标左键向下或向右拖动至填充的最后一个单元格，然后松开鼠标左键即可完成。

（2）系列数据输入。要在某个区域输入有规律的数据，Excel 提供了自动填充功能。输入初始数据在 Excel 的自动填充序列中找，如有就按序列填充，如没有就复制初始数据。例如，输入初始数据“一”，并拖动该单元格右下角的填充柄，自动填充后继项“二”“三”“四”“五”“六”“日”。

① 如果输入初始数据为一个数值，则应按住 Ctrl 键，再拖动该单元格右下角的填充柄，自动填充才给后继项填入数值的递增值。若没有按住 Ctrl 键，则是对该数据的复制。例如，

输入数值 1，若直接拖动该单元格右下角的填充柄，单元格中填充的都是 1。若按住 Ctrl 键，再拖动该单元格右下角的填充柄，则自动给后继项填入 2、3、4……

② 如果输入初始数据为自动填充序列登记表中的某一项，按住 Ctrl 键，再拖动该单元格右下角的填充柄，则只是复制该数据。例如，输入“一”，按住 Ctrl 键，再拖动该单元格右下角的填充柄，则后面被填充的都是“一”。

③ 如果输入初始数据为文字和数字的混合体，再拖动该单元格右下角的填充柄时，文字不变，最右面的数字递增。例如，输入“第 1 名”，再拖动该单元格右下角的填充柄时，自动给后继项填入“第 2 名”“第 3 名”……

（3）使用鼠标建立序列。在第一个单元格中输入初始值，在下一个单元格中输入序列中的第二个数值，然后选中初始值和第二个数据的单元格，拖动单元格区域右下角的填充柄，自动填充按两个数值之间的差值决定数据序列的步长，并按此步长给后继项填入数据。例如，第一个单元格中输入 3，第二个单元格中输入 5，则后继项为 7、9、11、13……

完成填充后，单元格区域右下角出现一个智能标记，单击该标记，会出现图 4–15 所示的快捷菜单，用户可根据需要进行设置。各选项含义如下：

① 复制单元格：同时复制单元格的内容和格式。

② 以序列方式填充：填充一系列能拟合简单线性趋势或指数递增趋势的数值。

③ 仅填充格式：只填充复制单元格的格式，不填充内容。

④ 不带格式填充：只填充复制单元格的内容，不填充格式。

（4）使用“序列”对话框建立序列。选择要填充区域的第一个单元格并输入初始值，打开“开始”选项卡，选择“编辑”组中“填充”下拉列表中的“序列”命令，打开图 4–16 所示的“序列”对话框。

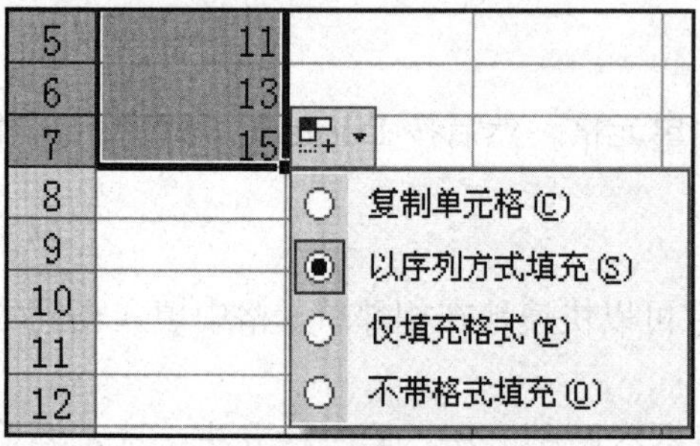

图 4–15　智能标记菜单

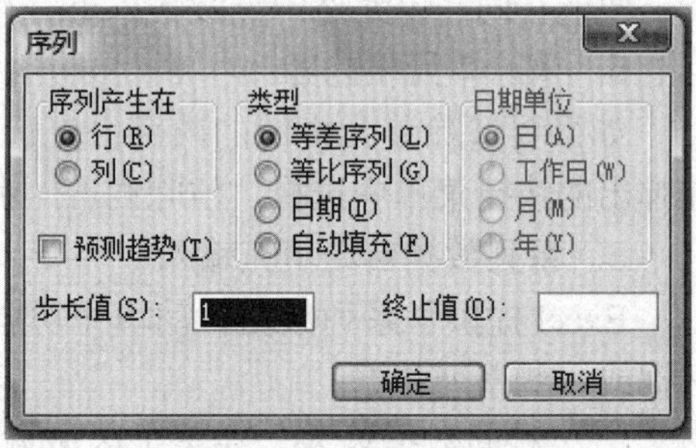

图 4–16　“序列”对话框

其中，“序列产生在”选项区域是选择按行或列方向填充；“类型”选项区域是选择填充序列的数据类型，如果选择“日期”单选按钮，还必须在“日期单位”选项区域中选择日期单位；“步长值”文本框是用来确定序列增加或减少的数量的；“终止值”文本框用于确定填充序列的最后一个值。

4.2　公式与函数的使用

Excel 2010 除了进行一般的表格处理外，最主要的还是它的数据计算功能。用户可以在单元格中输入公式或使用 Excel 提供的函数来完成对工作表数据的计算与分析。

4.2.1　公式的使用

公式是在工作表中对数据进行分析的表达式。它可以对工作表中的数值进行加、减、乘、除等运算。公式可以引用同一工作表的单元格、同一工作簿不同工作表的单元格或不同工作簿中工作表的单元格。另外，有时用户还可以使用函数进行相应的计算，这样既减轻了创建烦琐的公式的麻烦，也减小了输入时出错的概率。

1. 公式中的运算符

公式由一个或多个单元格地址、数据、算术运算符、函数及括号组成，但不能用空格。公式在编辑栏中输入，并且必须以“=”开头，然后是公式表达式。

运算符是指表示运算关系的符号，类型主要包括以下几种：

（1）算术运算符:用来完成对数值型数据的加、减、乘、除等基本数学运算，如表 4–1 所示。

（2）比较运算符：用来比较两个数值的大小关系，返回值为逻辑值 TRUE（真）或 FALSE（假），如表 4–2 所示。

表 4–1　算术运算符

算术运算符	含　义	举　例
+	加	A3+9
–	减	15–7
–	负数	–23
*	乘	C2*V2
/	除	28/7
%	百分比	6%
^	乘方	3^5

表 4–2　比较运算符

比较运算符	含　义	举　例
>	大于	A1 > A2
<	小于	B1 < A2
> =	大于或等于	A1 > =C7
< =	小于或等于	A4 < =A2
<>	不等于	A1 <> A2
=	等于	A5=A2

（3）文本运算符:“&”是 Excel 的文字运算符，用来将多个文本连接成组合文本。例如，"South"&"wind" 的结果是 "Southwind"。

（4）引用运算符：用来将不同的单元格区域进行合并运算，如表 4–3 所示。

表 4–3　引用运算符

引用运算符	含　义	举　例
:（冒号）	区域运算符，产生对包括在两个引用单元格之间的所有单元格的引用	=sum(B2:B8)
,（逗号）	联合运算符，将多个引用合并为一个引用	=sum(B2:B8,C3,D4,F5)
（空格）	交叉运算符，产生同时属于两个引用的单元格区域的引用	=sum(B7:D8 C6:C8)（这两个单元格区域的共有单元格为 C7）

如果在公式中同时使用了多个运算符，应该了解运算符的运算优先级，记住运算次序有利于在计算时不会产生不同的结果。运算符的运算优先级如表 4–4 所示。

表 4–4　公式中运算符的优先级

优 先 级	运 算 符	说　明
	:（冒号）、,（逗号）、（空格）	引用运算符
	–	负号（如 –2）
	%	百分号
高 ↓ 低	^	乘幂
	*、/	乘和除
	+、–	加和减
	&	文本运算符
	>、<、>=、<=、<>、=	比较运算符

如果公式中含多个相同优先级的运算符，如公式中同时包含了加法和减法运算符，则 Excel 将从左到右进行计算。若修改计算的顺序，则应把公式中要先计算的部分括在圆括号内。

2. 编制公式

在 Excel 中输入一个公式时总是以等号“=”作为开头，后面是用运算符连接对象组成的式子。具体方法如下：

（1）选择要输入公式的单元格。例如，选定 D1 单元格。

（2）按公式的格式在编辑栏中入中输入公式，如“=A1+B1+C1”，如图 4–17 所示。

（3）公式输入完毕后，按 Enter 键，或单击编辑栏中的“√”按钮，则在选定单元格中显示计算结果，如图 4–18 所示。

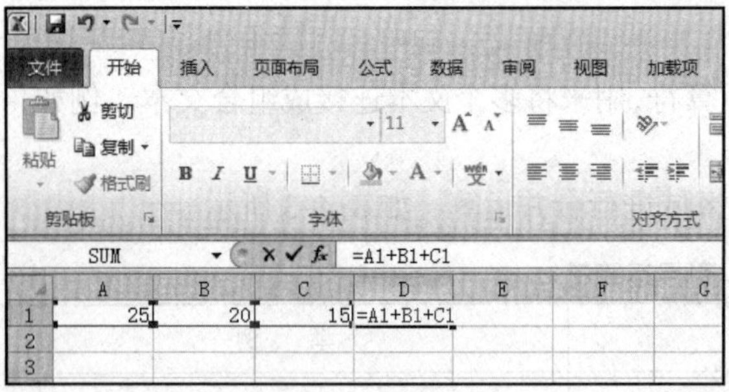

图 4–17　输入公式

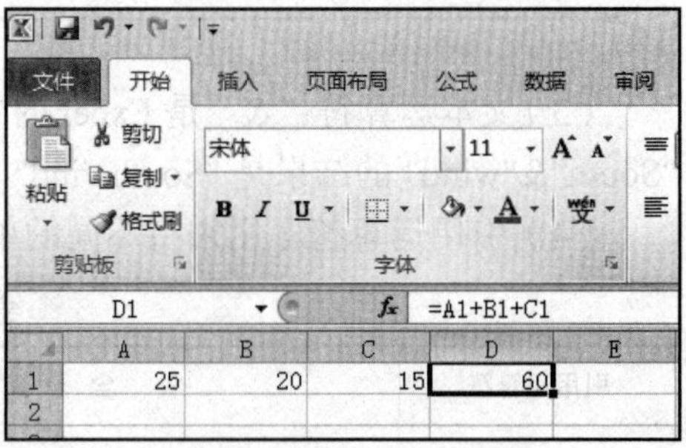

图 4–18　公式计算结果

4.2.2　填充与复制公式

通过单元格的引用，可以在一个公式中使用工作表上不同部分的数据，也可以在几个公式中使用同一个单元格的数值。

引用的作用在于标识工作表中的单元格或单元格区域，并指明公式中所使用的数据位置。通过引用，可以在公式中使用工作表不同部分的数据，或者在多个公式中使用同一单元格的数值，还可以引用同一工作簿不同工作表中的单元格和其他工作簿中的数据。

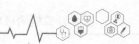

当创建包含引用的公式时，公式和单元格中的数据就联系到一起，公式的计算值取决于引用单元格中的值，当单元格中的值发生变化时，公式的计算值也随之发生变化。Excel 单元格引用分为相对引用、绝对引用和混合引用 3 种。

1. 相对引用

相对引用即是对 Excel 中相对地址引用单元格的位置。所谓相对地址，总是以当前单元格位置为基准，在复制公式时，当前单元格改变了，在单元格中引用的地址也将随之发生变化。相对地址的表示是直接写列字母和行号即可，如 A2、C8 等。

例如，在计算学生于波的总分公式中，要引用 C3、D3、E3、F3 这 4 个单元格中的数据，即在 G3 单元格中输入 "= C3+D3+E3+F3 "。要计算学生成绩表中所有学生的总分，只需将第一个学生于波的总分（G3）复制即可，先将于波的总分单元格（G3）选中，然后向下拖动右下角的填充句柄至最后一个学生马兰的总分单元格（G11），放开鼠标左键，则所有学生的总分计算完成，如图 4–19 所示。

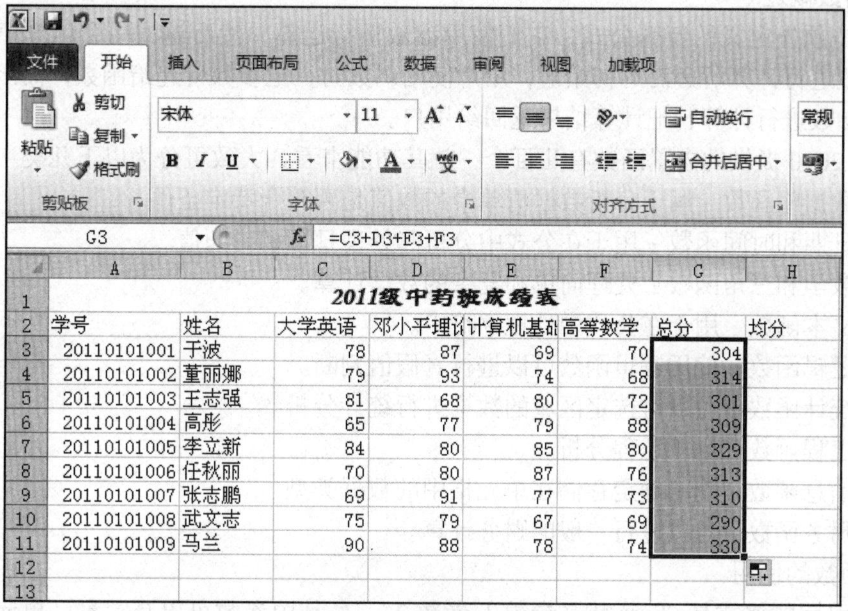
文件
开始
插入
页面布局
公式
数据
审阅
视图
加载项
剪切
复制
格式刷
粘贴
宋体
11
自动换行
合并后居中
常规
剪贴板
字体
对齐方式
G3
=C3+D3+E3+F3
2011级中药班成绩表
学号 姓名 大学英语 邓小平理论 计算机基础 高等数学 总分 均分
20110101001 于波 78 87 69 70 304
20110101002 董丽娜 79 93 74 68 314
20110101003 王志强 81 68 80 72 301
20110101004 高彤 65 77 79 88 309
20110101005 李立新 84 80 85 80 329
20110101006 任秋丽 70 80 87 76 313
20110101007 张志鹏 69 91 77 73 310
20110101008 武文志 75 79 67 69 290
20110101009 马兰 90 88 78 74 330

图 4–19　相对引用公式

2. 绝对引用

绝对引用在行号和列标前均加上 "$" 符号。在公式复制时，绝对引用单元格不随公式位置移动而改变单元格的引用，即所引用的单元格地址在工作表中位置固定不变，它的位置与包含公式的单元格无关。

这样公式不论被复制到哪里，它所引用的单元格位置都不变。例如，将上例中的第一个计算总分公式改为 "=$C$3+$D$3+$E$3+$F$3"，用拖动填充句柄的方法再将其他学生的总分复制第一个学生的总分公式后，则所有学生的总分均为 "=$C$3+$D$3+$E$3+$F$3"，即所有值都是相同的。

3. 混合引用

混合引用是指公式中参数的行采用相对引用、列采用绝对引用，或行采用绝对引用、列采用相对引用。其作用是不加 "$" 符号的标号随公式的复制而改变，加了 "$" 符号的不发生改变。例如，A$3，行不变而列随移动的列位置自动调整；$A3，列不变而行随移动的行位置自动调整。

4. 三维引用

三维引用是指在同一工作簿中不同工作表中的单元格或单元格区域可以相互引用。三维引用的一般格式为“= 工作表标签！单元格引用”。例如，设当前工作表为 Sheet1，要引用 Sheet2 工作表中的 F4 单元格，用“=Sheet2!F4”即可。

4.2.3 常用函数的介绍

函数是指由 Excel 2010 内置的、完成特定计算的公式。每个函数都由等号“=”、函数名和变量组成。其中，等号后面跟着函数，函数名表示将执行的操作，变量表示函数将作用的值的单元格地址，通常是一个单元格区域，也可以是更为复杂的内容。在公式中合理地使用函数，可以大大节省用户的输入时间，简化公式的输入。

1. 函数概述

函数是预先定义的特殊公式，它们使用参数进行运算，然后返回一个计算值。函数的参数是函数进行计算所必需的初始值，用户使用函数时，把参数传递给函数，而函数按特定的程序对参数进行计算，把计算结果返回给用户。

Excel 2010 提供的内置函数有几百个，就其功能来看，大致可分为以下几类：

（1）数据库函数：用于分析数据清单中的数值是否符合特定条件。

（2）日期和时间函数：用于在公式中分析和处理日期和时间值。

（3）数学和三角函数：处理简单和复杂的数学计算。

（4）文本函数：用于在公式中处理字符串。

（5）逻辑函数：使用逻辑函数可以进行真假值判断。

（6）统计函数：可以对选定区域的数据进行统计分析。

（7）工程函数：用于工程分析。

（8）信息函数：用于确定存储在单元格中的数据类型。

（9）财务函数：可以进行一般的财务计算。

2. 函数的使用

函数引用的格式是“= 函数名参数 1, 参数 2,...”，其中参数可以是常量、单元格引用和其他函数。常用的几种函数如下：

（1）求和函数（SUM）。用于计算多个参数和值。

语法：SUM (a1,a2,...)，其中 a1,a2,…为 1~30 个求和参数。

（2）求最大值函数（MAX）。求所有参数中最大的数值。

语法：MAX (number1,number2,...)，其中 number1,number2…为 1~30 个数值参数。

（3）求最小函数（MIN）。求所有参数中最小的数值。

语法：MIN (Number1,number2...)，参数含义同上。

（4）求平均值函数（AVERAGE）。对所有参数求算平均值。

语法：AVERAGE (a1,a2,...)，其中 a1,a2,…为 1~30 个求平均值的参数。

（5）取整函数（INT）。返回实数向下取整后的整数值。

语法：INT(number)，其中 number 是需要取整的实数。

要引用函数，可以通过粘贴函数或直接输入两种方法。当用户对引用的函数名和参数含义都清楚时，可直接从键盘输入函数引用。当用户对引用的函数名和参数含义不清楚时，可用粘贴函数法。

在单元格中直接输入函数的操作操作方法如下：

（1）选中需要输入函数的单元格，然后在单元格中输入等号“=”。

（2）输入所要使用的函数。例如，在所选单元格 H3 中输入函数“= AVERAGE (C3:F3)”，计算学生成绩表中于波的各科平均分，如图 4–20 所示。

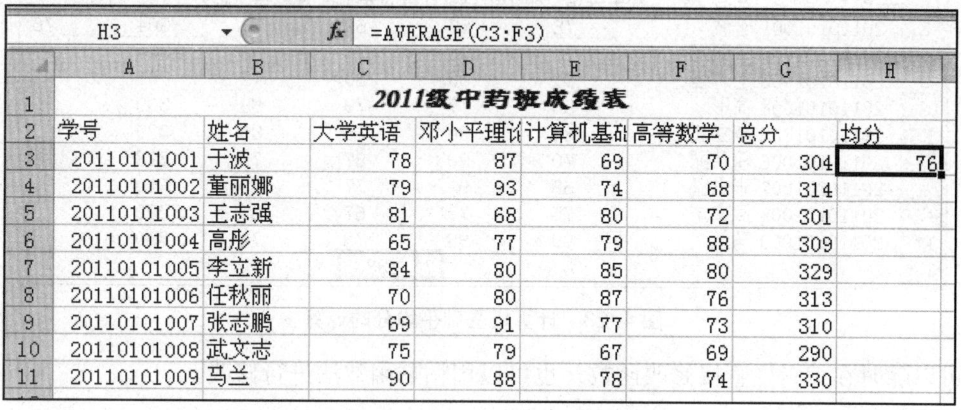

H3 =AVERAGE(C3:F3)

	A	B	C	D	E	F	G	H
1	2011级中药班成绩表							
2	学号	姓名	大学英语	邓小平理论	计算机基础	高等数学	总分	均分
3	20110101001	于波	78	87	69	70	304	76
4	20110101002	董丽娜	79	93	74	68	314	
5	20110101003	王志强	81	68	80	72	301	
6	20110101004	高彤	65	77	79	88	309	
7	20110101005	李立新	84	80	85	80	329	
8	20110101006	任秋丽	70	80	87	76	313	
9	20110101007	张志鹏	69	91	77	73	310	
10	20110101008	武文志	75	79	67	69	290	
11	20110101009	马兰	90	88	78	74	330	

图 4–20 直接输入法输入函数

使用粘贴函数输入的操作步骤如下：

（1）选择需要输入函数的单元格，如单击 E12 单元格。

（2）选择“插入”选项卡中的“函数”命令，或单击“插入函数”按钮，打开图 4–21 所示的“插入函数”对话框。

（3）在“或选择类别”下拉列表框中选择需要的函数类型，在“选择函数”列表框中选择需要使用的函数（这里选择常用函数中的 AVERAGE 函数），单击“确定”按钮，打开图 4–22 所示的 AVERAGE“函数参数”对话框。

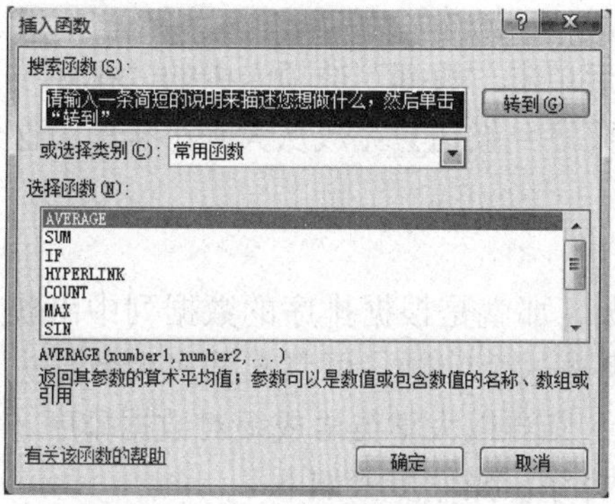

图 4–21 “插入函数”对话框

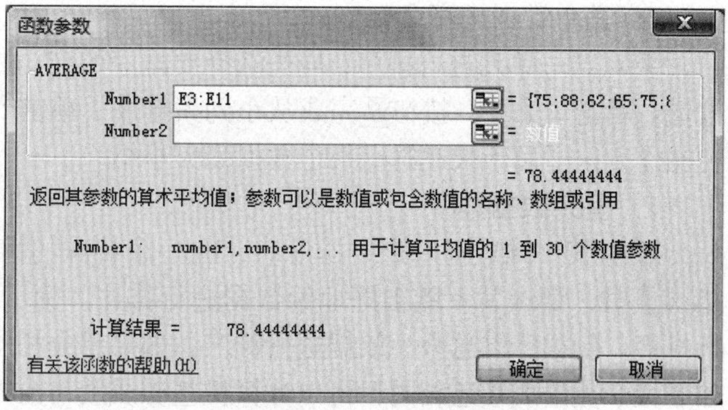

图 4–22 AVERAGE“函数参数”对话框

（4）在 AVERAGE“函数参数”对话框的参数框中输入参数，即在 Number1、Number2 文本框中输入要参加求平均分的单元格或单元格区域。可直接输入也可以单击参数框右面的折叠按钮，使 AVERAGE“函数参数”对话框折叠起来，然后用鼠标在工作表中选择引用单元格，选好之后单击折叠按钮或直接按 Enter 键确定，即可恢复对话框，同时所选单元格自动出现在参数框中。

（5）当所有参数输入完后，单击“确定”按钮，结果显示在单元格中，公式显示在编辑栏中，如图 4–23 所示。

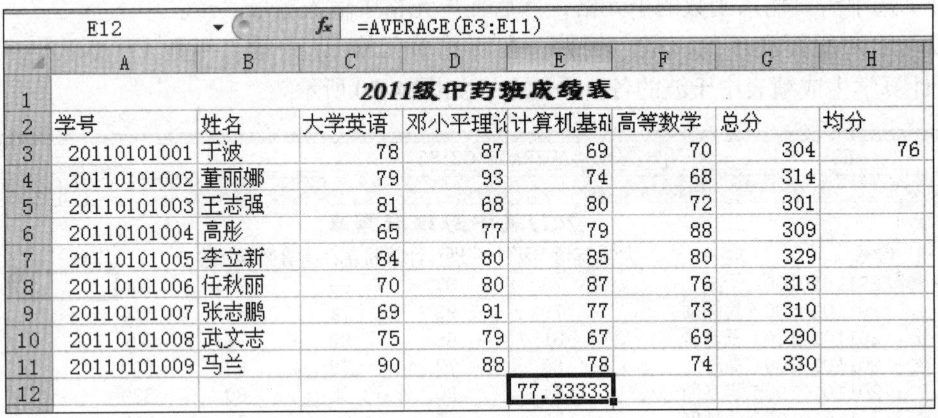
E12 =AVERAGE(E3:E11)

	A	B	C	D	E	F	G	H
1	2011级中药班成绩表							
2	学号	姓名	大学英语	邓小平理论	计算机基础	高等数学	总分	均分
3	20110101001	于波	78	87	69	70	304	76
4	20110101002	董丽娜	79	93	74	68	314	
5	20110101003	王志强	81	68	80	72	301	
6	20110101004	高彤	65	77	79	88	309	
7	20110101005	李立新	84	80	85	80	329	
8	20110101006	任秋丽	70	80	87	76	313	
9	20110101007	张志鹏	69	91	77	73	310	
10	20110101008	武文志	75	79	67	69	290	
11	20110101009	马兰	90	88	78	74	330	
12					77.33333			

图 4–23　计算机基础平均分的计算

可以随时在编辑栏直接修改函数，也可以用粘贴函数法进行修改。

4.3　数据管理和分析

Excel 中按一定结构组织起来的数据组成了 Excel 数据清单，又称工作表、数据库或数据列表。Excel 的数据管理功能，提供了数据的输入、定义、删除、排序、筛选、汇总等操作，从而完成对采集数据的分析，得到有效结果。

4.3.1　数据排序

在 Excel 中可以将数据库按某一列或几列进行排序。

1. 简单数据排序

要对某一单列进行排序，应先选择要排序的列，然后单击“数据”选项卡中的“排序”按钮。单击“升序”按钮完成从小到大排序，单击“降序”按钮完成从大到小排序，这种操作方法适用于快速给出某个数据列大小结果。

2. 复杂数据排序

根据某一列数据库进行排序时，有一个特殊的情况，那就是根据排序的数据列中出现相同值时，那么就不能很好地给数据进行排序。为了解决这个问题，可以根据多列数据进行排序。例如，以总分为依据进行排序，如果总分相同，则再以大学英语成绩对数据排序；如果大学英语成绩还相同，再以计算机基础成绩对数据排序。操作步骤如下：

（1）单击数据区域的任一单元格。

（2）单击“数据”选项卡，在“排序和筛选”组中单击“排序”按钮，弹出“排序”对话框。

（3）在“排序”对话框中，在“主要关键字”“次要关键字”“次要关键字”下拉列表框中分别选择“总分”“大学英语”“计算机基础”，将数据的排列方式都选为“升序”，如图 4–24 所示。

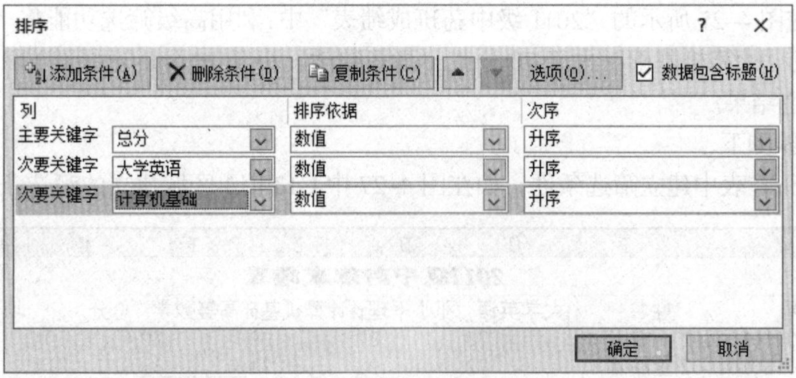

图 4–24 输入排序关键字

（4）单击“确定”按钮。

4.3.2 数据筛选

数据筛选是只显示工作表中适合用户设定条件的记录，不满足条件的记录暂时被隐藏。数据筛选是查找和处理数据清单中数据子集的快捷方法。在 Excel 2010 中提供了两种不同的筛选方式：自动筛选和高级筛选。

1. 自动筛选

自动筛选是一种快速的筛选方法，可通过它快速地筛选出需要的数据。它适用于简单条件的筛选。操作步骤如下：

选择“数据”选项卡中的“筛选”按钮，此时在每个字段的右边都出现一个下拉按钮，单击下拉按钮打开下拉菜单，从中选择筛选条件即可完成。例如，选出总分前 3 名的同学记录，可单击总分的下拉按钮，在下拉菜单中选择“数字筛选”→“10 个最大的值”命令，打开对话框如图 4–25 所示，改成显示最大 3 项。单击“确定”按钮，结果如图 4–26 所示。

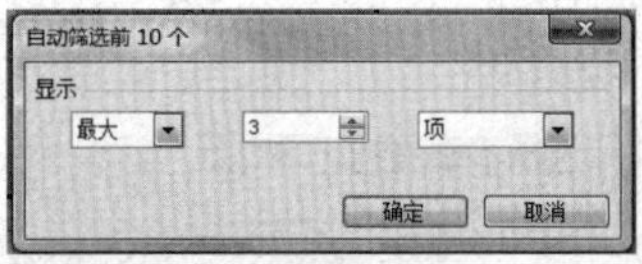

图 4–25 “自动筛选前 10 个”对话框

	A	B	C	D	E	F	G	H
1	2011级中药班成绩表							
2	学号	姓名	大学英语	邓小平理	计算机基	高等数学	总分	均分
4	20110101002	董丽娜	79	93	74	68	314	
7	20110101005	李立新	84	80	85	80	329	
11	20110101009	马兰	90	88	78	74	330	

图 4–26 自动筛选后的结果

如果要取消某列筛选，只需再次单击“筛选”按钮即可。

2. 高级筛选

使用自动筛选命令查找符合条件的记录，既方便又快速，但该命令的筛选条件不能太复杂，而高级筛选可以允许使用多个条件。使用高级筛选时，可以用两列或多于两列的条件，也可以用单列中的多个条件，甚至计算结果也可以作为条件，所以复杂的筛选必须使用高级筛选实现。

执行高级筛选操作前，首先要设定条件区域，该区域应该与数据清单保持一定的距离。条件区域至少为两行，第一行为字段名，第二行及以下各行为筛选条件。用户可以定义一个或多个条件；如果在两个字段下面的同一行输入条件，系统将按“与”条件处理；如果在不同行中输入条件，则按“或”条件处理。下面举例说明操作方法和步骤。

例如，在图 4–27 所示的“2011 级中药班成绩表”中，利用高级筛选功能将“大学英语”大于 80 分或“计算机基础”大于 70 分或“高等数学”小于 70 分的记录筛选出来，并在原位置显示筛选结果。

操作步骤如下：

（1）在工作表中建立筛选条件，如在图 4–27 中 C13:F14 区域建立的筛选条件。

	A	B	C	D	E	F	G	H
1	**2011级中药班成绩表**							
2	学号	姓名	大学英语	邓小平理论	计算机基础	高等数学	总分	均分
3	20110101001	于波	78	87	69	70	304	76
4	20110101002	董丽娜	79	93	74	68	314	78.5
5	20110101003	王志强	81	68	80	75	304	76
6	20110101004	高彤	65	77	79	88	309	77.25
7	20110101005	李立新	84	80	85	80	329	82.25
8	20110101006	任秋丽	70	80	87	76	313	78.25
9	20110101007	张志鹏	69	91	77	73	310	77.5
10	20110101008	武文志	75	79	67	69	290	72.5
11	20110101009	马兰	90	88	78	74	330	82.5
12								
13			大学英语		计算机基础	高等数学		
14			>80		>70	<80		
15								

图 4–27　2011 级中药班成绩表

（2）单击数据清单中的任意单元格。

（3）单击“数据”选项卡中的“高级”按钮，打开图 4–28 所示的“高级筛选”对话框。

（4）在“方式”选项区域选择“在原有区域显示筛选结果”单选按钮，则筛选结果将显示在原数据清单位置，如图 4–29 所示。

（5）单击“列表区域”右侧的“折叠对话框”按钮并选择要筛选的数据区域，再单击“展开对话框”按钮返回“高级筛选”对话框；或直接输入要筛选的数据区域。本例的数据区域为 A2:H11。

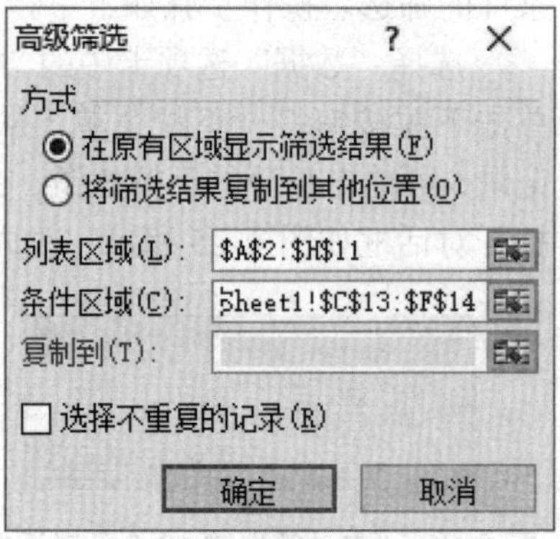

图 4–28　“高级筛选”对话框

（6）在“条件区域”框中，选择筛选条件所在的单元格区域，选择方法与“列表区域”中的选择方法相同。本例的条件区域为 C13:F14。

（7）单击“确定”按钮，完成高级筛选操作。

	A	B	C	D	E	F	G	H
1	**2011级中药班成绩表**							
2	学号	姓名	大学英语	邓小平理论	计算机基础	高等数学	总分	均分
5	20110101003	王志强	81	68	80	75	304	76
11	20110101009	马兰	90	88	78	74	330	82.5
12								
13			大学英语		计算机基础	高等数学		
14			>80		>70	<80		

图 4–29　高级筛选结果

4.4　数据图表化

当用户要对工作表中的数据进行分析并直观的表示结果时，就要对数据进行统计。如果只给出一大堆抽象数据，往往很难分清重点。Excel 的重要功能之一就是可以将抽象的数据变为直观图表，从而帮助用户分析数据、查看数据的差异和预测趋势等。

4.4.1　创建图表

根据图表显示的位置不同，建立图表的方式有两种，并由此可产生两种图表，即嵌入式图表和图表工作表。

嵌入式图表是置于工作表中用于形象地显示工作表数据的图表，它可以放在工作表的任何地方，如图 4–30 所示。当在一个工作表中查看或打印图表及其源数据或其他信息时，可使用嵌入式图表。

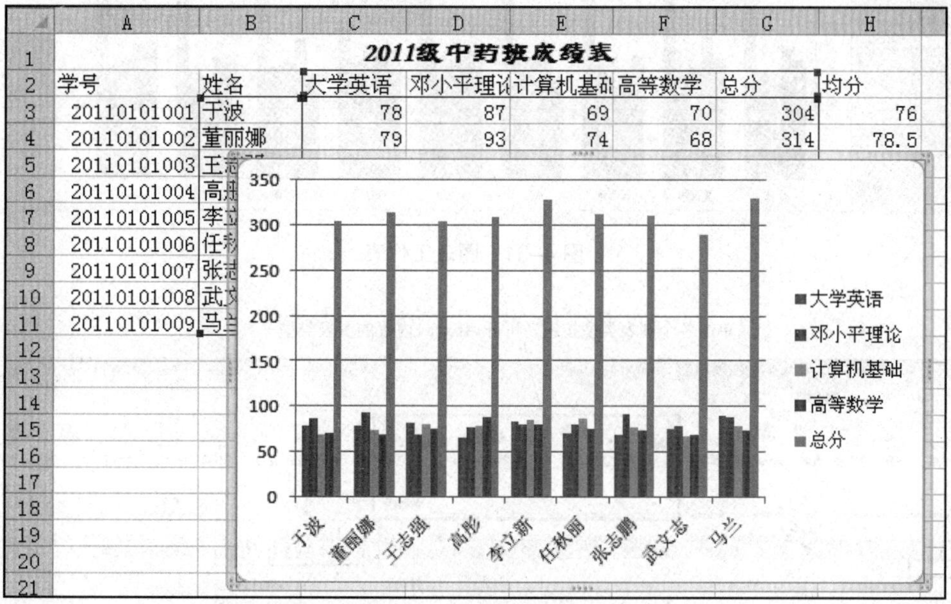

图 4–30　嵌入式图表

图表工作表是工作簿中具有特定工作表名称的独立工作表，如图 4–31 所示。当要独立于工作表数据查看或编辑大而复杂的图表，或希望节省工作表的屏幕空间时，可以使用图表工作表。

无论是以何种方式建立的图表，都与生成它们的工作表上的源数据建立了链接，这就意味着当更新工作表数据时，同时也会更新图表。

1．图表类型介绍

工作表中的数据若用图表来表达，可让数据更具体、更易于了解。Excel 内置了多达 70 余种图表样式，只要选择适合的样式，马上就能制作出一张具专业水平的图表。

切换到“插入”选项卡，在“图表”组中即可看到内置的图表类型，如图 4–32 所示。

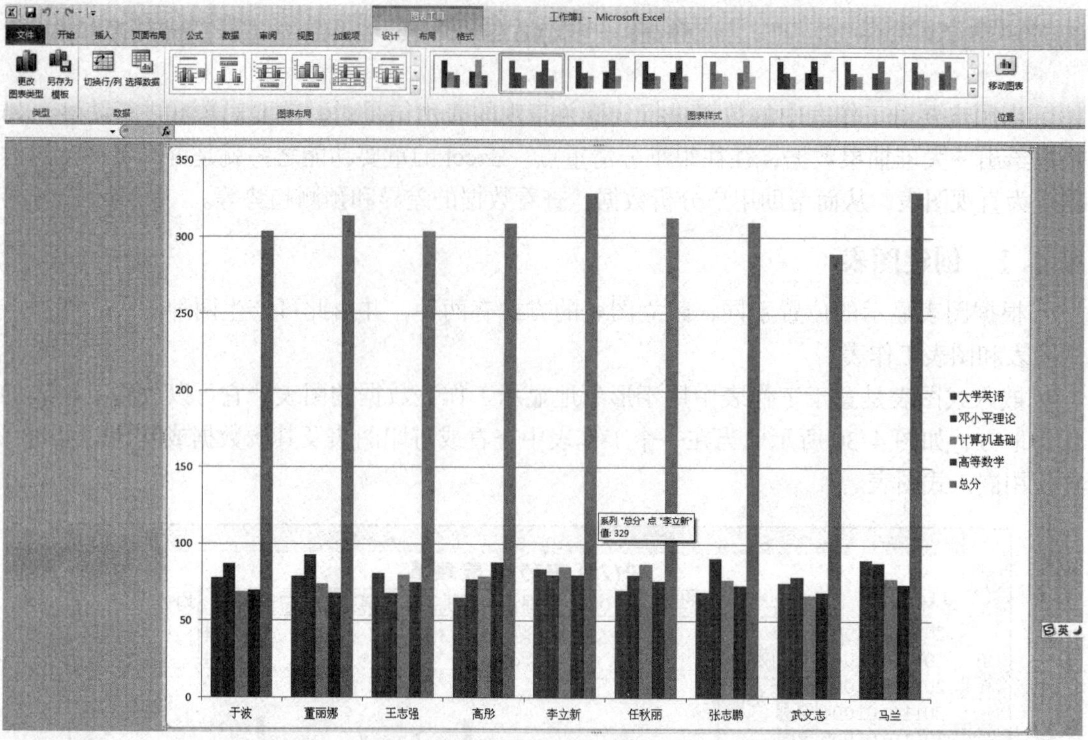

图 4–31　图表工作表

单击各个图表类型按钮，可开启Excel内置的图表类型

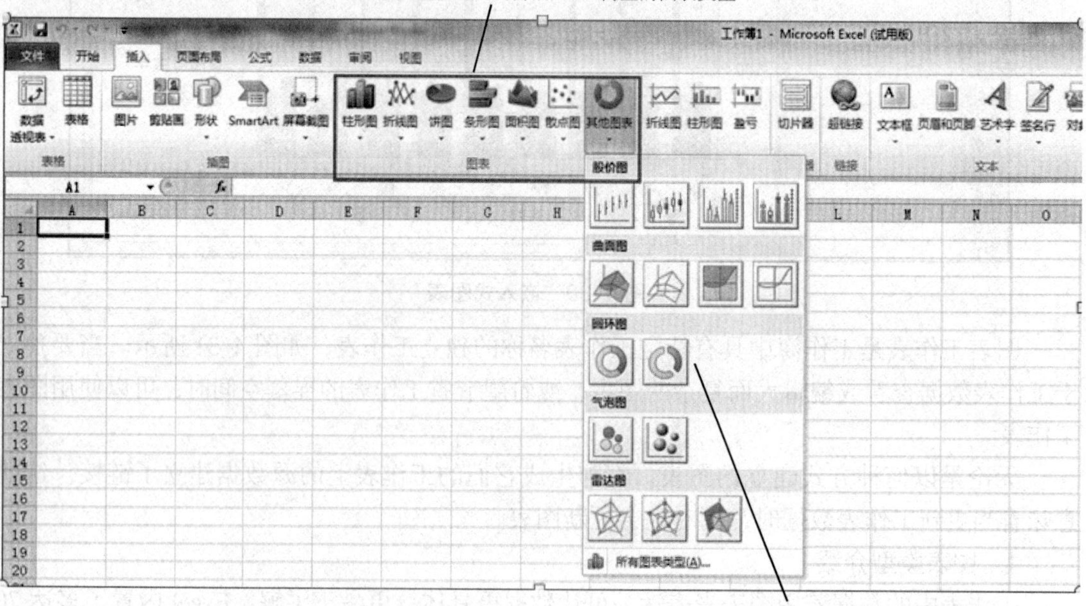

进一步选择副图表类型

图 4–32　图表类型工具

2. 图表的组成

图表的组成如图 4–33 所示。

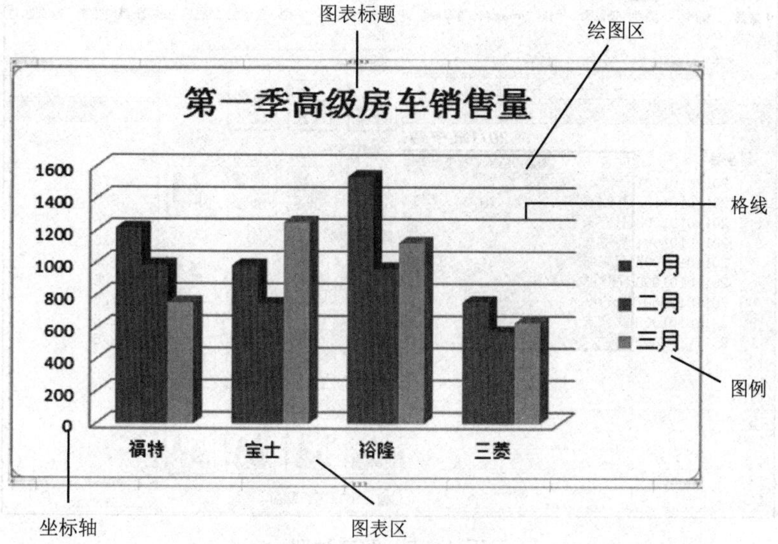

图 4–33 图表的组成

3. 建立图表

要创建图表，需选择“插入”选项卡中的“图表”组中的各命令按钮。

以学生成绩表为例，介绍创建图表的方法。

（1）选择创建图表的数据区域，如图 4–34 所示，选择姓名、大学英语、邓小平理论、计算机基础、高等数学和总分。

	A	B	C	D	E	F	G	H
1				2011级中药班成绩表				
2	学号	姓名	大学英语	邓小平理论	计算机基础	高等数学	总分	均分
3	20110101001	于波	78	87	69	70	304	76
4	20110101002	董丽娜	79	93	74	68	314	78.5
5	20110101003	王志强	81	68	80	75	304	76
6	20110101004	高彤	65	77	79	88	309	77.25
7	20110101005	李立新	84	80	85	80	329	82.25
8	20110101006	任秋丽	70	80	87	76	313	78.25
9	20110101007	张志鹏	69	91	77	73	310	77.5
10	20110101008	武文志	75	79	67	69	290	72.5
11	20110101009	马兰	90	88	78	74	330	82.5
12								

图 4–34 选择数据区域

（2）单击“插入”选项卡“图表”组中的“柱形图”下拉按钮，屏幕会弹出图 4–35 所示的“图表类型”下拉菜单。

（3）选择一种类型后即可在工作表中建立相应图表。

（4）单击图 4–36 所示的“移动图表”按钮，即可打开“移动图表”对话框（见图 4–37），可建立图 4–31 所示的图表工作表。

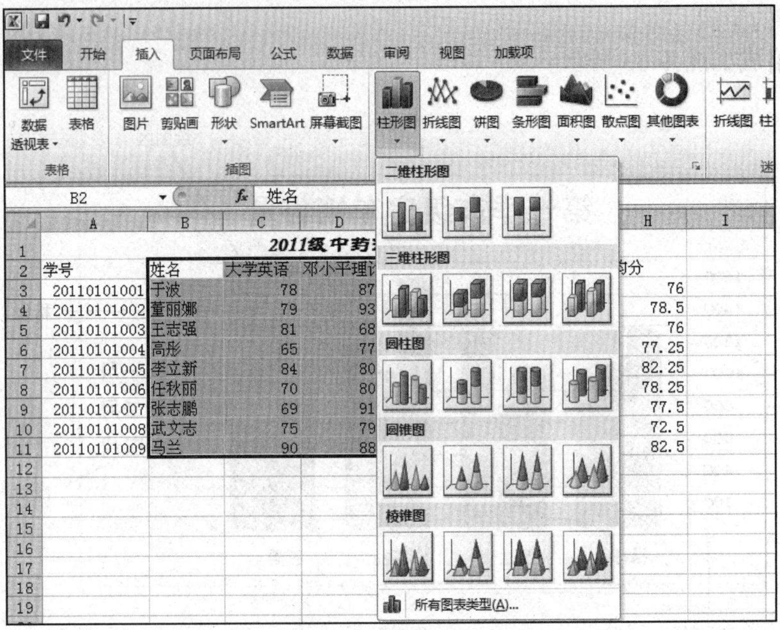

图 4–35 图表类型

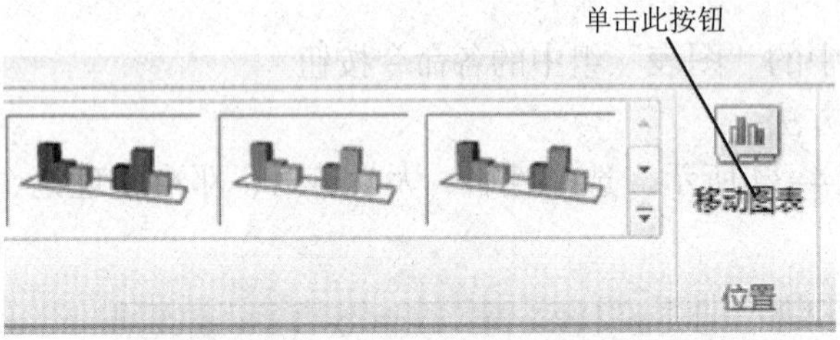

图 4–36 “移动图表”按钮

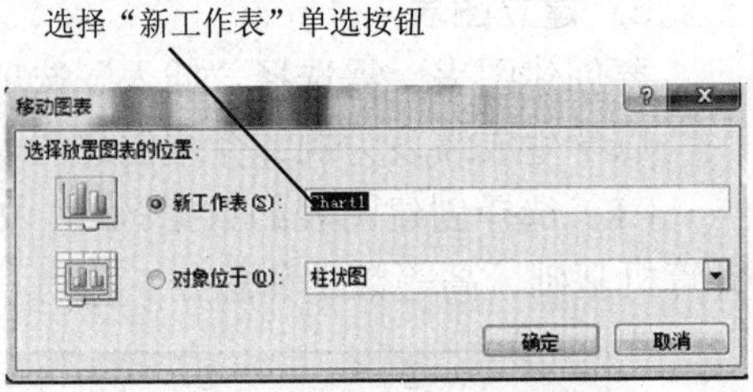

图 4–37 “移动图表”对话框

4.4.2 编辑图表

在创建图表之后，可以根据需要对图表进行修改和调整，包括调整图表位置和大小，数据的增加、删除、修改等。

1. 改变图表的位置和大小

对于新创建的图表，其位置和大小往往需要调整，方法如下：

（1）单击要调整的图表，图表边框会出现 8 个黑色的小方块，称为句柄。

（2）用鼠标指向图表任何位置，拖动鼠标到新的位置，松开鼠标即可。

（3）要改变图表的大小，可以将鼠标移动至句柄上，当鼠标变成双向箭头形状时，拖动句柄，到虚线所示的大小合适时松开鼠标即可。

2. 编辑图表数据

图表创建好以后，可以根据需要对图表中的数据进行修改。图表是根据工作表中的数据创建的，因此工作表中的数据与图表是相互关联的，修改工作表中的数据，会同时在图表中做相应的修改。同样，修改图表也会改变工作表中的数据。

（1）数据的增加。如果想更新图表中的数据，可以通过向表中加入数据系列的方法来完成。具体有以下几种：

① 通过拖动数据系列的方法更新图表。在工作表上加入新的数据系列，选定新添加的数据（行或列）；将选定的内容拖动到图表中；松开鼠标，就会看到更新过的图表。

② 通过复制、粘贴的方法更新图表。在工作表中选择要加入的数据系列；右击，选择“复制”命令；激活图表，在图表区右击，在弹出的快捷菜单中选择“粘贴”命令，这时图表自动完成更新。

③ 通过拖动边框的方法更新图表。激活图表后，将鼠标指针放在图表边框的句柄上，改变边框（水平边框或垂直边框）的位置即可更新图表。

（2）数据的删除。对于图表中出现的多余数据系列，可以将其从图表中删除。具体操作如下：激活工作表，选中多余的数据，按 Del 键即可删除选中的数据。

如果想删除图表中的一个系列，可选中工作表中的相应系列（行或列），然后按 Del 键。

（3）数据的修改。在图表建立时，可能会出现数据输入错误的情况，这时可以修改图表。首先激活工作表，修改工作表中错误的数据单元格，即可完成对图表的更新工作。

4.4.3 格式化图表

图表在建立后，还可以对图表中的各项进行格式的设置，完成对图表的美化。

在对图表的格式设置时，可以通过使用“格式”选项卡中的“图表”组进行编辑；也可以通过双击图表中选定的区域或图表项，打开该区域的设置对话框；还可以右击图表中选定的区域或图表项，在弹出的快捷菜单中选择该图表项格式命令；最后一种方法是使用图表工具栏来选择每一个图表项，再选择格式命令进行设置。

1. 设置图表区图案

双击图表区，打开“设置图表区格式”对话框（见图 4–38），根据图表实际需求选择相应选项。

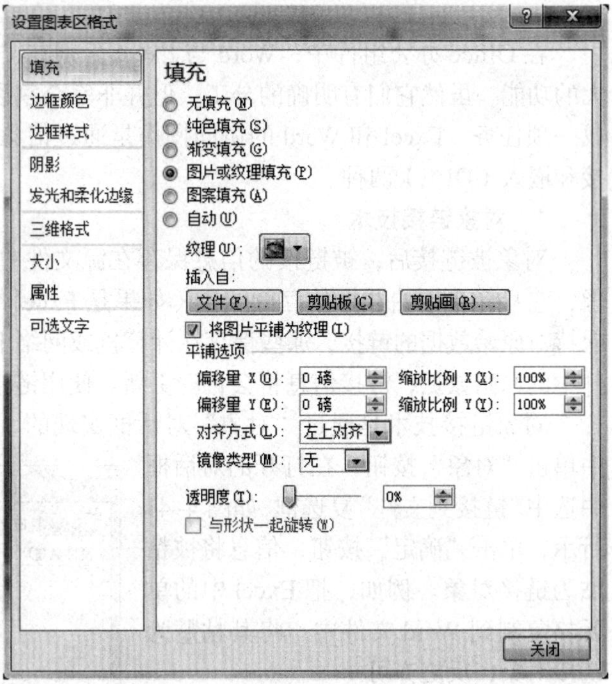

图 4–38 “设置图表区格式”对话框

2. 设置图表文本的字体和对齐方式

若要设置图表文本的字体和对齐方式，可以在“图表工具”选项卡中选择“格式”选项卡，进行相应的设置，如图 4–39 所示。

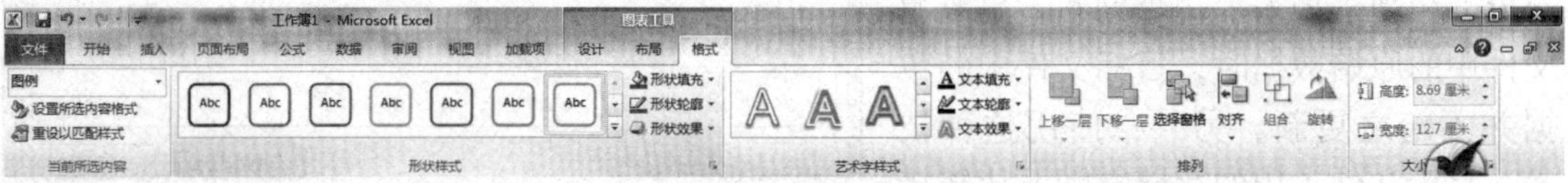

图 4–39 “格式”选项卡

4.4.4 改变图表类型

Excel 提供了 11 种图表类型。每种图表类型可以根据外观分为多种子类型，这些类型适用于不同情况。对已经定义好的图表进行类型的改变操作很简单，方法如下：

选定图表，在“图表工具”选项卡中选择“设计”选项卡，在展开的功能区中单击“更改图表类型”按钮，打开“更改图表类型”对话框，如图 4–40 所示，根据实际需求选择所需图形，单击“确定”按钮即可以改变现有图表类型。

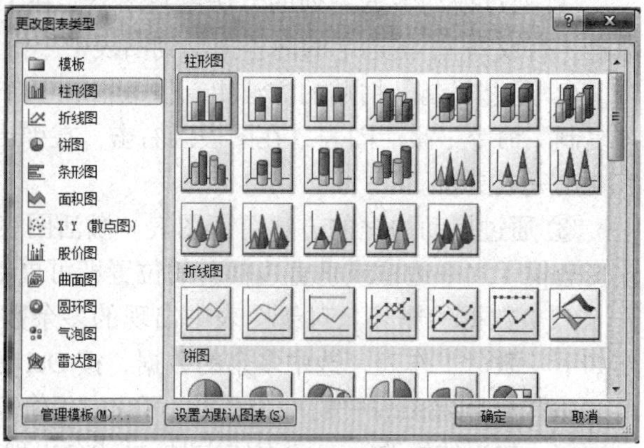

图 4–40 “更改图表类型”对话框

4.5 Excel 与 Word 的协同操作

在 Office 办公组件中，Word 与 Excel 分别在文字处理方面和电子表格处理方面具有强大的功能。虽然它们有明确的分工，但并非完全割裂开来，它们之间可以协同工作，共同完成一项任务。Excel 和 Word 的协同操作是通过信息共享实现的，信息共享的方式有对象链接和嵌入（OLE）两种。

1. 对象链接技术

对象被链接后，被链接的信息保存在源文件中，目标文件中只显示链接信息的一个映像，它只保存原始数据的存放位置（如果是 Excel 的图表对象，还会保存大小信息）。为了保持对原始数据的链接，那些保存在计算机或网络上的源文件必须始终可用。如果更改源文件中的原始数据，链接信息将会自动更新。使用链接方式可节省存储空间。

对象链接技术是通过“对象”对话框实现的，单击“插入”选项卡，在打开的功能区中单击“对象”按钮，在打开的对话框中选中“链接到文件”复选框，如图 4–41 所示，单击“确定”按钮，信息将被粘贴为链接对象。例如，把 Excel 中的单元格复制到 Word 文件中，将其粘贴为链接对象，反之亦可。

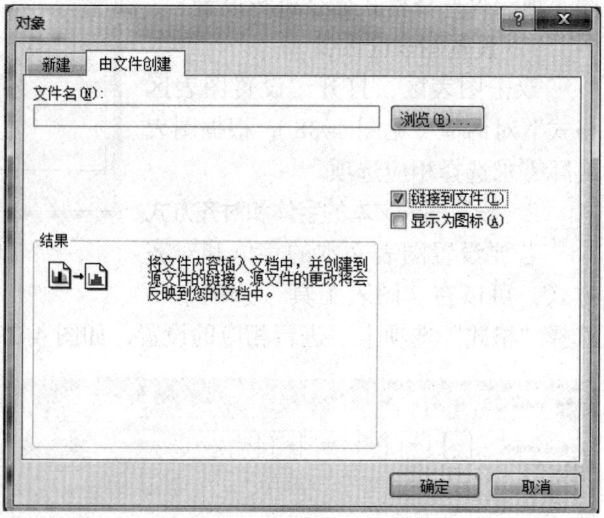

图 4–41 “对象”对话框

2. 对象嵌入技术

与链接技术不同，嵌入的对象保存在目标文件中，成为目标文件的一部分，相当于插入了一个副本。更改源文件中的原始数据时，目标文件中的数据并不随之更新。另外，使用这种技术，目标文件占用的存储空间要比链接时大。

第 5 章
演示文稿制作软件 PowerPoint 2010

PowerPoint 2010 是微软公司推出的一款办公软件，被广泛应用于学习和工作的各个领域中。运用 PowerPoint 可以将文字、图片、声音、视频等各种信息合理地组织在一起，能够更加形象生动地表达演示者需要讲述的信息。PowerPoint 可以制作电子课件、企业宣传片、产品发布流程图等。PowerPoint 简称 PPT。本章将讲解 PPT 制作入门，制作文本型幻灯片，应用图形和图片，应用表格和图表，制作影音幻灯片、动画效果、幻灯片母版及主题，放映幻灯片，打包及输出幻灯片以及幻灯片制作综合技巧等内容。

幻灯片是演示文稿的核心内容，其制作和编辑是非常重要的。

5.1　幻灯片的制作

在 PowerPoint 中创建一个演示文稿，就是建立一个新的以 .pptx 为扩展名的 PowerPoint 文件。启动 PowerPoint 2010 以后，系统会自动创建第一个演示文稿并为此演示文稿新建一张“标题”幻灯片，如图 5–1 所示。

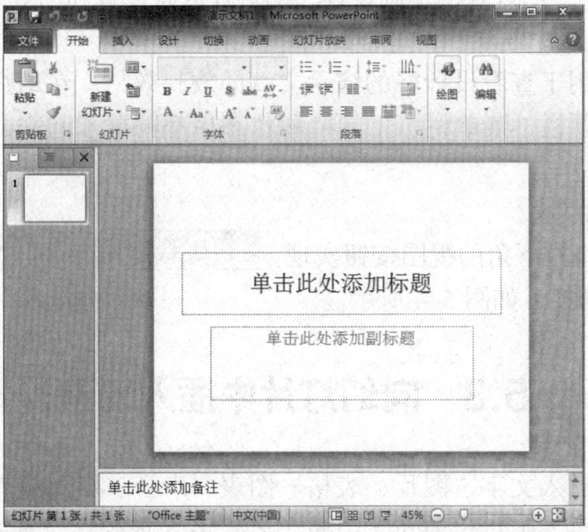

图 5–1　PowerPoint 新建演示文稿

如果用户需要新建另一个空白演示文稿，则可以选择“文件”选项卡，在打开的 Backstage 视图中选择“新建”选项，在“可用的模板和主题”区域选择“空白演示文稿”，如图 5–2 所示。也可以在“可用的模板和主题”区域下方选择“样本模板”，然后选择自己喜欢的模板进行创建，如图 5–3 所示。

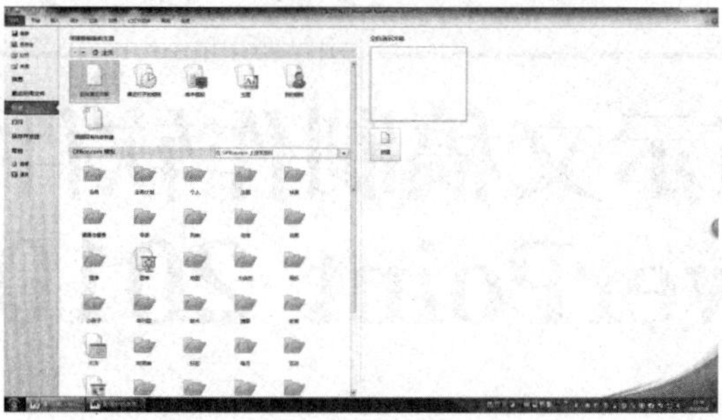

图 5–2　新建空白演示文稿

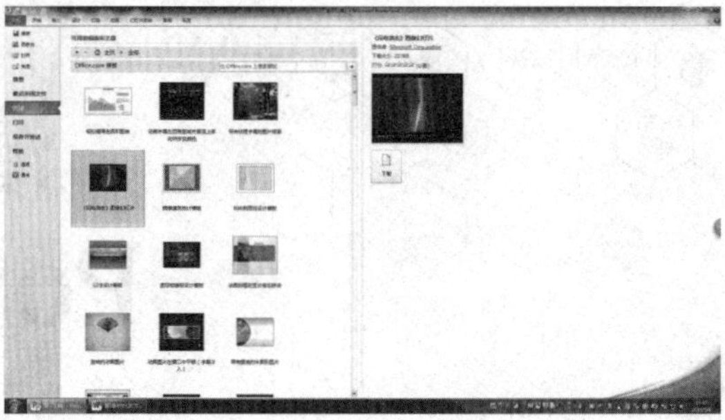

图 5–3　根据模板创建演示文稿

5.2　演示文稿的视图

PowerPoint 2010 能够以不同的视图方式显示演示文稿的内容，使得演示文稿易于浏览和编辑。

1. 普通视图

普通视图是系统默认的视图模式，主要用于撰写和设计演示文稿。它由 3 部分构成：幻灯片浏览窗格、幻灯片编辑窗格以及备注窗格。

2. 备注页视图

备注页视图主要用于为每张幻灯片添加单独的备注内容。

3. 幻灯片浏览视图

幻灯片浏览视图会以最小化的形式显示演示文稿中的所有幻灯片，在这种视图下可以进行幻灯片顺序的调整、幻灯片的动画设计、幻灯片放映设置和幻灯片切换设置等。

4. 幻灯片放映视图

幻灯片放映视图用于查看设计好的演示文稿的放映效果。在幻灯片的放映视图中，屏幕上的 PowerPoint 标题栏、菜单栏、工具栏和状态栏都隐藏了起来，只剩下整张幻灯片的内容占满屏幕。

5. 不同视图间的切换

可以通过单击窗口右下角的视图按钮实现以上 4 种视图之间的切换，如图 5–4 所示。

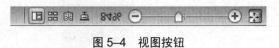

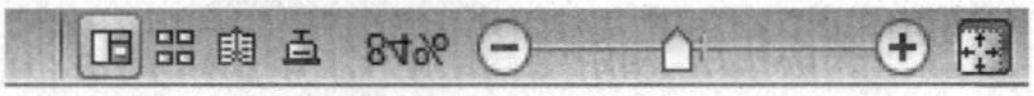

图 5–4　视图按钮

5.3　向幻灯片中插入元素

演示文稿中可以插入文字、图片、表格、图表、声音、影片或者组织结构图等对象，以增强幻灯片的可视性。在 PowerPoint 中插入艺术字、文本框、图片（剪贴画或来自于文件的图片）以及组织结构图等的方法和前面讲过的 Word、Excel 相同，这里不再赘述。

1. 插入对象

选择“插入”选项卡，在“文本”组中单击“对象”按钮，在打开的“插入对象”对话框中可以插入 Word 或 Excel 等对象，如图 5-5 所示。

2. 插入数据图表

如果需要在幻灯片中显示和分析数据，就可以创建图表。

选择“插入”选项卡，在“插图”组中单击“图表”按钮，在打开的“插入图表”对话框中选择需要的图表类型，如图 5-6 所示。

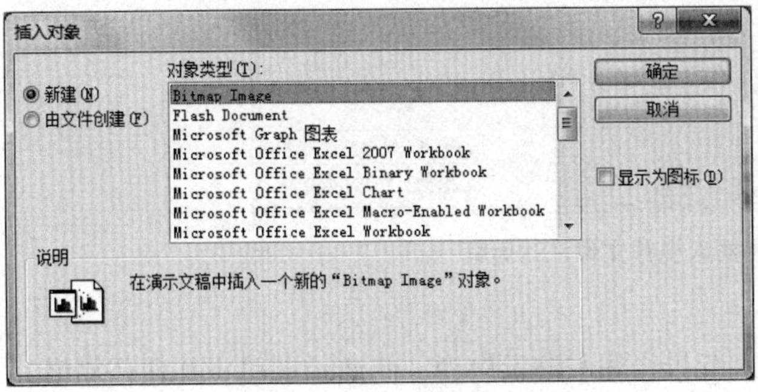

图 5-5 “插入对象”对话框

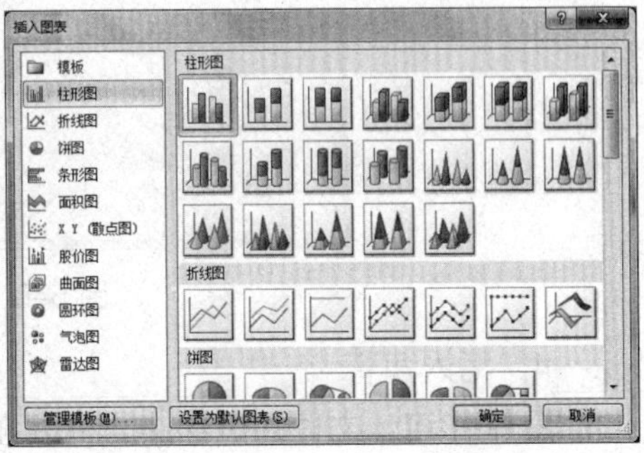

图 5-6 “插入图表”对话框

如果想对图表做进一步编辑，例如更改图表类型、编辑图表数据等，首先应选择该图表，然后选择“设计”选项卡，在“图表工具”选项卡中可以做相应设置。

3. 插入影片

PowerPoint 2010 支持多种格式的影片文件，如 .mpeg、.avi、.wmv 等。用户可以选择插入来自剪辑管理器中的影片或来自计算机的影片文件。

在普通视图中，显示要插入视频剪辑的幻灯片，然后选择“插入”选项卡，在“媒体”组中单击展开“视频”下拉按钮，选择“剪贴画视频”选项，打开图 5-7 所示的“剪贴画”任务窗格进行设置。

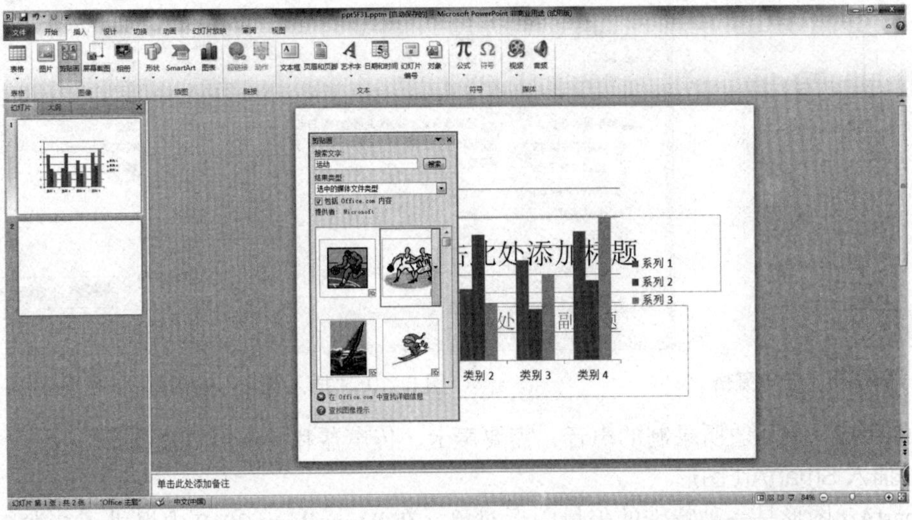

图 5-7 “剪贴画”任务窗格

如果要插入来自于计算机的视频文件，则在“媒体”组中选择“文件中的视频”选项，打开图 5–8 所示的“插入视频文件”对话框进行设置。

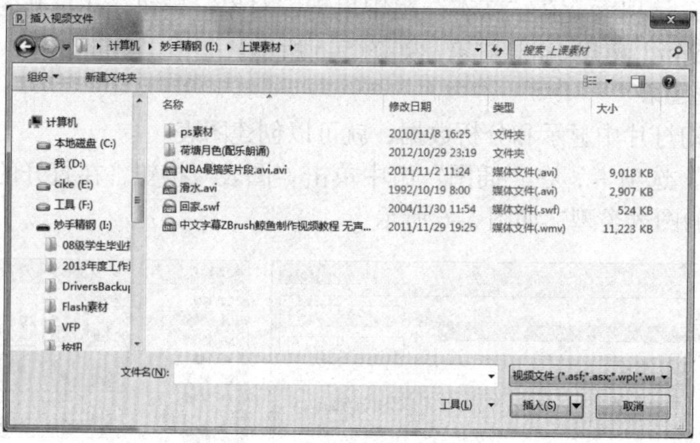

图 5–8 “插入视频文件”对话框

4. 插入声音

在制作演示文稿的过程中，可以插入背景音乐和演示解说，使演示文稿更加通俗易懂，同时也起到渲染演示气氛的效果。

在 PowerPoint 中，可以插入剪辑管理器中的声音，也可以插入来自于文件的声音，或者插入事先录制好的声音。

选择“插入”选项卡，在“媒体”组中单击“音频”下拉按钮，选择“剪贴画音频”或“文件中的音频”选项，打开图 5–9 所示的“剪贴画”任务窗格和图 5–10 所示的“插入音频”对话框进行设置。

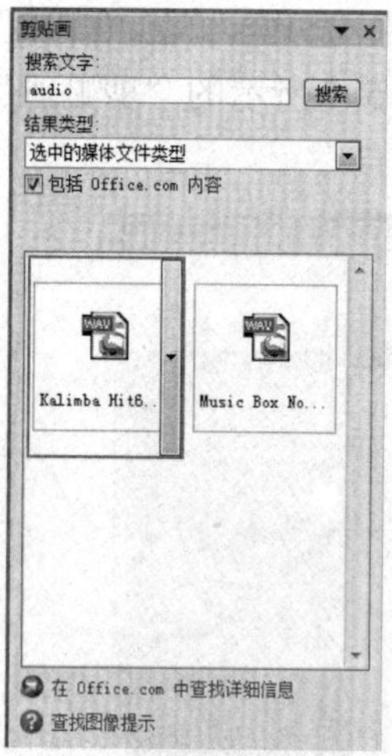

图 5–9 “剪贴画”任务窗格

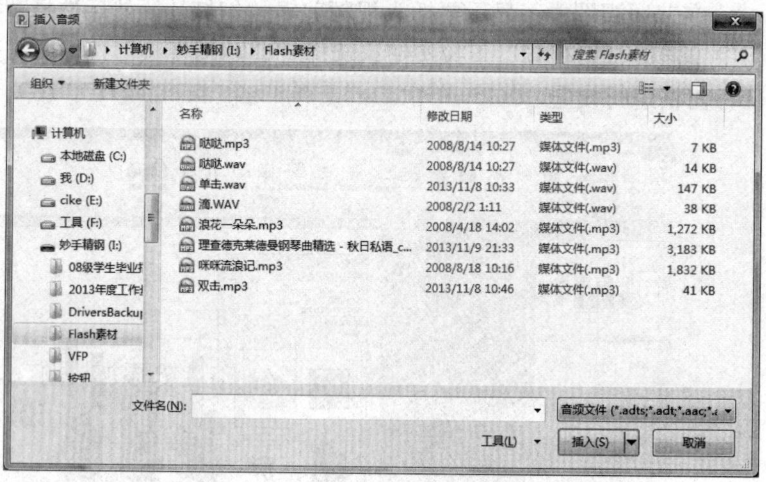

图 5–10 “插入音频”对话框

如果要插入并且收听录制的声音，需要声卡、传声器和扬声器等设备。

5. 插入 SmartArt 图形

SmartArt 图形是一种特殊的矢量图形对象。在 PowerPoint 2010 中提供了 7 类 SmartArt 图形，分别是列表型、流程型、循环型、层次结构型、关系型、矩阵型和棱锥型。

（1）选择“插入”选项卡，在“插图”组中单击 SmartArt 按钮，打开“选择 SmartArt 图形”对话框，如图 5-11 所示。

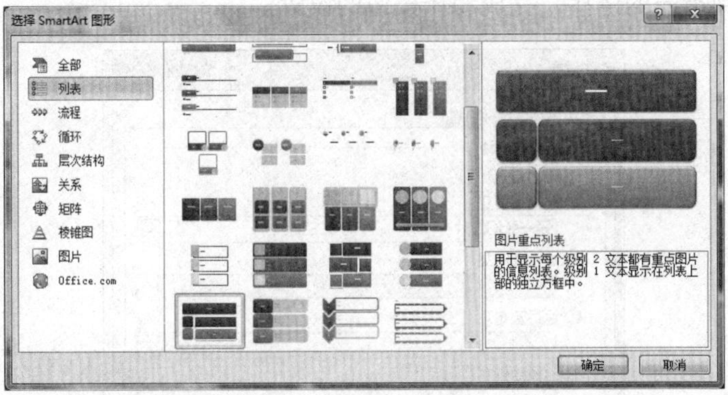

图 5-11　“选择 SmartArt 图形”对话框

（2）选择左侧列表中的任一类型，单击“确定”按钮，这时在幻灯片中就插入了 SmartArt 图形。可以单击相应光标位置添加文本，也可以双击图片位置插入图片。如果想进一步编辑 SmartArt 图形，如添加 SmartArt 图形形状、更改 SmartArt 图形布局、格式化 SmartArt 图形、调整 SmartArt 图形对象大小、设置 SmartArt 图形形状等，需要选择 SmartArt 图形，打开“设计”选项卡，在“SmartArt 工具”组中的“设计”和“格式”选项卡里进行相应设置。

6. 插入动作按钮

在幻灯片上加入动作按钮，可以使用户在演示过程中方便地跳转到其他幻灯片，也可以播放影像、声音等，还可以启动应用程序。

（1）选择“插入”选项卡，在“插图”组中单击“形状”下拉按钮，在展开的“形状”列表中选择需要添加的动作按钮，如图 5-12 所示。

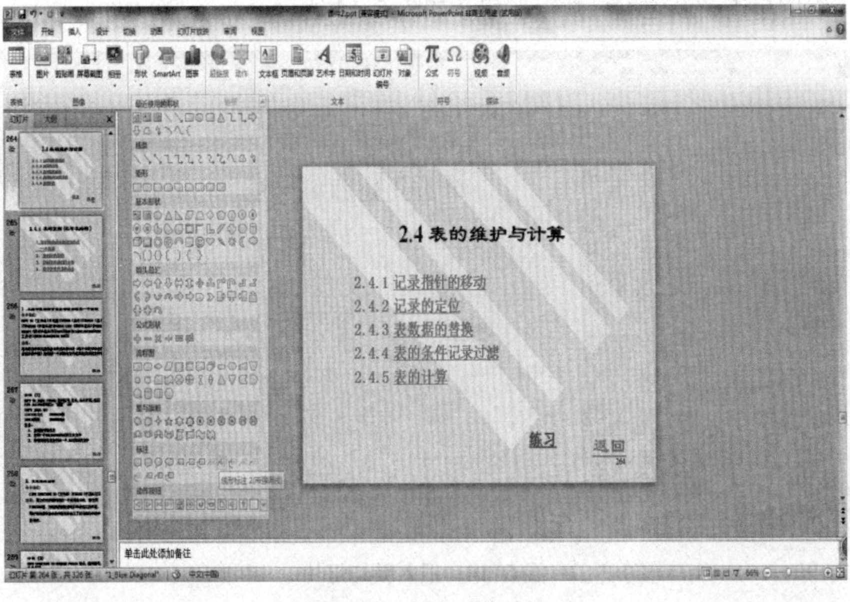

图 5-12　插入动作按钮

（2）在幻灯片上绘制出按钮，打开“动作设置”对话框，如图 5–13 所示。选择链接到的位置，单击“确定”按钮。当启动幻灯片放映时，鼠标指针指向链接源时会变成手的形状，单击会自动跳转到指向的链接，完成动作按钮的设置。

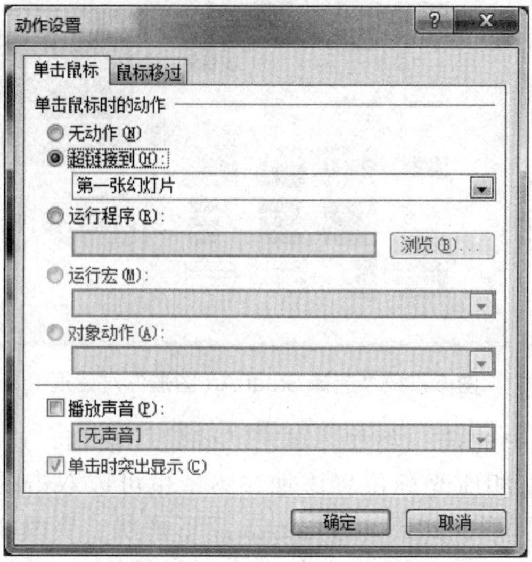

图 5–13 “动作设置”对话框

5.4 编辑和处理幻灯片

1. 插入幻灯片

插入幻灯片是在已有的演示文稿中插入空白的幻灯片。可以在普通视图、大纲视图或幻灯片浏览视图中插入幻灯片，下面以普通视图为例进行讲解。打开“开始”选项卡，在“幻灯片”组中单击“新建幻灯片”按钮，如图 5–14 所示。

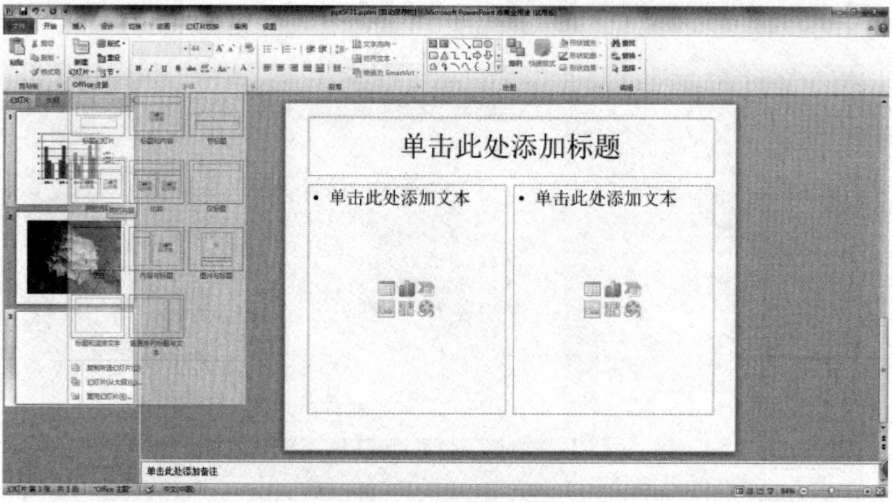

图 5–14 插入新幻灯片

2. 删除幻灯片

在编辑幻灯片的过程中，如果遇到不需要的幻灯片，可以将它删除。在“幻灯片”窗格、“大纲”窗格或幻灯片浏览视图中，选中要删除的幻灯片，右击并在弹出的快捷菜单中选择“删除幻灯片”命令即可实现幻灯片的删除（或按 Del 键也可删除）。

3. 移动和复制幻灯片

在“幻灯片”窗格中选择要移动的幻灯片，单击并将其拖动到目标位置，然后释放鼠标左键，即可实现幻灯片的移动。

要复制幻灯片，可打开“开始”选项卡，在“剪贴板”组中单击“复制”按钮，然后选择目标位置，单击“剪贴板”组中的“粘贴”按钮即可。

4. 隐藏幻灯片

被隐藏的幻灯片并没有被删除，而只是在放映幻灯片时不显示而已。在幻灯片浏览视图中选择需要隐藏的幻灯片，然后选择“幻灯片放映”选项卡，在“设置”组中单击“隐藏幻灯片”按钮即可完成幻灯片的隐藏。再次重复该操作即可取消幻灯片的隐藏。

可以看到被隐藏幻灯片的右下角页码被打了斜线，如图 5–15 所示。

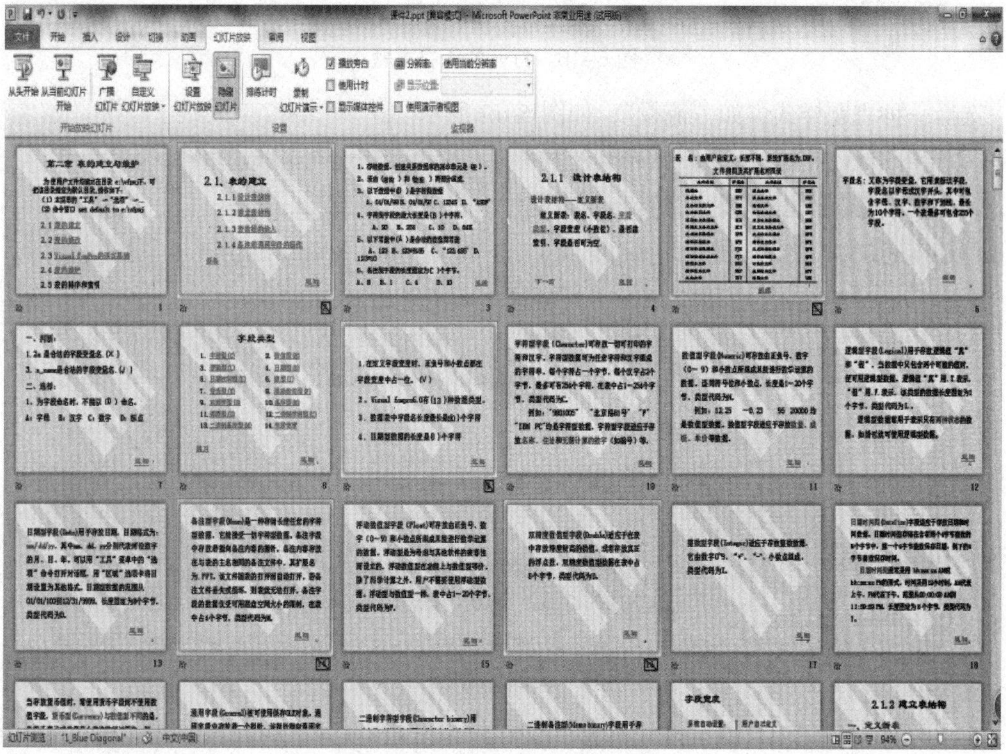

图 5–15　浏览视图下隐藏幻灯片

5.5　设置幻灯片的外观

1. 演示文稿的主题

PowerPoint 2010 提供了主题功能，用户可以通过主题的设置来改变幻灯片的统一效果。

选择“设计”选项卡,在“主题”组中单击右下角的其他按钮,将所有主题全部展开,如图 5–16 所示。

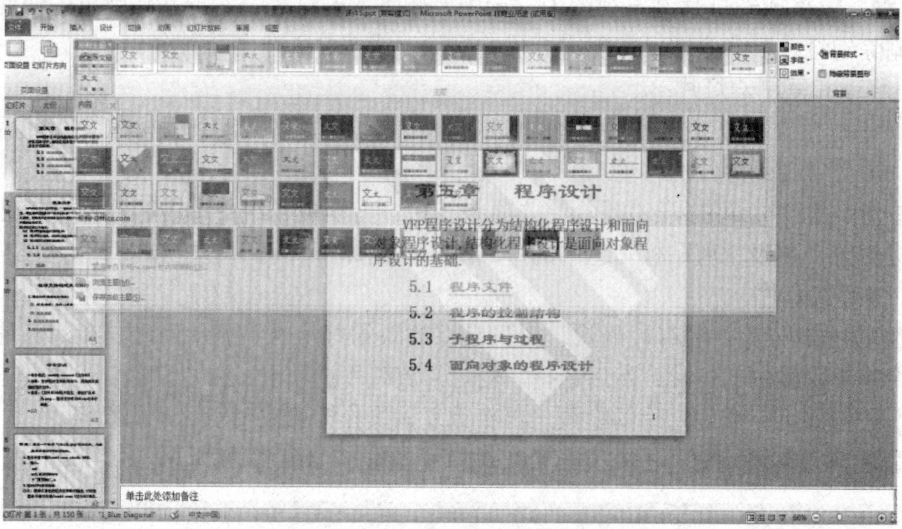

图 5–16　打开的所有主题

选择一种主题样式，如“流畅”，如图 5–17 所示。

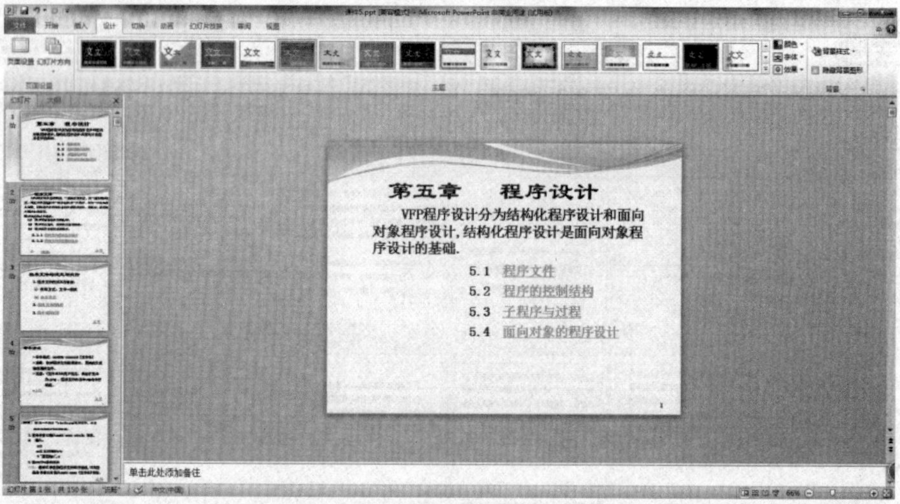

图 5–17　更改主题后的幻灯片

也可以单击“主题”组右侧的颜色、字体、效果按钮,在弹出的列表中选择相应的内容,对主题进行自定义设置。

2. 更改幻灯片的背景和填充颜色

在一套演示文稿中可以任意更改幻灯片的背景色。背景色是应用于整个幻灯片或幻灯片母版的颜色、纹理、图案或图片。在“设计”选项卡的“背景”组中单击“背景样式”按钮,如选择“样式 7”，效果如图 5–18 所示。

如果想应用更多的背景样式，例如纯色填充、渐变填充、图片填充或图案填充，可以打开“背景样式”列表中的“设置背景格式”对话框进行设置，如图 5–19 所示。

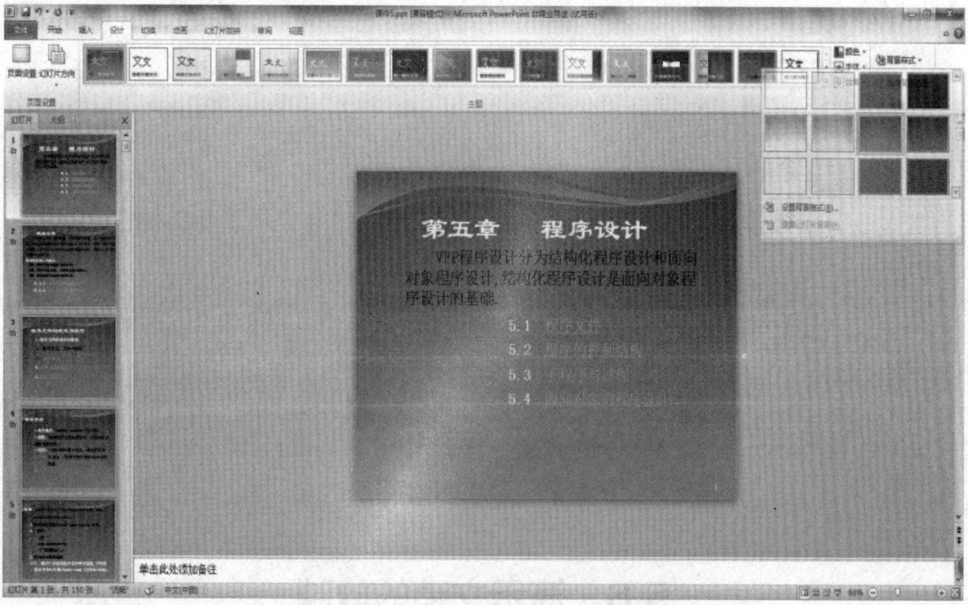

图 5–18 应用背景样式的幻灯片

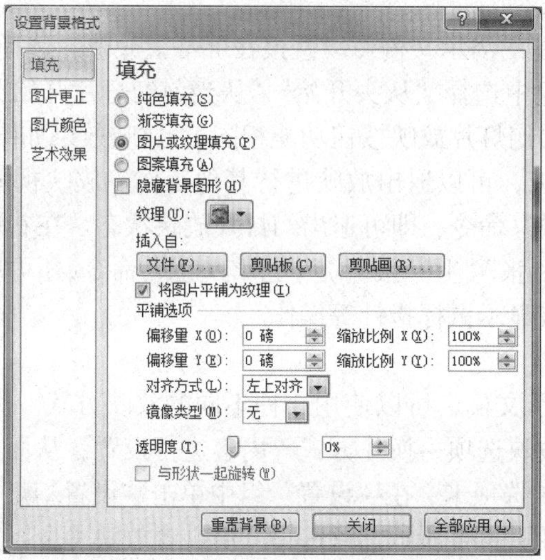

图 5–19 “设置背景格式”对话框

3. 幻灯片的母版

母版是一类特殊的幻灯片，是用来创建幻灯片的框架。母版包括一种背景方案以及幻灯片标题和主体文字的默认格式等。其中，背景方案可以是任意颜色、图形对象或各种填充图案和填充纹理等，而默认的文本格式则应用于演示文稿中的幻灯片标题和各级层次小标题。PowerPoint 2010 中有 3 种母版：幻灯片母版、备注母版和讲义母版。下面以幻灯片母版为例进行讲解。

选择“视图”选项卡，在“母版视图”组中单击“幻灯片母版”按钮，此时进入幻灯片母版视图方式，如图 5–20 所示。在“幻灯片母版”选项卡中可以修改母版的版式、编辑母版的主题、背景以及页面设置。

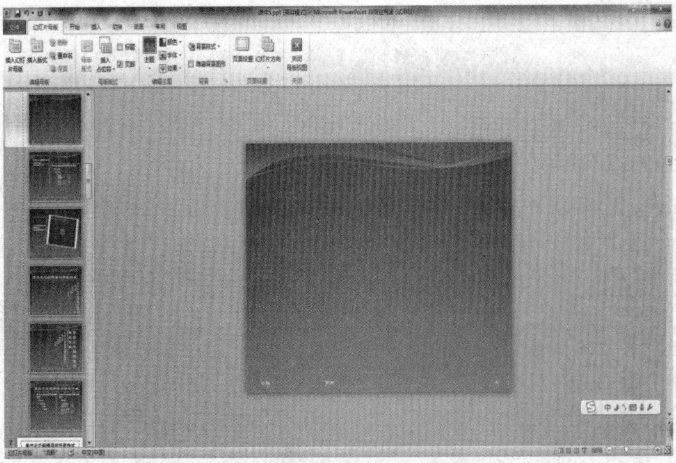

图 5–20　幻灯片母版视图

5.6　演示文稿的放映

1．放映幻灯片

使用 PowerPoint 创建的演示文稿可以直接在屏幕上放映。选择“幻灯片放映”选项卡，在“开始放映幻灯片”组中选择“从头开始”“从当前幻灯片开始”（“从当前幻灯片开始”的按钮功能和状态栏中的幻灯片放映按钮功能相同），放映效果如图 5–21 所示。

如果幻灯片放映结束，可以退出放映进行其他工作。放映视图中，右击并在弹出的快捷菜单中选择“结束放映”命令，即可退出幻灯片放映状态。在右键快捷菜单中还可以控制幻灯片的放映，例如“下一张”“上一张”“定位至幻灯片”命令，还可以完成添加墨迹的注释、设置黑屏或白屏、隐藏或显示鼠标指针等操作。

2．设置放映方式

在计算机上放映演示文稿，可以使用 3 种不同的放映方式。用户不仅可以设置幻灯片的放映类型，还可以对放映选项、换片方式等内容进行设置，从而进行更好地放映。

选择“幻灯片放映”选项卡，在“设置”组中单击“设置幻灯片放映”按钮，打开“设置放映方式”对话框，如图 5–22 所示。可选择“演讲者放映（全屏幕）”“观众自行浏览（窗口）”“在展台浏览（全屏幕）”单选按钮。

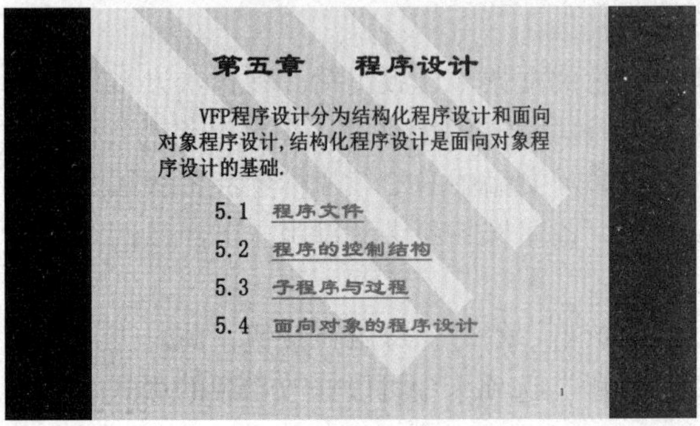

图 5–21　幻灯片放映状态

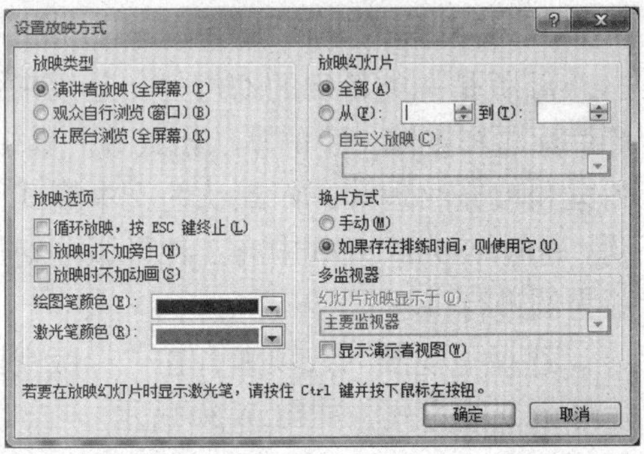

图 5–22　“设置放映方式”对话框

“演讲者放映(全屏幕)”是默认选项。该放映在全屏幕上实现,鼠标指针在屏幕上出现,放映过程中允许激活控制菜单,能进行勾画、漫游等操作。选择“观众自行浏览(窗口)”选项,则演示文稿的放映只在一个窗口进行,类似于使用浏览器浏览网页。在这种放映方式中,用户或观众可以使用菜单控制放映进程。在这种放映方式下,对话框中的“显示状态栏”复选框被自动选中。如果选择“在展台浏览(全屏幕)”选项,演示文稿仍以全屏幕效果放映,不过放映结束 5 min 内没有任何操作,将自动开始重新放映演示文稿。

选中“循环放映,按 ESC 键终止”复选框,则 PowerPoint 将一遍又一遍地放映当前的演示文稿,直到 Esc 键被按下;选中“放映时不加旁白”复选框,则在放映过程中,不播放任何解说声音;选中“放映时不加动画”复选框,则在放映过程中忽略所有的动画效果。

在“放映幻灯片”选项区域中,可以定义要放映的幻灯片的范围。选择“全部”单选按钮,则放映所有幻灯片;选择“从”单选按钮,则只放映部分幻灯片,在后面的两个文本框中可以设置要放映的幻灯片的起始编号和结束编号。

在“换片方式”选项区域中,可以设置放映过程中更换幻灯片的方式。选择“手动”单选按钮,则需要用户或观众通过鼠标或键盘来更换幻灯片;选择“如果存在排练时间,则使用它”单选按钮,则 PowerPoint 自动按照设定的时间进度放映幻灯片。

3. 应用排练计时

PowerPoint 可以利用排练计时功能自动按照预先的设定来放映演示文稿。也就是说,预先对演示文稿进行放映,并且记录幻灯片之间切换所需要的时间间隔,即某张幻灯片播放完后,等待若干时间便自动播放下一张幻灯片。

选择“幻灯片放映”选项卡,在“设置”组中单击“排练计时”按钮,这时自动进入到幻灯片放映状态,同时左上角显示“预览”工具栏并开始计时,单击“下一项”按钮,则进入下一张幻灯片的计时,如图 5–23 所示。

当结束放映时,会自动弹出提示对话框,单击“是”按钮,保存排练计时,如图 5–24 所示。当再次进行幻灯片放映时,会自动按照排练计时的时间进行幻灯片放映。

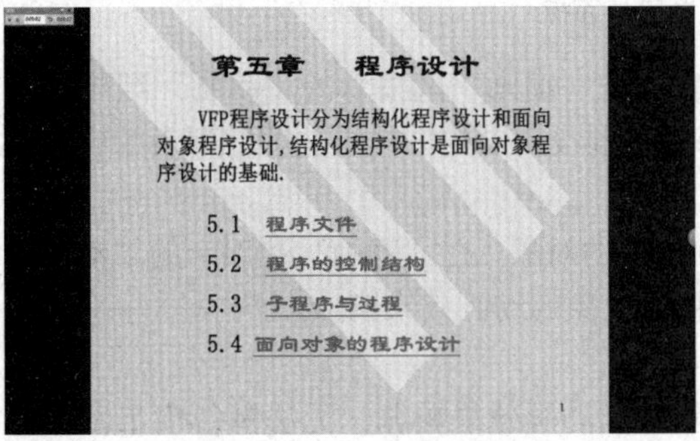

图 5–23　排练计时的幻灯片

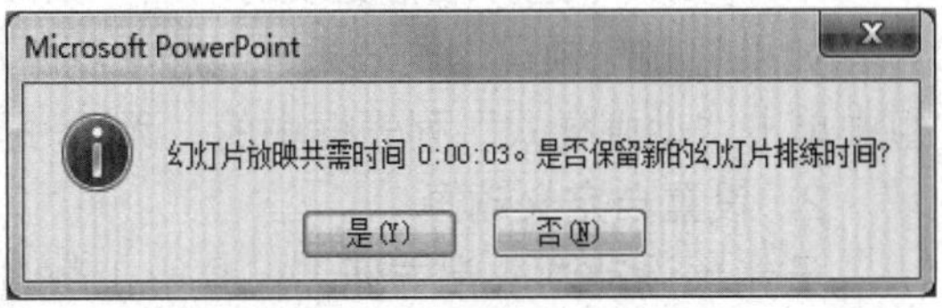

图 5–24　排练计时提示对话框

当幻灯片中不再需要排练计时的时候,可以直接将其删除。选择“幻灯片放映”选项卡,在“设置”组中取消选中“使用计时”复选框,即可取消排练计时。

5.7 幻灯片的动画效果和切换效果

在 PowerPoint 中，幻灯片中的标题、副标题、文本或图片等对象都可以设置动画效果，在放映时以不同的动作出现在屏幕上，从而增加了幻灯片的动画效果。

1. 使用预设动画

PowerPoint 2010 提供了多种预设动画方案，用户可以直接套用。

在打开的演示文稿中选择幻灯片中的“第五章 程序设计”文本框，选择“动画”选项卡，在“动画”组中单击右下角的“其他”按钮，将动画方案全部展开，如图 5–25 所示。此时将鼠标指针指向任一动画方案，该文本框的动画效果会自动显现出来。如选择“随机线条”效果，查看动画效果。

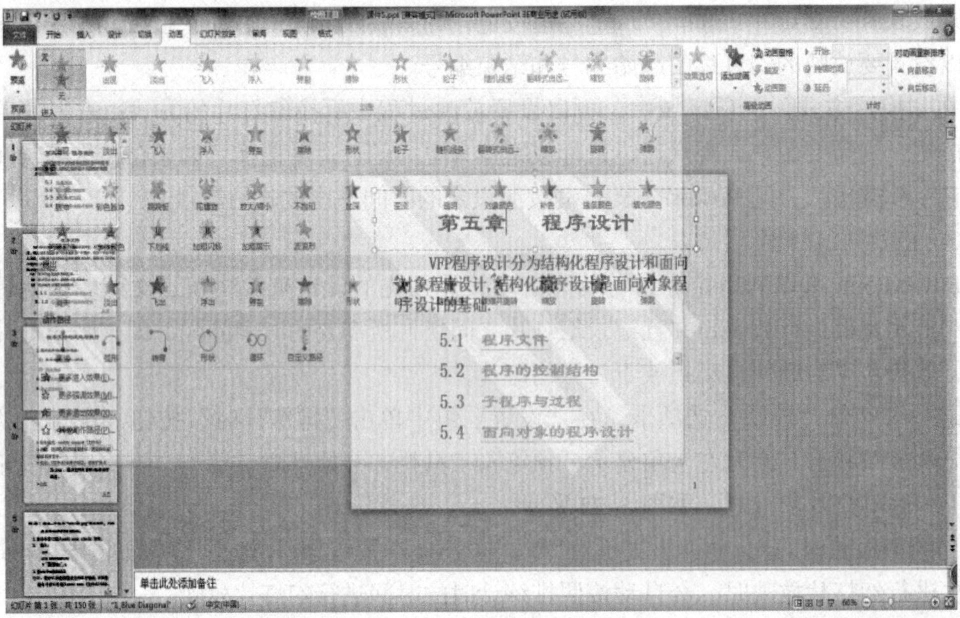

图 5–25 “预设动画”面板

如果想更改动画方案的效果，则选中该对象，在“动画”选项卡的“动画”组中单击“效果选项”按钮，展开“效果选项”列表（每一种预设动画的“效果选项”列表的内容都不一样），在其中选择准备更改的动画方案效果。

如果想删除预设动画效果，则选中删除动画方案的对象，在“动画”选项卡的“动画”组中单击“动画样式”列表框中的“无”，即可将该对象的动画效果删除。

2. 设置自定义动画

虽然预设动画非常方便，但是由于数量有限并且动画效果单调，无法制作出丰富多彩的动画效果。用户可以利用自定义动画制作出符合需要的动画效果。

选中需要设置动画的对象，选择“动画”选项卡，在“高级动画”组中单击“添加动画”按钮，展开自定义动画列表，如图 5–26 所示。选择准备使用的动画样式，例如“字体颜色”，查看动画效果。

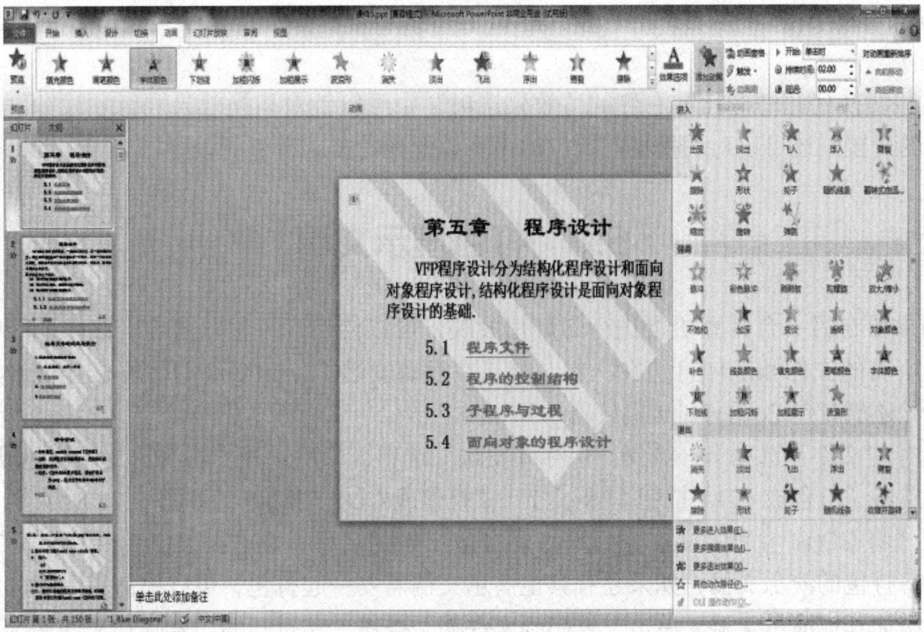

图 5–26　自定义动画面板

在为幻灯片设置自定义动画效果后，可以选择“高级动画”组中的“动画窗格”，打开“动画窗格”任务窗格，在右侧的下拉列表框中可以对效果、计时等进行设置。

3. 设置幻灯片切换效果

幻灯片的切换效果就是在放映过程中每一张幻灯片以何种方式出现。合理地使用切换效果可以改善演示文稿的放映效果，改变默认切换效果的呆板和单一。

选中要设置切换效果的幻灯片，选择“切换”选项卡，在“切换到此幻灯片”组中单击右下角的“其他”按钮，将切换效果的面板全部展开，如图 5–27 所示。

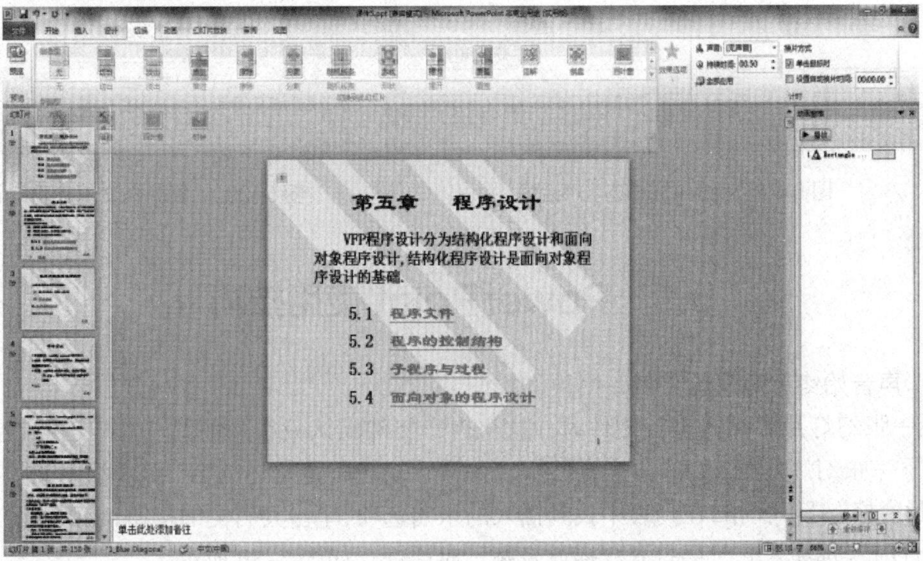

图 5–27　展开的“切换效果”面板

选择一种切换效果，如选择“时钟”，返回到幻灯片页面中，预览设置的幻灯片切换效果。

在“切换到此幻灯片”右侧的“效果选项”中可以针对切换效果进行顺时针、逆时针和楔子的设置。还可以对切换期间播放的声音以及换片方式等进行设置。

5.8 打包演示文稿

如果要在另一台计算机上进行幻灯片放映，可以使用“打包”向导。该向导能够将演示文稿所需的文件和字体打包在一起。如果在没有安装 PowerPoint 的计算机上观看放映，打包向导还能打包 PowerPoint 播放器。

选择“文件”选项卡，选择“保存并发送”选项，然后选择“将演示文稿打包成 CD”选项，单击“打包成 CD”按钮，即可打开“打包成 CD”对话框，如图 5–28 所示。

在“将 CD 命名为”文本框中输入要打包文件的名称，在“要复制的文件”列表框中选择准备打包的演示文稿，如果还有其他演示文稿需要一起打包，可以单击右侧的“添加”按钮来添加其他演示文稿，单击“复制到文件夹”按钮，在打开的“复制到文件夹”对话框中添入文件夹名称以及位置，单击“确定”按钮，完成打包操作，如图 5–29 所示。

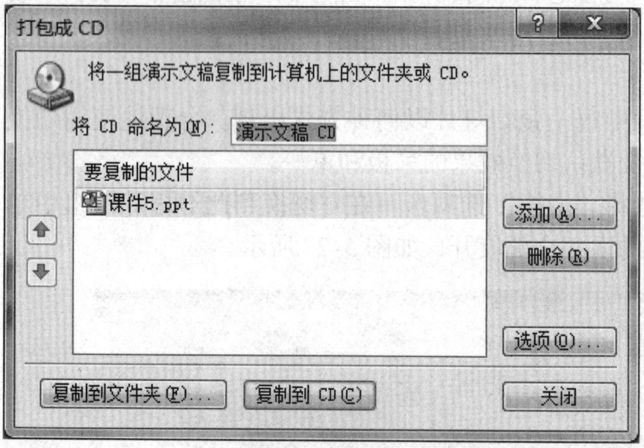

图 5–28 “打包成 CD”对话框

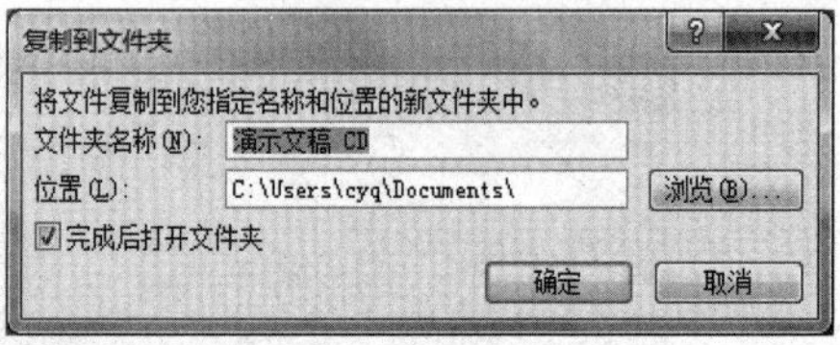

图 5–29 “复制到文件夹”对话框

5.9 PowerPoint 使用技巧

1. 声音始终贯穿演示文稿

在一张幻灯片中插入声音文件时，这个声音文件默认只在当前幻灯片中进行播放，当切换到下一张幻灯片时，声音会自动终止。怎样才能让声音始终贯穿于整个演示文稿呢？打开“动画窗格”任务窗格，在列表中找到插入的乐曲选项，单击其右侧的按钮，将其列表打开，选择“计时”选项，此时会打开“播放音频”对话框，如图 5–30 所示。

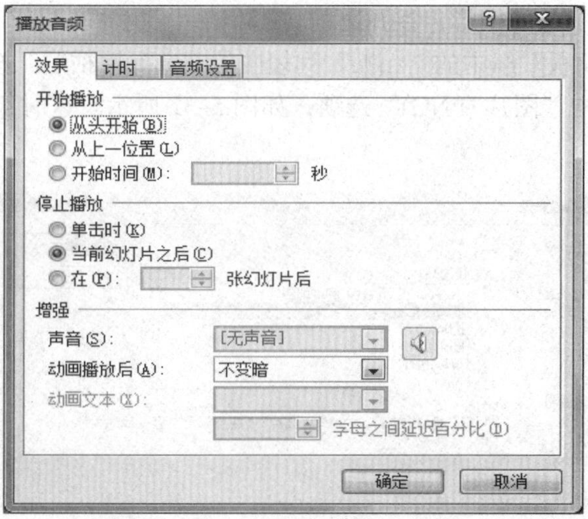

图 5–30 “播放音频”对话框

在“效果”选项卡中的“停止播放”里选择第 3 个单选按钮，选择在第几张幻灯片播放之后声音停止，如添入 3，则在第 3 张幻灯片播放后音乐自动停止。

2. 利用 PowerPoint 制作显微镜动画特效

利用 PowerPoint 制作常识课件时，有时会用到显微镜观察物体的动画特效，常规的操作方法是通过添加相关 Flash 动画来实现，其实只利用 PowerPoint 也可以制作出显微镜观察物体的特效。

当利用显微镜观察物体时，只能看到圆形区域内的景物。当然，如果观察角度发生了变化，在圆形区域内观察到的景物也会有所不同。只需制作一个 PNG 格式的透明图片并将它导入 PPT 文档中，接着把需要观察的图片导入 PPT 文档中，最后给需要观察的图片设置好动画效果，就可以实现显微镜观察物体的动画特效了。

在一张空白的幻灯片中插入一个矩形，调整好矩形的大小，使它和幻灯片的大小完全相同。右击矩形，在弹出的快捷菜单中选择“设置形状格式”命令，选择“纯色填充”，颜色选择“黑色”。接下来在黑色矩形的正中央插入一个圆形并调整其位置和大小，将圆形的填充颜色设置为“白色”，再同时选中矩形和圆形并右击，在弹出的快捷菜单中选择“组合”→“组合”命令，将它们组合成一个整体，如图 5–31 所示。

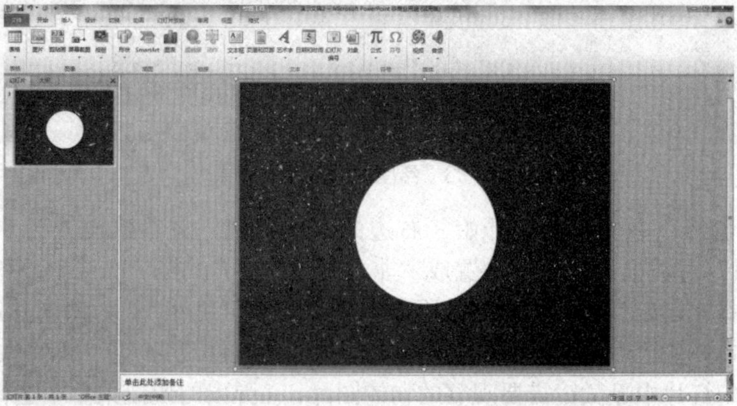

图 5–31 组合起来的两个图形

右击已经组合到一起的图形，在弹出的快捷菜单中选择“剪切”命令，然后单击菜单“开始”选项卡“剪贴板”组中的“粘贴”列表中的“选择性粘贴”按钮，在打开的“选择性粘贴”对话框中选中“图片 (PNG)”选项，如图 5–32 所示。这时幻灯片中的图形已经变成 PNG 格式的图片。

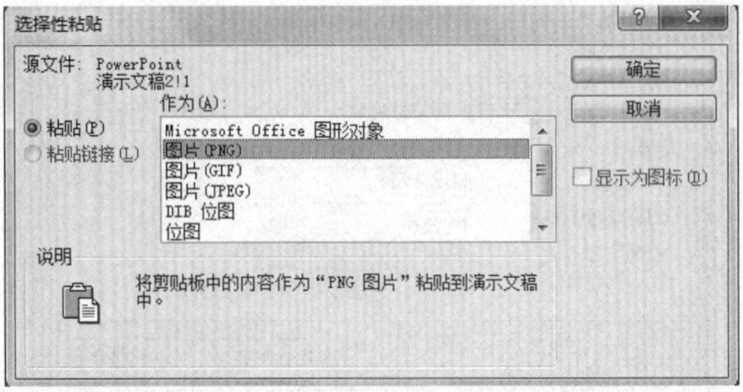

图 5–32 “选择性粘贴”对话框

打开“图片工具”的“格式”选项卡,在“调整”组中选择“颜色”列表中的“设置透明色”选项，接着在幻灯片中的圆形区域的任意位置单击，这样幻灯片中的圆形区域就变成透明的了。

插入显微镜需要观察的物体图片并调整该图片的大小，使它正好覆盖其下面的 PNG 图片。选中该图片,然后打开“自定义动画”面板,选择“其他动作路径”中的“S 形曲线 2”，最后调整路径的大小和位置，如图 5–33 所示。

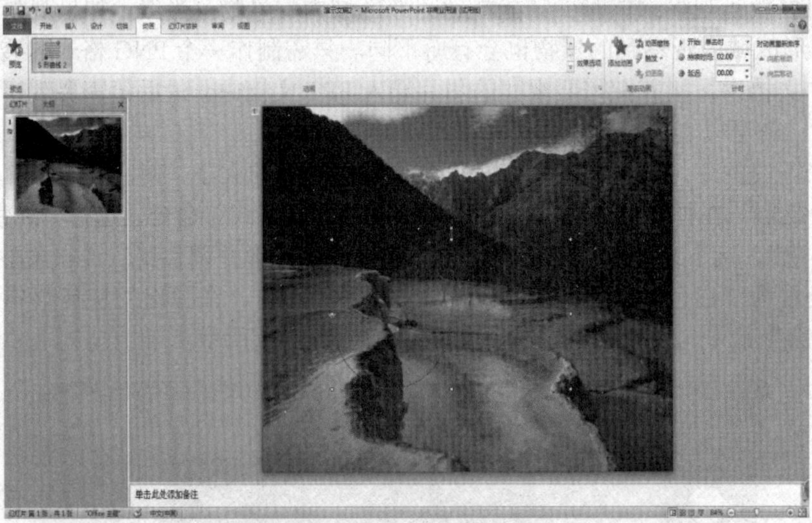

图 5–33 给图片添加动画效果

在“动画窗格”右侧单击“开始”右边的下拉按钮，将参数设置为“与上一动画同时”，在“计时”对话框中将速度设置成“非常慢 (5 秒)”，再一次选中显微镜需要观察的物体图片，选择“自定义动画”中的“强调”→“放大 / 缩小”，为该图片添加一个放大 / 缩小的动画效果。将此动画效果中的“开始”后边的参数修改为“上一动画之后”。

接着右击幻灯片中显微镜需要观察的物体图片，在弹出的快捷菜单中选择“置于底层”

命令，最后放映幻灯片，就可以欣赏到被观察的图片先是在显微镜下移动再显现细部的动画特效了，如图 5–34 所示。

3. 在 PowerPoint 中导入 Flash 影片

很多时候需要添加一些 Flash 动画来使幻灯片更加生动、美观和具有说服力。但是 Powerpoint 中没有提供类似插入图片那样直接的功能。那么如何在 PPT 中插入 Flash 动画影片呢?

选择“开发工具”选项卡，在“控件”组中单击“其他控件”按钮，在打开的“其他控件”对话框中选择 Shockwave Flash Object 选项，如图 5–35 所示。

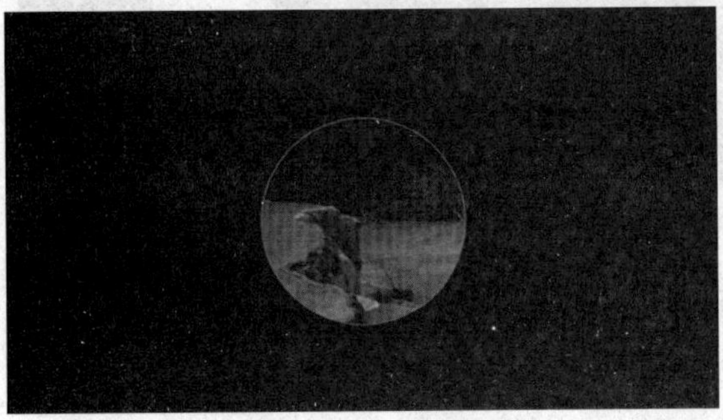

图 5–34　放映效果

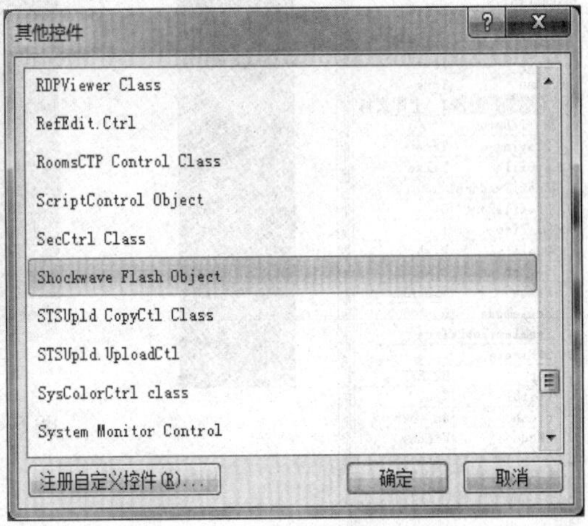

图 5–35　“其他控件”对话框

此时鼠标指针在幻灯片上变为“+”号，在幻灯片上拖出一个矩形框，用于放置 Flash 文件播放的窗口，如图 5–36 所示。

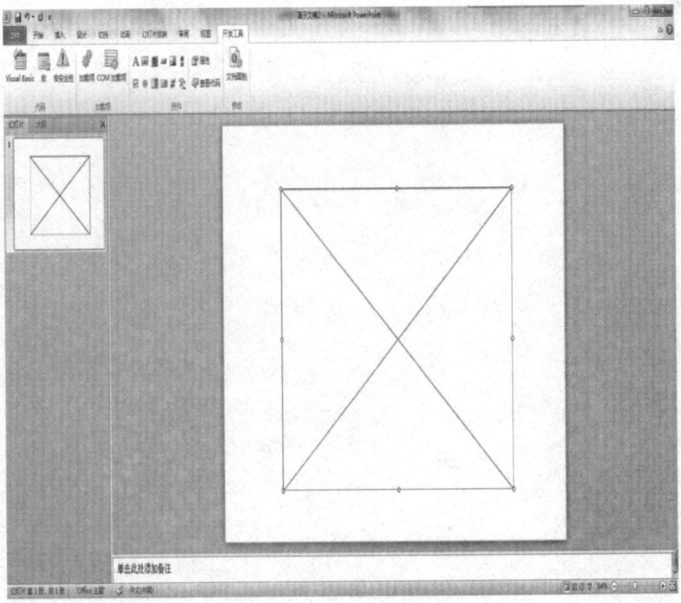

图 5–36　拖出的控件矩形框

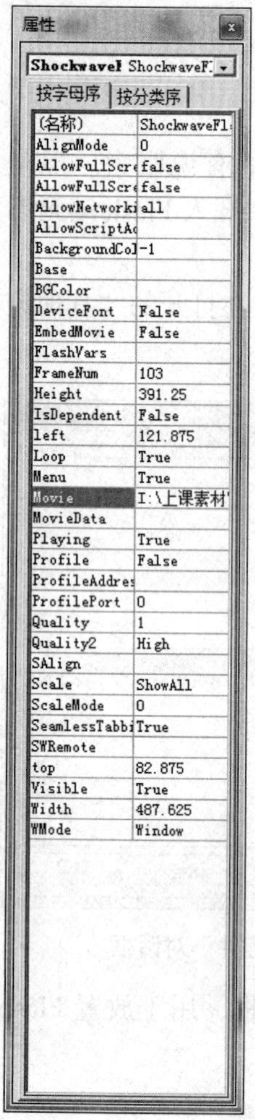

图 5–37　控件属性栏

在“控件”组中单击“属性”按钮，选择 Movie，在其后面的 URL 中输入 . swf 文件路径及名称，如图 5–37 所示。

调整相应的 Playing、Quality、Loop 等其他属性，放映观看其效果，如图 5–38 所示。

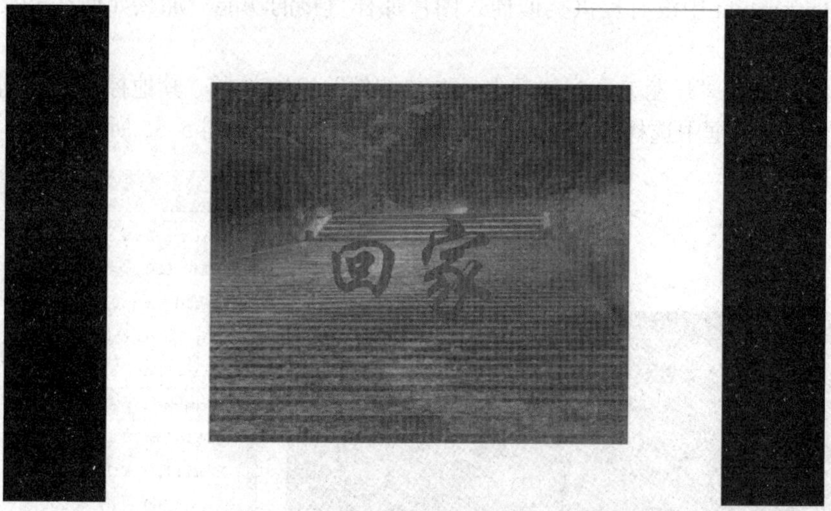

图 5–38　在幻灯片中导入的 Flash 影片

第 6 章

计算机网络基础

6.1 计算机网络概述

6.1.1 计算机网络的概念

用通信线路和通信设备将地理位置分散、功能独立的计算机等设备按不同的拓扑方式互连，通过网络软件管理，实现数据通信和资源共享的集合体（系统），即为计算机网络（computer network）。

通过概念应该了解：

（1）网络中计算机系统各自是独立、自主的。具有“自主”功能的计算机称为主机（host），也称结点（node）。网络中的结点不仅是计算机，还可以是其他通信设备，如负责信息转发的交换机、处理信息路径选择的路由器等设备。

（2）网络中各结点间连接需要有一条通信线路，它由传输介质实现。通信线路可以是双绞线、光纤等“有线”传输介质；也可以是激光、微波或卫星等“无线”传输介质。通信线路和通信设备构成了网络的连接介质。

（3）网络中各结点间互相通信或交换信息需要有约定和规则，这些约定和规则构成协议。协议和网络软件组成网络的控制机构。功能是实现各结点逻辑互连。例如，Internet 使用的通信协议是 TCP/IP 协议簇。

（4）计算机网络以实现数据通信和网络资源（硬件资源和软件资源）共享为目的。要实现这一目的，网络中需要有功能完善的网络软件支持，包括网络通信协议和网络操作系统（NOS）、网络服务软件等。网络软件是网络的组织者和管理者，提供各种网络服务。

（5）计算机网络是计算机技术与通信技术结合的产物。计算机技术构成了网络的高层建筑（应用层面，资源子网），提供了网络的基础资源及访问管理资源的能力。通信技术构成了网络的低层基础（数据通信，通信子网），是连接网络的桥梁，提供了各种连接技术和信息交换技术。

并入网络中的计算机功能通过网络中软硬件的共享变得更加完备，信息资源更丰富，故有“网络就是计算机”之说。

6.1.2 计算机网络的功能

计算机网络能使网络中的计算机具有以下功能：

（1）网络上的软硬件资源得以充分共享。如存储设备、主机、网络打印机等硬件设备的共享，以及应用软件和数据库数据等软件类资源的共享。

（2）网络用户间信息传递。各种多媒体信息可以在网络结点间迅速传递，电子邮件（E-mail）、发布新闻、IP 电话、网上视频会议、网上办公、音视频点播等在网络中得到了很好的应用。

（3）提高了计算机的可靠性。网络中的计算机互为备份机及网络系统严密的防错措施，可增强网上计算机的可靠性。

（4）易于进行分布式处理。网络为在网上进行各种项目的合作提供了环境。一个综合性的大型问题，利用适当的算法将任务划分，分配到不同的计算机协调工作，既省时又提高了计算机利用率。

（5）便于集中管理。信息的集中管理表现在网络数据库。其消除了网上数据的冗余，减少了管理分散数据的人力、物力，更易于用户对信息的使用需求。

6.1.3 计算机网络的分类

通常，依地域性划分网络，这种方法距离是重要的分类尺度。

（1）局域网（local area network，LAN），覆盖范围在几千米以内，通常不超过 10 km，属于一个部门或单位组建的小范围网络。局域网组建方便、使用灵活，具有传输速度快、可靠性高的特点，是目前计算机网络技术发展中最活跃的一个分支。

（2）广域网（wide area network，WAN），其覆盖范围较大，可以跨越十几千米到几万千米的地域，通常可包含一个国家或省份，一般由电信部门提供传输线路，可靠性较 LAN 差些。

（3）互联网（internet），世界上网络形形色色，而且存在使用不同的硬件和软件的情况。一个网络上的用户经常需要和另一个网络上的用户通信，这就需要将不同类型的网络或不兼容的网络连在一起。依靠共同的协议，如 TCP/IP 协议，构成复合型网络，互连的网络集合称为互联网。国际互联网（Internet）是目前全球范围内最大的互联网。

（4）城域网（metropolitan area network，MAN），涉及地域在一个城市范围内，一般为几千米至几十千米，通过专线或城市电信设施建立的一种网络，属于广域网范围，有互联网性质。例如，城市的教育环城光缆所连接的城市内各教育部门的教育网。

（5）无线局域网（wireless local area network，WLAN），采用无线通信技术连接构成的网络。不经过有线传输介质，通过接收和发送无线信号的方式接入网络。常有将无线和有线网进行组合的网络，如校园 WLAN，通过在校园内需要无线网区域安装通信天线，该区域计算机通过本机无线网卡直接与无线 LAN 通信。这种上网方式适用于便携式或移动计算机上网使用。

6.1.4 网络的拓扑结构

网络拓扑结构是计算机网络结点和通信链路所组成的几何形状。有总线、环状、星状、树状、网状等，如图 6–1 所示。其中星状、总线、环状是 3 种基本的拓扑结构。

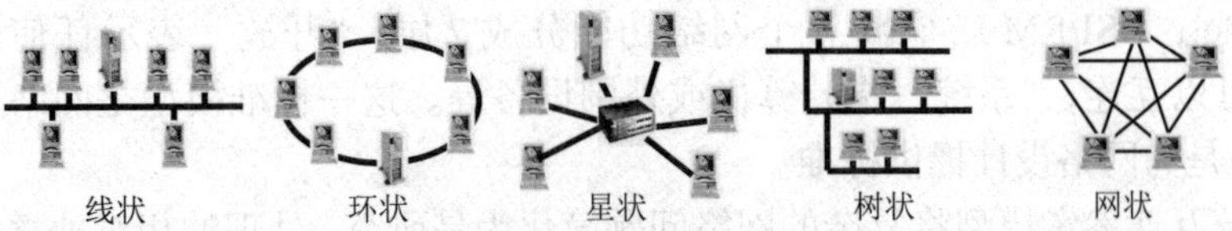

图 6–1　网络的拓扑结构

1. 总线结构

网络中结点均通过相应的接口直接连接到称为总线的通信线路上，各结点共享一条数据通道。

特点：结构简单灵活、易于实现扩展、共享能力强，网络响应速度快。缺点：传输能力低，安全性较差，总线的故障会导致网络瘫痪。它是局域网常采用的拓扑结构。

2. 环状结构

网络中各结点通过接口连在一条首尾相连的闭合环状通信线路中，信息在环路中沿着一个方向在各个结点间传输，通信线路共享。分为单环结构（token ring）、双环结构（FDDI）。

特点：结构简单，易实现。缺点：可扩充性差，可靠性低。一个结点或一处链路故障，将会造成全网瘫痪。

3. 星状结构

以一台网络通信设备为中心结点，其他外围结点通过一条单独的链路与中心结点相连，信息的传输是通过中心结点的存储转发技术实现。在局域网中最常用到。

特点：结构简单，易实现、易扩充且便于管理和维护，某外围结点链路故障不影响其他结点正常工作。缺点：对中心结点的要求较高，中心结点负担重，易成为信息传输的瓶颈和单点故障点。

4. 蜂窝拓扑结构

蜂窝拓扑结构是无线局域网中常用的结构。以无线传输介质（微波、卫星、红外等）点到点和多点传输为特征，是一种无线网，适用于城市网、校园网、企业网。

经常将几种拓扑结构结合起来设计网络，称混合结构。如总线与星状混合网、总线与环状混合连接的网络等。

6.2　计算机网络的协议

6.2.1　计算机网络分层体系结构模型

从计算机网络概念得知，计算机网络主要是解决异地独立计算机间如何实现可靠通信的。计算机网络分层体系结构模型是为解决这一问题而设计的。

在现实网络情况中，计算机种类、线路连接方式等存在差异，这给网络通信带来困难。为实现正常通信，需要通信双方有一套共同遵守的规则和约定，即标准通信协议。

网络体系结构把网络结构划分为有明确功能的层次，并规定了同层次通信的协议及相邻层间的接口及服务。网络的层次结构模型与各层协议和层间接口的集合称为“网络体系结构”。

国际标准化组织（ISO）1984 年颁布了开放系统互连参考模型（open system interconnection

reference model，OSI/RM）, 它将整个网络功能分成 7 层。“开放”表示任何两个遵守 OSI 标准的系统可以互连，“系统”指计算机或外围设备等。这一标准模型是网络通信系统的整体设计 , 目的是为网络设计提供标准。

开放系统互连参考模型将复杂的网络问题简化为易研究、处理的相对独立的局部问题。从下至上，它用物理层、数据链路层、网络层、传输层、会话层、表示层和应用层 7 个层次描述网络的结构，如图 6–2 所示。1~3 层主要负责通信功能，称为通信子网层。5~7 层为资源子网层，是用户面向的应用内容。传输层起衔接上下层的作用。

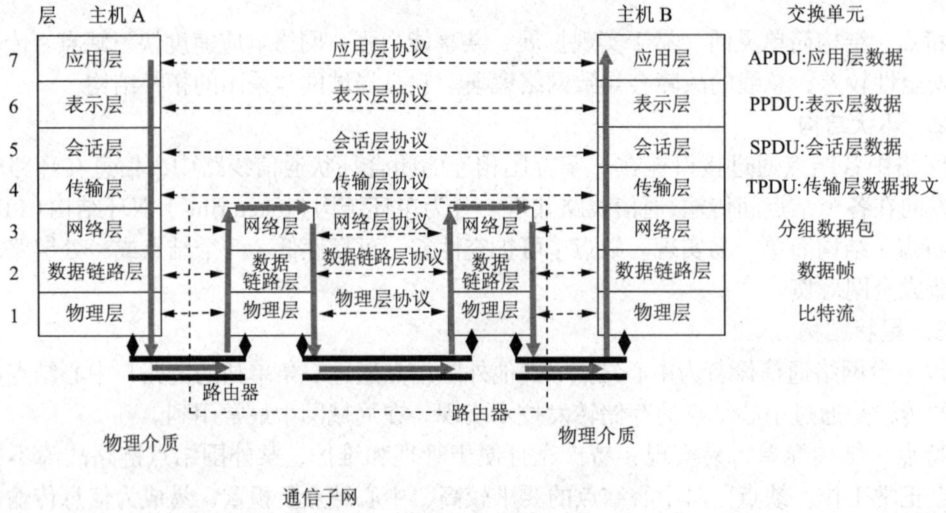

图 6–2　OSI 参考模型

网络体系结构将网络分成两部分 : 资源子网和通信子网。资源子网面向用户，提供访问功能，包括共享的计算机硬件和软件资源和数据。通信子网承担网络的数据传输、交换等通信处理，由计算机网卡、网络通信设备和通信线路等组成。

体系结构称为模型，是因为在实际中并未有与其完全对应的实例，它是一种网络设计的理想模式和参考模型。那么，网络 7 层的具体定义和相应职责各是什么呢？图 6–2 便是 OSI 七层模型的协议栈示意图。

在开放系统互连参考模型中，同层间按相应协议通信，不同层间通过接口进行通信。每层将上层传递来的数据加上控制后传递给下一层，最终由物理层传递到对方物理层，再逐级上传，从而实现对等层间的逻辑通信。

（1）物理层 : 与传输媒体直接相连，作用是建立、保持和断开系统间的物理连路，确保数据流的正确传输。

（2）数据链路层 : 该层将数据封装成数据单元（称为数据帧），以帧为单位按顺序传送各帧，作用是将不可靠的物理链路转化成对上层没有错误的数据链路。

（3）网络层 : 此层数据分成一定长度的分组（数据包），在分组头中加入源和目的结点的逻辑地址，地址是每个结点的标识。作用是根据这些地址获得将数据包从源送到目的地的最佳路径。

（4）传输层 : 此层的作用是为进行通信双方提供端到端的可靠数据传输服务，它与应用进程相关。传输层传送的协议数据单元称为报文。

（5）会话层：该层主要功能是管理和协调不同主机上各种进程之间的通信（对话），即负责建立、管理和终止应用程序之间的会话。

（6）表示层：处理系统间数据格式不同的问题，提供数据的标准表示方式，目的是让不同计算机在通信中能相互理解数据的内容。

（7）应用层：此层直接向应用程序提供网络服务，实现网络与用户的直接对话。比如文件传输、收发电子邮件等属于应用层的服务。

在数据的实际传输中，发送方将数据送到自己的应用层，加上该层的控制信息后传给表示层；表示层如法炮制，再将数据加上自己的标识传给会话层；依此类推，每一层都在收到的数据上加上本层的控制信息并传给下层；最后到达物理层时，数据通过实际的物理媒体传到接收方。接收端则执行与发送端相反的操作，由下往上，将逐层标识去掉，重新还原成最初的数据。可见，数据通信双方在对等层必须采用相同的协议，以保证数据的正确传输。

实际网络应用中，各种应用常将各层的功能综合在一起，在用户面前形成一个整体。网上应用 WWW、FTP 等都是多层功能的综合。

网络体系结构将直接影响网络的性能，其关键要素就是网络协议。下面介绍的网络体系结构是在实际应用中的网络体系标准及协议。

6.2.2 计算机网络协议

网络中实际用到的协议并非严格按照 7 层定义。实际应用千变万化，完全可能发生变异。对大多数应用，只是将它的协议族与 7 层模型大致对应。

所谓协议（protocol），是数据格式和计算机间交换数据时必须遵守的规则、标准。为了使通信成功可靠，网络中的所有结点都必须使用同一语言，不能带有方言。网络中不同结点间能传输数据，源于协议的存在。

目前网络中最常见的 3 种协议是 IBM 的 NETBEUI，NOVELL 的 IPX/SPX 和应用广泛的 TCP/IP。

1. NETBEUI

NETBEUI（netBIOS extended user interface）协议适用于不需路由的局域网络通信。

2. IPX/SPX 协议

IPX/SPX（Internet package exchange /sequenced package exchange，国际包交换 / 顺序包交换）协议用于 Novell NetWare 操作系统。IPX/SPX 具有完全的路由选择能力，可用于大型局域网。在非 Novell 网络环境中一般不使用 IPX/SPX 协议。

3. TCP/IP 协议

TCP/IP（transmission control protocol / Internet protocol）即传输控制协议 / 网际协议，用于实现异种网络互连，适用于不同机型、不同类型的网络（从局域网到广域网）。TCP/IP 被 Internet 采用，这一系统连接了全世界成千上万的独立计算机和网络。TCP/IP 已经成为世界上许多网络的默认协议，绝大部分操作系统兼容此协议。

TCP/IP 体系结构将协议分成 4 层，分别是：网络接口层、网络层、传输层和应用层。大多数计算机系统上安装了 TCP/IP 协议，从而使该网络协议在全球应用最广。图 6–3 是 OSI 与 TCP/IP 的模型比较示意图。

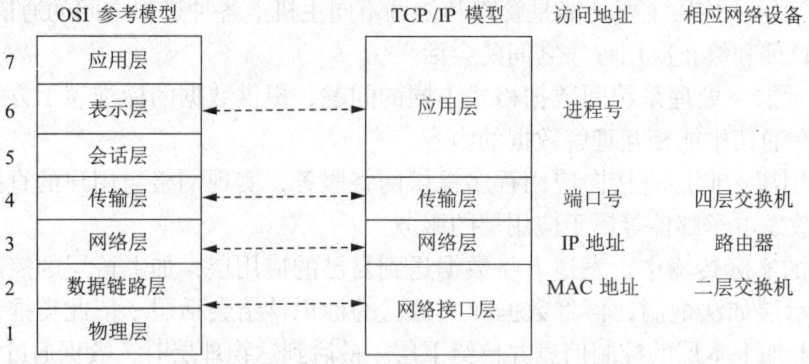

图 6–3 OSI 与 TCP/IP 的模型比较示意图

TCP/IP 将 OSI 中的上 3 层功能合并成应用层，将 OSI 中下两层合并成了一个网络接口层，TCP/IP 由于层次更少显得比 OSI 更简洁。TCP/IP 体系模型每层对应协议情况如图 6–4 所示。

应用层	SMTP、FTP、Telnet、DNS 等应用层协议
传输层	TCP、UDP
网络层	IP、ICMP、ARP、RARP
网络接口层	PPP、Ethernet、HDLC、Frame Relay、ATM 协议

图 6–4 TCP/IP 协议栈

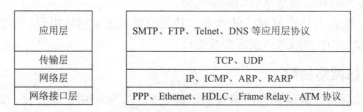

（1）网络接口层：对应 OSI 物理层和数据链路层并实现与它们相同的功能。

（2）网络层：对应于 OSI 参考模型的网络层，解决主机到主机的通信问题，包括最佳的路径选定和数据包交换。该层包括 4 个核心协议：

① 网际协议（IP），负责主机间数据最佳传送路由选择及定义 IP 地址功能。

② 地址解析协议（ARP），将已知的 IP 地址映射到硬件地址（MAC 地址）。ARP 在局域网内使用。

③ 反向地址解析协议（RARP），将硬件地址映射到网络地址。

④ 互联网控制报文协议（ICMP），提供控制和传递消息的功能，用于网络故障诊断。如，检查网络连通性的 ping 命令，其过程实际上就是 ICMP 协议工作的过程。

IP 协议是网络层最重要的协议，它定义了 IP 地址格式，作为网间查找路由的依据。如：TCP/IP 中的 32 位寻址功能方案。

（3）传输层：为应用层提供端到端的数据传送服务，将报文从一个进程交付到另一个进程。该层定义了两个主要的协议：传输控制协议（TCP）和用户数据报协议（UDP）。TCP 提供的是一种可靠的、面向连接的数据传输服务；UDP 提供的是不可靠的、无连接的数据传输服务，适用于小型数据包传输。

（4）应用层：为用户提供所需要的各种网络服务协议，如 HTTP（超文本传输）、FTP（文件传输）、SMTP（邮件传输）等。

TCP/IP 是目前应用最广的协议，TCP/IP 作为从 Internet 上发展起来的协议，已成为实际应用中网络互连的事实标准。而 OSI 模型只是作为理论的参考模型被使用。

6.3　网络硬件及软件系统

6.3.1　网络的硬件系统

硬件是计算机网络的基础，计算机网络的硬件系统主要有文件服务器、工作站（包括终端）、传输介质、连网设备等。网络硬件的组合形式决定了计算机网络的类型。

1. 文件服务器

文件服务器运行网络操作系统，它充当网络控制的核心。除了管理整个网络上的事务外，它还提供各种资源和服务。为提高网络的整体性能，保证网络的系统稳定性，最好选用专用服务器。

2. 工作站

工作站实际就是连接到网络中的 PC，用户可通过工作站共享网络资源及进行站与站间的通信。它从文件服务器获取程序和数据后在本站进行处理。

3. 传输介质

传输介质是网络中信息传输的物理通道。常用的网络传输介质可分为两类：一类是有线的，一类是无线的。有线传输介质主要有双绞线、同轴电缆和光纤等；无线传输介质是利用电磁波或光波充当传输通路的介质，有红外线、微波、无线电、激光和卫星信道等。

（1）双绞线。

双绞线是网中最常用的一种传输介质。由两根具有绝缘保护层的铜导线相互扭绕（抵抗干扰）而成，一对线为一条通信链路，每根铜导线的绝缘层上分别涂有不同的颜色，以示区别，把 4 对双绞线放在一个绝缘套管中便成了双绞线电缆。

双绞线分为非屏蔽双绞线（unshielded twisted pair，UTP）和屏蔽双绞线（shielded twisted pair，STP）。STP 的内部与 UTP 相同，外包铝箔，抗干扰能力强、传输速率高，但价格较高，应用的条件比较苛刻。

双绞线用于网络布线连接，通过两端装有的 RJ-45 接头（俗称水晶头）连接入网设备，最大连接长度为 100 m。

若双绞线在 RJ-45 接头线序分别是：1 橙白、2 橙、3 绿白、4 蓝、5 蓝白、6 绿、7 棕白、8 棕，则称之为 A 线序或 568A 线序。若将线中 1、3 号线和 2、6 号线互换位置，这时网线的线序就变成了 B 线序或 568B 线序，如图 6–5 所示。

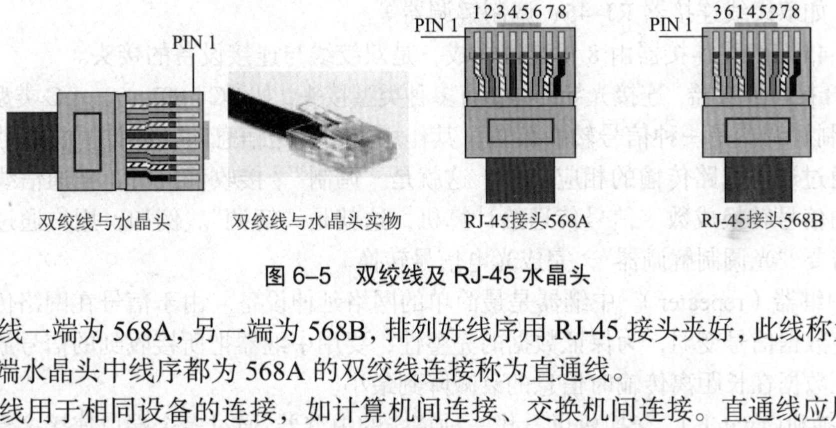

图 6–5　双绞线及 RJ-45 水晶头

双绞线一端为 568A，另一端为 568B，排列好线序用 RJ-45 接头夹好，此线称为交叉线。反之，两端水晶头中线序都为 568A 的双绞线连接称为直通线。

交叉线用于相同设备的连接，如计算机间连接、交换机间连接。直通线应用于不同设备之间连接，如路由器与交换机、PC 与交换机、ADSL 设备和 PC 网卡连接等。

（2）光纤、光缆。

光纤（fiber optic cable）是由一组光导纤维组成的用来传播光束的传输介质。材料是玻璃或透明塑料，由纤维芯、包层和保护套组成，如图 6–6 所示。光纤扎成束，外面有外壳保护组成光缆。

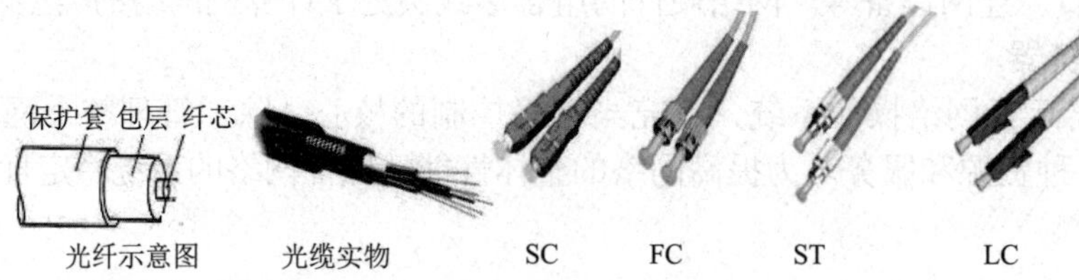

图 6–6　光纤光缆及各种接口连接器

光纤特点是传导光信号，因此不受外界电磁干扰。光纤有很高的数据传输率，传输距离比其他传送电信号介质长。

根据光信号发生方式的不同，光纤可分为单模光纤和多模光纤。单模光纤传输距离长，一般在 2 km 以上；多模光纤传输距离比单模短，一般在 2 km 以内。

光纤网络由于需要把光信号转变为计算机的电信号，因此在接头上比较复杂，除了具有连接光导纤维的多种类型接头如 SC、ST、FC、LC 等（见图 6–6）以外，还需要专用的光纤转发器等设备，负责把光信号转变为计算机电信号，并且把光信号继续向其他网络设备发送。

光纤适用于长距离的信息传输，在中大规模局域网中用作楼宇间及楼层间线路。随着成本的降低，光纤到户延伸到桌面已成可能。

4. 常见连网设备

常用的连网设备有网卡、传输介质、网络互连设备、中继器、交换机、路由器等。

（1）网卡（NIC）。网卡又称网络适配器，是一种插入主机扩展槽的扩充卡。网卡是主机和网络的接口，负责处理传输通信数据。此外，PCMCIA 是笔记本电脑所使用的网卡；USB 接口网卡是外置式的，具有不占用计算机扩展槽的优点，安装更为方便。

（2）网络互连设备。网络线路与用户结点衔接时，除了使用连接介质外，还需要一些中介设备，如双绞线连接器 RJ–45、调制解调器等。

① RJ–45 双绞线连接器由 8 根连针构成，是双绞线与连接设备的接头。

② 光纤接口连接器，连接光导纤维，有多种类型接头，如 SC、ST、FC、LC 类型连接器。

③ 调制解调器是一种信号转换装置。其作用是：发送信息时，将计算机的数字信号转换成可以通过通信线路传输的相应信号，这就是“调制”；接收信息时，把通信线路上传来的调制后的信号转换成数字信号传送给计算机，这就是“解调”。例如，用户通过光纤线路上广域网需要“光调制解调器”，完成光电信号转换。

（3）中继器（repeater）。中继器是最简单的网络延伸设备。由于信号在网络传输介质中有衰减，使数据信号变弱，为保证数据的完整性，要用中继器把所接收到的信号放大再发送出去。保证数据在长距离传输时信息的衰减降到最小。

（4）交换机（switch）。交换机可看作一种特殊的中继器，通过多个端口连接多台计算机，每个端口通过双绞线与主机网卡相连。它是对网络进行集中管理的最小单元，局域网中常以交换机为中心，通过双绞线将所有分散的主机连接在一起，形成星状拓扑结构。交换机一般工作在网络第二层，通过交换技术来完成数据存储、转发功能。

（5）路由器（router）。路由器用于连接多个逻辑上分开的网络。当数据从一个网络传输到另一个网络时，可通过路由器来完成。因此，路由器具有判断网络地址和选择路径的功能。路由器工作在网络层。

除以上设备外，有许多打印机、扫描仪、绘图仪等设备可在网上被共享。

6.3.2　网络的软件系统

硬件是建网的基础，而决定网络性能的是软件系统。网络软件的范围很广，除操作系统外，还包括网络协议、网络数据库系统、网络管理软件、网络应用软件和安全方面软件等。

1. 网络操作系统

网络操作系统是网络的灵魂，负责管理和调度网络上的所有硬件和软件资源，使各个部分能够协调一致地工作，为用户提供各种基本网络服务，并提供网络系统的安全性保障。网络操作系统运行在服务器上，并由连网的计算机用户共享。常用的网络操作系统有 UNIX、NetWare、Windows Server 等。

2. 网络通信协议

在网络中，为了使网络设备之间能成功地发送和接收信息，必须制定相互都能接受并遵守的语言和规范，这些规则的集合称为网络通信协议，如 TCP/IP、SPX/IPX、NetBEUI 等。协议通常包括所传输数据的格式、差错控制方案以及在计时与时序上的有关约定。一般网络中的各主机应遵守相同的协议才能相互通信。

3. 网络数据库系统

网络数据库系统是建立在网络操作系统之上的一种数据库系统，可以集中驻留在一台主机上（集中式网络数据库系统），也可以分布在每台主机上（分布式网络数据库系统）。它向用户提供存取、修改网络数据库的服务，以实现网络数据库的共享。

4. 网络管理软件

网络管理软件用来对网络资源进行管理和对网络进行维护。

5. 网络应用软件

网络应用软件是指基于网络应用而开发并为网络用户解决实际问题的软件。如网络环境下的各类专业及非专业软件，这些软件偏重于实现网络上特有的功能，这是网络软件的重要特征。

6.4　Internet 概述

Internet 是全球最大的计算机网络，又称国际互联网或因特网。它是由 TCP/IP 协议簇支持向全球提供通信服务的信息系统。Internet 是由众多网络互连而成的网络。

Internet 是在 ARPAnet（美国国防部高级研究工程局网络）的基础上发展起来的，ARPAnet 建立于 20 世纪 60 年代末期，主要服务于科研教育部门；90 年代初期，Internet 走向民用。Internet 已经深入到人们生活的各个方面，通过 WWW 浏览、电子邮件等方式，人们可以及时获得自己所需的信息。Internet 大大方便了信息的传播，给人们带来一种全新的通信方式，Internet 是继电报、电话发明以来人类通信方式的又一次革命。

6.4.1 Internet 的服务

Internet 的飞速发展和广泛应用得益于其提供的大量服务，这些服务为人们的信息交流带来了极大的便利。下面是 Internet 提供的常用的几种服务。

1. 电子邮件服务

电子邮件(E-mail)服务是一种通过计算机网络与其他用户进行联系的快速、简便、高效、价廉的现代化通信手段。使用 Internet 提供的电子邮件服务首先要拥有自己的电子邮箱，即 E-mail 地址，实际上是在邮件服务器上建立一个用于存储邮件的磁盘空间。通过电子邮件，用户能够发送或接收文字、图像和语音等多种形式的信息。

2. 远程登录服务

远程登录是用户通过使用 Telnet 等远程登录软件，使自己的计算机暂时成为远程计算机终端的过程。一旦用户成功地实现了远程登录，用户使用的计算机就好似一台连接到远程计算机的终端那样进行工作。

3. 文件传输服务

文件传输服务（FTP）允许 Internet 上的用户将一台计算机上的文件传送到另一台计算机上。使用时先要登录到对方的计算机。用这种方式可直接进行文字和非文字的多媒体信息的双向传输。

4. 万维网服务

WWW 是一个基于超文本方式的信息查询工具，中文译名是万维网，它是建立在 Internet 上的全球性的、交互的、动态、多平台、分布式的图形信息系统。它的最大特点是拥有非常友好的图形界面、非常简单的操作方法以及图文并茂的显示方式。

WWW 系统采用浏览器 / 服务器（B/S）结构，在服务器端，定义了一种组织多媒体文件的标准即超文本标记语言（HTML），在每一个超文本文件中通常都有一些超链接，把该文件与其他超文本文件链接起来构成一个整体。在客户端，WWW 系统通过 IE 等网络浏览器提供了查阅超文本的手段。

6.4.2 Internet 相关知识

在网络应用中，经常会遇到 IP 地址、域名地址、ISP、URL 地址、E-mail 地址等概念，下面来介绍这些与 Internet 应用相关的概念。

1. 网络中的两种寻址方法

地址是网络设备和主机的标识，网络中的信息传递需要知道发送、接收两端的地址，同时还要有查询地址及定位地址的机制。网络中存在两种寻找地址的方法：MAC 地址和 IP 地址寻址方法，两种寻址方法既有联系又有区别。

（1）MAC 地址寻址。特点：MAC 地址是设备的物理地址，位于 OSI 参考模型的第二层，全网唯一标识，为无级别的地址结构（一维地址空间），其固化在硬件中，寻址能力仅限制在一个物理局域子网中，即一个 IP 网段中。

（2）IP 地址寻址。特点：IP 地址是设备的逻辑地址，位于 OSI 参考模型的第三层，全网唯一标识，为分级地址结构，由软件设定（TCP/IP 协议），具有很大的灵活性，当信息跨网段寻址时采用 IP 地址路由寻址方法，它是在全网范围内寻址的。

2. IP 地址

网络中主机间相互通信必然要对每台机器进行标识，如生活中的邮件通信地址一样。IP 地址就是每个网上主机的地址标识。

首先出现的 IP 地址是 IPv4，由于互联网的蓬勃发展，IP 位址的需求量越来越大，2019 年 11 月 25 日 IPv4 位地址已经分配完毕。IPv4 网络地址资源有限，严重制约了互联网的应用和发展，为此，制定了 IPv6。IPv6 采用 128 位地址长度，几乎可以不受限制地提供地址，不仅解决了网络地址资源数量的问题，而且解决了多种接入设备连入网络的障碍。

现有的互联网是在 IPv4 协议的基础上运行的，因此本书介绍 IPv4。

根据 TCP/IP 协议标准规则，IP 地址由 32 位二进制数表示。每个字节段以十进制数表示，4 个十进制数之间用小数点分隔。这 4 个数字分别可以是 0~255 的数字，它是一个字节的变化范围。

IP 地址由两部分组成，即网络号（network ID）和主机号（host ID）。网络号可标识主机所在的网络，主机号标识在该网络上的主机。

国际网络信息中心组织（InterNIC）可以分配的 IP 地址为 A、B、C 三类，如图 6–7 所示。

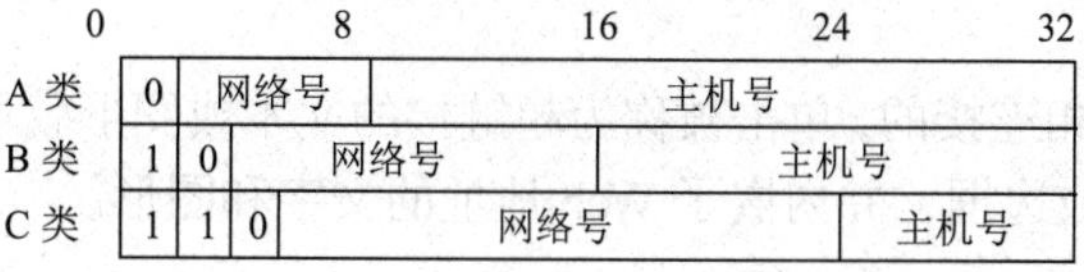

图 6–7　IP 地址分类

A 类：第一字节最高位为 0，第一段为网络号，取值介于 1~126 间。其余 3 段表示网中主机号，主机数可达 2^{24} 台，适用于大型网络。

B 类：第一字节最高位为 10，前两段为网络号，其取值介于 128~191 间。其余两段表示网中主机号，主机数可达 2^{16} 台，适用于中型网络。

C 类：第一字节最高位为 110，前 3 段为网络号，其取值介于 192~223 间。最后一段表示网中主机号，主机数可达 2^{8} 台，适用于小型网络。

主机号设定时，不能为 0 和 255。0 时表示网络地址，255 为广播地址。

例如，清华园网内一主机地址是 166.111.25.41。第一段为 166，用二进制表示为 10100110，第一段最高位是 10，属 B 类地址。网络名是前两段 166.111，后两段 25.41 是其主机号。

在 Internet，一个 IP 地址只能唯一标识一台主机。

3. 域名地址及域名系统

IP 地址是用数字表示的，不易记忆，因此网络系统采用了有助于记忆的符号“域名地址”来标识入网的主机。域名地址与 IP 地址一样在网上是唯一的。域名的形式是以英文字母和数字组成，以小数点分隔成几部分，如 sohu.com，以及如下的二进制表示形式。

	11000000	10101000	00111010	00001010
IP 地址：	92 .	168 .	58 .	10

域名系统（domain name system，DNS）是一个用来设置网络命名的系统，其主要功能

就是将域名地址解译成 IP 地址。它通过分层次定义各子系统的名字，每一层称为一个域。从左到右域级变高，高一级域包含低一级域。一般情况下，域名的最后一个或两个域为分类标志。入网的每台主机都可以有一个类似下面的域名：

```
主机名.机构名.网络名.顶级域名
```

例如，在域名 game.abc.com.cn 中，game 是 abc 的一个主机或子域名，com 和 cn 则是两个分类标志，分别代表商业机构和中国。

主机中有 DNS 的客户软件称为名字解析器，它通过向域名服务器请求来解析域名。互联网中设置了一系列的域名服务器，域名服务器数据库中记录了本域内的主机名和 IP 地址的映射信息，以及上一级域名服务器的 IP 地址等，并以客户机 / 服务器（C/S）模式响应客户端的请求，域名地址由域名服务器解析成 IP 地址。故，当用户在 PC 上配置 TCP/IP 时要指定 DNS 服务器地址。

4. ISP

ISP 全称为 Internet service provider，即因特网服务提供商。如果要接入 Internet，需要向 ISP 提供申请，获取上网账号、密码。例如，家庭拨号上网要通过电信或网通 ISP 办理入网。

5. 超链接

Web 上的网页是互相连接的，单击被称为超链接的文本或图形就可以连接到其他网页。超链接一般带有下画线或边框，并内嵌了 Web 地址的文字和图形。

6. URL

URL 是指统一资源定位器（uniform resource locator），用于指明资料在互联网上的取得方式与位置。

其格式为：

```
服务类型：// 服务器地址 / 路径 / 文件名
```

例如：

```
http://www.sina.com.cn/news/index.htm
```

常用的 Internet 服务类型有 HTTP（WWW）、FTP（FTP）、Telnet 等。

资源定位首先标明采用的通信协议，接着是结点地址，通常将这两项称为 URL 地址。最后一项是文件或目录标识。例如：

超文本 URL：

```
http://www.cernet.edu.cn
```

文件传输（FTP）URL：

```
ftp://ftp.pku.edu.cn
```

远程登录（Telnet）URL：

```
telnet://bbs.tsinghua.edu.cn
```

7. E-mail 地址

电子邮件服务是 Internet 上的一种通过网络与其他用户进行通信的手段。用 E-mail 发送电子邮件，首先要知道对方的 E-mail 地址。E-mail 地址的格式：

```
<收信人的用户名>@<收信人的主机地址>
```

@意为“at”，一般情况下地址用域名地址。

例如，在 ISP 为内蒙古自治区电信注册的用户上网名为 nyname，因其电子邮件服务器主机地址域名为 Email.nm.cninfo.net，则该用户的电子邮件地址为：

```
nyname@Email.nm.cninfo.net
```

6.4.3 接入因特网的方式

使用因特网的各种服务，首先需要和 Internet 连接。实现接入网络的方法有多种，最常见的方法是通过局域网网关接入和通过小区光纤宽带接入。

1. 通过局域网网关接入

局域网内计算机通过一条直通双绞线连接到负责转发信息的接入交换机设备上网。硬件连接方法：将双绞线水晶头分别连接到网卡及局域网交接机接口，如图 6–8 所示。配置方法：通过 Windows 提供的 TCP/IP 配置界面设置相关内容（注意 DHCP 方式），上网计算机要配置 TCP/IP 协议项方能入网。通过本地 IP 网关与 Internet 连接。计算机接入 Internet 前，需要由局域网的网络管理员分配一个固定的 IP 地址。根据局域网情况，还要知道网关的地址、子网掩码以及 DNS 服务器的 IP 地址。将以上各项内容在连接属性对话框的 TCP/IP 项中进行设置，就可以访问 Internet 了。配置 TCP/IP 步骤如下：

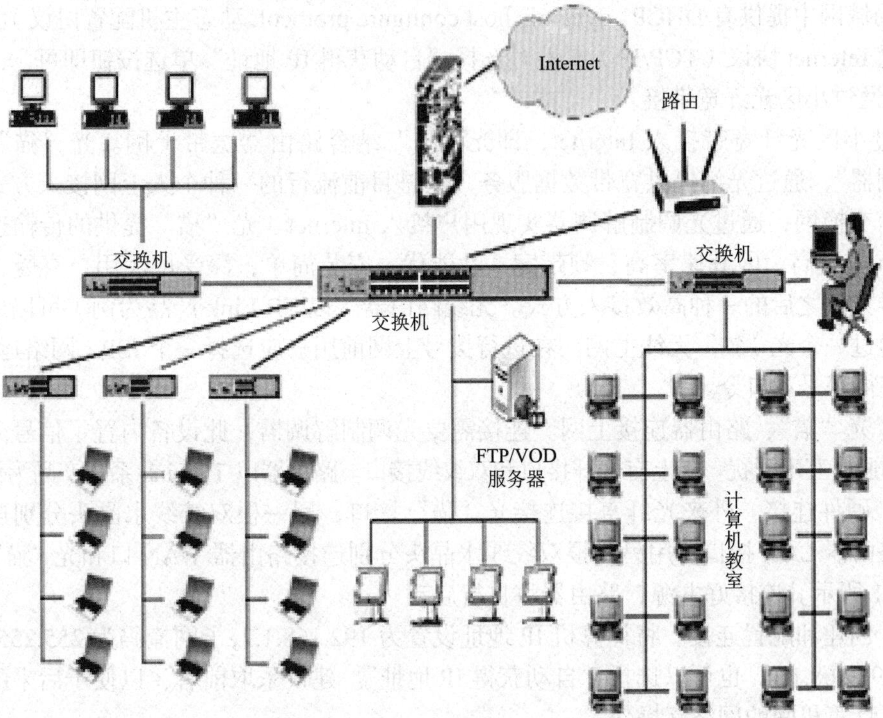

图 6–8 硬件连接

（1）单击桌面右下角的网络连接图标，打开“本地连接状态”对话框；单击“属性”按钮打开“本地连接属性”对话框，如图 6–9 所示。

（2）双击 TCP/IP 组件项，打开“Internet 协议版本 4（TCP/IPv4）属性”对话框，分别对 TCP/IP 协议项设置，如图 6–10 所示。

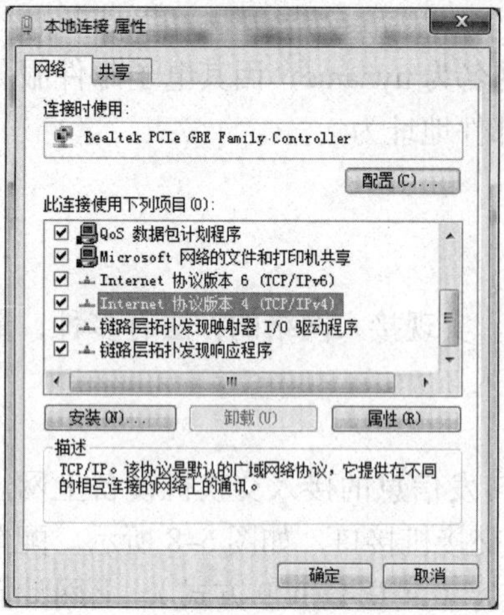

图 6–9 “本地连接属性”对话框

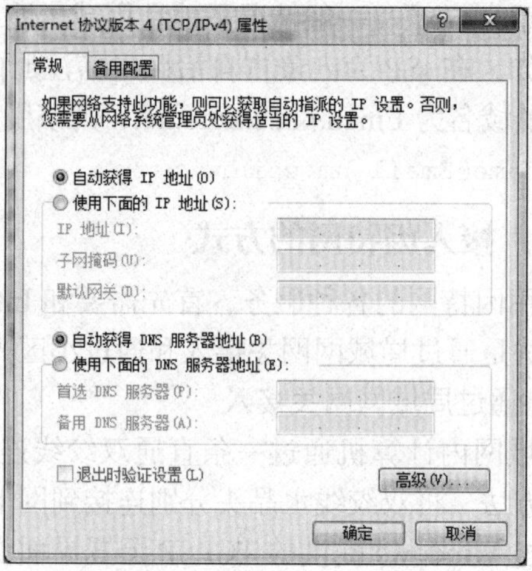

图 6–10 “Internet 协议版本 4（TCP/IPv4）属性”对话框

其中，IP 地址为用户主机指定唯一的数字地址；子网掩码用于识别用户主机所在网络地址的数字码；默认网关是用户所在网段的路由出口地址；DNS 服务器是字符域名地址转为数字 IP 地址的服务器地址。

若局域网中提供有 DHCP（dynamic host configure protocol，动态主机配置协议）服务器，则在配置 Internet 协议（TCP/IP）属性时选择“自动获得 IP 地址”单选按钮即可。

2. 通过小区光纤宽带接入

通过小区光纤宽带接入 Internet，即光“猫”结合路由器宽带上网。光“猫”即“光调制解调器”，通过光纤提供宽带数据服务，它是目前流行的一种个人上网接入方式。利用公用电信交换网，通过光调制解调器实现用户接入 Internet。光“猫”提供的传输速率可达 20 Mbit/s 或更高。因其速率高、频带宽、性能优、安装简单，深受广大用户喜爱，成为继先前拨号方法之后的一种高效接入方式。无线路由器（以 TP-Link 产品为例）可以用来实现多用户通过一个光“猫”无线上网。在进行拨号上网前用户应选择一个 ISP（网络运营商），经 IPS 获得账号和口令。

（1）光“猫”、路由器连接上网。连接需要光调制解调器，此设备内置了信号分离器，故上网和通话互不干扰。其上有光纤接口和双绞线接口。路由器以 TP-Link 系列产品为例说明。

（2）硬件连接。外来光纤直接连接光“猫”接口，用一根双绞线水晶头分别连接网卡及无线路由器 LAN 接口。用另一根双绞线水晶头分别连接路由器 WAN 口和光“猫”相连，如图 6–11 所示。连接好电源，路由器将自行启动。

（3）创建和配置连接。将计算机 IP 地址设置为 192.168.1.2，子网掩码为 255.255.255.0，网关为 192.168.1.1。也可以选择“自动获得 IP 地址”。建议采取前者，以便于后来的无线接入及接入计算机间的网络互操作。

（4）TP-Link 无线路由器设置。打开网页浏览器，在浏览器的地址栏中输入路由器的 IP 地址 192.168.1.1，打开图 6–12 所示登录界面，输入用户名和密码（用户名和密码的出厂默认值均为 admin），单击“确认”按钮。

浏览器会打开图 6–13 所示的设置向导界面。若没自动打开此页面，可单击页面左侧的设置向导菜单激活。

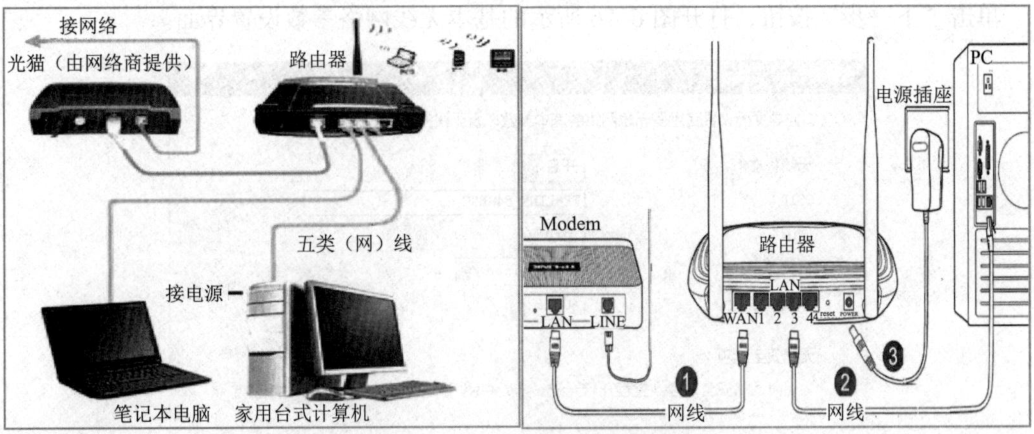

图 6–11　ADSL、路由器等硬件连接

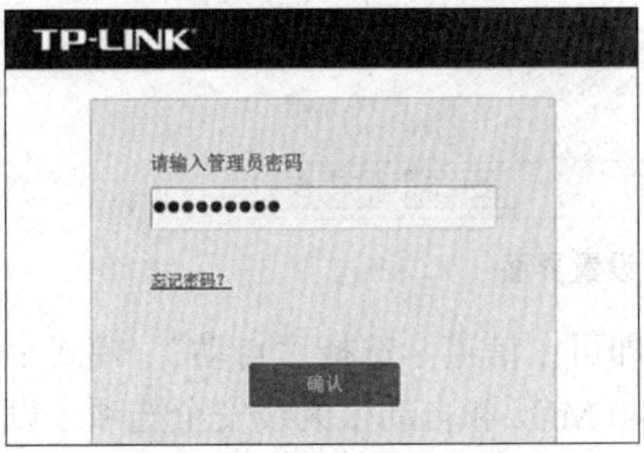

图 6–12　路由器登录界面

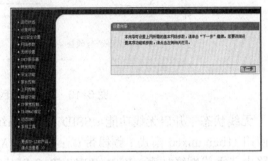

图 6–13　设置向导界面

单击“下一步”按钮，进入图 6–14 所示的上网方式选择界面，根据上网方式进行选择，一般宽带用户是 PPPoE 拨号用户。这里选择第一项让路由器自动选择。

单击“下一步”按钮，输入账号和密码，如图 6–15 所示。

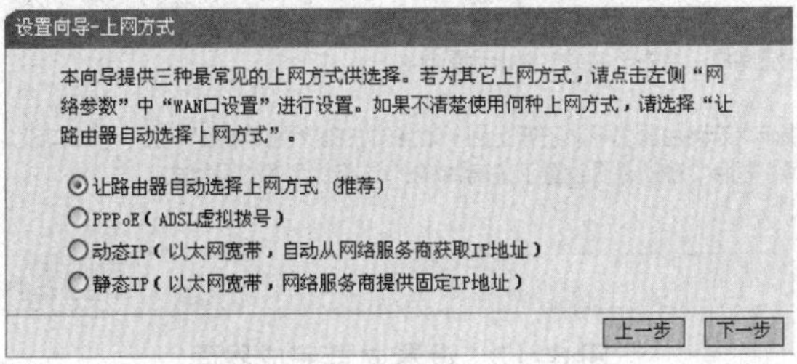

图 6–14　上网方式选择界面

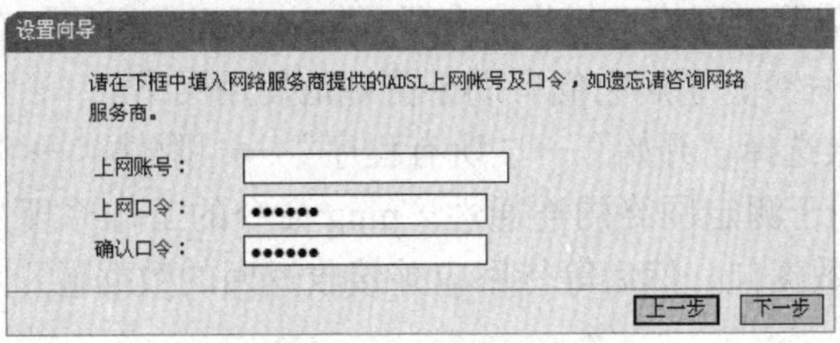

图 6–15　上网登录界面

单击“下一步”按钮，打开图 6–16 所示的基本无线网络参数设置界面。

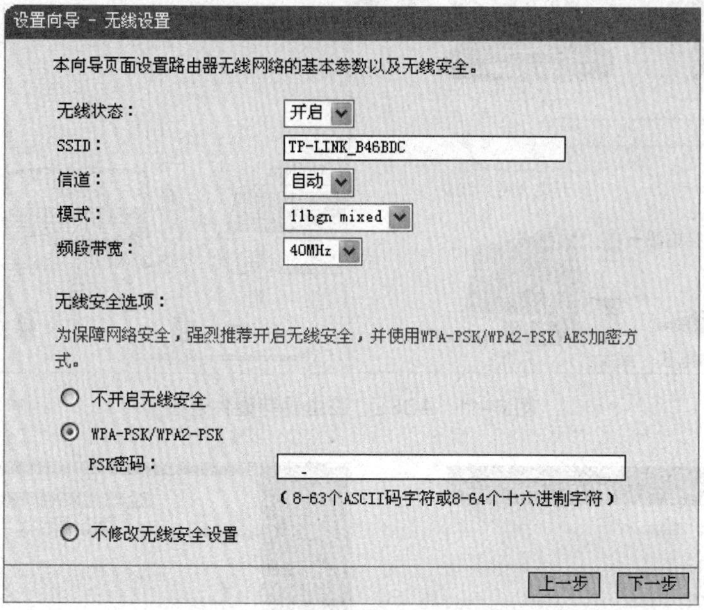

图 6–16　基本无线网络参数设置界面

无线状态：开启无线功能；SSID：采用系统默认即可；信道：选择“自动”；模式：推荐使用 11bgn mixed 模式；频段带宽：可选 20 MHz、40 MHz 和自动；无线安全选项：设置对路由器无线网络加密；WPA-PSK/WPA2-PSK：路由器无线网络的加密方式，如果选择了该项，则在 PSK 密码中输入密码，密码要求为 8~63 字符。

设置完成后,单击“下一步”按钮,打开图 6–17 所示的设置向导完成界面,单击“完成”按钮使无线设置生效。

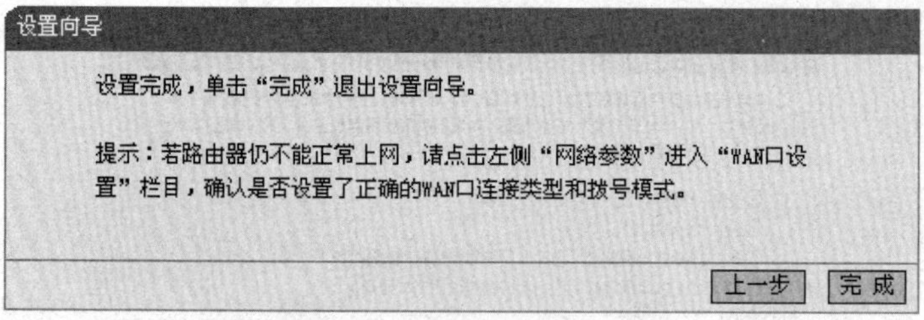

图 6–17　设置向导完成界面

3. 网络调试中常用命令简介

PC 配置上网时，需要对网络运行状况有所了解。下面介绍的是在 win-X 系统的仿 DOS 环境下网络测试的几条命令，了解它们有助于更好地使用网络。

进入仿 DOS：依次选择“开始”→“所有程序”→“附件”→“命令提示符”命令。

（1）ping 命令，用于测定网络的连通性。ping 命令的工作原理是，向远程计算机通过 ICMP 协议发送特定的数据包，然后等待回应并接收返回的数据包，对每个接收的数据包根据传输的消息进行验证。

命令格式：

```
ping [-t] [-a] [-l size]
```

参数说明：

-t：让主机不断向目标主机发送数据，直到用户终止（Ctrl+C）。

-a：以 IP 地址格式显示目标主机的网络地址。

-l size：指定发送到目标主机的数据包的大小。

例如，测试与新浪服务器的连通情况：

```
C:\>ping www.sina.com
Pinging newssy.sina.com.cn [218.60.32.29] with 32 bytes of data:
Reply from 218.60.32.29: bytes=32 time=114ms TTL=52
Reply from 218.60.32.29: bytes=32 time=113ms TTL=52
Reply from 218.60.32.29: bytes=32 time=116ms TTL=52
Reply from 218.60.32.29: bytes=32 time=115ms TTL=52
Ping statistics for 218.60.32.29:
    Packets: Sent = 4, Received = 4, Lost = 0 (0% loss),
Approximate round trip times in milli-seconds:
    Minimum = 113ms, Maximum =  116ms, Average =  114ms
```

测试结果表说明：bytes 表示发送数据包大小；time 表示数据包在本机与对方主机之间往返一次所用的时间；TTL 表示测试所用的 TTL（时间生命期），其初值为 64，路由时，每经过一中转站其值减 1；Sent 表示发送数据包数；Received 表示收到数据包数；Lost 表示丢失数据百分比。

如果 ping 不成功，则可以预测故障出现在以下几个方面：网线未连通，网络配置不正确，IP 地址不可用等。如果 ping 成功，只能保证当前主机与目的主机间存在一条连通的物理路径。

（2）ipconfig 命令，用于发现和解决 TCP/IP 网络问题，可以用该命令显示本地计算机的 IP 地址配置信息和网卡的 MAC 地址以及 DNS 服务器地址等。

命令格式：

```
ipconfig[/all][/renew]
```

参数说明：

/all：显示 TCP/IP 配置细节信息。

/renew：更新所有适配器。若主机在有 DHCP 服务的网络环境上网，则配置 TCP/IP 时，可通过此参数命令捕获自动配置结果。

```
C:\>ipconfig /all
Windows 2000 IP Configuration
Ethernet adapter 本地连接:
        Description . . . . . . . . . . : D-Link DFE-530TX PCI Fast
Ethernet Adapter (Rev B)
        Physical Address. . . . . . . .   : 00-50-BB-67-F8-8E
        DHCP Enabled. . . . . . . . . .   : Yes
        Autoconfiguration Enabled . . . . : Yes
        IP Address. . .                   : 169.254.178.36
        Subnet Mask . . . . . . . . . .   : 255.255.0.0
```

```
        Default Gateway . . . . . . . . .   :
        DNS Servers . . . . . . . . . . .   : 202.99.224.68
```

命令执行结果说明：IP Address 表示主机 IP 地址；DNS Servers 表示 DNS 服务器地址；Physical Address 表示网卡 MAC 地址；Subnet Mask 表示网络掩码；Default Gateway 表示默认网关；DHCP Enabled 表示 DHCP 服务器可用等。

（3）tracert，用于显示信息到达目标主机所经过的路径，并显示到达每个结点的时间。此命令可以发现到达目标前的故障点。

命令格式：

```
tracert   目标主机地址
```

执行结果返回数据包到达目的主机前所经历的中转站清单，并显示到达每个中转站的时间。如 tracert www.sohu.com。

（4）netstat，显示计算机上的 TCP 连接表、UDP 监听者表以及 IP 协议统计。

通过显示信息可知本地计算机上正在打开的端口和服务，利用这些信息可以检查计算机是否有不正常的服务或连接，以便进一步判断是否感染病毒或木马软件。若有非正常端口在监听中，就需要引起注意。还可以看到机器正在和哪些 IP 地址以 TCP、UDP 或其他协议进行连接的状态。

命令格式：

```
netstat[-a] [-s]
```

参数说明：

-a：显示所有活动的连接，包括本地计算机向外界发出的服务请求或外界连入的服务。

-s：显示每个协议的统计信息。

6.5 IE 浏览器简介

Internet 重要服务之一为 WWW（world wide web）。它是 Internet 上的大型多媒体资料库。WWW 服务器（又称 Web 服务器）遍布世界，几乎每一个与 Internet 有连接的网络都建立了 Web 服务器，因此 Web 服务器上的信息浩瀚无边。

用户获取 Web 服务信息需要借助专门的浏览器软件。常见的浏览器有 IE、Edge、Firefox、Chrome、360 等。浏览器种类很多，但基本功能、操作方面大同小异。故而，我们通过一种类型基本操作介绍网络浏览器。Internet Explorer 简称 IE，是一款性能优异、操作方便的浏览器。以下对 IE 8.0 做简单介绍。

6.5.1 启动 IE

网络接通后，直接运行 IE，即可打开工作窗口。除拥有通常窗口特点外，IE 浏览器窗口还有地址栏、链接工具栏、Web 窗口等。

（1）地址栏：地址栏也称 URL，是输入和显示网页地址的地方。

（2）链接工具栏：在链接工具栏中给出了 IE 浏览器自带 Web 页面的链接和自定义链接，可直接访问相应的 Web 页，也可以向链接工具栏添加链接，建立访问 Web 页的快捷方式。

（3）状态栏：在状态栏中显示了关于 IE 当前状态的有用信息，通过它可了解 Web 页地址的下载过程，右侧则显示当前页面所在的安全区域，如果是安全的站点则会显示锁形图标。

6.5.2 用地址栏打开网页

访问一个 Web 站点，在 IE 地址栏中输入站点的 URL，按 Enter 键后即可打开相应网页。当“完成”消息出现在状态栏左侧时，整个网页就已经被下载到 PC 上了。

IE 具有记忆网址的功能，单击地址栏最右端的下拉按钮，在列表中显示了最近访问过的网址，可以从下拉菜单中选择网址进行访问。

6.5.3 网上浏览方式

1. 使用超链接

超链接是屏幕上的热区，单击时可以转向链接目标。超链接可表现为带下画线的文本或一幅图片的某部分等。当鼠标指针指向超链接时，指针会变成小手状。此时在状态栏上可显示出超链接的地址。

2. 使用前进与后退按钮

当用户需要回去访问一个刚刚访问过的网页时，单击工具栏中的“前进”按钮或“后退”按钮，可直接回到用户访问过的站点。

3. 查看历史记录

单击工具栏中“历史”按钮，可在浏览器窗口左侧打开历史记录列表，列出最近一段时间访问过的 Web 页，可以方便查看最近浏览过的网页情况。

默认情况下，IE 可以保留 20 天中浏览过的内容。可以更改保留历史记录的天数。打开“Internet 选项”对话框，在“常规”选项卡中，“历史记录”选项区域的“网页保存在历史记录中的天数”文本框中输入保存历史记录的天数。如果单击“清除历史记录”按钮，则“历史”中的记录全部被清除，同时地址栏中的记录也被清除。

4. 使用“停止”与“刷新”按钮

单击“停止”按钮可以终止当前网页的打开过程；单击“刷新”按钮，可重新下载当前网页。

6.5.4 收藏站点

当用户想要保存网页地址以便以后快捷地访问它时可以将该网页地址保存到收藏夹中（在系统注册目录的 Favorites 文件夹中）。按照以下步骤对站点进行收藏保存。

（1）选择“收藏”菜单中的“添加到收藏夹”命令，打开“添加收藏”对话框，如图 6–18 所示。在“名称”文本框中可以输入新的名称以便于识别。

（2）选择存放位置。单击“确定”按钮，网页地址保存到选定的收藏文件夹中。

站点收藏后，可以通过收藏夹直接访问保存的站点。方法：单击“收藏夹”菜单，在下拉菜单中选择想打开的网页，如图 6–19 所示。

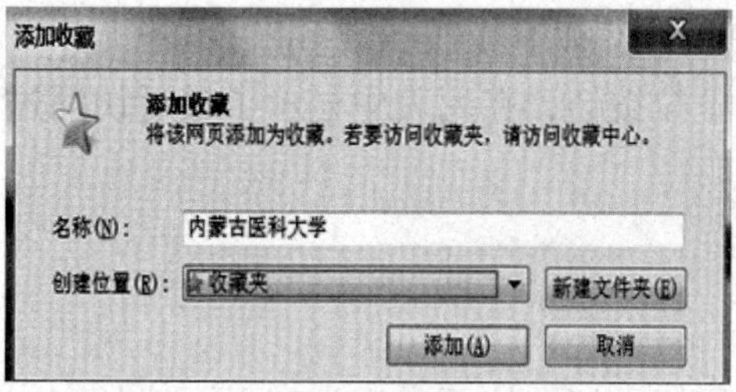

图 6–18 “添加到收藏夹”对话框

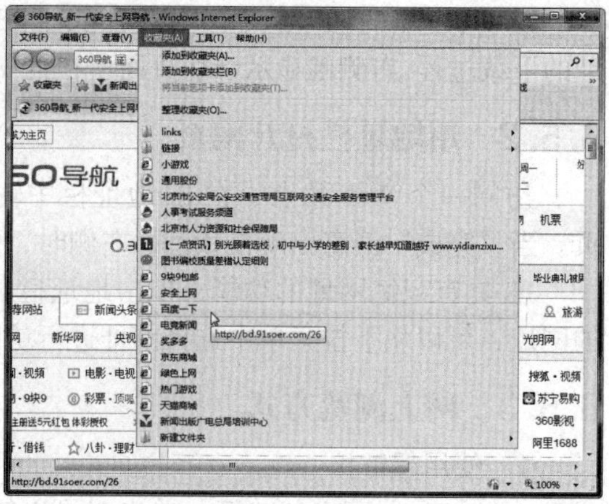

图 6–19 收藏列表

6.5.5 保存网络资源

1. 保存图片

（1）右击网页中的图片，在弹出的快捷菜单中选择“图片另存为”命令，打开“保存图片”对话框，如图 6–20 所示。

（2）选择保存位置，在“文件名”文本框中输入文件名，单击“保存”按钮。

2. 保存网页

（1）在要保存的网页中选择“文件”菜单中的“另存为”命令。在打开的对话框中单击“保存类型”下按钮将会出现一个下拉列表，用户可以根据需要选择保存的对象。如用户需要保存整个网页，选择“网页，全部”即可。

（2）在“保存在”处选择正确的保存目录。单击“保存”按钮。

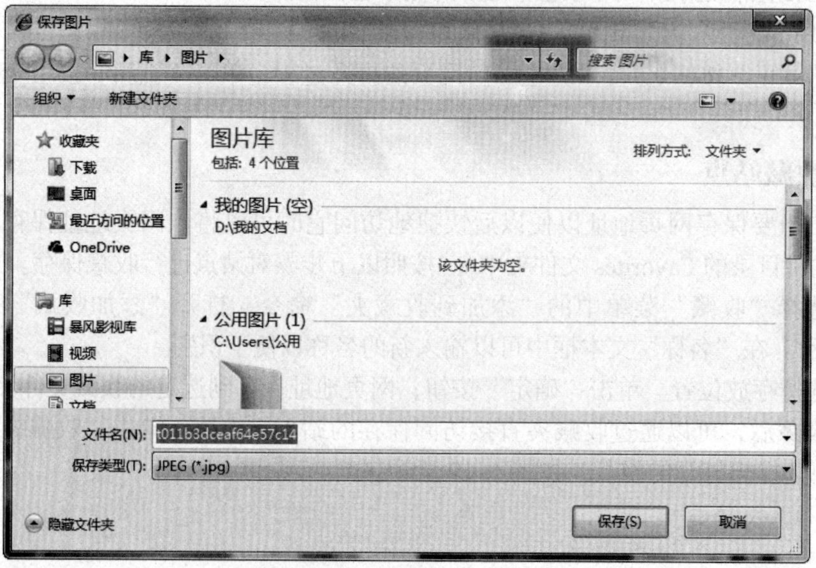

图 6–20 “保存图片”对话框

6.5.6　搜索网络资源

搜索引擎是一种在因特网上搜索信息的导航系统，它拥有强大的搜索功能，利用搜索引擎可以迅捷查到自己想要的信息。

各种搜索引擎在查询时都采用类似的方法：输入想要找的关键词，然后单击“搜索”按钮。此时搜索引擎在自己的数据库中查找这些关键词，然后显示满足要求的信息列表，表中的每一项都是一个超链接，单击此链接就能进入其相关的网页。

在许多大的网站中都提供了搜索引擎，如搜狐、网易、新浪等。在表面看来各种搜索引擎的查询方式大同小异，但它们查询到的结果各有偏重。这是因为不同的搜索引擎具有不同的特性，使用不同的搜索策略。

还有一些专门提供搜索服务的网站，能提供更加详尽的搜索结果。常用的搜索网站有百度（http://www.baidu.com）等。

下面以百度搜索引擎为例简单介绍搜索引擎的使用，具体方法如下：

（1）进入百度主页，如图 6–21 所示。

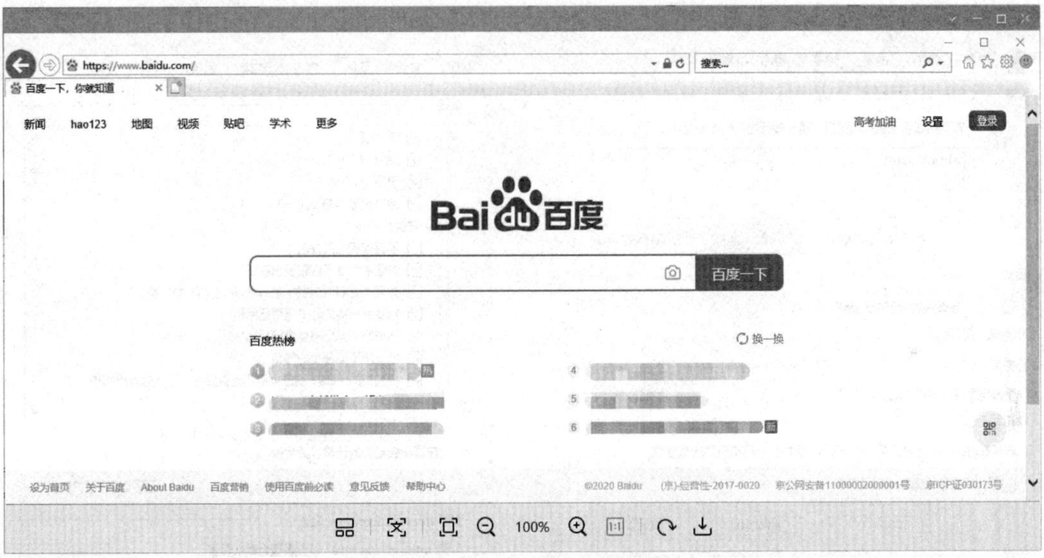

图 6–21　“百度”主页

（2）在文本框输入查询内容，然后选择搜索类别，是网站还是图片或者是网页目录等。

（3）按 Enter 键，或者单击“百度一下”按钮，即可查看相关资料。如果想缩小搜索范围，只需输入更多的关键词即可。

6.5.7　下载网络资源

网上提供的下载软件是以超链接形式链接到一个源文件的。下载时，单击下载链接打开文件下载对话框，选择保存地址后，单击“保存”按钮即可。也可以右击下载链接，在弹出的快捷菜单中选择“目标另存为”命令。

不过这种下载方式比较慢。有许多专为下载资源设计的专用工具软件，其拥有下载速度快、效率高、“断点续传”（意外中断后仍然可连续下载）等特点，广为大家所使用。安装这样的软件之后，下载时，只要在下载链接的快捷菜单中选择相应工具下载项即可。

6.5.8 设置IE

1. 设置主页

主页是刚启动IE时出现的第一个网页，用户可以设置自己喜爱的或经常访问的网页作为主页，方法如下：

（1）选择“工具”菜单中的“Internet选项”命令，打开“Internet选项”对话框。在对话框中选择“常规”选项卡，如图6–22所示。

（2）在“主页”选项区域的地址栏中直接输入主页的地址，单击“使用当前页”按钮即可将当前网页设为主页；如果单击“使用空白页”按钮，则使用空白页作为主页。

2. 高级设置

在“Internet选项”对话框的“高级”选项卡中可以对网页安全、多媒体显示、浏览方式等进行选择设置，如图6–23所示。例如，去除动画、声音、视频选择，那么在网页浏览时与之相关的效果消失。某些情况下，这种操作可以加快网页显示速度。此外，其他设置可以对网页应用环境进行优化设置。

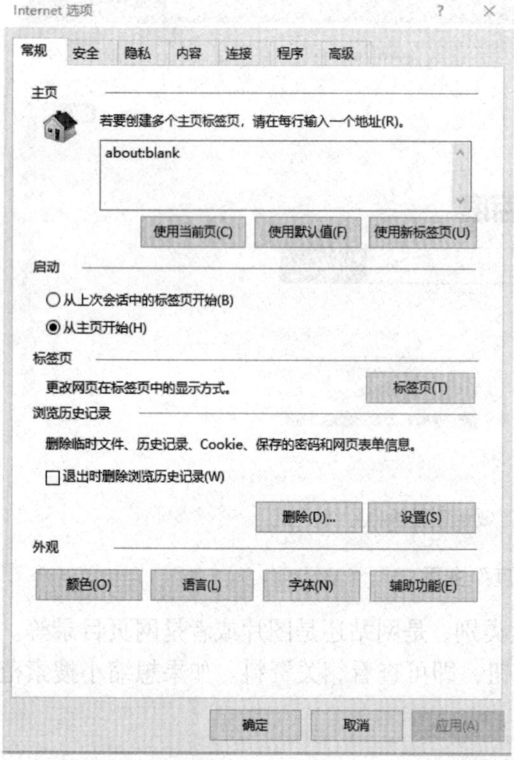

图6–22 设置主页

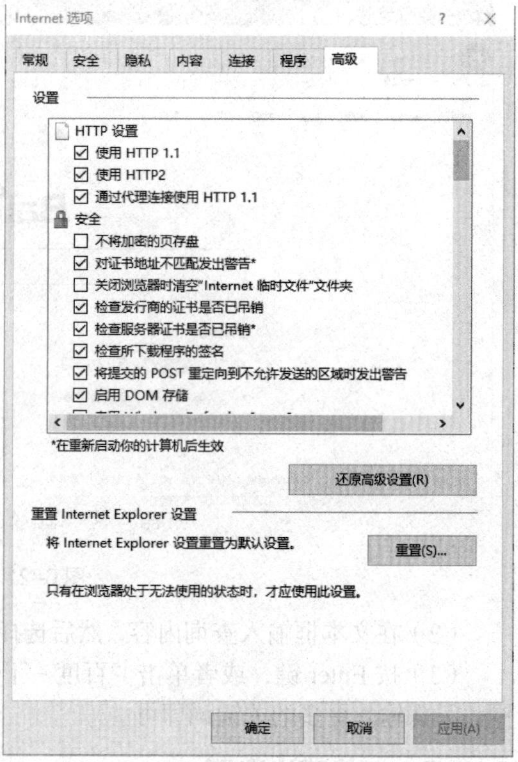

图6–23 高级设置

第 7 章 医学图像处理实用技术

7.1　Photoshop 基础操作

Photoshop 版本众多，但各版本基础工具都是一样的，功能类似，只是各升级版本新增了不同的功能，有的功能操作会更简单。

1．Photoshop 工作界面

启动 Photoshop 后，工作界面如图 7–1 所示（笔者在 Photoshop 中打开了一幅图像）。

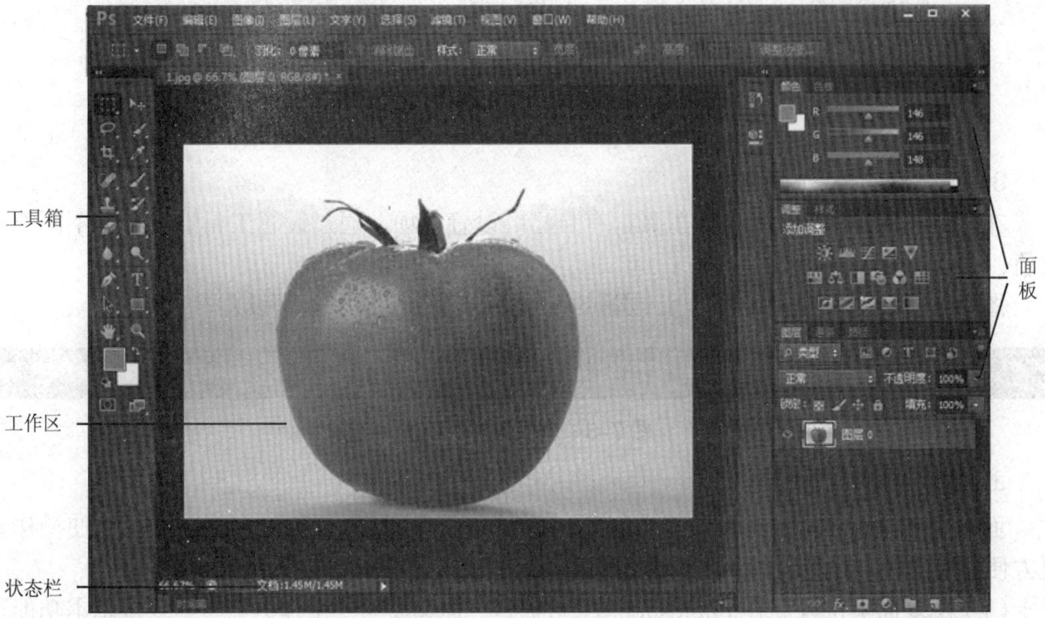

图 7–1　Photoshop 工作界面

2．工具箱简介

Photoshop 的工具箱提供了大量不同功能的工具，如图 7–2 所示。如果工具按钮右下方有一个三角符号，则表示该工具还有被隐藏的工具，直接右击小三角就会弹出被隐藏的工具按钮。

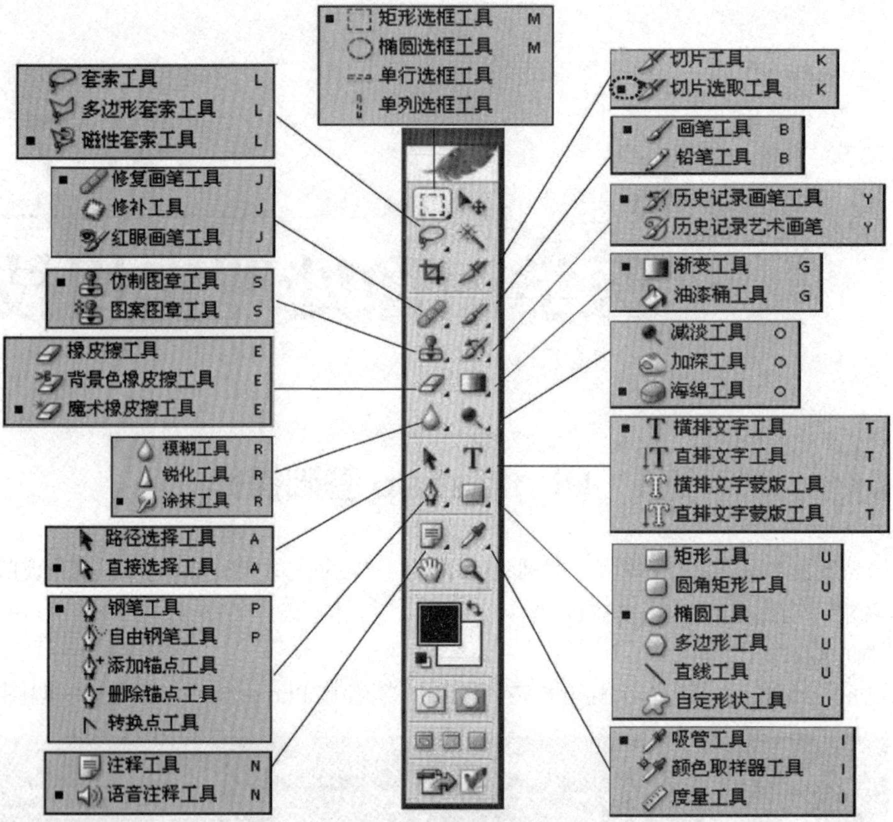

图 7–2 Photoshop 工具箱

3. 工具选项条简介

在 Photoshop 中，绝大多数工具都有自己的设置选项，通过设置工具选项条上不同的参数值，可以实现不同的操作效果。

图 7–3 所示为工具箱中魔棒工具的选项条，其中包括多个可设置参数。

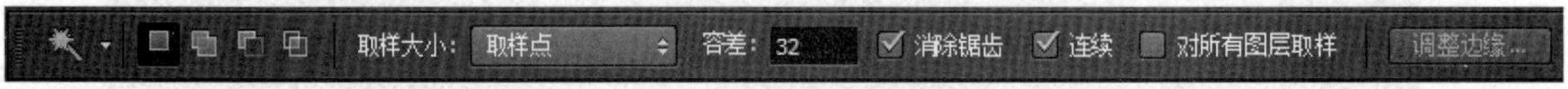

图 7–3 魔棒工具选项条

4. 面板简介

面板位于 Photoshop 工作界面的右侧，它集成了 Photoshop 的很多功能，可以使操作者更方便地应用各项命令及执行相应操作。

（1）恢复面板位置。在 Photoshop 中，可通过"窗口"→"工作区"→"复位基本功能"使面板恢复默认组合。

（2）面板命令菜单。每个面板除了窗口中显示的功能选项及参数外，可单击其右上方的面板按钮，弹出面板的命令菜单。

（3）隐藏 / 显示面板。当需要隐藏 / 显示面板时，可按 Shift+Tab 组合键。

7.2　图像文件基本操作

1. 新建图像文件

选择“文件”→“新建”命令，弹出图 7–4 所示对话框。在此对话框内，可设置新图像的名称、宽度、高度、分辨率、颜色模式、背景内容等属性。其中，分辨率是图像的重要属性。Photoshop 中的颜色模式包括位图、灰度、RGB、CMYK、Lab。RGB 是常用的显示输出模式。如果创建图片的尺寸属于常规尺寸，可通过对话框中“预设”下拉列表框进行选择，简化操作，如图 7–5 所示。

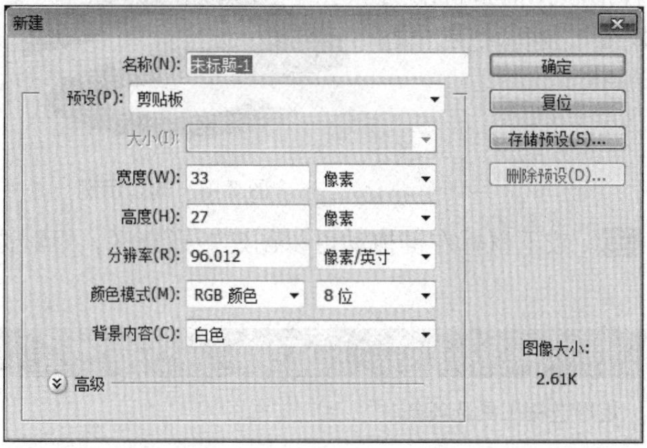

图 7–4 “新建”对话框

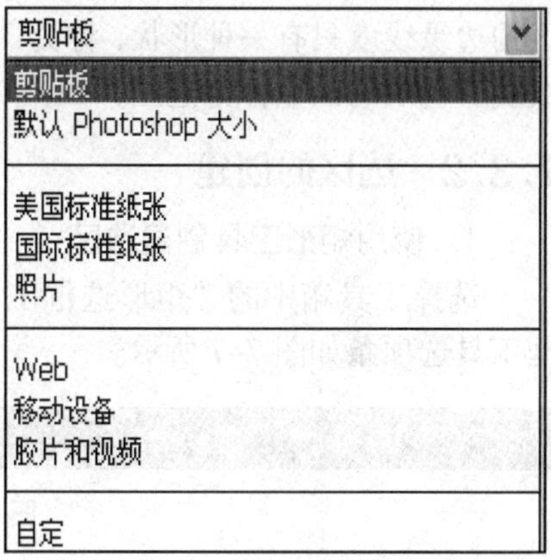

图 7–5 “预设”下拉列表

2. 保存当前图像

选择“文件”→“存储为”命令可以保存当前操作的文件，保存文件操作方法同其他软件。其中，Photoshop 的文件格式有很多种，包括用于彩色印刷的 TIFF 格式，及用于网络传输的 JPEG、GIF 格式，而 PSD 格式是 Photoshop 中可以保存图层、通道信息的专用格式，有修改可能的文件应当保存为 PSD 格式。

3. 查看或改变图像尺寸

如果需要改变图像尺寸、容量、分辨率等属性，可执行“图像”→“图像大小”命令进行参数的修改。

4. 纠正命令操作

（1）利用“历史记录”面板。

选择“窗口”→“历史记录”命令，可打开对应的“历史记录”面板。“历史记录”面板的使用方法如下：

① 如果需要后退至某个历史记录，可直接在操作步骤列表区单击对应步骤栏，即可回到相应历史状态。

② 单击“创建新快照”按钮，可以将当前操作状态下的图像效果保存为快照，在以后的操作中，可以随时单击“快照”按钮回到相应历史状态。

③ 单击“从当前状态创建新文档”按钮，可以将当前历史状态下的图像复制到新文件中，而且新文件中将具有图像文件的“图层”“通道”“选区”等相关信息。

（2）使用“历史记录画笔”工具纠错。

“历史记录画笔”工具使用方法如下：

① 在打开的“历史记录”面板中单击想要返回的操作列表左侧小格，使其被标记为。

② 使用“历史记录画笔”工具在图像需要恢复处进行涂抹即可。

7.3 选区的制作

7.3.1 选区的概念

Photoshop 中的选区可以是任意一种形状，但是包围选区的边缘线就只有一种形状，称为“蚂蚁线”。通常把用“蚂蚁线”包围的区域称为选区，如图 7–6 所示。

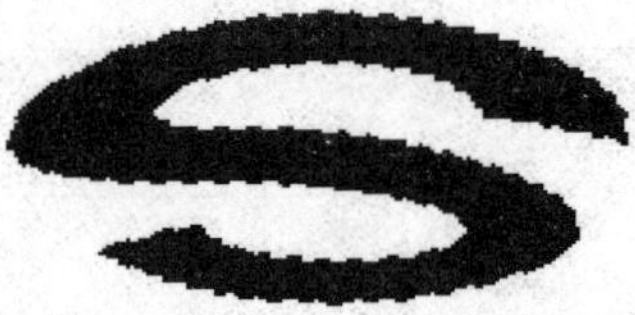

图 7–6 选区示例

7.3.2 选区的创建

1. 使用矩形工具创建选区

选择工具箱中的“矩形选框工具”，按下鼠标左键拖动可以创建矩形选区，矩形选框工具选项条如图 7–7 所示。

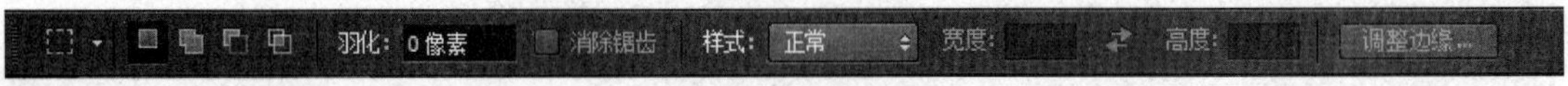
羽化：0 像素
消除锯齿
样式：正常
宽度：
高度：
调整边缘...

图 7–7 矩形选框工具选项条

参数说明：

“羽化”：可以在选区边缘产生柔化效果。

2. 使用椭圆工具创建选区

选择工具箱中的“椭圆选框工具”，操作方法如同“矩形选框工具”，可创建椭圆选区。

3. 使用“套索工具”创建选区

使用“套索工具”可以按照鼠标经过的轨迹创建选区，通常用于不太精细选区的创建。当在任意一点释放鼠标后，第一点与最后一点自动连接成为一个闭合的区域。

4. 使用“多边形套索工具”创建选区

“多边形套索工具”适用于选择边缘棱角分明的图像。在图像的角点处单击创建选区，最后一个单击点与第一个单击点重合时，即可创建一个选区。如果无法找到第一个点完成选区重合，也可以执行双击来闭合选区。

5. 使用“磁性套索工具”创建选区

Photoshop 提供的“磁性套索工具”是一个比较智能化的选区创建工具，适用于边缘对比比较明显的图像，其选项条如图 7–8 所示。

羽化：0 像素
消除锯齿
宽度：10 像素
对比度：10%
频率：57
调整边缘...

图 7–8 磁性套索工具选项条

参数说明：

宽度：控制探测图像边缘的宽度。

对比度：设置颜色差的敏感程度。其数值越高，敏感度越低，越不容易捕捉到准确的边界点。

频率：数值越高，定位边缘的点越多，边缘捕捉就越精确。

6. 使用“魔棒工具”创建选区

“魔棒工具”是通过选择与单击点具有相似颜色的区域来创建选区的。工具条中的“容差”值越大，则选择的颜色范围就越大，反之则选择范围小。

7. 使用“快速选择工具”创建选区

“快速选择工具”也是依据一定的容差范围进行图像选择，与“魔棒工具”有些类似。操作时，可以通过拖动鼠标创建选区。

7.3.3 选区的运算

选区的运算包括：

（1）新选区：在图像中创建新选区，并且后创建的选区将替代之前创建的选区。

（2）添加到选区：在当前创建选区的基础之上添加新创建的选区。

（3）从选区减去：从已存在的选区中减去当前绘制的选区。

（4）与选区交叉：将得到已存在的选区与当前绘制选区交叉的部分。

7.3.4 选区的编辑与调整

1. 移动选区

选择任一选框工具，并保证运算模式为“新选区”，将光标置于选区内，光标形状变为时，即可移动选区。在这里请注意移动选区与移动选区中图像的区别，移动图像需使用“移动工具”。

2. 取消选区

选择“选择”→“取消选区”命令，或者按 Ctrl+D 组合键。

3. 收缩与扩展选区

选择“修改”→“收缩”/“扩展”命令，可以当前选区为基础，对选区进行扩大或缩小。

4. 使选区变平滑

选择“选择”→“修改”→“平滑”命令，可以在一定程度上降低选区边缘的粗糙程度，从而达到平滑选区的目的。

5. 选区的羽化

选择“选择”→“修改”→“羽化”命令，或者按 Ctrl+Alt+D 组合键，修改羽化参数，从而完成对选区的羽化操作。

6. 变换选区操作

选择“选择”→“变化选区”命令，或者按 Ctrl+T 组合键，通过调整选区周围出现的控制手柄完成对选区的变换。

7. 调整边缘

“调整边缘”是一个集多种功能于一身的命令选项。选择“选择”→“调整边缘”命令后，可打开“调整边缘”对话框，通过修改各项参数，完成对选区的编辑与调整。

7.4 图　　层

7.4.1 图层的概念

Photoshop 中对图像的操作都是在图层中来完成的。图层即图的层次，可以理解为组成一幅图像的文字或其他元素被放置在不同的层中，每一层都像一块透明的玻璃，将其按顺序组合后，可以形成图像的最终效果。

7.4.2 认识图层面板

选择“窗口”→“图层”命令，显示图 7–9 所示的“图层”面板。

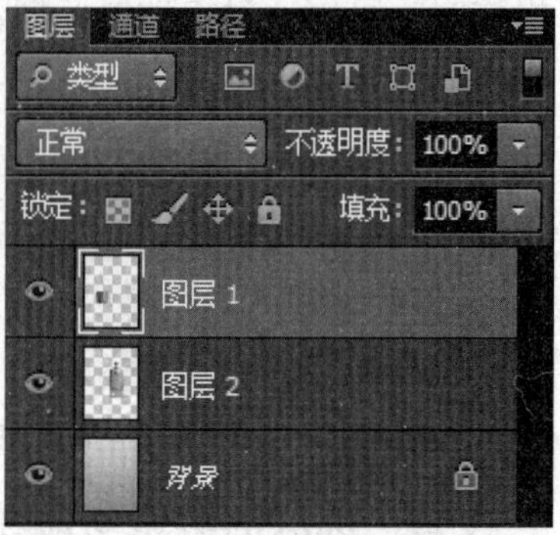

图 7–9 “图层”面板

7.4.3 图层的基本操作

1. 创建新图层

在 Photoshop 中制作一个图像，通常需要创建多个新图层。创建图层可以选择以下方法：

（1）选择“图层”→“新建”→“图层”命令，或者单击图层面板下方的“创建新图层”按钮。

（2）选择“图层”→“新建”→“图层背景”命令，将当前图像的背景转换成普通图层。

（3）选择“图层”→“新建”→“通过拷贝的图层”命令，可以将当前图像某图层中的选区制作为新图层。

（4）选择“图层”→“新建”→“通过剪切的图层”命令，可以将图层中的选区剪切后制作为新图层。

2. 选择图层

选择图层，只需要在“图层”面板中单击需要的图层即可。如果要选择多个图层，可以按住 Shift+Ctrl 组合键，然后在“图层”面板中单击对应的图层名。

3. 显示 / 隐藏图层

在“图层”面板中单击图层左侧的眼睛图标，即可显示 / 隐藏图层。

4. 复制图层

在图像中进行图层复制时，可以利用以下方法进行操作：

（1）如果图层复制在同一图像中进行，可以在“图层”面板中将需要复制的图层拖动至“创建新图层”命令上；或者按住 Alt 键，将需要复制的图层向上拖动。

（2）如果图层复制在不同图像中进行，可以在 Photoshop 中将需要的所有图像打开，利用“移动工具”将需要复制的图层直接拖动至目标图像中。

5. 图层重命名

新建图层被自动命名为“图层 1”“图层 2”，依此类推。如果要改变图层默认名称，可以在“图层”面板中选择相应图层后，右击所选图层上，在弹出的快捷菜单中选择“图层属性”命令，更改图层名称；或者直接在图层名称上双击，待名称变为输入状态，即可输入新图层名称。

6. 调整图层叠放次序

Photoshop 中，置于上方图层中的图像将覆盖下方图层中的图像，因此，如果需要调整图像显示效果。可以利用以下操作进行图层顺序的调整：

在“图层”面板中选择需要移动的图层，按住鼠标左键上下拖动，将图层置于合适位置松开鼠标即可。

7. 设置图层的锁定

图像编辑过程中，为防止误操作破坏图层中的图像，可以在“图层”面板中选择图层锁定选项来控制图层中图像的可编辑性。

8. 设置图层不透明度

当前图层的不透明度为 100% 时，它将完全遮盖下方图层中的图像，因此，可以通过调整图层的不透明度，控制上下图层中图像的显示效果。

9. 合并图层

图层会增加图像文件的容量，因此制作完毕的图像可以进行图层合并以节省系统资源。

（1）选择“图层”→“向下合并”命令，合并图层。

（2）如果无法使用向下合并命令，则可将需要合并的图层选中，选择“图层”→“合并图层”命令。

（3）选择“图层”→“拼合图像”命令，可以合并图像的所有图层并锁定图层。

（4）选择“图层”→“合并可见图层”命令，可以合并图层中所有的可见图层，而处于隐藏状态的图层则不会被合并。

7.4.4　图层样式

Photoshop 提供了多种不同功能的图层样式，选择“图层”→“图层样式”命令，或者单击“图层”面板底部的“添加图层样式”按钮，均可为当前所选图层设置样式。

1. “投影”图层样式

“投影”图层样式可以为图像添加阴影效果。图 7–10 所示为原图及添加“投影”图层样式后的效果。

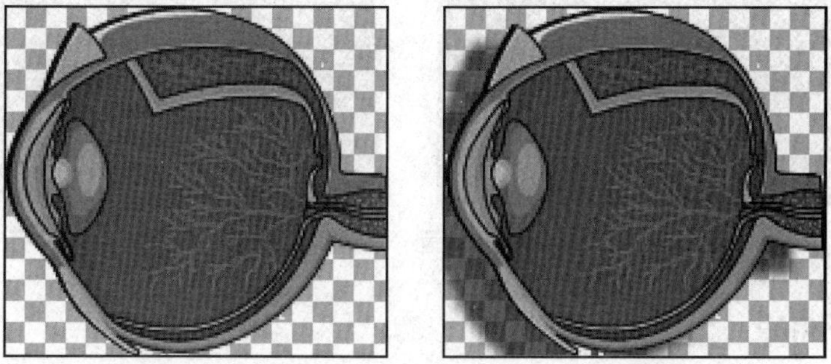

图 7–10　原图及设置“投影”图层样式效果

2. “内阴影”图层样式

“内阴影”图层样式可以为图像添加凹陷效果。

3. “外发光”图层样式

“外发光”图层样式可为图像增加发光效果，设置的发光效果包括纯色光、渐变光。

4.“内发光”图层样式

“内发光”图层样式可以为图像设置发光效果，参数设置与“外发光”样式相同。

5.“斜面和浮雕”图层样式

通过添加“斜面和浮雕”图层样式，可以制作具有立体感的图像，此样式在实际制图中使用频率较高。

6.“光泽”图层样式

使用“光泽”图层样式，可以创建磨光或金属效果。

7.“颜色叠加”图层样式

“颜色叠加”样式非常简单，在相应图层样式面板中进行色块的选择，可以为图像叠加上所选的颜色色块。

8.“渐变叠加”图层样式

利用“渐变叠加”图层样式可以为图层添加渐变效果，如图 7–11 所示。

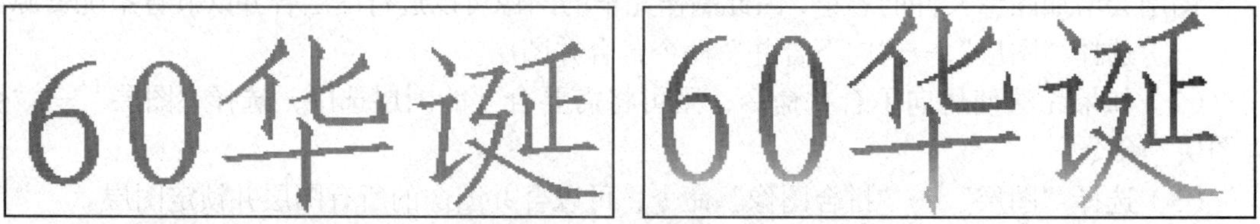

图 7–11　原图及设置“渐变叠加”图层样式效果

9.“图案叠加”图层样式

“图案叠加”图层样式可以在图层上进行图案的叠加，与图层样式“颜色叠加”类似。

10.“描边”图层样式

“描边”图层样式可以为当前图层中的不透明像素描画轮廓，如图 7–12 所示。

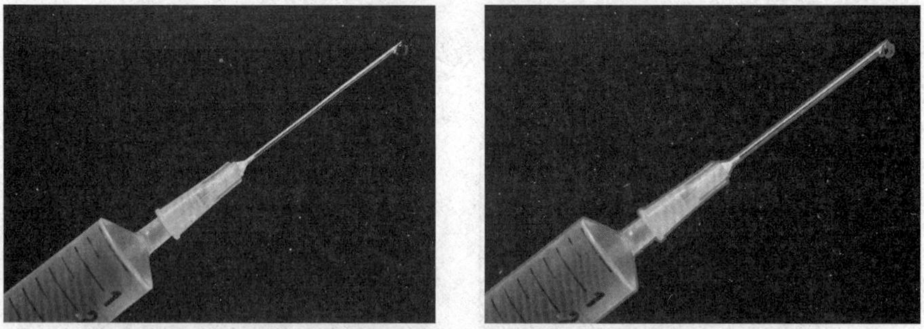

图 7–12　原图及设置“描边”图层样式效果

7.4.5　文字图层

在 Photoshop 中，可以为普通的文字增加艺术化的效果，使文字在表达信息的同时，提升视觉效果。

1. 创建文字图层

选择工具箱中“直排文字工具”或“横排文字工具”，显示图 7–13 所示文字工具选项条。设置相应字体格式后即可进行文字输入。输入完毕后，单击文字工具选项条中的

"提交当前所有编辑"按钮进行确认，此时在"图层"面板会自动产生一个与文字对应的文字图层；如果单击"取消所有当前编辑"按钮，则可取消对文字的输入或编辑操作。

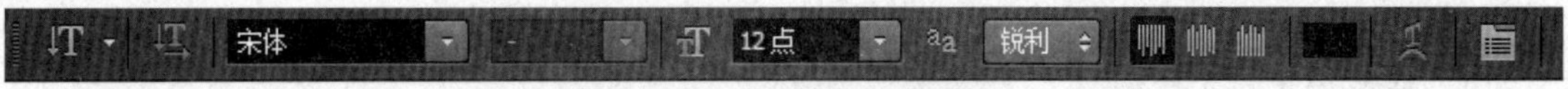

图 7–13　文字工具选项条

2. 将文字图层转换为普通图层

在 Photoshop 中输入文字时，图层面板中会自动创建与文字对应的文字图层。置于该图层中的文字只具有文字本身的一些属性，如大小、字体等，而不能像普通图层中的图像那样进行绘图或使用滤镜操作。对于基本效果设置好的文字，可以通过栅格化操作将文字图层转换为普通图层，从而对文字进行特殊艺术效果处理。

实例 7–1　转换文字图层为普通图层。

操作步骤：

（1）打开 Photoshop，新建文件，大小为 400 × 500 像素，背景为白色。

（2）在"图层"面板中新建图层，命名为"背景图案"，选择"画笔工具"绘制背景图案。

（3）在工具箱中选择"横排文字工具"，设置适当文字格式。例如，输入文字"花"，并同时将该文字图层命名为"花"。

（4）在文字图层"花"上右击，在弹出的快捷菜单中选择"栅格化图层"命令，将文字图层转换为普通图层。

（5）对转换后的普通图层应用 滤镜，观察效果。

3. 文字属性的转换

（1）转换文字为路径。如果需要得到文字的路径进行操作，可以选择"图层"→"文字"→"转换为路径"命令，得到该文字图层的路径。

（2）转换文字为形状。选择"图层"→"文字"→"转换为形状"命令，可以将文字转换成与之轮廓相同的形状，在使用"转换为形状"命令后，对应的文字图层将不复存在，取而代之的是一个形状图层，编辑得到的形状，可以制作特殊效果的文字。

7.5　图 像 修 饰

7.5.1　图像的加深与减淡

Photoshop 提供的"加深工具"与"减淡工具"可以对图像的局部进行提亮或降暗的处理。"减淡工具"选项条如图 7–14 所示。

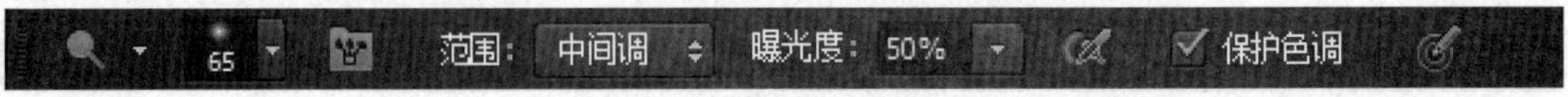

图 7–14　减淡工具选项条

其中，"范围"选项代表选择的操作区域；曝光度代表操作时的亮化程度，曝光度越大，则一次操作亮化的效果就会越明显。

7.5.2 图像擦除

Photoshop 中的“橡皮擦工具”可以将图像中的多余内容擦除掉。需要注意的是，图像一旦擦除掉，将无法恢复。

1. 橡皮擦工具

“橡皮擦工具”是一种直接擦除图像的工具，利用画笔在图像中进行涂抹，被涂抹区域即是被擦除区域。其选项条如图 7–15 所示。

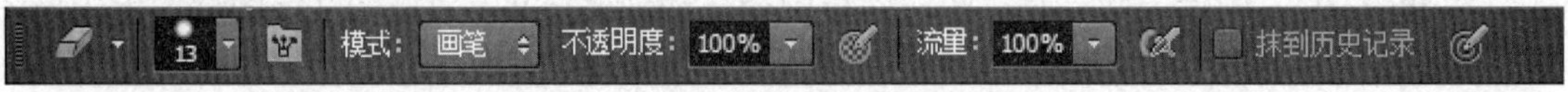

图 7–15 橡皮擦工具选项条

2. 背景橡皮擦工具

使用“背景橡皮擦工具”擦除图像，被擦除区域将变为透明。利用此工具进行擦除时，背景橡皮擦工具会以画笔的中心点进行颜色采样，并将操作范围内与采样颜色相似或相同的色彩擦除掉。其选项条如图 7–16 所示。

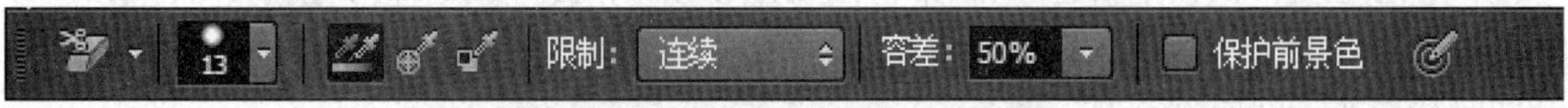

图 7–16 背景橡皮擦工具选项条

擦除图像时，采样所需画笔中心点如图 7–17 所示。将光标置于被擦除图像上时，画笔中心的十字光标即是采样中心点。采样中心点大小不随画笔大小发生变化。

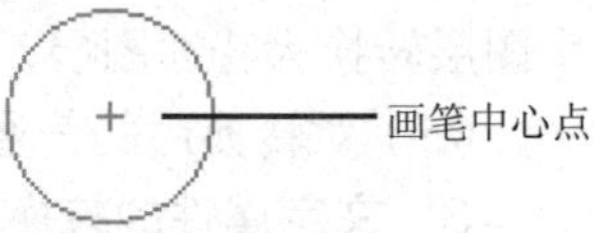

图 7–17 画笔中心点

3. 魔术橡皮擦工具

“魔术橡皮擦工具”与“魔棒工具”相似，都可以在一定容差值的控制下对图像的颜色及边缘进行选择，区别在于橡皮擦工具将会擦除图像，而魔棒工具则是创建选区。其选项条如图 7–18 所示。

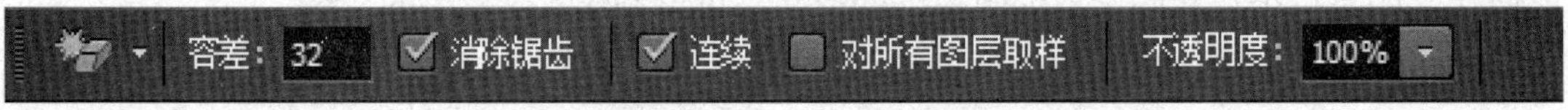

图 7–18 魔术橡皮擦工具选项条

7.5.3 修复及修补工具

Photoshop 对图像具有很强的修复功能，可以对图像进行复制及修补。

1. 仿制图章工具

利用“仿制图章工具”可以对图像中的元素进行复制。其选项条如图 7–19 所示。

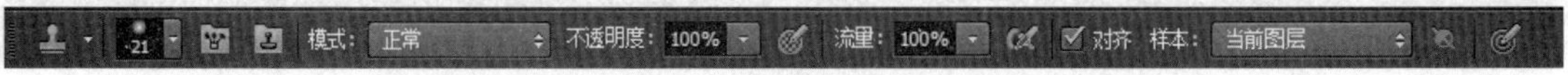

图 7–19 仿制图章工具选项条

2. 修复画笔工具

“修复画笔工具”可以对图像中出现的瑕疵进行修复，例如人物脸部的皱纹，或者是图像上的划痕、污点等。其选项条如图 7–20 所示。

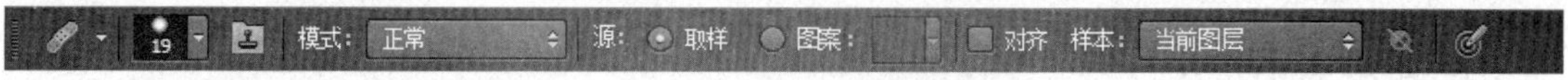

图 7–20　修复画笔工具选项条

3. 修补工具

“修补工具” 在进行图像修复时，利用选区将准备要修复的图像拖动至完整的图像区域即可。其选项条如图 7–21 所示。

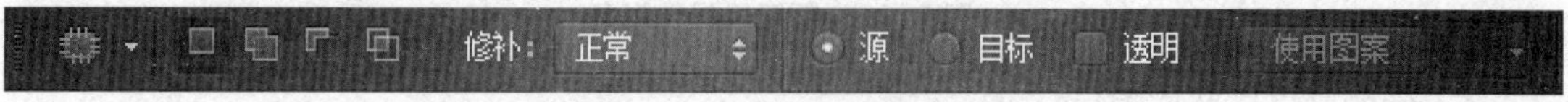

图 7–21　修复工具选项条

4. 污点修复画笔工具

“污点修复画笔工具” 可以去除图像中的杂色或者污斑。在利用该工具进行修复时，直接在需要修图像的位置上单击即可完成修复。其选项条如图 7–22 所示。

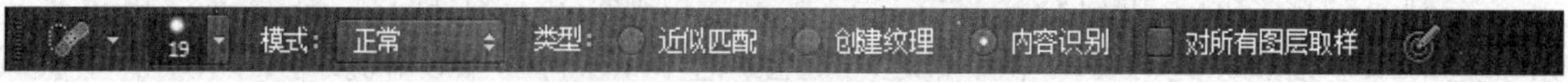

图 7–22　污点修复画笔工具选项条

5. 红眼工具

“红眼工具” 专门用于修饰数码照片中人物的红眼，并且可以对图像中一定范围的红色进行处理。利用此工具进行人像红眼去除时，只要用鼠标在红眼位置单击或拖动一个小方框，将需要去除的图像选中，释放鼠标即可。其选项条如图 7–23 所示。

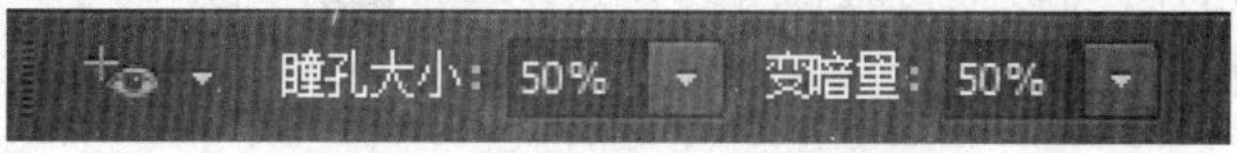

图 7–23　红眼工具选项条

7.6 路　径

7.6.1 路径的概念

Photoshop 中的路径就是使用贝赛尔曲线构成的一段闭合或者开放的曲线段，由锚点、控制句柄（手柄和方向线）、路径线组成。路径的作用包括利用路径进行绘画、通过路径得到复杂选区、剪贴路径等。Photoshop 中绘制的路径如图 7–24 所示。

其中，A、B、C 等是路径中的锚点。根据路径是否具有曲率，锚点可分为直线型锚点和曲线型锚点。锚点间的线段称为路径线。通过调整方向线的手柄可以更改曲线的曲率。对于任意一个锚点来说，方向线的长短影响着曲线在这个方向上所走的路程的长短。

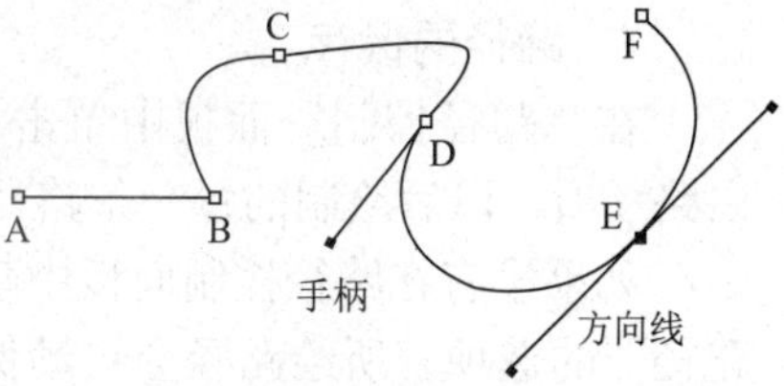

图 7–24　路径

7.6.2 绘制路径

绘制路径时，选择“窗口”→“路径”命令，可以打开“路径控制”面板。

1. 钢笔工具

“钢笔工具”用于绘制开放、闭合型路径，也可以绘制直线及曲线型路径。其选项条如图 7–25 所示。

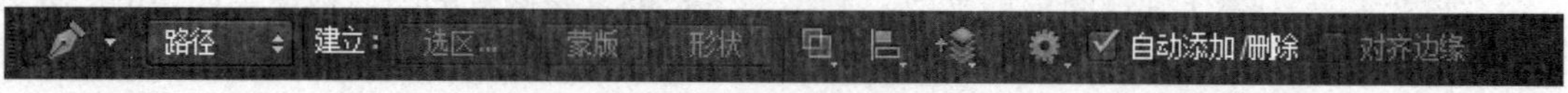

图 7–25　钢笔工具选项条

2. 绘制开放、封闭路径

利用“钢笔工具”绘制一条开放路径，可以在路径终点选择“直接选择工具”后在页面空白处单击；如果需要绘制一条封闭的路径，在绘制结束时，将光标置于路径的第一个锚点处，待钢笔光标的右下角出现一个小圆圈时，单击即可完成封闭路径的绘制。

3. 绘制直线路径

绘制直线路径时，可以在路径起始位置单击以确定第一个锚点，在直线结束位置单击确定第二个锚点，此时在两个锚点之间就会产生一条路径。如果需要绘制水平、垂直或 45° 的直线路径，可以配合 Shift 键进行绘制。

4. 绘制曲线型路径

绘制曲线路径时，需要调整锚点的曲率以画出满足要求的曲线路径，如图 7–26 所示。

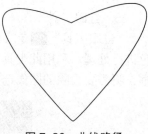

图 7–26　曲线路径

5. 路径的调整

对于绘制好的路径，可以通过选择“转换点工具”，“直接选择工具”对路径进行调整。

7.6.3　编辑路径

1. 移动路径

在工具箱中选择“路径选择工具”，选中需要移动的路径，此时被选中的路径线上会显示黑色的锚点，直接将路径拖动到新位置即可。

2. 改变锚点及曲率

改变锚点，需要选择“直接选择工具”选中锚点，待锚点呈黑色后，将锚点拖动至新位置即可；改变曲率时，同样利用“直接选择工具”移动锚点两侧的手柄，即可完成操作。

3. 添加 / 删除锚点

选择“添加锚点工具”可以在绘制完成的路径上增加锚点；选择“删除锚点工具”可以在绘制完成的路径上删除锚点。

4. 路径的保存

在“路径控制”面板中单击“新建路径”按钮，则可建立一个名为“路径 1”的空白路径项，以后绘制的每一条路径都将保存在此路径项中。

如果没有在路径控制面板中建立空白路径项，则 Photoshop 会自动创建一个名为“工作路径”的选项，所绘路径会自动保存在此选项中。“工作路径”保存的路径是临时的，如果要保存该路径留待日后使用，应当将其保存起来。方法如下：

（1）双击“路径”面板中的“工作路径”，在打开对话框的“名称”文本框中为路径命名。

（2）将“路径”面板中的“工作路径”拖动至“路径”面板的“新建路径”按钮上，以默认的“路径 1”命名并保存当前所绘路径。

7.6.4　绘制规则几何形状

利用工具箱中的“矩形工具”可以绘制规则几何形状，其中包括“矩形工具”、“圆角矩形工具”、“椭圆工具”、“多边形工具”、“直线工具”及“自定义形状工具”。绘制几何形状时，请务必选中路径工具选项条中的“路径”按钮。

7.6.5　路径的运算

路径的运算功能，可以帮助在 Photoshop 中绘制丰富的图形。选择路径作为运算对象，在工具条上会显示相应的路径运算按钮，分别是“添加到路径区域工具”“从路径区域减去工具”“交叉路径区域工具”“重叠路径区域除外工具”。如果是选择形状进行运算，会增加“创建新的形状图层工具”。

7.6.6　路径与选区的转换

利用路径可以制作出精确的图像，利用路径和选区之间的转换，可以方便地在路径、选区之间进行转换。

1. 将路径转换为选区

将绘制的路径转换为选区，可以单击“路径”面板底部的“将路径转换为选区”按钮。

2. 将选区转换为路径

将选区转换为路径，可以单击“路径”面板底部的“从选区生成工作路径”按钮。

7.7　绘图工具及使用方法

7.7.1　“画笔工具”的使用

Photoshop 中的“画笔”也称 PS 笔刷，可以用来绘制装饰图像、模拟阴影及其他不同风格的画笔效果。画笔工具选项条如图 7–27 所示。

图 7–27　画笔工具选项条

参数说明：

（1）画笔：用于选择合适的笔触，数值越大，则画笔笔触越大。

（2）模式：用于设置绘图前景色与背景之间的混合效果。

（3）不透明度：用于设置绘图颜色的不透明度，数值越大图像越明显，反之，则越模糊。

（4）流量：用于设置拖动光标一次所得图像的清晰度，数值越小，越不清晰。

（5）喷枪工具：如果画笔工具设为喷枪，则得到的画笔边缘会更加柔和。

通过对“画笔”面板的设置，可以制作出更丰富的绘画效果。“画笔”面板如图 7–28 所示。

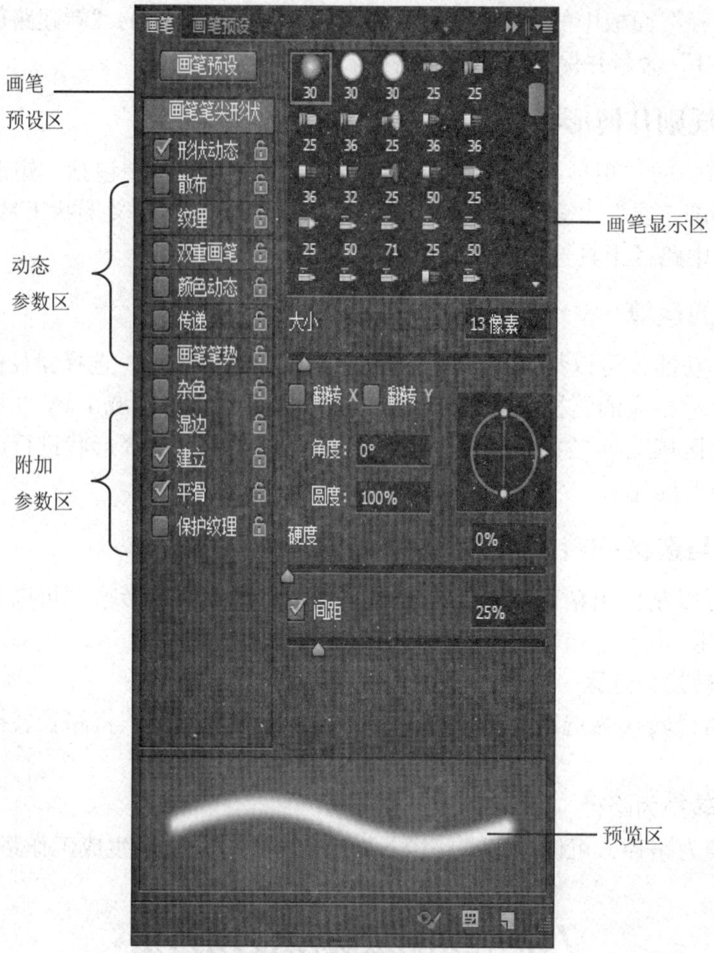

图 7–28 “画笔”面板

利用“画笔工具”进行绘图时，通过修改“画笔”面板中各参数，可以绘制出丰富的图形。

7.7.2 “渐变工具”的使用

在 Photoshop 中，如果要创建渐变效果，可以选择工具箱中的“渐变工具”来完成。渐变工具选项条如图 7–29 所示。

图 7–29 渐变工具选项条

利用“渐变工具”创建的渐变效果有“线性渐变”“径向渐变”“角度渐变”“对称渐变”“菱形渐变”5 种。在 Photoshop 中制作的文字渐变效果如图 7–30 所示。

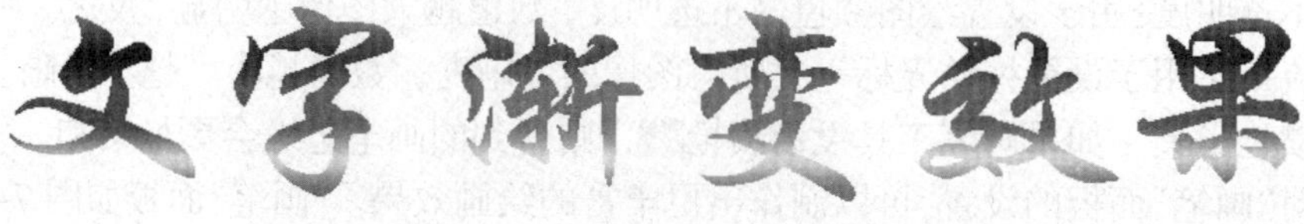

图 7–30 绘制渐变后的文字效果

7.8 蒙 版

Photoshop 中最常用的蒙版有剪贴蒙版、图层蒙版、矢量蒙版 3 种。利用蒙版可以限制图像的显示范围。

1. 剪贴蒙版

所谓剪贴蒙版，可以理解为利用一个图层中的图像来限制另外一个图层中图像的显示。剪贴蒙版是由多个图层组成的群体组织，最下面一个图层称为基底图层（简称基层），位于其上的图层称为顶层。基层只能有一个，顶层可以有若干个。只有对那些连续图层才能创建剪贴蒙版，因此，在创建剪贴蒙版之前，可以根据图像的需要调整图层的位置。

创建剪贴蒙版式的方法：

（1）选择“图层”→“创建剪贴蒙版”命令。

（2）按住 Alt 键，将鼠标置于需要产生剪贴蒙版效果的两层之间，待鼠标变为两个交叉的圆后单击即可创建一个剪贴蒙版。

图 7–31 所示为 Photoshop 中利用剪贴蒙版创建的文字效果及对应的图层。

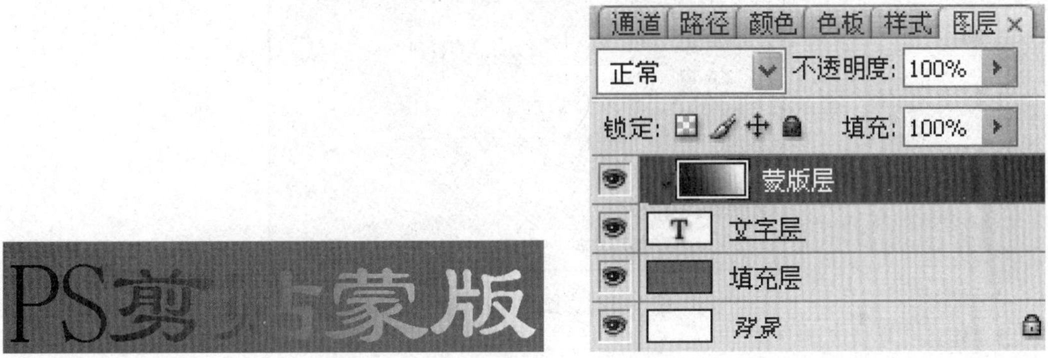

图 7–31 剪贴蒙版效果及对应的图层

2. 图层蒙版

图层蒙版可以理解为在当前图层上面覆盖一层玻璃片，玻璃片的颜色只有黑白灰色，然后用各种绘图工具在蒙版（即玻璃片）上涂色（只能涂黑白灰色），涂有黑色的地方蒙版变为不透明，看不见当前图层的图像；涂白色则使涂色部分变为透明，可看到当前图层上的图像；涂灰色使蒙版变为半透明，透明的程度由涂色的灰度决定，以此来控制图像的显示范围。

在 Photoshop 中有两种方法可以为图层创建图层蒙版：

（1）直接添加蒙版：在“图层”面板中选择需要添加图层蒙版的图层，单击“图层”面板底部的“添加图层蒙版”按钮，或选择“图层”→“添加图层蒙版”→“显示全部”命令，此时创建的蒙版为白色，即当前图层完全显示；或者按住 Alt 键，单击“图层”面板底部的“添加图层蒙版”按钮，此时创建的蒙版为黑色，即当前图层被完全隐藏。

（2）依据选区添加蒙版：如果当前图层中存在有选区，单击“添加图层蒙版”按钮或选择“图层”→“添加图层蒙版”→“显示选区”命令，可以得到显示当前选区的蒙版效果。

7.9 医学数字图像处理

对于医学专业学生来讲，在学习、工作过程中，对于医学图片的使用频率非常高，如幻灯汇报、撰写医学论文、科研研究等诸多方面。本节将简单介绍 Photoshop 在医学领域的应用，以帮助大家解决在学习工作中遇到的一些问题。

7.9.1 调整图像大小

如果需要使用的图片尺寸太大，可以利用 Photoshop 提供的调整图像大小功能进行修改。在 Photoshop 中打开要修改的图片，选择“图像”→“图像大小”命令，打开对话框如图 7–32 所示，按照图像最终要求进行参数设置即可。

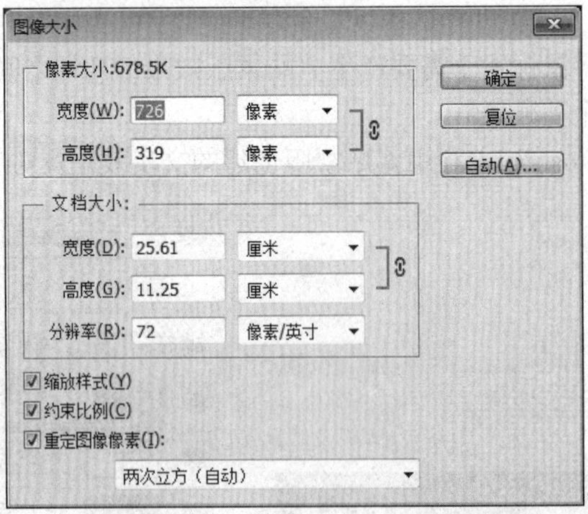

图 7–32 “图像大小”对话框

7.9.2 调整图像亮度

选择“图像”→“调整”→“亮度 / 对比度”命令，打开“亮度 / 对比度”对话框进行设置，如图 7–33 所示。

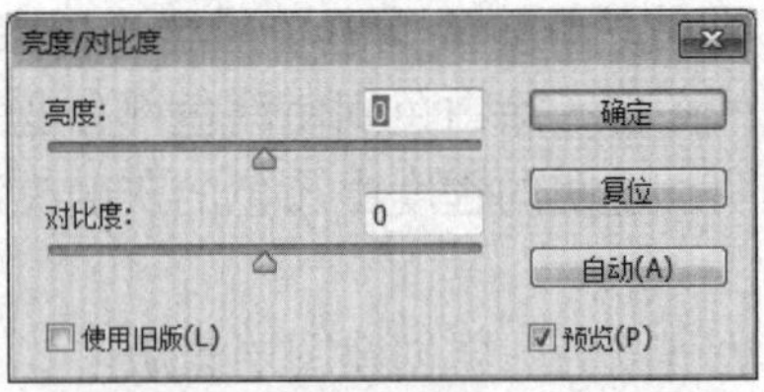

图 7–33 “亮度 / 对比度”对话框

7.9.3 图像平滑处理

一幅原始图像在获取和传输过程中会受到各种噪声的干扰，使图像质量下降，对分析图像不利。为了抑制噪声、改善图像质量，要对图像进行平滑处理。在 Photoshop 中对图像的平滑处理可以利用高斯模糊的方法来完成。

操作方法：

（1）打开需要进行平滑处理的图像文件。

（2）选择“滤镜”→“模糊”→“高斯模糊”命令。

（3）修改半径参数。

7.9.4　图像锐化处理

锐化操作的本质就是增加图像细节边缘的对比度，从而使图像显得棱角分明、画面清晰。

操作方法：

（1）打开需要进行锐化处理的图像文件。

（2）选择“滤镜”→“锐化”→“USM 锐化”命令。

（3）设置参数。

7.9.5　边缘化处理

对于在医疗、教学和科研中所使用的一些医学图片，通过对图像边缘进行处理，使其轮廓更加清楚。查找边缘可以显著的转换所标识图像的区域，并突出边缘，用相对于白色背景的黑色线条勾勒图像的边缘，生成图像周围的边界。

操作方法：

（1）打开需进行边缘经处理的图像文件。

（2）选择“滤镜”→“风格化”→“查找边缘”命令。

可以利用“照亮边缘”命令进行边缘化处理。

操作方法：

（1）打开需进行边缘经处理的图像文件。

（2）选择“滤镜”→“风格化”→“照亮边缘”命令。

（3）设置参数。

7.9.6　伪彩色处理

伪彩色处理就是把黑白图像的灰度值映射成相应的彩色，适应人眼对颜色的灵敏度，提高鉴别能力。在处理过程中，应注意人眼对绿色亮度响应最灵敏，可把细小物体映射成绿色。人眼对蓝光的强弱对比灵敏度最大，可把细节丰富的物体映射成深浅与亮度不一的蓝色。

操作方法：

（1）打开需要进行处理的图像。

（2）选择“魔棒工具”，根据图像设置合适的容差值，选择图像中的深色区域，并利用“选择”→“选取相似”命令进一步选择，利用前景色进行填充。

（3）对图片中其他深度区域进行选择，选择蓝、绿色进行填充。

7.9.7　调整色阶

选择“图像”→“调整”→“色阶”命令，打开图 7–34 所示的“色阶”对话框。

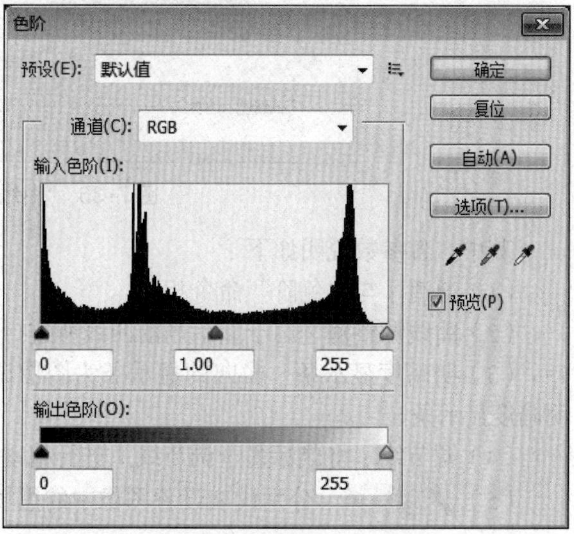

图 7–34　“色阶”对话框

其中，各参数说明如下：

（1）通道：在“通道”下拉列表框中可以选择工作所基于的通道。所显示通道依据于图像的颜色模式而定。

（2）输入色阶：调整输入色阶可以对图像的暗色调、亮色调、中间色进行调节。其中，向右拖动黑色小三角，可增加图像颜色的暗色调使图像整体偏暗。向左拖动白色小三角，可以增加图像颜色的亮色调使图像整体发亮。中间灰色小三角代表图像的中间色调，向右拖动可使图像整体发暗，向左拖动可使图像整体变亮。

（3）输出色阶：调置输出色阶参数值可以降低图像的对比度。向右拖动黑色小三角可增加亮度，向左拖动白色小三角可以加暗图像。

7.9.8 曲线命令

“曲线”是 Photoshop 中最精确的调整命令，利用该命令可以针对图像的细节，甚至是一个像素进行精确调整。

选择“图像”→“调整”→“曲线”命令，可打开图 7–35 所示的“曲线”对话框。

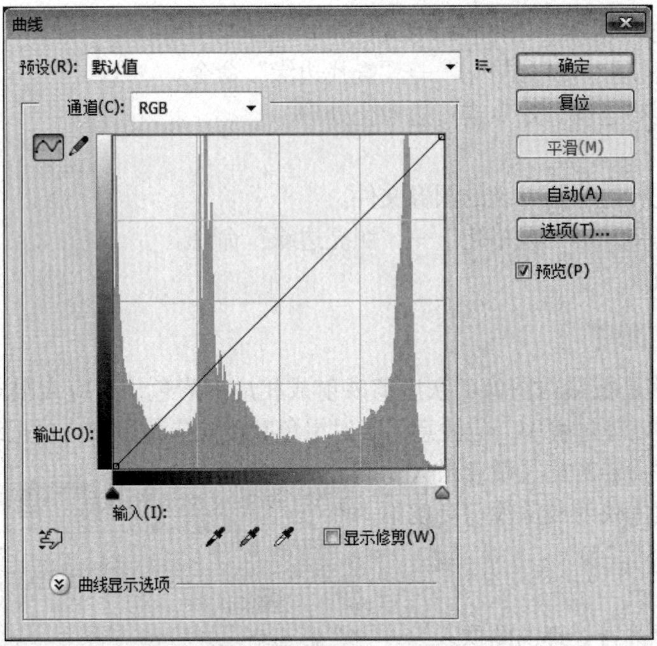

图 7–35 “曲线”对话框

其中，各参数说明如下：

（1）通道：与“色阶”命令相同。

（2）曲线调整框：用于显示当前曲线所进行的修改。

（3）明暗度显示条：横向的显示条为图像调整前的明暗度状态，纵向为图像调整后的明暗度显示条。

（4）调节线：将鼠标置于调节线上进行拖动来完成对图像的调整。

（5）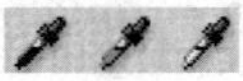：分别代表设置图像中的黑场、灰场、白场。

7.10　医学图像在 Office 中的应用

在进行科研、教学中，经常需要将在 Photoshop 中处理好的图片利用 PowerPoint 制作成演示文稿，将图片从 Photoshop 中引入 PowerPoint 的操作方法如下：

（1）打开在 Photoshop 中处理好的图片，并适当调整图片大小。

（2）利用选区工具选择需要引入 PowerPoint 中的部分。

（3）打开 PowerPoint，将 Photoshop 中选区选中的部分直接拖动到 PowerPoint 中即可。

也可以将 Photoshop 处理好的图片保存为 JPEG 格式，在打开的 PowerPoint 中直接进行插入。

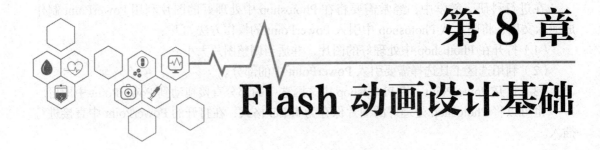

第 8 章 Flash 动画设计基础

8.1 Flash 基础操作

1. Flash 工作界面介绍

Flash 版本众多，但各版本基础工具都是一样的，功能类似，只是各升级版本新增了不同的功能，有的功能操作会更简单。

一个典型的 Flash 工作界面包括了场景、舞台、时间轴、工具箱、控制面板等组成部分，如图 8–1 所示。

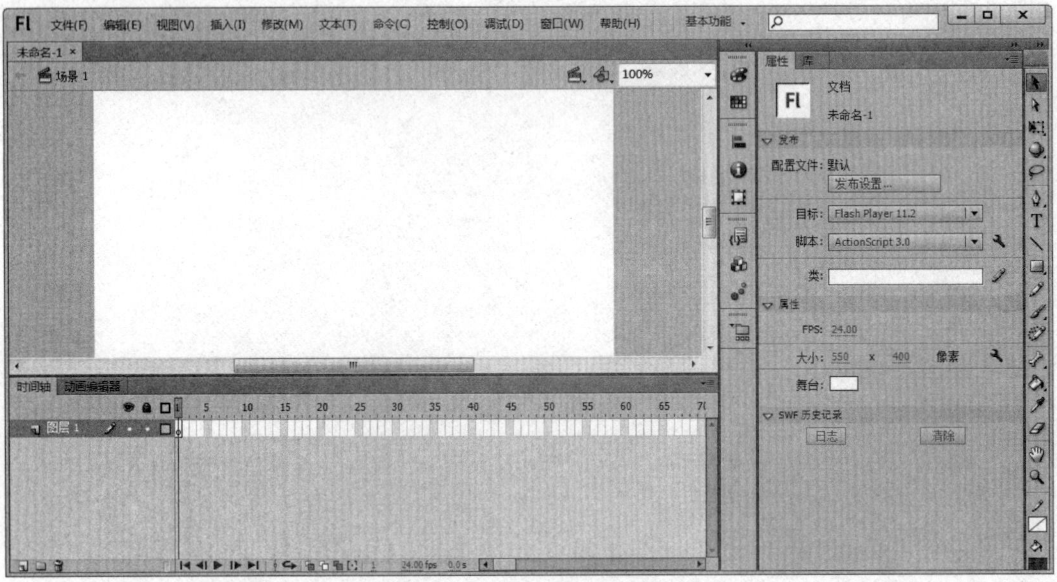

图 8–1　Flash 工作界面

（1）工具箱。Flash 的工具箱包括进行动画设计与制作的工具，置于工作界面的左侧。其中，如果工具按钮右下方有一个三角符号，则表示该工具还有被隐藏的工具，单击该按钮就会弹出被隐藏的工具按钮。

（2）控制面板。Flash 中的面板主要用于对舞台进行各种属性设置。

（3）属性栏。属性栏包括“属性”“滤镜”“参数”3 个选项卡。

（4）场景、舞台、工作区。在当前的动画编辑窗口中，把动画内容编辑的整个区域称为场景，用户可以在整个场景内进行图形绘制和编辑工作。所用来绘制动画的区域称为舞台（即默认情况下的白色区域），工作区是舞台周围灰色的区域，舞台和工作区共同构成一个场景。

（5）时间轴。时间轴是 Flash 中一个很重要的工具，它是用来进行动画创建和内容编排的主要场所。Flash 动画都是通过时间轴来完成的。时间轴主要由帧、层和播放指针组成，如图 8–2 所示。

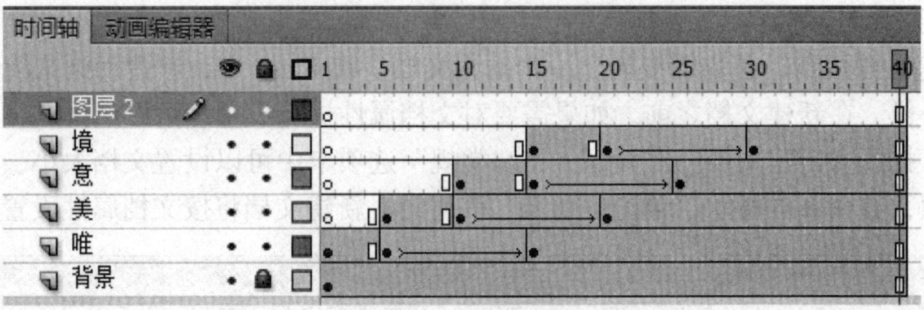

图 8–2　时间轴

在 Flash 中，用户可以创建 3 种不同类型的帧，分别是普通帧、关键帧、空白关键帧，如图 8–3 所示。其中，连续的普通帧在时间轴中呈浅灰色显示，连续普通帧中最后一帧的形状是一个小矩形标志，连续普通帧上的内容是相同的，修改其中某一帧，其他帧的内容也同时被更新；关键帧在时间轴中是一个个黑色的实心点，主要用来定义动画变化的帧；空白关键帧是没内容的关键帧，通常用于在画面与画面之间形成间隔，用白色的空心小圆圈表示。

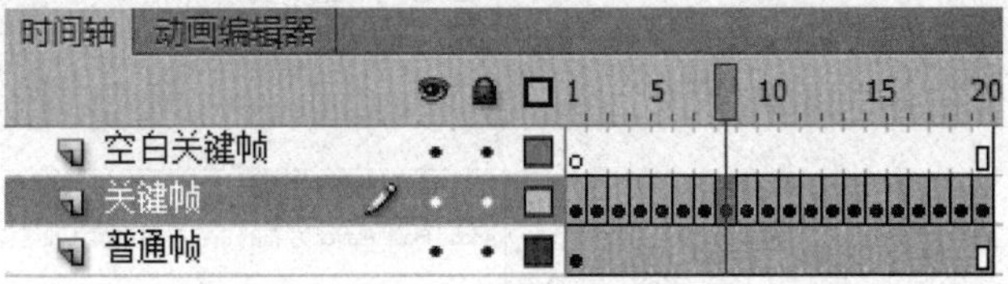

图 8–3　帧的类型

在 Flash 中，不同类型的动画在时间轴中帧的显示状态也是不一样的，如表 8–1 所示。

表 8–1　帧的不同显示状态

帧的显示状态	说　明
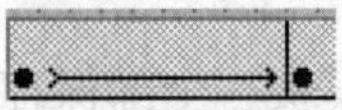	运动补间动画的关键帧之间通过黑色箭头连接，背景为紫色
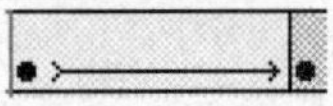	形状补间动画的关键帧之间通过黑色箭头连接，背景为绿色
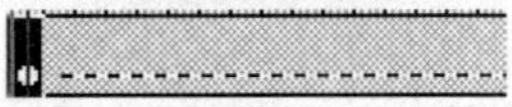	虚线表示补间失败
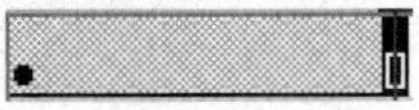	单独的关键帧以黑色圆点表示，关键帧后的浅灰色表示内容没有发生变化，也即是普通帧，最后一帧为一个空心矩形

2. Flash 动画的发布与导出

选择“文件”→“发布”命令，可以创建 SWF 文件，以及将 Flash 内容插入浏览器窗口中的 HTML 文档。除了这两种格式，用户也可以其他文件格式（如 GIF、JPEG）来发布 Flash 动画。

选择“文件”→“导出”命令，可以创建“导出影片”和“导出图像”。其中，前者输出的是动画作品和不同内容的系列图片；后者输出的是静态图片。

8.2 Flash 文档操作

1. 新建动画文档

在创建动画之前，首先需要新建一个动画文档。在 Flash 中，新建动画文档的方法与其他软件中一样。在新建文档之前，如果需要对文档属性进行设置，可以选择“文件”→“新建”命令，打开“新建文档”对话框，在“常规”选项卡中可以设置文档大小、背景颜色、帧频等选项，如图 8–4 所示，单击“确定”按钮后，新建文档将按文档属性设置显示。

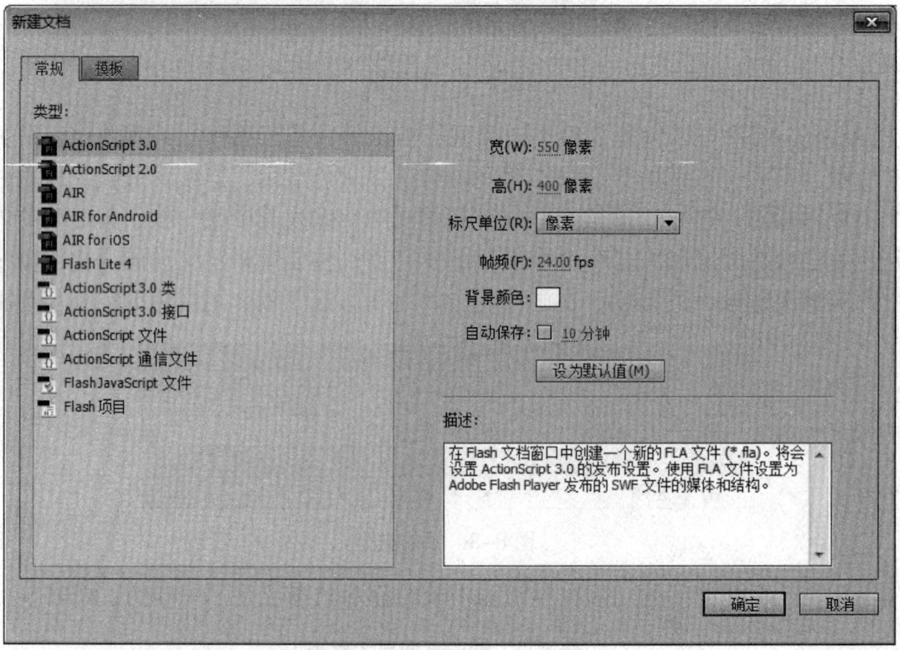

图 8–4 “新建文档”对话框

2. 保存动画文档

保存动画文档的方式很多，有保存、另存为、保存并压缩、另存为模板、全部保存等方式。Flash 默认的保存格式为 FLA。

8.3 动画图形对象的编辑

8.3.1 选择图形对象

进行图形对象选择时，Flash 提供了以下几种工具：

（1）选择工具 ：该工具可以选择舞台上的一个或多个对象，也可以修改未选定的线条和填充图形。在选择线条时，在需要选择的线条上单击可选择一段线条，双击可选择整个线条；如果对象为一个有边线的填充区域，要同时选择线条和填充区域，可在填充区域中的任意位置双击。

（2）部分选取工具 ：使用部分选取工具时，将鼠标移至选择对象轮廓外，待鼠标右下角出现一个黑色实心方框或空心方框时，单击即可选择对象。

（3）套索工具 ：可以依据拖动鼠标所经过的范围来选择对象。

8.3.2 图形对象的常用操作

（1）移动对象：移动对象时可以选择工具箱中的“选择工具” 或是键盘上的方向键来完成。

（2）删除对象：舞台中不需要的对象，选择后可以利用“编辑”→“清除”命令或按 Del 键进行删除。

（3）剪切对象：进行对象剪切时，选择“编辑”→“剪切”命令。

（4）复制和粘贴对象：如果需要在同一个舞台范围复制对象，可以按住 Ctrl 键拖动鼠标来完成；如果在不同舞台范围内复制对象，首先将对象复制到剪贴板，然后在目的场景选择“编辑”→“粘贴到中心位置”命令将复制到剪贴板的图形粘贴到舞台中心，或者选择“编辑”→“粘贴到当前位置”命令将复制到剪贴板的图形粘贴到与原来场景对应的位置，或者选择“编辑”→“选择性粘贴”命令将剪贴板中的内容作为可编辑的 Flash 绘画插入舞台或作为一幅独立位图插入舞台。

（5）复制对象：选择“编辑”→“直接复制”命令，可以在舞台中快速错位复制所选择的图形对象。

8.3.3 图形对象的变形操作

Flash 中，用户可以对动画图形进行自由变换、扭曲、封套、缩放、旋转与倾斜、缩放和旋转、旋转以及翻转等操作，实现对动画图形的各种变形操作。

（1）自由变换对象：选择“修改”→“变形”→“任意变形”命令，即可进行自由变换操作。选择该命令后，所选择对象中心会出现一个中心点，中心点最初与对象的注册点对齐，用户也可以移动中心点，或将其设置为默认位置。

（2）扭曲对象：选择“修改”→“变形”→“扭曲”命令，将鼠标移至变形控制框任一控制点上，拖动鼠标即可进行图形扭曲操作。

（3）封套对象：选择“修改”→“变形”→“封套”命令，启动封套功能，对操作对象进行细微调整。

（4）缩放对象：选择“修改”→“变形”→“缩放”命令，可完成对图形对象的缩放操作。

（5）旋转与倾斜对象：选择“修改”→“变形”→“旋转与倾斜”命令，可以对所选对象进行旋转与倾斜的变形操作。

（6）缩放和旋转对象：选择“修改”→“变形”→“缩放和旋转”命令，在打开的“缩放和旋转”对话框中进行参数设置，可以对操作对象进行缩放与旋转操作。

8.3.4 图形对象的组合与分离

使用 Flash 进行动画制作的过程中，经常需要对操作对象进行分离或组合的操作。

（1）组合对象：在进行对象组合时，首先将需要组合的对象选中，选择“修改”→“组合”命令，即可完成对象的组合操作。

（2）分离对象：如果需要进行对象的分离操作，可以选择“修改”→“分离”命令，进行对象的分离操作。

8.4 文本的创建

在 Flash 中，用户可以借助“文本工具”创建文本，并设置文本的字体、字号、文本样式等属性。

选择 Flash 工具箱中的“文本工具”，可在舞台任意位置创建横排文本或竖排文本。在输入文字时，有两种输入框模式：一种是默认状态，即不固定宽度的单行模式，输入框会随着用户的输入自动扩展；另一种是固定宽度模式，输入框已限定宽度，超过限制宽度时，Flash 将自动换行。

对于输入的文本，可以通过“属性”面板来设置文本的字体、字号、样式等，如图 8–5 所示。

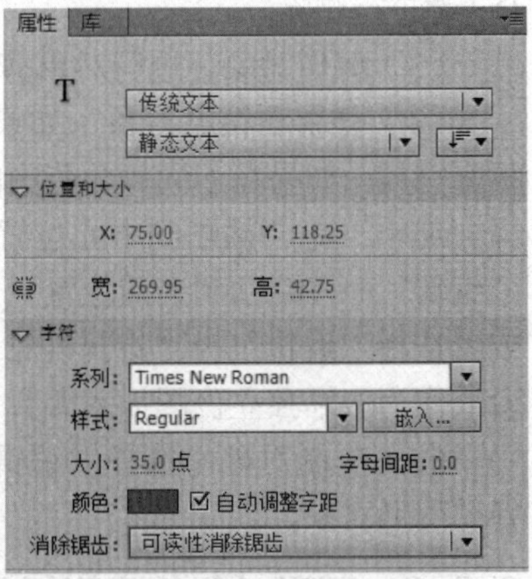

图 8–5 “属性”面板

1. 创建静态文本

在 Flash 中，创建文本的默认类型即为静态文本。选择工具箱中的“文本工具”，并在“属性”面板中设置需要的文本属性，就可以在舞台中创建静态文本了。

2. 创建动态文本

动态文本是一种具有交互性质的文本对象，文本会根据文本服务器的输入不断更新。因此，用户可以随时更新动态文本中的信息。

实例 8–1 创建动态文本。

（1）创建一个名称为 DTWB.txt 的文本文件，在其中输入 lx=……，用户在“=”后输入自己需要的内容即可。（“=”与所输内容之间不可以有空格）

（2）打开 Flash，新建一个动画文档。

（3）选择“文本工具”，并设置文本类型为“动态文本”，其余属性根据实际需要进行设置。

（4）拖动鼠标在舞台上创建一个文本框。

（5）保持所创建文本框的选择状态，在“属性”面板“实例名称”文本框中输入 DTWB，在“变量”文本框中输入 lx。

（6）在时间轴中选择文本所在图层的第一帧，按 F9 键，在打开的“动作”面板中，输入“loadVariablesNum("DTWB.txt",0)”载入外部名为 DTWB.txt 的文本文件，装载级别为 0。测试影片，效果如图 8–6 所示。

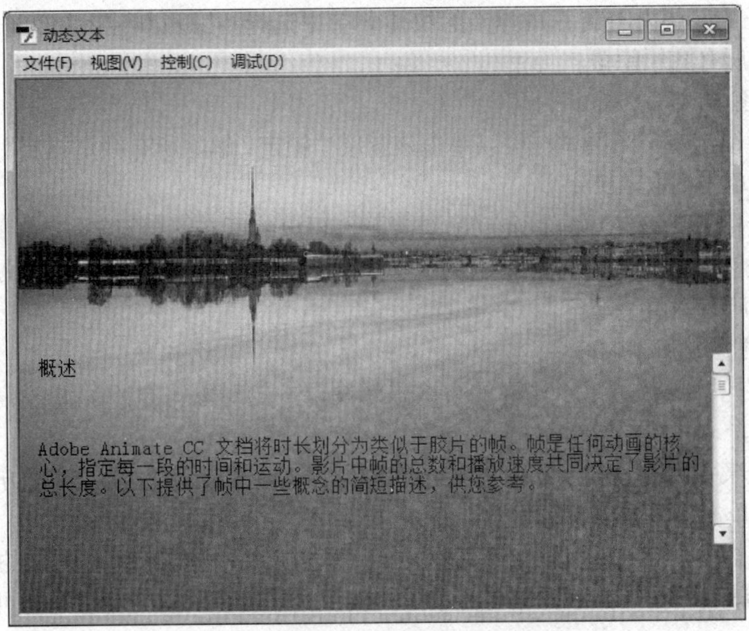
动态文本
文件(F) 视图(V) 控制(C) 调试(D)
概述
Adobe Animate CC 文档将时长划分为类似于胶片的帧。帧是任何动画的核心，指定每一段的时间和运动。影片中帧的总数和播放速度共同决定了影片的总长度。以下提供了帧中一些概念的简短描述，供您参考。

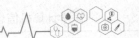

图 8–6 动态文本效果

8.5 图 层

Flash 中有关图层的概念同 Photoshop 是相同的，在一个动画文件中，借助于图层可以有效地组织组成动画的内容，将不同的内容（文本、图像、图形、对象、声音等）置于不同的图层中，方便编辑。

8.5.1 创建图层

在新创建的 Flash 文档中，只有一个默认的“图层 1”，如果需要在动画文档中创建新的图层，可以选择以下 3 种方法完成：

（1）选择“插入”→“时间轴”→“图层”命令。

（2）单击时间轴底部的“插入图层”按钮 。

（3）在一个已经存在的图层上右击，在弹出的快捷菜单中选择“插入图层”命令。

对于创建的图层，可以根据需要进行图层的重命名、复制、调整顺序等操作。

8.5.2 图层的状态

在 Flash 中，图层有 3 种状态，分别是“显示 / 隐藏所有图层” 、“锁定 / 解除所有锁定图层” 、“显示所有图层的轮廓” 。

1. 显示与隐藏图层

（1）需要隐藏某个图层，可以单击“显示 / 隐藏所有图层”图标下对应的小黑点，再次单击，则取消隐藏。

（2）直接单击“显示 / 隐藏所有图层”图标，可以隐藏所有图层，再次单击则取消隐藏操作。

（3）在任一图层上右击，在弹出的快捷菜单中选择“隐藏其他图层”命令，可将除当前图层之外的所有图层隐藏。

2. 锁定图层

（1）需要锁定一个图层时，可以单击该图层“锁定 / 解除所有锁定图层”图标所对应的小黑点，再次单击则取消锁定。

（2）直接单击“锁定 / 解除所有锁定图层”，可以将所有图层锁定。

（3）在任一图层上右击，在弹出的快捷菜单中选择“锁定其他图层”命令，可将除当前图层之外的所有图层锁定。

3. 显示图层轮廓

显示图层轮廓操作可以以轮廓的方式显示图层中的对象，方便了解各编辑对象在图层中所处的位置。

（1）单击某一图层“显示所有图层的轮廓”所对应的矩形，可以轮廓方式显示该图层中对象，再次单击，将取消轮廓显示。

（2）如果需要所有图层都以轮廓显示，可以直接单击“显示所有图层的轮廓”图标，如需取消所有图层的轮廓显示，只需再单击一次“显示所有图层的轮廓”即可。

8.6 元件和实例

8.6.1 元件和实例简介

所谓元件，是一种可以在 Flash 文档中任意位置重复使用的元素，只需创建一次就可反复使用，能够有效地缩小 Flash 动画文件的体积。

实例是元件在场景中的具体应用，利用同一个元件，可以创建出若干不同颜色、不同大小、不同功能的实例。

如果元件被修改，则由元件所创建的实例也随之被修改。

8.6.2 定义元件类型

元件包括图形元件、影片剪辑元件、按钮元件 3 种。创建的元件将被保存在“库”面板中，方便反复使用。

1. 图形元件

图形元件通常是静态图像，例如矢量图和位图，其不支持交互，也不能添加声音，可反复使用。

2. 影片剪辑元件

影片剪辑元件就好比影片中的片断，其是独立于主影片时间轴的动画，在其中可以包括动作、其他元件、声音等。影片剪辑元件与图形元件主要的区别在于影片剪辑元件支持 ActionScript 和声音，具有交互性，因此用途很广。

3. 按钮元件

按钮元件用于建立交互性按钮。按钮的时间轴带有特定的 4 帧，称为状态，分别是弹起、指针经过、按下、点击。用户可以在不同的状态上创建不同的内容。

除此之外，还可创建字体元件，并且 Flash 也提供了一组公用元件和各种内置元件，帮助用户创建丰富的动画界面。

8.6.3 创建元件

1. 创建图形元件

（1）选择“文件”→“新建”命令，创建一个 Flash 文档。

（2）选择“插入”→“新建元件”，在打开的“创建新元件”对话框中选择“图形”选项，并在“名称”文本框中为新建的图形元件进行命名，确定后自动进入图形元件编辑模式，在场景右侧可以看到新增加的元件名称，并且舞台中央自动出现一个注册点“＋”。

（3）选择“文件”→“导入”→“导入到舞台”命令，将事先准备好的图片导入舞台，并保持图片处于选中状态，在“属性”面板中调整图片大小、位置直至满足需要。

（4）单击当前文档窗口中的“场景 1”字样，回到场景编辑模式。

（5）选择“窗口”→“库”命令，在“库”面板中即可看到创建好的图形元件。

2. 创建影片剪辑元件

在 Flash 中，创建影片剪辑的方法有以下几种：

（1）选择“插入”→“新建元件”命令。

（2）选择“窗口”→“库”命令，单击“库”面板底部的“新建元件”按钮。

3. 创建按钮元件

按钮是元件的一种，它根据按钮可能出现的每一种状态显示不同的图像、响应鼠标动作和执行指定的行为。按钮有特殊的编辑环境，通过在 4 帧时间轴上创建关键帧，以指定不同的按钮状态，按钮元件所对应的 4 个帧分别为“弹起”“指针经过”“按下”“点击”。

创建按钮元件可以利用以下方法：

（1）新建一个 Flash 文档。

（2）选择“插入”→“新建元件”命令，将元件类型设为“按钮”。

（3）在元件编辑场景中，利用绘图工具绘制一个圆。默认情况下，在“弹起”帧会自动添加一个关键帧。

（4）选择“指针经过”帧，按 F6 键插入一个关键帧，并改变圆的填充色。

（5）选择“按下”帧，按 F6 键插入一个关键帧，再次改变圆的填充色。

（6）选择“点击”帧，按 F6 键继续插入关键帧，复制“弹起”帧所在的圆，将其复制到“点击”所在的帧。

（7）回到场景编辑状态，按 Ctrl+Enter 组合键进行影片测试效果。

8.6.4 编辑元件

编辑元件的方法很多，根据操作需要可以选择不同的编辑模式，在这里介绍如何在当前位置进行元件的编辑。

在当前位置编辑元件是指保留舞台现状，进入元件编辑模式，此时舞台上其他图形变暗。可以选择以下 3 种方法在当前位置进行元件的编辑。

（1）对舞台上需进行编辑的元件执行鼠标的双击操作。

（2）选择需要进入编辑状态的元件，在其上执行鼠标的右击操作，在弹出的快捷菜单中选择“在当前位置编辑”命令。

（3）选择“编辑”→“在当前位置编辑”命令。

8.7　Flash 时间轴动画的创建

8.7.1　时间轴动画的原理与分类

制作时间轴动画的原理与制作电影一样，都应用了视觉暂留原理。人的视觉具有暂留特性，也就是说，当人的眼睛看到一个物体后，图像会在短时间内停留在眼睛的视网膜上，而不是马上消失。利用这一原理，在一幅图像还没有消失之前将另一幅图像呈现在眼前，就会给人造成一种连续变化的效果。Flash 动画和电影一样，都是基于帧的，通过连续播放若干静止的画面来产生动画效果，这些静止的画面就是帧。

Flash 中的时间轴动画包括逐帧动画和渐变动画两种。制作逐帧动画的工作量相当大，而渐变动画由于只需要处理关键帧即可，因此，工作量减小了很多，而且可以减小动画文档的容量。

8.7.2　逐帧动画

将动画文档的每一帧都设置为关键帧，在每一帧中创建不同且有规律的动画内容，就形成了逐帧动画。

实例 8–2　逐帧动画。

（1）新建一个 Flash 动画文档。

（2）修改当前图层名为“背景”，导入一幅背景图片，调整图片尺寸为 550×400 像素。

（3）新建一个图层名为“文字—药”。

（4）选择工具箱中的文本工具，设置文字属性，选择图层“文字—药”为当前图层，在舞台合适位置输入文字“药”。

（5）选择“修改”→“分离”命令，将文字打散。

（6）从第 2 帧开始，依次插入关键帧至第 10 帧。

（7）单击文字所在图层的第 2 帧，利用工具箱中的橡皮擦工具，将第 2 帧面板上的“药”字擦除掉一部分。

（8）单击文字所在图层的第 3 帧，利用工具箱中的橡皮擦工具，将第 3 帧面板上的“药”字继续擦除。

（9）重复上述操作，依次插入关键帧，对文字进行擦除，在最后一帧将文字全部擦除掉。

（10）继续新建图层，命名为“文字—片”，利用刚才相同的操作实现对文字的擦除。

（11）按 Ctrl+Enter 组合键测试动画，并保存。

8.7.3　渐变动画

Flash 中的渐变动画包括运动渐变动画和形状渐变动画。制作渐变动画时，只需要定义发生变化的关键帧，其间的变化由 Flash 自动产生。

1. 运动渐变动画

在运动渐变动画中，用户可以定义元件在某一帧中的位置、大小等属性，然后在另一帧中改变这些属性，从而获得两者之间的动画效果。创建动运渐变动画，必须保证创建动画的对象是元件或组合对象。

实例 8–3　运动渐变动画。

（1）新建一个 Flash 动画文档，修改文件大小为 800 × 750 像素。

（2）在默认图层中导入图片“牙轮廓 .gif”，并修改图层名为“牙轮廓”。

（3）新建两个图层，分别命名为“牙”“剪刀”，在对应图层导入图片“牙 .gif”“剪刀 .gif”。并调整各层图片至合适位置。

（4）在牙轮廓图层 30 帧处插入帧。

（5）在剪刀层 10 帧处插入关键帧，将第 10 帧剪刀调整至牙所在的位置。

（6）选择剪刀层第 1 帧，执行鼠标右击操作，在弹出的快捷菜单中选择“创建补间动画”命令。此时第 1 帧至第 10 帧之间时间轴面板为紫色。

（7）在牙所在图层 15 帧和 20 帧分别插入关键帧，在 20 帧处调整图片牙至合适的位置。并在第 15 帧和 20 帧之间创建补间动画。

（8）在剪刀所在图层 15 帧和 20 帧分别插入关键帧，在 20 帧处调整图片剪刀至合适的位置。并在第 15 帧和 20 帧之间创建补间动画。

（9）在牙和剪刀所在图层 30 帧处插入帧。按 Ctrl+Enter 组合键测试动画效果。

2. 形状渐变

形状渐变是指用户在某一帧定义动画对象的形状，然后在另一帧改变对象的形状，Flash 就可以自动生成两个形状之间的变化过渡效果。形状动画适用于图形对象（即不是元件、组合的对象）。

实例 8–4　形状渐变动画。

（1）新建一个 Flash 动画文档，文档属性默认。

（2）选择“文本工具”，并设置相应属性，在默认图层 1 所在舞台输入文字“形状渐变”。

（3）保持文字的选中状态，在其上执行鼠标右击操作，在弹出的快捷菜单中选择“分离”命令。保持文字分离状态处于选中，继续执行鼠标右击操作，在弹出的快捷菜单中选择“分散到图层”命令。

（4）选择“形”字所在图层，在第 1 帧处右击，在弹出的快捷菜单中选择“分离”命令。然后在其第 10 帧插入关键帧，并改变文字在第 10 帧的位置及填充色。

（5）选择“形”字所在图层的第 1 帧，执行鼠标右击操作，在弹出的快捷菜单中选择“创建补间形状”命令。此时第 1 帧至第 10 帧之间时间轴面板为绿色。

（6）其他 3 个字重复执行（4）、（5）步操作。

（7）在文字所在各层的第 30 帧插入帧

（8）按 Ctrl+Enter 组合键测试动画效果。时间轴效果如图 8–7 所示。

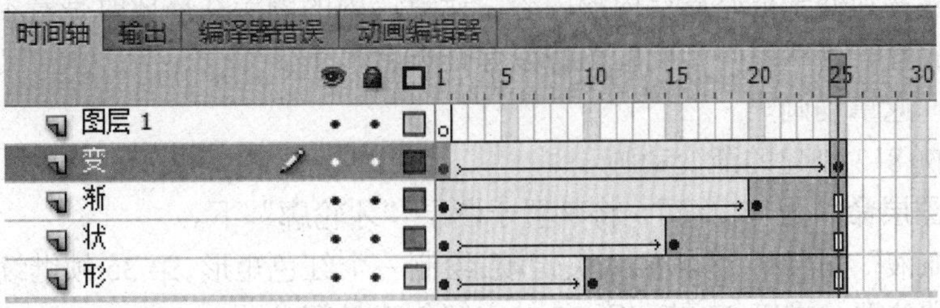

图 8–7　形状渐变动画时间轴

8.7.4 运动引导动画

制作运动引导动画至少需要两个图层，一个为普通图层，一个为运动引导层。在引导层中绘制一条对象运动的路径，可以使置于普通层的对象沿着引导线运动。

实例 8–5 运动引导动画。

（1）新建一个 Flash 动画文档，修改文件大小为 880 × 570 像素。

（2）在默认图层导入背景图片“耳蜗横剖面 .jpg”。

（3）新建 4 个图层，分别命名为“螺旋动脉”“螺旋神经节”“血管纹”“外毛细胞”。

（4）选择新建的“螺旋动脉”层第一帧，输入文字“螺旋动脉”置于舞台底部，并使该层处于选中状态，选择图层区底部的“添加运动引导层”按钮，为“螺旋动脉”层增加一个引导层。

（5）选中引导层第 1 帧，使用工具箱中的钢笔工具 在舞台上绘制一条路径线，并在引导层第 15 帧处插入帧。

（6）在“螺旋动脉”层的第 15 帧插入关键帧，并使在第 1 帧和 15 帧的文字分别贴合在路径线上。选中第 1 帧，在“属性”面板中选择补间类型为“动画”。此时时间轴第 1 帧至 15 帧面板呈紫色。

（7）为其他图层文字制作相同的引导动画效果，按 Ctrl+Enter 组合键测试动画效果。时间轴效果如图 8–8 所示。

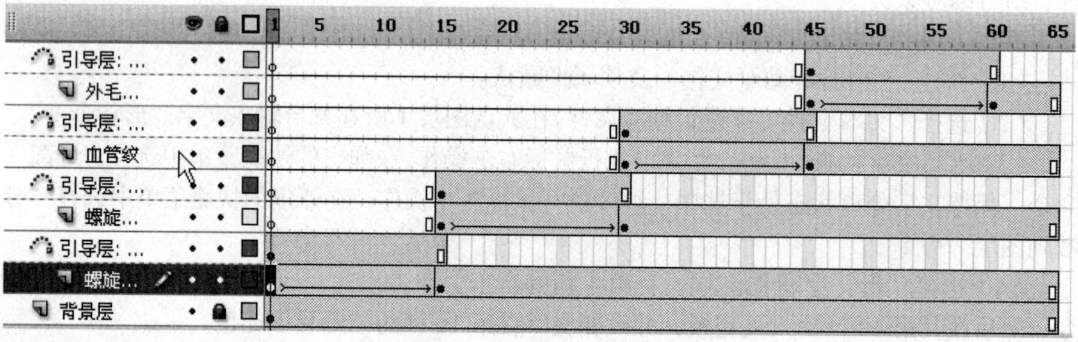

图 8–8 运动引导动画时间轴

8.7.5 遮罩动画

创建遮罩动画，基本图层包括背景层、遮罩层、被遮罩层。根据需要的实际效果，动画可以产生在遮罩层内，也可以产生在被遮罩层内。遮罩层的作用就像一扇镂空的窗户，透过这扇窗户可以看到处于被遮罩层内的内容。遮罩层内的图层在播放时是看不到的，因此需要在背景层内放置与遮罩层内相同的图像以保证舞台显示。

实例 8–6 遮罩动画。

（1）打开例 8–3 创建的渐变动画。

（2）新建图层命名为“血液”，将其置于图层“牙轮廓”下。

（3）在“血液”图层第 23 帧插入关键帧，绘制一个红色矩形，第 35 帧继续插入关键帧，调整红色矩形的位置，在第 23 帧和第 35 帧之间创建补间动画。

（4）选择“牙轮廓”图层，在其上执行鼠标右击操作，在弹出的快捷菜单中选择“遮罩层”命令。

（5）选择“牙轮廓”图层第 1 帧，选择“编辑”→“复制”命令。新建图层，命名为“牙轮廓副本”，选择第 1 帧，选择“编辑”→“粘贴到当前位置”命令，并将该层置于牙轮廓图层之上，属性为一般图层。

（6）在所有图层第 40 帧处插入帧。

（7）按 Ctrl+Enter 组合键测试动画效果。时间轴效果如图 8–9 所示。

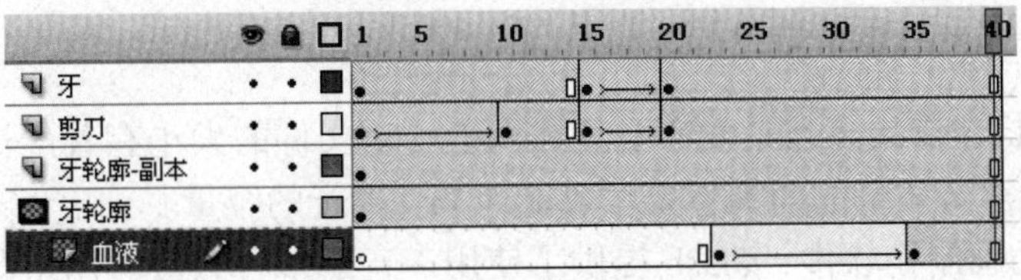

图 8–9　遮罩动画时间轴

8.8　交互式动画

所谓交互式动画，是指利用 ActionScript 制作的动画效果，或者是在动画设计过程中使用了 ActionScript。通过 ActionScript 的使用，可以在 Flash 中制作更为复杂的动画效果。

常见的简单交互式动画有属性交互动画、简易个人网站、隐藏鼠标、获取键盘信息、改变颜色；交互式动画也会大量应用在网络中，常见的有文字动画、鼠标动画、按钮动画、图像动画、图形动画等。有关交互式动画的其他内容可以参阅 Flash 的帮助文档及其他相关资料，这里不再赘述。下面通过一个实例介绍交互式动画中改变颜色动画的制作方法。

实例 8–7　改变颜色动画。

（1）新建一个空白 Flash 文档，在属性面板中修改文档大小为 878 × 800 像素。

（2）选择“文件”→“导入”→“导入到库”命令，将准备好的背景图片导入库面板。

（3）修改图层 1 为“背景”层，从库面板中将背景图拖动至舞台，调整图片位置。使用文本工具，创建一个“输入文本”，修改实例名称为 input，变量名为 text，单击“在文本周围显示边框”选项 [▣]，并设置相应的“文本（填充）颜色”，其他默认。

（4）选择“插入”→“新建元件”命令，新建一个“影片剪辑”元件，名称为“蜗神经核”。

（5）新建图层 2，命名为“文字”。选择“库”面板中的“蜗神经核”元件，将其拖动至舞台创建该元件的一个实例，在“属性”面板中，修改其“实例名称”为 WB。

（6）选择“窗口”→“公用库”→“按钮”命令，选择其中的 Ovals buttons-red 按钮元件，将其添加至舞台合适位置，并在“属性”面板中设置其“实例名称”为 button。

（7）选中 Ovals buttons-red 按钮实例，在其上执行鼠标右击操作，在弹出的快捷菜单中选择“动作”命令，在弹出的“动作”面板中输入以下代码：

```
on(release){
    c.setRGB(parseInt(input.te8t,16));
    c=new Color(wb);
}
```

（8）保存文件，按 Ctrl+Enter 组合键测试动画效果，在输入框中输入相应的颜色值，单击按钮，即可改变文字的颜色。

8.9 音频与视频的应用

在一个 Flash 动画文件中，声音和视频是不可或缺的，它们可以更好地表达动画的主题。

8.9.1 音频

通常来讲，Flash 作品多数是发布在互联网上，对文件的大小有着严格的要求，因此对声音而言，在保证声音质量的前提下要尽可能地减少声音的容量。

作为多媒体动画制作软件，Flash 提供了使用声音的多种方法。用户既可以使声音独立于时间轴连续播放，也可以使声音和动画保持同步，同时可以添加各种效果以创造更好的音效。在 Flash 中使用的声音有两种类型，分别是事件声音和流声音。导入声音的对象可以分别是关键帧，按钮、影片。

在动画中，如果需要播放音乐，就需要对关键帧导入声音。下面通过一个实例简单介绍如何为关键帧导入声音。

实例 8–8　为关键帧导入声音。

（1）新建一个 Flash 文档。其中图层 1 为播放背景，并且修改图层名为“背景”。

（2）选择“文件”→“导入”→“导入到库”命令，将需要的声音文件导入“库”面板，此时会在“库”面板看到导入的声音文件，如果是双声道，则有两条波形，单声道则为一条波形，如图 8–10 所示。

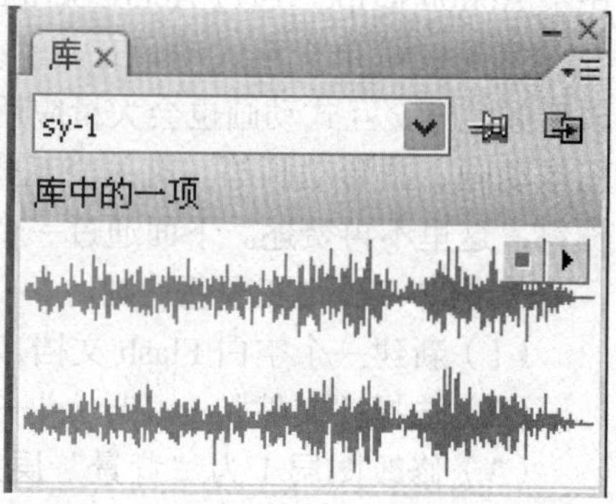

图 8–10　“库”面板中的声音波形

（3）新建图层 2，命名为“音频”。选择“音频”图层的第 1 帧，在“属性”面板的“声音”下拉列表中选择需要的声音。

（4）保存文件，按 Ctrl+Enter 组合键测试动画效果。时间轴效果如图 8–11 所示。

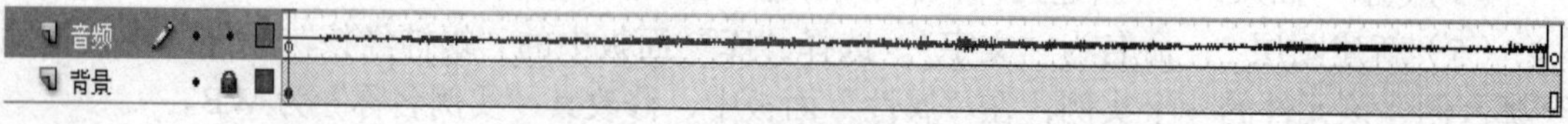

图 8–11　为关键帧导入声音时间轴

实例 8–9　为按钮导入声音。

（1）新建一个 Flash 文档，从公用库中导入按钮图标。

（2）选择“文件”→“导入”→“导入到库”命令，将需要的声音文件导入库中。

（3）双击舞台上的按钮图标，进入按钮编辑状态。

（4）选择“按下”帧，并插入关键帧，将“库”面板中的声音文件拖动至舞台，释放鼠标，即可将声音添加至“按下”帧。其他 3 帧重复同样的操作。

（5）保存文件，按 Ctrl+Enter 组合键测试动画效果。按钮编辑场景中时间轴效果如图 8–12 所示。

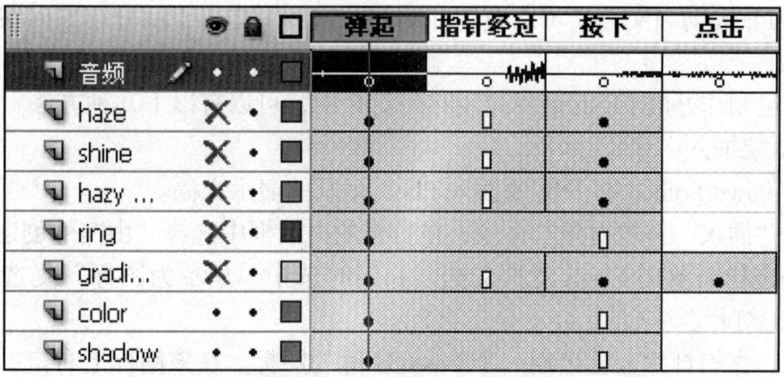

图 8–12 按钮编辑场景中时间轴

为影片添加声音，包括将声音添加至单独的图层、分配声音、设置声音属性等。为了方便对声音的调节，最好将声音文件放置在单独的图层中。对于添加了声音的影片在进行测试时，方法同前，这里不再赘述。

8.9.2 视频

除了可以导入声音，还可以将视频导入 Flash 文档中。对于视频的格式来说，如果操作系统安装了 QuickTime，或安装了 Direct8，则可以导入各种文件格式的嵌入视频剪辑。格式包括 MOV（QuickTime 影片）、AVI（音频视频交叉文件）和 MPG/MPEG（运动图像专家组文件），也可以导入 MOV 格式的链接视频剪辑。

可以将带有嵌入视频的 Flash 文档发布为 SWF 文件。带有链接视频的 Flash 文档必须以 QuickTime 格式发布。嵌入视频也称内嵌视频，即导入 Flash 中的视频文件。用户可以将导入后的视频与主场景中帧频同步，也可以调整视频与主场景时间轴的比率，以便在回放时对视频中的帧进行编辑。

实例 8–10 导入视频实例。

（1）新建一个 Flash 文档。

（2）选择“文件”→“导入”→“打开外部库”命令，从外部库中导入一幅背景图。

（3）选择图层 1，命名为“背景”，从“库”面板中将导入的图片拖动至舞台合适位置。

（4）新建图层“视频”，选择“视频”图层第 1 帧，选择“文件”→“导入”→“导入视频”命令，在弹出的视频向导中，单击“浏览”按钮，按向导提示将需要的视频文件导入至舞台。

（5）选择“任意变形工具”，调整视频画面大小与位置。

（6）选择“背景”图层第 185 帧（与导入视频所对应的帧相同，实际操作可根据导入视频帧的大小进行修改），插入帧。

（7）保存文件，按 Ctrl+Enter 组合键测试动画效果。

8.10 Flash 动画的实际应用

制作好的 Flash 动画文档，可以应用在幻灯片或网页中。下面介绍如何在幻灯片中插入 Flash 动画。

把一个已经制作好的 Flash 动画应用在幻灯片中，可以有以下几种方法。

1. 作为对象插入

（1）运行 PowerPoint，打开需要插入 Flash 动画的演示文稿。

（2）选择“插入”→“对象”命令，在打开的对话框中选择“由文件创建”选项，单击“浏览”按钮选择需要的 Flash 动画文档，并同时选中“显示为图标”复选框。单击“确定”按钮返回幻灯片。

（3）这时，在幻灯片上会出现一个 Flash 影片的图标。在该图标上右击，在弹出的快捷菜单中选择“动作设置”命令，选择鼠标动作；再单击“对象动作”，在下拉菜单中选择“激活内容”选项，完成 Flash 动画的插入。

（4）播放幻灯片，当鼠标在 Flash 影片的图标上单击或移动时，就可打开 Flash 影片播放窗口。

2. 使用控件

（1）运行 PowerPoint，打开需要插入 Flash 动画的演示文稿。

（2）选择“视图”→“工具栏”→“控件工具箱”命令，并单击控件工具箱中的“其他控件”按钮。

（3）在打开的控件列表中，选择 Shockwave FlashObject 选项，将出现一个十字光标，将光标移动至幻灯片编辑区域，绘制一个用来播放动画的矩形区域。

（4）选中矩形区域，执行鼠标右击操作，在弹出的快捷菜单中选择“属性”命令，在弹出的“属性”面板中选择“自定义”选项，单击右侧的自定义按钮，将弹出属性页，在“影片 URL”中输入 Flash 动画的完整地址，并且路径中要填写完整扩展名 .swf，单击“确定”按钮，关闭“属性”面板。

（5）播放幻灯片，Flash 动画会直接开始播放。

3. 使用超链接

（1）运行 PowerPoint，打开需要插入 Flash 动画的演示文稿。

（2）选择需要增加 Flash 动画的幻灯片页，在其中任意插入一个对象（可以是按钮、图片、文字、图形等）。

（3）选中插入的对象，选择“插入”→“超链接”命令，在弹出的“插入超链接”对话框“链接到”选项中选择“原有文件或网页”选项，在“查找范围”中选择需要插入的 Flash 动画，单击“确定”按钮完成超链接的制作。

（4）播放幻灯片，并单击设置有超链接的对象，则可打开 Flash 动画进行播放。

第 9 章 Dreamweaver 网页制作基础

9.1　网页制作基础知识

1. 认识网站与网页

网页就是上网时在浏览器中看到的一个个界面，网站则是一组相关网页的集合。一个小型网站可能只包含几个网页，一个大型网站则可能包含成千上万个网页。打开某个网站时显示的第一个网页称为网站的主页（或首页），它可是网站的门户，通过它不仅可以了解网站的性质和内容，还可以访问网站中的其他页面。

2. 网页制作软件和制作技术

（1）网站管理与网页制作软件。

目前用于网站管理和网页制作的软件主要是 Dreamweaver，其功能全面、操作灵活、专业性强。另外，它还可以作为动态网站的开发环境。在制作网页时，除 Dreamweaver 外还需要用到 Flash、Photoshop 等辅助软件。

Dreamweaver 版本众多，但各版本基础工具都是一样的，功能类似，只是各升级版本新增了不同的功能，有的功能操作会更简单。

（2）HTML 简介。

HTML 是网页制作的基础。目前 Internet 上的绝大多数网页都遵循 HTML（或是由 HTML 发展而来的语言）规范。HTML 的核心是标签（或者称为标记）。也就是说，浏览网页时看到的文字、图像、动画等在 HTML 文档中都是用标签来描述的。一个完整的 HTML 文档由 <html> 标签开始并由 </html> 标签结束，所有的 HTML 代码都应写在 <html> 标签与 </html> 标签之间。

9.2　Dreamweaver 简介

9.2.1　Dreamweaver 工作界面

1. 应用程序栏

应用程序栏位于工作区顶部，左侧显示菜单栏，右侧包含一个工作区切换器和程序窗口控制按钮。菜单栏几乎集中了 Dreamweaver 的全部操作命令，利用这些命令可以编辑网页、管理站点以及设置操作界面等。单击“工作区切换器”右侧的下拉按钮，可在打开的下拉菜单中选择不同的工作区模式，包括应用程序开发人员、经典、编码器、编码人员、设计器等。

2. 文档标签

文档标签位于应用程序栏下方，左侧显示当前打开的所有网页文档的名称及其关闭按钮；右侧显示当前文档在本地磁盘中的保存路径以及向下还原按钮；下方显示当前文档中的包含文档以及链接文档。当用户打开多个网页时，通过单击文档标签可在各网页之间切换。另外，单击下方的包含文档或链接文档，同样可打开相应文档，如图 9–1 所示。

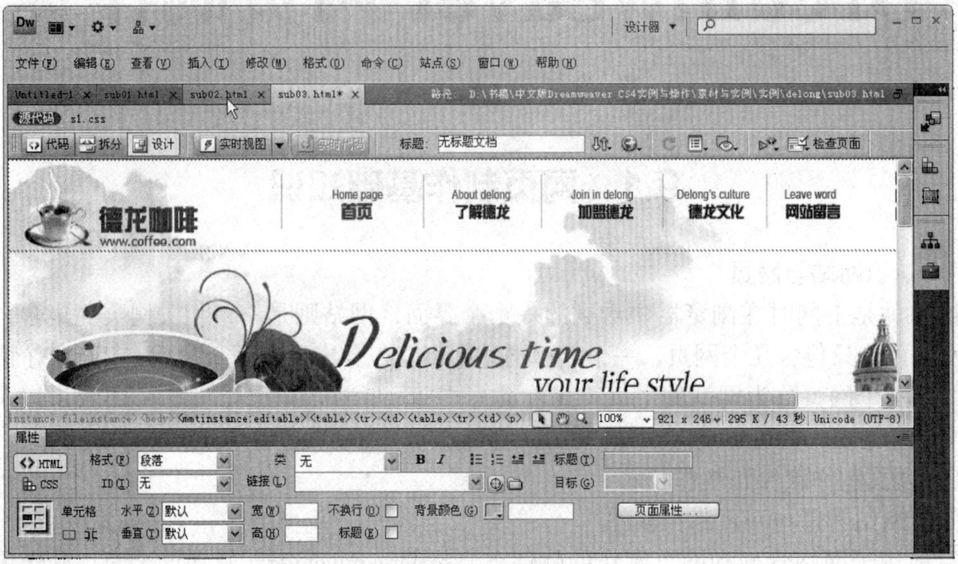

图 9–1 文档标签

3. 文档工具栏

文档工具栏如图 9–2 所示。

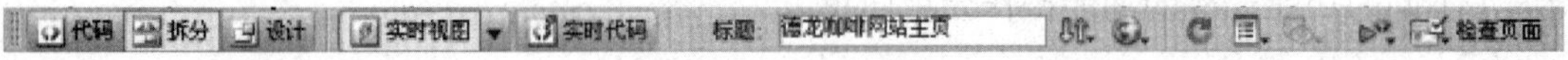

图 9–2 文档工具栏

4. 状态栏

状态栏位于文档窗口底部，它提供了与当前文档相关的一些信息，如图 9–3 所示。

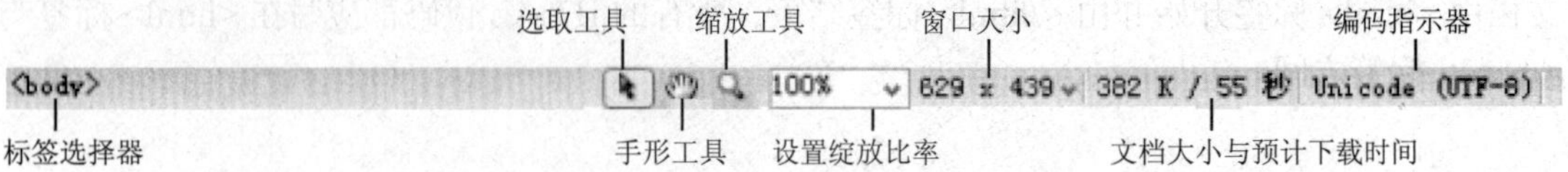

图 9–3 状态栏

5. 属性检查器

使用“属性检查器”可以检查和设置当前选定页面元素（如文本和插入对象）的最常用属性。“属性检查器”中的内容会根据选定元素的变化而变化。分别选中图像和文本时的属性检查器如图 9–4 和图 9–5 所示。

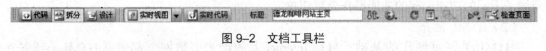

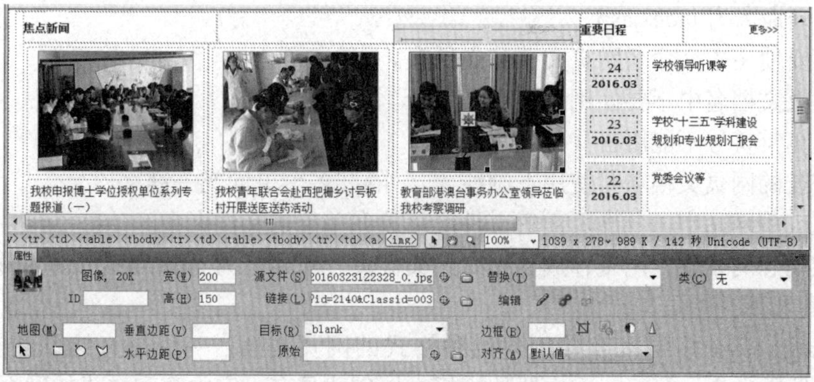

图 9–4　属性检查器（选中图像）

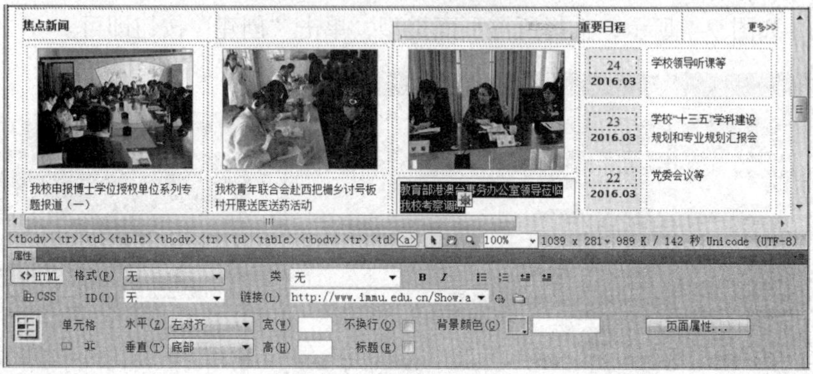

图 9–5　属性检查器（选中图文本）

6. 面板组

默认状态下，面板组位于文档窗口右侧。面板组中包含各种类型的面板，Dreamweaver 中的大部分操作都需要在面板中实现。其中最常用的有"插入"面板（见图 9–6）、"文件"面板和"CSS 样式"面板。

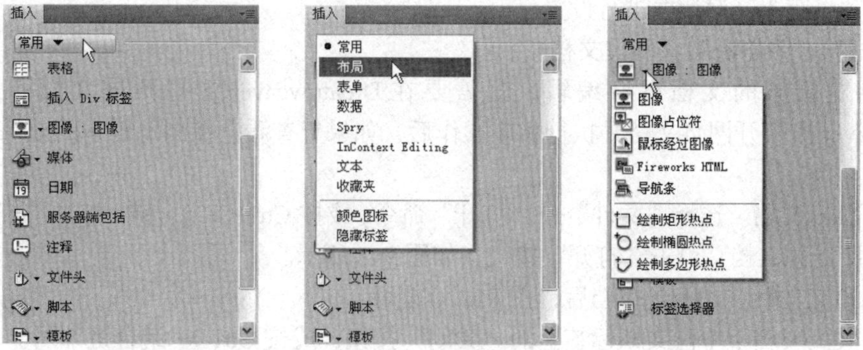

图 9–6　面板组

9.2.2　网页文档的基本操作

1. 网页文档和文件夹的命名规则

（1）静态的首页文档一般命名为 index.html。 如果是包含程序代码的动态页面，比如

ASP 文件，则命名为 index.asp。

（2）不要使用中文命名网页文档和文件夹。

（3）网页文档名中不要使用大写英文字母。

（4）运算符符号不能用在文件名的开头。

（5）较长的网页文档名可使用下画线“_”隔开多个单词或关键字。

（6）在大型网站中，分支页面的文件应存放在单独的文件夹中。

（7）在动态网站中，用来存放数据库的文件夹一般命名为 data 或者 database。

2. 新建和保存网页文档

在 Dreamweaver 中可以直接创建两种格式的网页文档，一种是直接创建空白网页文档，另一种是通过 Dreamweaver 内置的模板文档创建具有一定内容和样式的网页文档。

（1）新建网页文档。选择“文件”→“新建”命令，或按 Ctrl+N 组合键，打开“新建文档”对话框，如图 9–7 所示，选择所需页面类型，单击“创建”按钮即可。

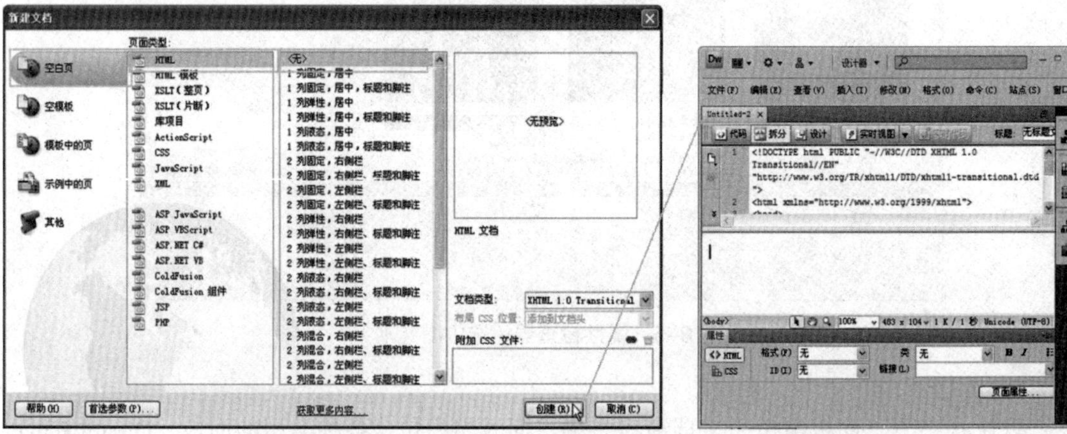

图 9–7 新建网页文档

（2）保存网页文档。选择“文件”→“保存”（或“另存为”）命令，或按 Ctrl+S 组合键，打开“另存为”对话框进行设置。

3. 打开、预览和关闭网页文档

若要对已有的文档进行编辑，就需要在 Dreamweaver 中打开该文档。另外，在 Dreamweaver 中打开网页文档并执行相应操作后，如果想查看它在浏览器中的效果，可执行预览操作。

（1）打开文档。选择“文件”→“打开”命令，或按 Ctrl+O 组合键，打开“打开”对话框，选择所需的文档，单击“打开”按钮，如图 9–8 所示。

（2）预览文档。在打开文档后，按 F12 键即可。

（3）关闭文档：单击文档标签上的“关闭”按钮，或按 Ctrl+W 组合键即可。

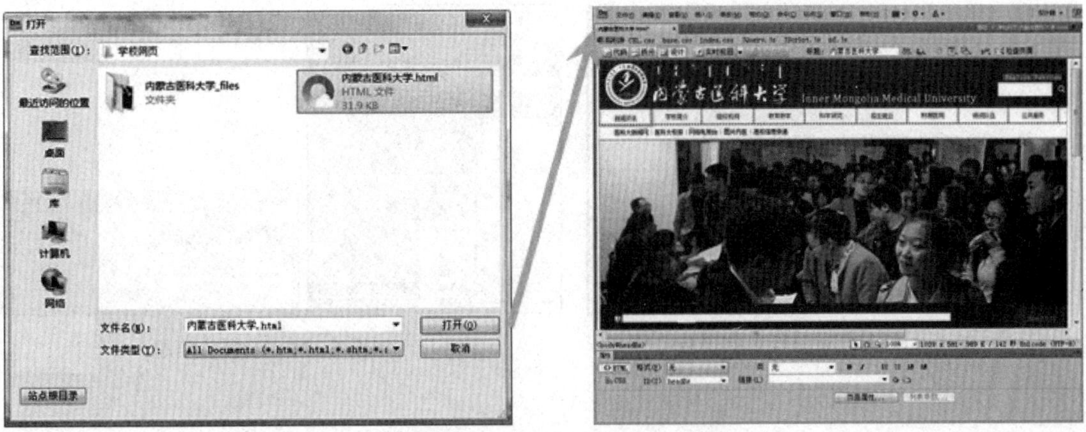

图 9–8　打开网页文档

4. 利用“文件”面板管理站点文件和文件夹

一般在定义站点后，都会利用“文件”面板来创建、重命名或打开站点中的网页文档和文件夹，如图 9–9 所示。

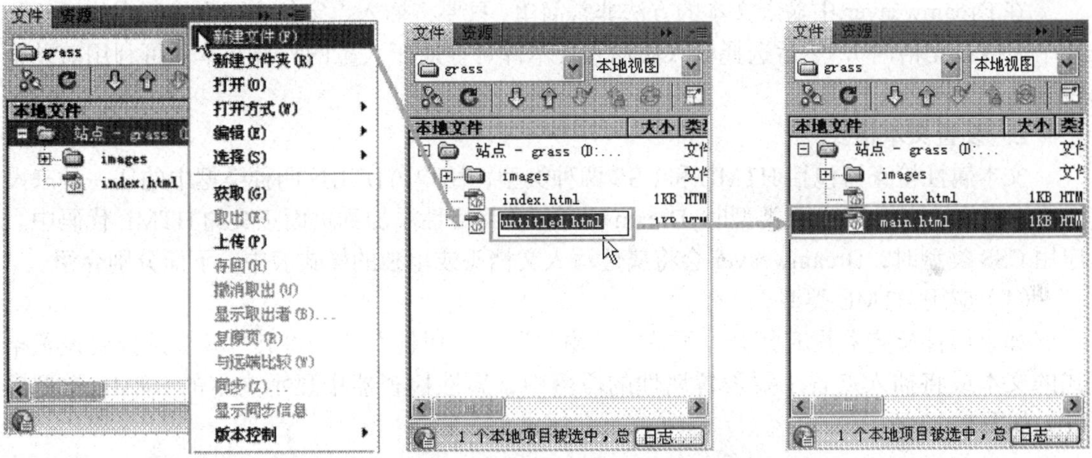

图 9–9　利用“文件”面板管理站点文件和文件夹

9.2.3　页面总体设置

1. 设置页面属性

要设置页面属性，可在不选择网页文档中任何对象的前提下，单击“属性检查器”中的“页面属性”按钮，或者选择“修改”菜单中的“页面属性”命令，或按 Ctrl+J 组合键，打开“页面属性”对话框，如图 9–10 所示。

2. 设置头信息

头信息包括网页关键字、网页说明等。在使用 Google、Baidu、Yahoo 等搜索引擎搜索网页时，不是检索网页的所有内容，而是只检索网页的关键字。如果希望自己的网页能够被搜索引擎检索到，最好把关键字设置为人们经常使用的词语，如图 9–11 所示。

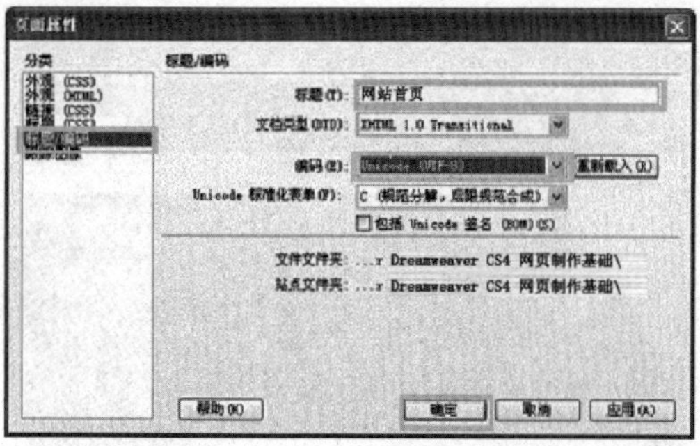

图 9–10 “页面属性”对话框

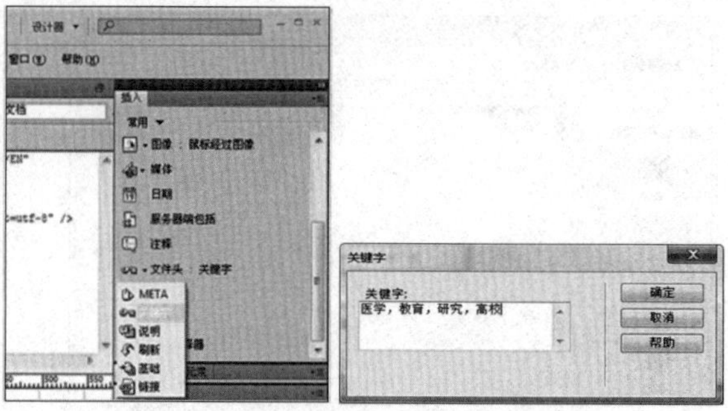

图 9–11 设置头信息

9.3 设置网页内容

9.3.1 文本输入与编辑

1. 输入文本

在 Dreamweaver 中输入文本的方法非常简单，只要将插入点定位在网页的某个位置（如某个表格单元格内），然后选择输入法输入文本即可。对于大量的外部文本，可利用剪贴板将其复制至网页文档中。

2. 设置文本格式

文本属性检查器包括 HTML 和 CSS 两种类型，用户可使用这两种类型中的任一种来设置文本格式。应用 HTML 类型时，Dreamweaver 会将属性添加到页面正文的 HTML 代码中。应用 CSS 类型时，Dreamweaver 会将属性写入文档头或单独的样式表中，下面分别介绍。

（1）应用 HTML 类型。

如果属性检查器没有打开，可选择“窗口”→“属性”命令将其打开。选择要设置格式的文本或将插入点置于要设置属性的段落中，属性检查器中显示文本的 HTML 类型属性，如图 9–12 所示。

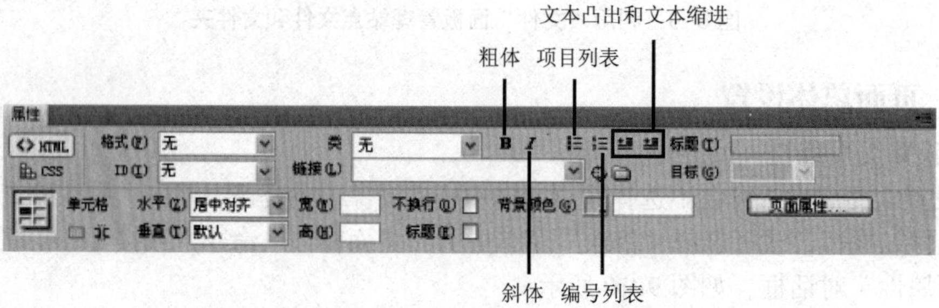

图 9–12 利用属性检查器应用 HTML 类型

参数说明：

格式：设置所选文本的格式。可选择段落、标题 1、标题 2 等。

ID：为所选内容分配一个 ID（ID 是只能应用于一个 HTML 元素的样式类型）。

类：设置要应用于所选内容的类样式。选择“无”可删除当前所选样式。

标题：为超链接设置文本提示。

目标：指定打开链接文档的方式。

_blank：表示在保留当前网页窗口的状态下，在新窗口中显示被打开的链接网页。

_parent：表示在当前窗口显示被打开的链接网页。如果是框架网页，则在父框架中显示被打开的链接网页。

_self：表示在当前窗口显示被打开的链接网页。如果是框架网页，则在当前框架中显示被打开的链接网页。

_top：表示在当前窗口显示被打开的链接网页。如果是框架网页，则删除所有框架，显示当前接网页。

（2）应用 CSS 格式。

单击属性检查器左侧的 CSS 按钮，可显示文本的 CSS 类型属性，如图 9–13 所示。

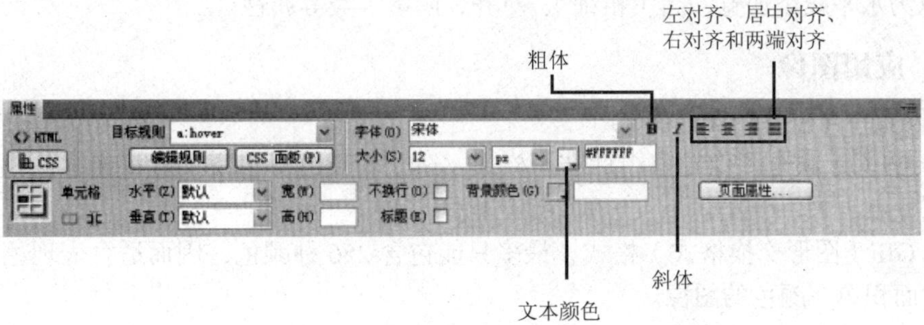

图 9–13　利用属性检查器应用 CSS 格式

3. 插入特殊字符

一般在制作网页时，经常会用到一些无法用输入法来直接输入的特殊字符，如版权符号、注册商标符号以及常见的货币符号等。可以选择“插入”→“html”→“特殊字符”命令来完成。

另外，有时用户可能希望在某个地方插入几个空格，以便进行格式对齐；但是，无论按多少次空格键，却只能插入一个空格。其原因在于 HTML 文档只允许字符之间包含一个空格。这种情况下，可以通过在字符之间插入一种称为“不换行空格”的字符来插入多个空格。

小知识：按“Ctrl+Shift+ 空格”可以添加多个空格（或将输入法切换至“智能 ABC 输入法”，然后按“Shift+ 空格”组合键，将半角输入状态切换至全角输入状态，之后按空格键同样可以在网页中输入多个空格）。

4. 插入日期与水平线

（1）插入日期。

在网页文档中插入日期的方法非常简单。选择“插入”→“日期”命令，如图 9–14 所示，选择具体格式后，单击“确定”按钮即可。

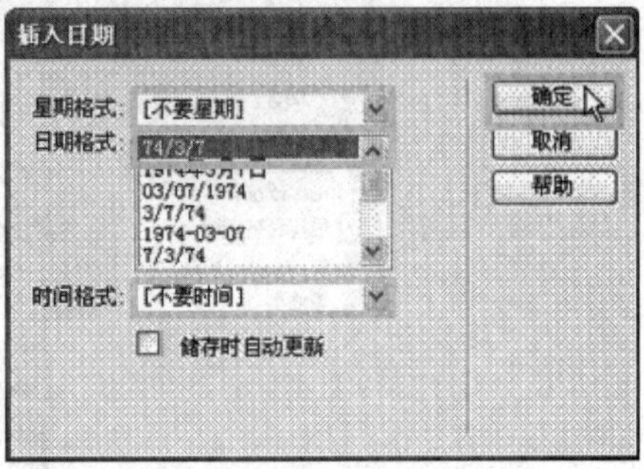

图 9–14　插入日期

（2）插入水平线。

水平线经常用于组织信息和区分版块，效果如图 9–15 所示。选择“插入”→“html”→“水平线”

命令，即可插入水平线。

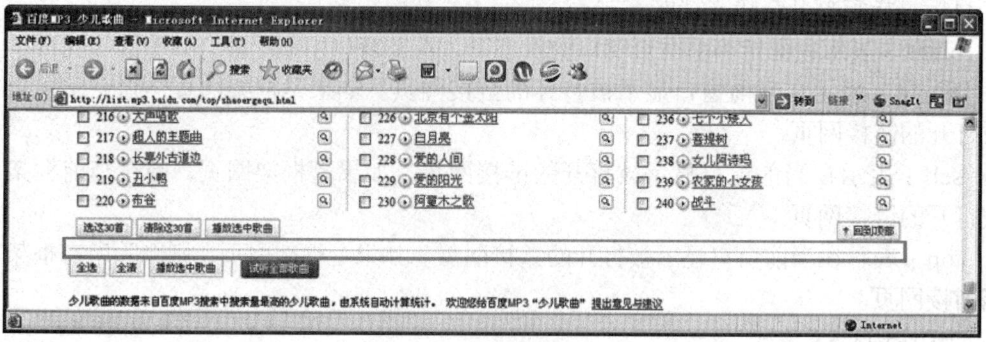

图 9–15　插入水平线

可以为水平线添加宽、高（粗细）、对齐、阴影、类等属性。

9.3.2　应用图像

1．网页中可使用的图像格式

（1）JPEG（联合图像专家组标准）格式：适于表现色彩丰富、具有连续色调的图像，如各种照片。

（2）GIF（图形交换格式）格式：最多只能包含 256 种颜色，因而适合表现色调不连续或具有大面积单一颜色的图像。

（3）PNG（便携网络图像）格式：集 JPEG 和 GIF 格式的优点于一身，图像质量高且可包含透明区。

2．插入与编辑图像

在 Dreamweaver 中插入图像的方法非常简单，具体操作如下：

选择“插入”→“图像”命令，打开“选择图像源文件”对话框，如图 9–16 所示，选择所需图片后单击“确定”按钮即可。

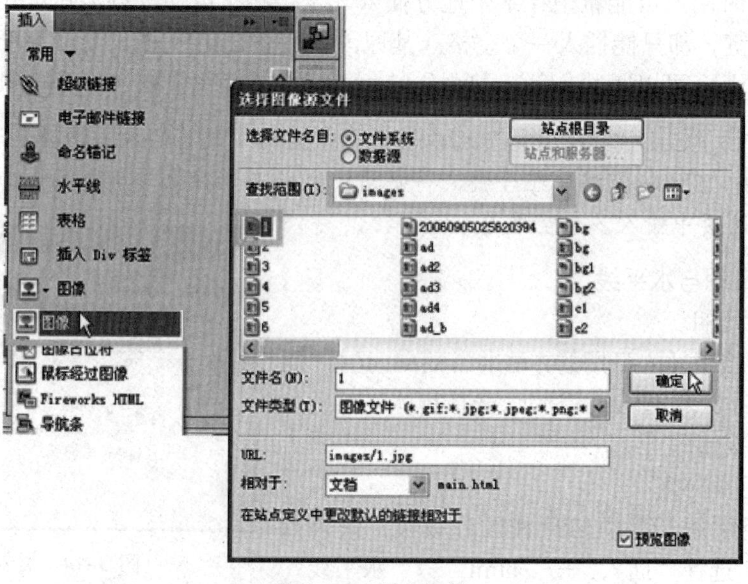

图 9–16　插入图像

3. 使用图像占位符

图像占位符相当于图像的临时替代对象，如果网页中的某个图像尚未制作好，可暂时用图像占位符代替。选择“插入”→“图像对象”→“图像占位符”命令，打开“图像占位符”对话框，如图 9–17 所示，设置后单击“确定”按钮即可。

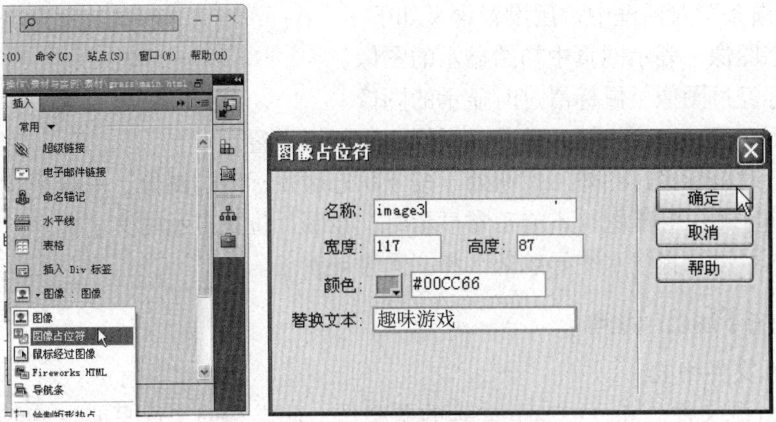

图 9–17 使用图像占位符

4. 制作鼠标经过图像

在浏览网页时，偶尔可以看到这种情况：当鼠标移到某一图像上时，图像变成另一幅图像，而当鼠标移开时，又恢复成原来的图像，这就是鼠标经过图像，如图 9–18 所示。

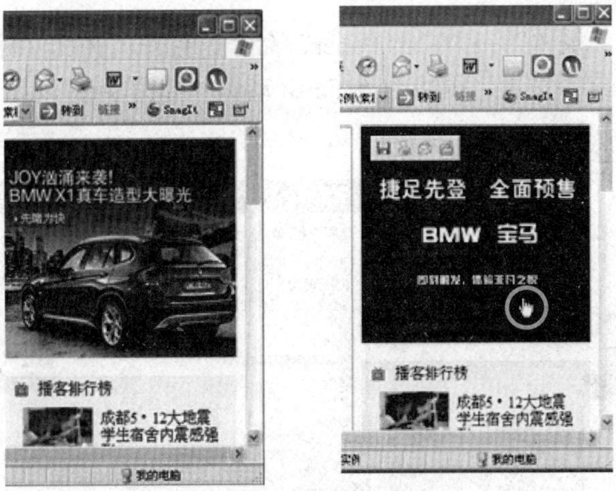

图 9–18 鼠标经过图像

选择“插入”→“图像对象”→“鼠标经过图像”命令，然后进行相应设置即可插入鼠标经过图像。

5. 制作导航条

导航条在网站中起着不可替代的作用，它把网站中的各个页面连接起来，使得一个个单独的网页成为一个网站整体。每一个网站都有自己的导航条。利用与制作鼠标经过图像类似的方法，可制作具有可变效果的导航条。

选择“插入”→“图像对象”→“导航条”命令打开“插入导航条”对话框，进行相应设置即可制作导航条，效果如图 9–19 所示。

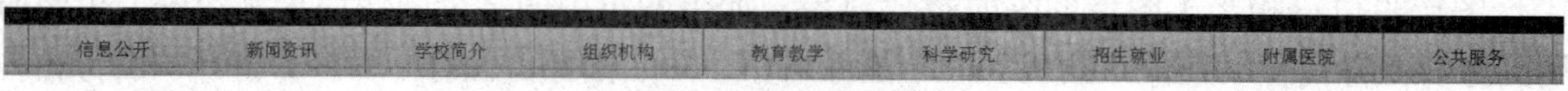
信息公开
新闻资讯
学校简介
组织机构
教育教学
科学研究
招生就业
附属医院
公共服务

图 9–19　导航条

“插入导航条”对话框中常用设置含义如下：

（1）状态图像：表示网页中初始显示的图像。

（2）鼠标经过图像：鼠标滑过时显示的图像。

（3）按下图像：按下按钮时显示的图像，一般不设置。

（4）按下时鼠标经过图像：按钮处于按下状态时鼠标经过图像，一般不设置。

（5）替换文本：导航图片不能正常显示时，在图片位置显示的文字。

（6）插入：可选择“水平导航条”和“垂直导航条”。

9.3.3　应用 Flash 动画

1. Flash 文件格式

（1）Flash 源文件（.fla）：Flash 动画的源文件，此类型的文件只能在 Flash 中创建、打开和编辑，不能插入网页文档。

（2）Flash 动画文件（.swf）：.FLA 文件的压缩版本，已进行了优化处理。

（3）Flash 模板文件（.swt）：可以直接在 Dreamweaver 中编辑这类文件，它包括 Flash 按钮和 Flash 文本两种对象。

2. 插入 Flash 动画

选择“插入”→“媒体”→“FlashPaper”命令，打开“选择文件”对话框，选择所需 Flash 动画，单击“确定”按钮，即可插入 Flash 动画，如图 9–20 所示。

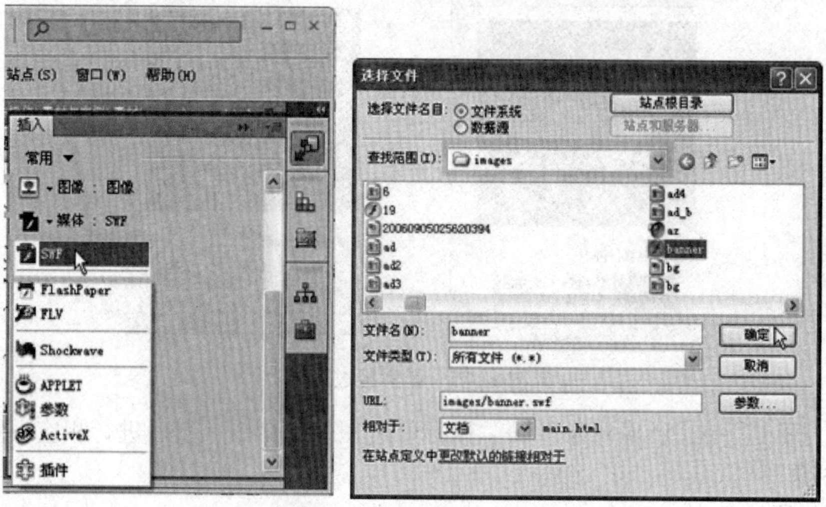

图 9–20　插入 Flash 动画

选项设置：

（1）宽和高：设置 Flash 动画的宽度和高度。

（2）文件：指向 Flash 动画文件的路径。

（3）背景颜色：设置 Flash 动画区域的背景颜色，在不播放 Flash 动画时（在加载时和播放后）将显示此颜色。

（4）循环：Flash 动画是否连续播放，还是播放一次后停止播放。

（5）自动播放：打开页面时，自动播放 Flash 动画。

（6）垂直边距和水平边距：设置 Flash 动画周围的空白像素值。

（7）品质：Flash 动画的播放品质。

（8）比例：确定 Flash 动画如何适应在其“宽”和“高”编辑框中设置的尺寸。默认为“默认（全部显示）”，表示显示整个 Flash 动画。

（9）对齐：对齐方式。

（10）Wmode：使动画背景透明或不透明，实现特殊效果。

（11）参数：单击打开一个对话框，可在其中输入传递给 Flash 动画的附加参数。

3. 设置 Flash 背景透明

经常上网或对动画感兴趣的读者应该知道，网上有很多非常酷的 Flash 特效动画可供下载。如果将它们直接插入网页中，会显得非常生硬。还好 Dreamweaver 提供了设置 Flash 动画背景透明的功能，这样就可以将动画背景设置成透明，并为其设置与网站主题相关的背景图像。

选中 Flash 动画，单击属性检查器上的 Wmode，在其下拉列表中选择“透明”即可。

9.3.4 应用音乐和视频

1. 网页中可用的音乐文件格式

（1）MP3 格式：能在保证声音品质的前提下大大压缩声音文件，是常用的声音文件格式。

（2）WAV 格式：具有较好的声音品质，其优点是适应性强，在所有安装有声卡的计算机中都可以播放。

（3）MIDI 格式：用于器乐，许多浏览器都支持 MIDI 格式的文件并且不要求插件。

（4）RA 和 RAM 格式：具有非常高的压缩比，相同长度的声音文件大小比 MP3 格式小。

2. 为网页设置背景音乐

为网页设置背景音乐后，用户浏览网页时背景音乐会自动播放，完全不影响浏览者的操作。其实现方法如下：

选择“插入”→“标签选择器”→“html 标签”→“bgsound”命令。

选择“插入”→“标签编辑器”命令，然后选择所需要的音频文件。

3. 在页面中嵌入音乐文件

如果想让浏览者自己控制音乐的播放，可以在网页中嵌入音乐文件。嵌入音乐文件后，在浏览网页时，页面中将会出现一个播放控件，通过该控件可以控制音乐的播放。其实现方法如下：

选择“插入”→“媒体”→“插件”命令。

4. 插入视频文件

很多企业网站的首页上都有其电视广告的片段，这不仅起到了宣传企业产品的作用，还可以为网站增色不少。其实现方法如下：

选择“插入”→“媒体”→“插件”命令。

9.4 使用表格布局网页

9.4.1 表格的基本操作

表格（table）是由一个或多个单元格构成的集合，表格中横向的多个单元格称为行（在HTML语言中以<tr>标签开始，以</tr>标签结束），垂直的多个单元格称为列（以<td>标签开始，以</td>标签结束），行与列的交叉区域称为单元格，网页中的元素就放置在这些单元格中，如图9–21所示。

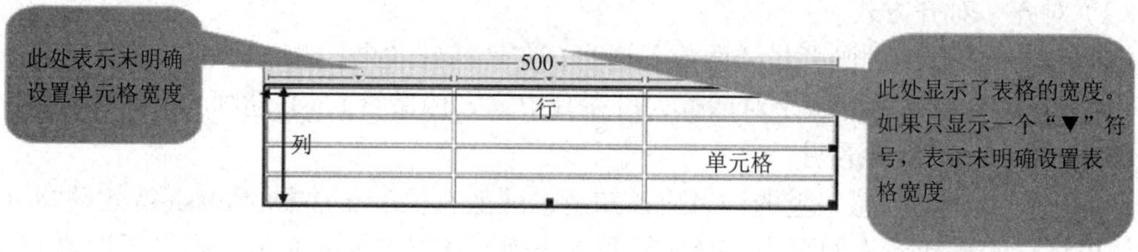

图9–21　表格

1. 创建表格

Dreamweaver拥有非常完善的表格编辑功能。在网页文档中创建表格的方法为：选择“插入”→“表格”命令，打开“表格”对话框进行设置，如图9–22所示。

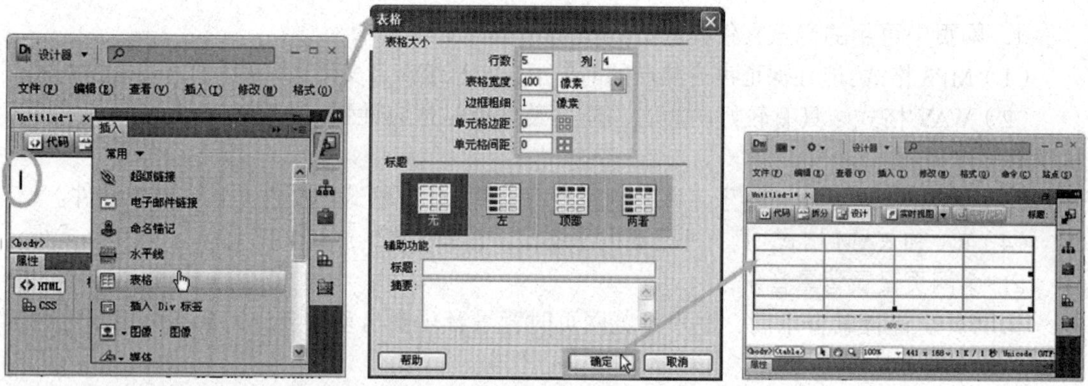

图9–22　创建表格

表格属性：

表格宽度：设置表格宽度值，如不设置该值，表格宽度将随其内容而改变。

边框粗细：分内边框和外边框，标准单位是像素。

单元格边距：单元格内部的文本或图像与单元格边框之间的距离。

单元格间距：相邻单元格之间的间距。

2. 选择表格和单元格

（1）选择表格。

① 将鼠标光标移至单元格边框线，当鼠标光标变为÷或⫩形状时单击。

② 将鼠标光标移至表格外框线上，当鼠标光标变为↖形状时单击。

③ 在表格内部任意单元格中单击，然后在标签选择器中单击对应的<table>标签。

④ 将插入点置于表格的任意单元格中，表格上方或下方将显示绿线标志，单击最上方或最下方标有表格宽度的绿线中的按钮，在弹出的下拉列表中选择“选择表格”命令。

（2）选择行或列。

要选择某行或某列，可将光标置于该行左侧或该列顶部，当光标形状变为黑色箭头➡或⬇时单击，如图 9–23 和图 9–24 所示。

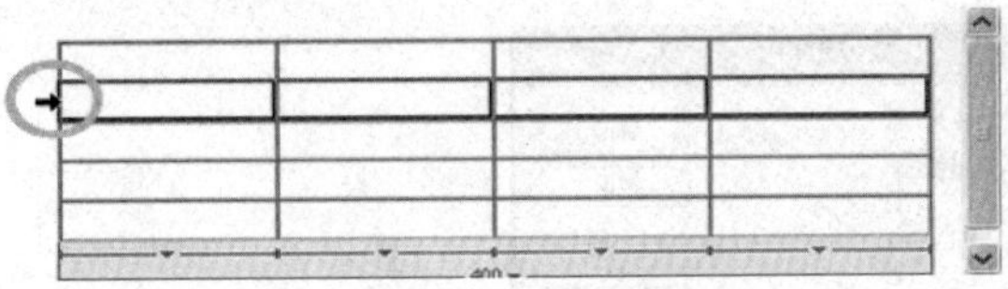

图 9–23　选择行

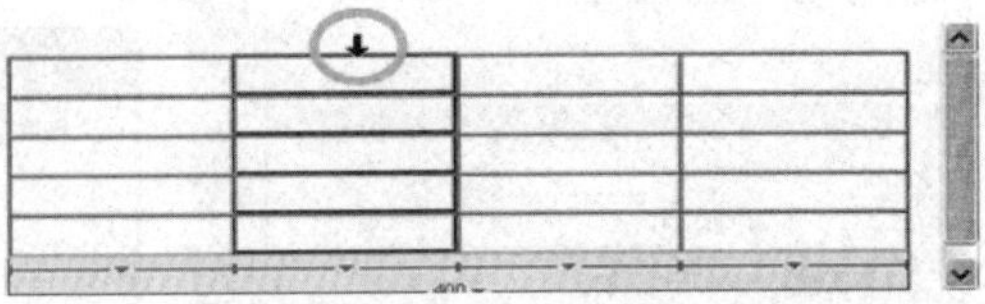

图 9–24　选择列

（3）选择单元格。

在 Dreamweaver 中可以选择单个单元格，也可以选择连续的多个单元格或不连续的多个单元格。

① 要选择某个单元格，可首先将插入点置于该单元格内，然后按 Ctrl+A 组合键或单击“标签选择器”中对应的 <td> 标签。

② 要选择连续的单元格区域，应首先在要选择的单元格区域的左上角单元格中单击，然后按住鼠标左键向右下角单元格方向拖动鼠标，最后松开鼠标左键。

③ 如果希望选择一组不相邻的单元格，可按住 Ctrl 键单击选择各单元格。

3. 设置表格属性

选中表格后，可利用属性检查器查看或修改表格的行、列、宽，以及填充、间距、对齐、边框等属性，如图 9–25 所示。

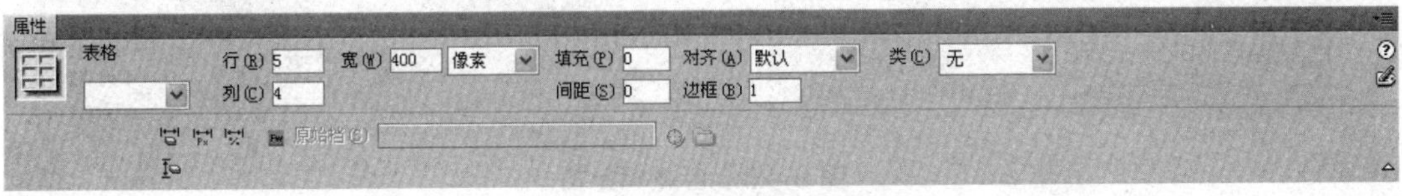

图 9–25　设置表格属性

4. 设置单元格属性

在表格的某个单元格中单击，属性检查器中将显示水平、垂直、宽、高等单元格属性，此时可通过属性检查器设置其属性，如图 9–26 所示。

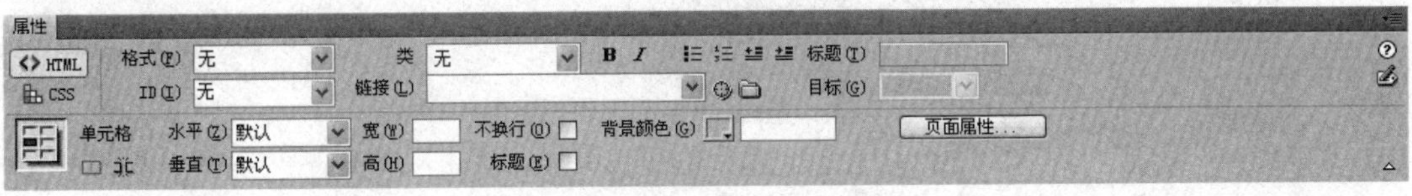

图 9–26　设置单元格属性

9.4.2　表格的高级操作

1. 拆分与合并单元格

在网页制作中，经常会用到一些特殊结构的表格，此时就需要拆分或合并单元格。

（1）拆分单元格。

拆分单元格就是将一个单元格拆分成多个单元格，如图 9–27 所示。

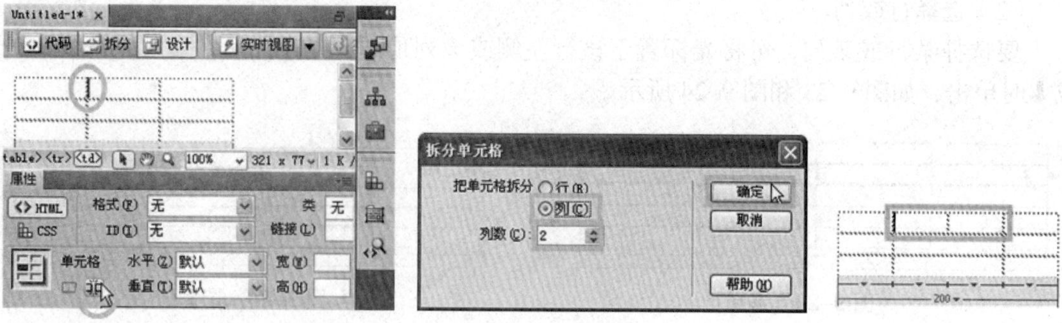

图 9–27 拆分单元格

（2）合并单元格。

所谓合并单元格，就是将相邻的两个或多个单元格合并成一个单元格。

拖动鼠标选中要合并的连续单元格（此处为第一行中间的两个单元格），然后单击属性检查器上的“合并所选单元格，使用跨度”按钮▭，则两个单元格合并为一个单元格，如图 9–28 所示。

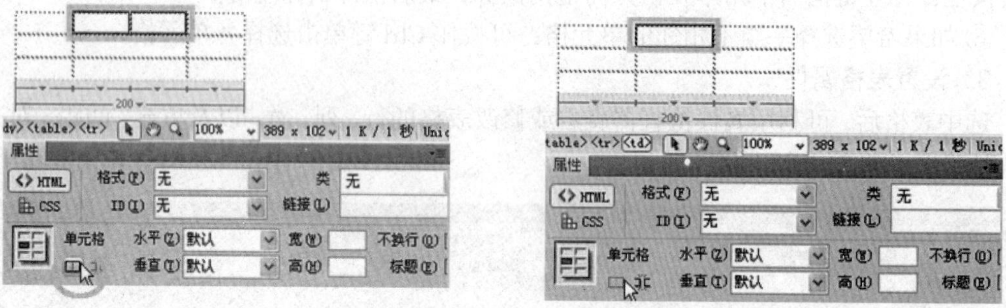

图 9–28 合并单元格

2. 插入、删除行和列

在使用表格组织大量信息时，往往需要在创建好的表格中添加或删除行与列，以增加或减少记录。插入行或列的相应操作如图 9–29 所示。

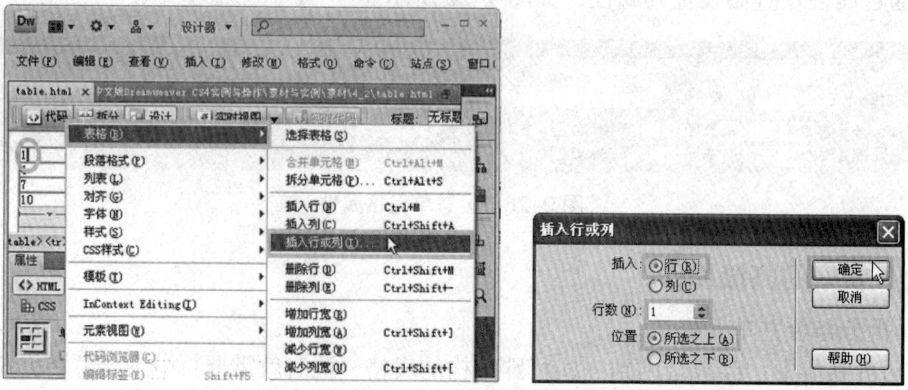

图 9–29 插入行或列

3. 移动表格整行内容

在对表格中的内容进行处理时，有时可能需要移动表格中的某一行内容。在 Dreamweaver 中移动表格整行内容的方法非常简单，如图 9–30 所示。

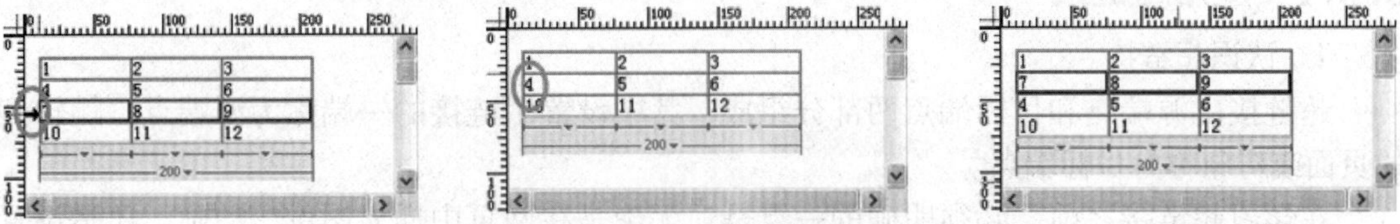

图 9–30　移动表格整行

4. 排序表格内容

在处理包含大量数据的表格时，往往需要对表格中的内容进行排序，此时可执行以下操作：选择“命令”→“排序表格”命令，在打开的“排序表格”对话框中进行设置，如图 9–31 所示。

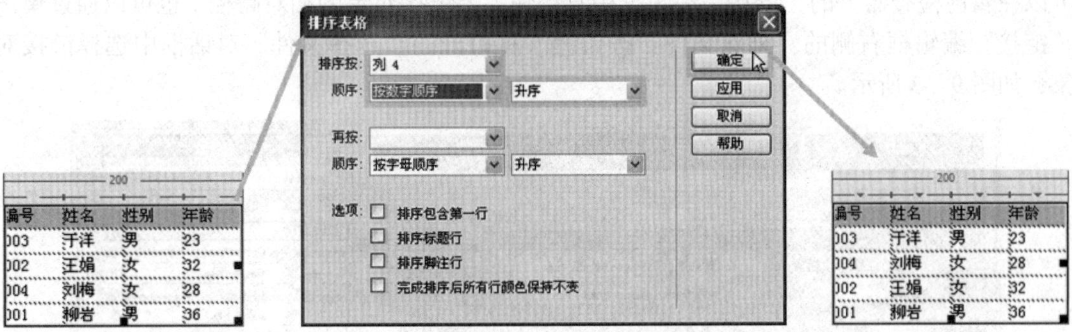

图 9–31　排序表格

5. 导入或导出表格内容

在制作网页时，如果预先有表格内容存储在记事本或 Word 等文档中，可以直接将其导入到网页中；此外，还可以将网页中的表格内容导出为独立的文件，以便在需要使用时导入。

选择“文件”→“导入”→“表格式数据”命令，在打开的“导入表格式数据”对话框中进行设置，即可导入表格内容，如图 9–32 所示。

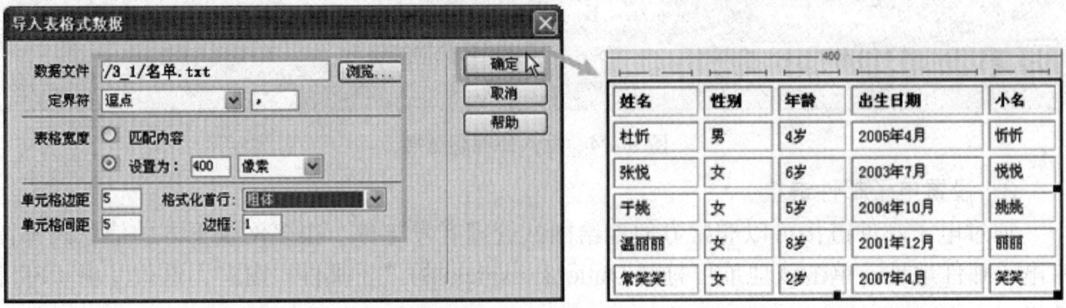

图 9–32　导入表格内容

注：在导入表格数据时，源数据中的定界符必须是在中文输入法状态下输入的标点。

选择“文件”→“导出”→“表格”命令，即可导出表格内容。

9.5 应用超链接和行为

9.5.1 应用超链接

1. 认识超链接

超链接由源端点和目标端点两部分组成，其中设置了链接的一端称为源端点，跳转到的页面或对象称为目标端点。

在学习超链接之前，必须明确的一点是，无论是在网页中插入图像、动画，还是设置链接，如果目标文件位于站点内，都涉及路径的使用。

2. 设置常规超链接

常规超链接包括内部超链接和外部超链接。内部超链接是指目标端点位于站点内部的超链接；外部超链接是指目标端点位于其他网站中，单击它可跳转到其他网站的超链接。

（1）内部超链接。内部超链接的设置非常灵活，在选中要设置超链接的文本或图像后，可以在属性检查器上的“链接”编辑框中直接输入要链接对象的相对路径；也可以通过单击“链接”编辑框右侧的“浏览文件”按钮，在打开的“选择文件”对话框中选择链接对象，如图 9–33 所示。

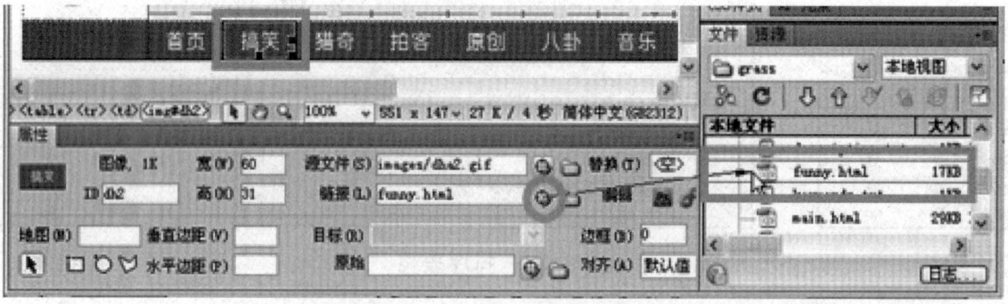

图 9–33　插入内部超链接

（2）外部超链接。外部超链接只能采用一种方法设置，就是在选中对象后，在属性检查器上的“链接”编辑框中直接输入要链接网页的网址，如图 9–34 所示。

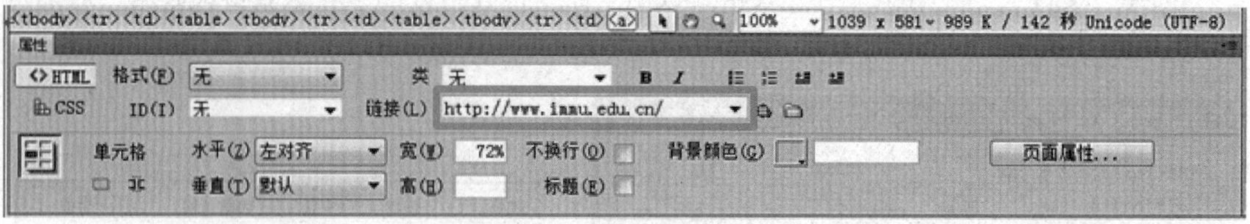

图 9–34　插入外部超链接

3. 设置电子邮件链接

通过电子邮件链接可以非常方便地给网站管理者发邮件。很多网页下方的信息区都留有电子邮件地址，单击该地址可打开 Outlook Express 的“新邮件”窗口，这就是电子邮件链接。

选择“插入”→“电子邮件链接”命令，或在链接栏中，输入电子邮件地址，即可插入电子邮件链接。

9.5.2 应用行为

行为由事件和动作两部分组成，事件指“用户的操作”（如鼠标移动到对象上方、离开对象、双击对象等），动作是指“发生什么”（如打开浏览器窗口、播放声音、弹出信息等），实际上，动作是预先写好的能够执行某项任务的脚本语言代码。

1. 认识行为

（1）事件。

onAbort：在浏览器中停止加载网页文档时发生的事件。

onMove：移动浏览窗口时发生的事件。

onLoad：在浏览器中加载完网页时发生的事件。

onClick：鼠标单击对象（如超链接、图片、图片映像、按钮等）时发生的事件。

onMouseDown：按下鼠标左键（不必释放鼠标键）时发生的事件。

onMouseMove：鼠标指针经过对象时发生的事件。

onMouseOut：鼠标指针离开选定对象时发生的事件。

onMouseOver：鼠标指针移至对象上方时发生的事件。

onMouseUp：当按下的鼠标按键被释放时发生的事件。

onSelect：在文本区域中选定文本内容时发生的事件。

onError：加载网页文档过程中出现错误时发生的事件。

（2）动作。

检查插件：检查访问者所安装的插件，给其发不同的页面或给出提示。

拖动 AP 元素：利用该动作允许用户拖动 AP 元素。

转到 URL：发生指定的事件时跳转到指定的页面。

打开浏览器窗口：在新窗口中打开网页，并可设定新窗口的宽度和高度等属性。

弹出信息：显示带指定信息的 JavaScript 警告。

预先载入图像：装入图像，但该图像在页面进入浏览器缓冲区之后不立即显示。它主要用于事时间线、行为等，从而防止因下载引起的延迟。

设置导航栏图像：将图像加入导航条或改变导航条图像显示。

设置状态栏文本：在浏览器左下角的状态栏中显示信息。

显示 / 隐藏元素：显示 / 隐藏一个或多个 AP 元素，或者恢复其默认属性。

2. 应用行为

行为可以应用于 HTML 标签、图像、链接文本等对象。如果要对某个对象应用行为，需要先选中该对象，然后单击“行为”面板中的“添加行为”按钮 +，在打开的行为列表中选择动作，并在打开的对话框中设置效果，最后指定设定的动作在什么情况下发生，也就是指定事件，如图 9–35 所示。

（1）“弹出信息”行为。

有时候，在打开某个网页或单击网页中的某个元素时可以看到弹出信息框。应用“弹出信息”行为可以轻松实现该功能其实现方法如下：

打开“行为”面板，单击“添加行为”按钮“＋”，在弹出的列表中选择“弹出信息”命令，在打开的“弹出信息”对话框中设置相应消息，之后单击“确定”按钮即可。

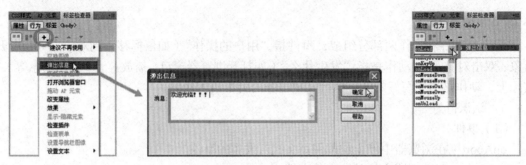

图 9–35　应用行为

（2）“设置状态栏文本”行为。

所谓“状态栏文本”，就是网页运行时在浏览器下方的状态栏中显示的文本。

（3）编辑行为。

① 修改行为。修改行为的方法非常简单，只需双击“行为”面板中相应的动作名称，比如要编辑前面的“设置状态栏文本”行为，只要双击“事件”右侧对应的动作名称“设置状态栏文本”，就会重新打开“设置状态栏文本”对话框，修改后单击“确定”按钮关闭对话框即可，如图 9–36 所示。

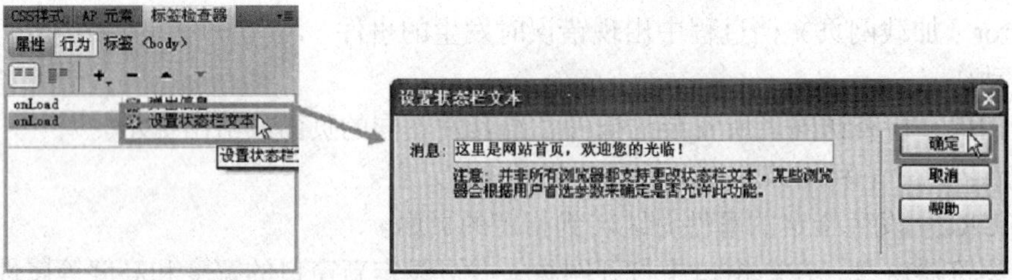

图 9–36　修改行为

② 删除行为。如要删除某行为，只需选中该行为，然后单击“行为”面板上方的“删除事件”按钮或直接按 Del 键即可。也可右击行为，在弹出的快捷菜单中选择“删除行为”命令。

第 10 章 医学信息系统

10.1　医学信息系统的基本概念

医学信息系统是结合生物医学和卫生健康的科学理论与方法，应用信息技术解决医疗卫生和健康问题，为临床和管理决策提供支持的系统。常见的医学信息系统有医院信息系统（HIS）、实验室信息系统（LIS）、临床信息系统（CIS）、图像存储与传输系统（PACS）、公共卫生信息系统（PHIS）、远程医学、信息检索、决策支持系统（DSS）、电子病历（EMR）、电子健康档案（EHR）、临床路径（clinical paths）、护理系统（NIS）等。

10.2　信息和信息系统的基本概念

1. 信息的概念

信息（information）作为一个科学术语被提出和使用，可追溯到 1928 年 R. V. Hartley 在《信息传输》一文中的描述。他认为：信息是指有新内容、新知识的消息。关于信息有多种定义。1948 年，C. E. Shannon 博士在《通信的数学理论》中，给出信息的数学定义，认为信息是用以消除随机不确定性的东西，并提出信息量的概念和信息熵的计算方法，从而奠定了信息论的基础。1975 年，意大利学者 G. Longo 在《信息论：心得趋势与未决问题》中指出：信息是反映事物构成、关系和差别的东西，它包含在事物的差异之中，而不在事物的本身。1979 年，美国佐治亚学院信息和计算机科学系教授斯拉麦卡在北京讲学时认为：“信息就是有用的数据或被认为有用的数据。”可见，至今为止，信息的概念仍然仁者见仁智者见智。不管是狭义概念下的信息，还是广义概念下的信息，信息其本身的产生和存在都不是由人的意志来左右的，信息是普遍存在的，是自然界、人类社会和人类思维活动中客观存在的基本现象，它可以为人们所认识和利用，并对人类活动和社会发展产生积极的作用。

美国未来学家奈斯比特在《大趋势》一书中指出：“我们淹没在信息中，但是却渴求知识。”“在信息社会中，没有控制和没有组织的信息不再是一种资源，它倒反而成为信息工作者的敌人。”

2. 信息的特性

（1）信息的相对性：一方面，对于同一事物，不同的观察者获得的信息量并不相同；

另一方面，不同的用户对象信息的需求也不相同。

（2）信息的转换性：信息可以在空间上从一点转换到另一点。在时间上的转换称为存储；在空间上的转换称为通信。

（3）信息的变换性：信息是可变换的，它可以由不同的载体和不同的方法来载荷。

（4）信息的有序性:信息可以增加系统的有序性,信息本身也可以根据一定的规则编码。

（5）信息的动态性：信息是事物运动的状态和状态的改变方式，事物本身是在不断发展变化的，信息也会不断随之变化。

（6）信息的时效性：信息比其他任何资源更具有时效性，信息是有生命周期的。

（7）信息的共享性：共享性是信息的一种天然特性，信息可以被无限制地进行复制、传播或分配给众多的用户，为大家所共享。

（8）信息的媒介性：争取及时的信息可以节约物质、能量或时间，信息被人们有效地利用。

3. 医院临床信息的特性

根据信息的来源和信息服务目标不同，医院的信息可分为医疗活动信息、管理信息、行政后勤信息、办公活动信息。医院的所有活动可以统一概括为：在不同的地点、对不同的信息、为了不同的目的、进行不同的加工处理。例如，医疗活动是一个对病人信息以及医疗信息的产生、传输和处理的过程，科研活动是对医疗信息的整理、利用和扩充的过程，管理活动是围绕医疗活动和科研活动产生新的人、物、财等管理信息的过程。因此，医院的日常活动是否畅通，在一定的程度上依赖信息处理的水平和质量。

4. 信息系统的概念

信息系统是一个以人为主导，吸取经验和遵照规律并重，利用适合的信息技术以及相应设备，根据相应的业务模型和数学模型，进行信息的收集、传输、加工、存储、更新和维护，以提高组织的效益和效率为目的，支持组织的高层决策、中层控制、基层运作的集成化人机系统。信息系统从概念上看由信息源、信息处理器、信息用户和信息管理者组成。信息系统的层次结构：战略决策层、战术管理层和业务处理层。

5. 信息系统的支撑结构

信息系统的支撑结构往往由前端设备、通信和中心站 3 部分设备组成。前端通常是患者或医疗机构，通常通信媒体包括电话、ISND（integrated service digital network，综合业务数字网）、卫星、Internet 以及一些专用网络，中心站则由一些高性能的存储和监护设备组成。

点对点（point-to-point）体系结构只有服务方和被服务方两种结点，每次会诊都由被服务方直接向服务方提出请求，会诊直接在两方进行，没有第三方参与，因此操作简单，但灵活性、可选择性小，难以实现多方会诊。

客户机 / 服务器（client/server，C/S）体系结构有服务方、被服务方、服务器 3 类结点。服务方和被服务方都属于客户端，每次会诊由被服务方向服务器发出请求，由服务器将请求转发给服务方，会诊数据也往往通过服务器转发。这种方式灵活性、可选择性大，对整个系统的管理方便，且易实现多方会诊，但系统设计较难，软件的编程工作量大为增加。

浏览器 / 服务器（browser/server，B/S）体系结构是一种以 Web 技术为基础的新型的 MIS 系统平台模式，它把传统的 C/S 模式中的服务器部分分解为一个数据库服务器与一个或多个应用服务器（Web 服务器），从而构成了一个三层结构 B/S 体系，结构的核心部分是

Web Server，它负责接收远程或本地的 HTTP 请求，然后根据检索的条件到数据库服务器获取相关数据，将结果翻译成 HTML 和各种 Script 语言传回发出请求的浏览器，再由 Web 服务器与数据库服务器联系完成任务。和 C/S 模式相比，B/S 模式简化了系统开发和维护，所有的功能都实现在 Web 服务器上，使开发和维护工作量大大降低；简化了客户端，只需在客户端安装一个通用的浏览器软件即可，而不像 C/S 模式需要在不同的客户端安装不同的客户端应用软件。B/S 结构模式使用的是 Web 技术，而 Web 技术非常适用于在 Internet 上进行信息传输和发布。

10.3 医学信息学概述

医学信息学（medical informatics）是医学、信息科学和计算机科学三者交叉的一门新型学科。2003 年在丁宝芬主编的《实用医学信息学》一书中，给医学信息学下的定义是：医学信息学是一门以医学信息为主要研究对象，以医学信息的运动规律及应用方法为主要研究内容，以现代计算机为主要工具，以解决医药工作人员在处理医学信息过程中的各种问题为主要研究目标的一门新兴学科，是一门介于医学与信息学之间的交叉学科。医学信息学始于 20 世纪 90 年代初期，医学信息学随着计算机技术日新月异的发展而发展，在半个多世纪的发展中渗透到医疗领域的各个方面：电子病历、生物信号分析、医学图像处理、临床支持系统、医学决策系统、医院信息管理系统、卫生信息资源、人类基因信息、生命科学信息、数字化虚拟人体、远程医学等。医学信息学为提高医疗效果、效率、效力，降低医疗支出，以及合理配置医疗资源做出了杰出的贡献。

任何一门学科的发展完善都离不开基础理论的深入研究。医学信息学具有广阔的发展前景，但还不成熟，三门学科之间的最佳结合点还处于不断探索之中。因此，运用科学的方法来加强医学信息基础理论研究是十分重要而且必要的。另外，现代信息技术的发展日新月异，如何把先进的电子信息技术同医学信息工作的具体实践有机结合起来，促进医学信息事业的发展，也是值得研究的一个重要课题。从医学信息学的定义出发，在“医学信息学”专业的教学与培训方面，是以医学信息与信息处理为主，而信息处理又离不开计算机技术及信息处理方法。为了适应新时期医学信息工作的需要，世界各国相继开展了医学信息学教育，提高卫生保健人员的信息素养，培养医学信息专业人员，从而提高整个医药卫生系统的信息化应用水平。

10.4 现代远程医学概述

计算机和信息技术的进步，推动了各行各业的发展，远程医学就是伴随计算机和信息技术的发展应运而生的一种新的医疗模式，在医院现代化医疗服务中得到广泛应用。远程医学（telemedicine）从广义上讲是使用远程通信技术和计算机多媒体技术提供医学信息和服务，包括远程诊断、远程会诊及护理、远程教育、远程医学信息服务等所有医学活动。从狭义上讲，是指远程医疗，包括远程影像学、远程诊断及会诊、远程护理等医疗活动。我国的远程医学工作是近年来才发展起来的，尽管起步较晚，但发展迅速，尤其在上海、北京等大城市开展较多。我国医学资源的分布具有不均衡的特点，80% 的居民居住在县及县以下地区，而 80% 以上的医疗资源如医院、大型医疗设备、医生等资源多集中于大中城市，从而给大部分居民的就医带来困难。很多处于边远地区的患者得不到及时有效的医治。在经济方面，病人为求医到大中城市花费了大量的人力、财力。远程医学会有效地解决以上问题，偏远地区的患者在当地医院的会诊中心，即可接收大中城市专家的诊治，使患者省去劳顿之苦和一些不必要的支出。总之，远程医学工作的开展可以在合理利用医疗资源方面做出自己的贡献。

10.4.1　国外远程医学的由来及近况

20 世纪 50 年代末，美国学者 Wittson 首先将双向电视系统用于医疗；同年，Jutra 等创立了远程放射医学。此后，美国相继不断有人利用通信和电子技术进行医学活。

1. 第一代远程医学

在早期的远程医学活动中，美国国家宇航局（NASA）充当了重要角色。20 世纪 60 年代初，人类开始了太空飞行。为调查失重状态下宇航员的健康及生理状况，NASA 提供了技术及资金，在亚利桑那州建立了远程医学试验台，为太空中的宇航员以及亚利桑那州 Papago 印第安人居住区提供远程医疗服务，其通信手段是卫星和微波技术，传递包括心电图和 X 光片在内的医学信息。1964 年，美国国家精神卫生研究所提供 48 万美元，支持 Nebraska 心理研究所与 112 英里外一家州立精神病医院之间通过双向闭路微波电视进行远程心理咨询。1967 年，麻省总医院与波士顿 Logan 国际机场医学中心通过双向视听系统为机场的工作人员及乘客提供医疗服务。美国阿拉斯加州是美国偏远地区，地广人稀，许多地区没有医生，为提高州内医疗服务水平，1972—1975 年该州利用空中 AST-1 卫星，使州内其他地区通过卫星地面接收装置，直接获得州立医院的医疗服务。参与这项工作的斯坦福大学通信研究所的专家认为，卫星系统可为处于任何地域的人群提供有效的医疗服务。其他早期的远程医学活动还有 1974 年 NASA 与休斯敦 SCI 系统的远程医疗会诊试验。加拿大于 1977 年的太空计划中通过 NEWFOUNDLAND 纪念大学实施了西北远程教育和医疗活动；1984 年澳大利亚开展了西北远程医学计划。

20 世纪 60 年代初到 80 年代中期的远程医学活动被美国人视为第一代远程医学。这一阶段的远程医学发展较缓慢。从客观上分析，当时的信息技术还不够发达，信息高速公路正处于新生阶段，信息传送量极为有限，远程医学受到了通信条件的制约。

2. 第二代远程医学

自 20 世纪 80 年代后期，随着现代通信技术水平的不断提高，一大批有价值的项目相继启动，它代表了第二代远程医学，其声势和影响远远超过了第一代。从 Medline 中所收录的文献数量看，1988—1997 年的 10 年间，远程医学方面的文献数量呈几何级数增长。在远程医学系统的实施过程中，美国和西欧国家发展速度最快，联系方式多是通过卫星和综合业务数据网（ISDN），在远程咨询、远程会诊、医学图像的远距离传输、远程会议和军事医学方面取得了较大进展。

1988 年，美国提出远程医学系统应作为一个开放的分布式系统的概念，即从广义上讲，远程医学应包括现代信息技术，特别是双向视听通信技术、计算机及遥感技术，向远方病人传送医学服务或医生之间的信息交流。同时，美国学者还对远程医学系统的概念做出如下定义：远程医学系统是指一个整体，它通过通信和计算机技术给特定人群提供医学服务。这一系统包括远程诊断、信息服务、远程教育等多种功能，它是以计算机和网络通信为基础，针对医学资料（包括数据、文本、图片和声像资料）的多媒体技术，进行远距离视频、音频信息传输、存储、查询及显示。佐治亚州教育医学系统（CSAMS）是目前世界上规模最大、覆盖面最广的远程教育和医学网络，可进行有线、无线和卫星通信活动，远程医学网是其中的一部分。佐治亚州医学院远程医学中心于 1991 年成立，到 1995 年该州远程医学系统已包括两个三级医学中心、9 个综合性二级医学中心和 41 个远端站点；州内的乡村医院、诊所可与大的医学中心相联系，使病人不必远离家乡，只要通过双向交互式声像通道，就可接受专门治疗。

美国的远程医学虽然起步早，但其司法制度曾一度阻碍了远程医学的全面开展。所谓远程仅限于某一州内，因为美国要求行医需取得所在州的行医执照，跨州行医涉及法律问题。得克萨斯州的跨州行医就曾引起美国国内的争论。现在这种法规政策有所改善。而在军队，这种情况就不存在。

1991 年，美军在海湾战争中成功运用了远程医学技术。1992 年，美军医科大学召开了第七届军事医学大会，会议深入讨论了现代军事医学所面临的问题，特别讨论了远程医学在现代军事医学中的作用。1993 年 3 月，美军对全球远程医学活动进行了尝试，初步确定了前线部队远程医学系统的基本组成，即包括空中卫星、一台高分辨率数码照相机、一台便携计算机及附加软件、可移动的全球卫星接收装置。其中，美军共向后方传送了 74 份病历、248 份医学图像，其中多数资料具有诊断意义，减少了不必要的伤员后送，提高了卫勤保障能力。多所美军医院参与了远程医疗活动，如华特里德（Wa1ter Reed）陆军医学中心，从 1993 年 2 月到 1996 年 2 月的 3 年间，共进行了 240 例海外远程会诊，范围包括索马里、克罗地亚、波黑、德国、海地、象牙海岸、埃及、巴拿马、科威特、意大利、肯尼亚、维京岛。为实现建设信息化军队的目标，1994 年，美国国防部建立了远程医学试验台（DoD Telemedicine Testbed），启动了多种远程医学项目，其目标是实现数字化技术在医学中的应用，将远程医学纳入军队医学服务系统（MHSS）。此外，根据工作需要，还成立了医学管理技术办公室（MTAMO）负责具体实施。

远程医学在欧洲及欧盟组织了 3 个生物医学工程实验室、10 个大公司、20 个病理学实验室和 120 个终端用户参加的大规模远程医疗系统推广实验，推动了远程医学的普及。1990 年，南美国家仅有 4 个远程医学工程，利用 IATV 给病人服务；1994 年即增加到 50 个 IATV 中心。澳大利亚、南非、日本等也相继开展了各种形式的远程医学活动。1988 年 12 月，亚美尼亚发生强烈地震，在美苏太空生理联合工作组的支持下，美国国家宇航局首次进行了国际远程医疗，使亚美尼亚的一家医院与美国 4 家医院联通会诊。不久这套系统在俄罗斯 Ufa 的一次火车事故中再次得到应用。这表明：远程医学能够跨越国际间政治、文化、社会以及经济的界限。

一项数据表明，1993 年，美国和加拿大约有 2 250 例病人通过远程医学系统就诊，其中 1 000 人是由得克萨斯州的定点医生进行的仅 3~5 min 的肾透析会诊；其余病种的平均会诊时间约 35 min。仅 1994 年前半年，美国就约有 500 人次向医师进行心理咨询。

美国的远程医学工程拥有专款，部分是由各州和联邦资金委员会提供。

10.4.2 我国远程医学的开展及现状

广州远洋航运公司于 1986 年对远洋货轮船员急症患者进行了电报跨海会诊，有人认为这是我国最早的远程医学活动。伴随计算机及通信技术的发展，我国现代意义的远程医学活动开始于20世纪80年代。1988年解放军总医院通过卫星与德国一家医院进行了神经外科远程病例讨论。1994年上海医科大学华山医院开展，并于同年9月与上海交通大学用电话线进行了会诊演示。1995年上海教育科研网、上海医大远程会诊项目启动，并成立了远程医疗会诊研究室。该系统在网络上运行，具有较强的、逼真的交互动态图像。1995年3月，山东姑娘杨晓霞因手臂不明原因腐烂，来北京求医。会诊医生遇到困难，通过Internet向国际社会求援，很快200余条信息从世界各地传到北京，病因最终被确诊为一种噬肉菌，有效地缩短了病程。同年4月10日，一封紧急求助（SOS）的电子邮件通过Internet从北京大学发往全球，希望挽救一位患有非常严重而又不明病因的女大学生的生命。10日内，收到来自世界各地的E-mail近1 000封，相当多的意见认为是重金属中毒，并被以后的临床检验所证实（铊中毒）。这两例远程会诊，在国内引起巨大反响，并使更多的中国人从此认识了Internet和远程医疗。1996年10月上海华山医院开通了卫星远程会诊。1997年11月上海医大儿童医院利用ISDN与香港大学玛丽医院进行了疑难病的讨论。

在卫生部直接领导和有关部委的支持下，中国金卫医疗网络即卫生部卫生卫星专网于1997年7月正式开通。金卫医疗网络全国网络管理中心在北京成立并投入运营。经过验收合格并投入正式运营的网站包括：北京协和医院、中国医学科学院阜外医院、中国医学科学院肿瘤医院、北京大学第一医院、北京大学第三医院、北京同仁医院、上海医科大学中山医院、上海医科大学华山医院、上海医科大学肿瘤医院、上海医科大学妇产医院、上海医科大学眼耳鼻喉科医院、上海医科大学儿科医院、上海市第一人民医院、广州医学院附属第一医院、哈尔滨医科大学附属第一医院、福建省立医院、海南省人民医院、江西省人民医院、河北省人民医院、大连市中心医院、贵阳市第三人民医院、山东省荣成市医院、山西介休铁路医院等全国20多个省市的数十家医院。网络开通以来，已经为数百例各地疑难急重症患者进行了远程、异地、实时、动态电视直播会诊，成功地进行大型国际会议全程转播、组织国内外专题讲座、学术交流和手术观摩数十次。极大地促进了我国远程医学事业的发展。标志着我国医疗卫生信息化事业跨入了世界先进水平。

根据国家卫生信息化的总体规划，解放军总后勤部卫生部提出了军队卫生系统信息化建设“三大工程”，并分别被列为国家“金卫工程”军字1、2、3号工程，其中军字2号工程即为建设全军医药卫生信息网络和远程医疗会诊系统。“三大工程”目前已取得阶段性成果，有力推动了军队卫生工作的现代化进程。1995年底，北京国防科工委514医院利用卫星系统与美国开通的跨越太平洋的脊柱外科进行了远程病例讨论；1996年5月解放军总医院通过电子邮件方式与济南军区×××医院进行了远程医疗会诊，并于1997年8月正式成立了“远程医学中心”，开展以电子邮件、可视电话、ISDN为主要技术手段的各种形式的远程医学活动；1996年8月南京军区总医院成立了远程医学会诊中心，经过一年多的努力，即建成“1个中心、4个工作站、30多个会诊终端站”。空军总医院也利用可视电话系统开展了远程病理会诊服务。

1997年9月，中国医学基金会成立了国际医学中国互联网委员会（IMNC）。该组织准备经过三个阶段，即电话线阶段，DDN、光缆、ISDN通信联网阶段，卫星通信阶段，逐步在我国开展医学信息及远程医疗工作，目前已开展了可视电话系统的远程医疗。

我国是一个幅员广阔的国家，医疗水平有明显的区域性差别，特别是广大农村和边远地区，因此远程医学在我国更有发展的必要。尽管我国的远程医学已取得了初步成果，应看到我国的远程医学起步较晚，距离发达国家的水平还有很大差距，在技术、政策、法规、实际应用方面还需不断完善；在提高国民对远程医学的认识方面也还有待努力。

美国未来学家阿尔文·托夫功多年前曾经预言：“未来医疗活动中，医生将面对计算机，根据屏幕显示的从远方传来的病人的各种信息对病人进行诊断和治疗。”这种局面已经到来。预计全球远程医学将在今后不太长时间里，取得更大进展。

远程医学应用在各个方面也越来越有创造性，不仅可以存储、传输声音、视频、静态图像等，实现数据的共享，以及其他各种不同的综合应用，利用 Web 技术进行网络传输临床信息和数据也越来越普遍。

一项新技术的运用，一个新业务的开展，在初始阶段总会有许多不尽如人意的地方，只要向着产业化、市场化的方向发展，加大宣传力度，降低运行成本，增加连入站点，提高设备利用率，远程医疗这一崭新的医学模式在中国的应用一定会更广泛，其前景一定会更美好。远程医疗系统也必将取得进一步发展和提高。

10.5 数据管理

远程医学数据的规范化管理是充分发挥远程医学网络服务系统作用的必要条件，也是当前医院远程医学管理工作所面临的主要课题之一。准确、丰富、完整的信息资源有利于保障远程医学质量服务，只有提供清晰的图像资料和完整的数据资料，才可能进行远程医疗，才可能帮助下级医院纠正一些诊断、治疗上的不足，提高诊断的准确性，减少医疗差错和医疗事故的发生率，提高治愈率。

远程医学数据主要有以下内容：①病人完整的病历；②辅助检查情况（病理图像、CT 图像、心电图、超声图像、凝胶电泳、透射及扫描电镜等）；③会诊专家的初步诊断、会诊意见或咨询结论材料；④日常管理的图文影像资料（网络专家库、会员登录、远程医疗服务情况记录等信息）。

远程医学数据管理涉及数据的收集、整理、登记、复制、保存、保密、统计以及再利用等方面，必须进行数据的保管、监控和使用规范化并与医院病案管理相结合。远程医学数据资料管理主要有以下 4 方面：

（1）数据的整理和保密：主要包括图文音像数据的收集、整理、保存、归档保管工作以及安全保密工作。按档案管理要求准确齐全地做好数据的填写，按操作规程及时进行录像、编辑、复制等工作，按规定和需要留存原件或复制保存并进行分类、整理、装订、定期清点。

（2）数据的再利用：主要包括数据的索引、编目、检索和数据库的管理等工作。提供所需要的资料和主要参考资料，及时陈列、介绍有关内容，努力提高流通阅览率。

（3）定期进行工作效率和质量的统计分析：主要包括信息收集、专题研讨、分析论证和有关统计资料的汇总、分析、报告。在总结分析的基础上，及时报告收费、成本核算、经费收支情况，随时提供有价值的统计信息资料并提出改进的具体措施。

（4）数据的数字化管理：制订并实施数据信息管理工作计划和事故防范预案，保证系统的正常运行和输入、输出文件的质量，以及数据检索、使用的正常运行。

采用计算机和网络信息技术结合，能够有效地实现远程医学数据的规范化管理，在远程医学数据的管理中，将各种医学文字、图像、声音等档案资料数字化，永久地保存在计算机中，不仅携带轻便、查阅简易，而且图像清晰逼真，可永久保存，确保系统在遇到故障时仍然能够及时恢复数据。

10.6 远程医疗体系结构

Internet 的飞速发展为建立基于 Web 的远程医疗网提供了一个很好机会，如何利用先进的 Web 技术实现经济实用的远程医疗系统成为当今远程医疗研究的一个新的发展方向。

10.6.1 医学图像传输

远程图像传输有两种方式：动态图像传输方式（dynamic images）与静态图像传输方式（static images）。

动态图像传输是双向交互的、面对面的可视化技术。这种应用经常在病人、医疗设备提供者和专家或多个组合之间。各点视讯会议设备终端允许他们相互实时地交流会诊咨询。这种技术随着价格的不断降低，使用越来越方便，已运用在桌面、机顶盒等视讯会议系统终端中。这种模式有许多种交互式会诊形式，其中城市医疗中心到偏远农村交互会诊最为典型，它意味着患者不需要到城市看医学专家就可以提供许多先前没有的专业医疗。包括精神病、内科、康复、心脏病、儿科及妇产科等。几乎所有的专家都对这种形式的会诊感兴趣，并且现在也有许多有用的交互式会诊的计算机外围设备，例如有用于观察病人耳朵的耳镜，有用于听诊心脏的听诊器等，都可以转化为数字图像，以便于进行数字传输。由于动态图像传送受到带宽的限制，而且价格昂贵，目前还无法普及应用。

静态图像传输用于将数字图像从一个地方传到另一个地方。数字图像由数码照相机拍摄、存储，然后传输到另一个地方，这是一种非实时的典型应用，诊断结果在 24~28 小时后传回得到。

医学图像的数据量非常庞大，尤其对于那些动态的超声影像而言。传统中，医学图像工作站先下载远程的图像数据，再在本地浏览，这种方式导致了系统对于网络的依赖性较强。在一般的局域网内，网络传输速率能达到 20~80 Mbit/s，传送一幅大小为 15 MB 的数字化胸片至少需要 1.5~6 s，传送一个大小为 100 MB 的超声影像则至少需要 10~40 s。长时间的等待，在医疗工作者查阅医学图像，或者远程医疗诊断过程中几乎是不可接受的。在对实时性要求较高的医疗场合，造成了系统的瓶颈，甚至带来生命财产的损失。因此，远程医疗等医学图像信息系统对网络性能的要求很高。

快速、可靠的传输网络是医院信息化改造的重点，医院网络建设时需要引入宽带技术，主干网络采用千兆网，满足科室内外的图像传输请求，科室内部的带宽达到或超过 100 Mbit/s，保证检查设备和诊断工作站的数据传输。但是，在现阶段，由于医院实际的网络化水平参差不齐，特别是地处边疆医疗条件有限的小型医院，无法达到理想化的网络水平。另外，提高网络硬件配置的方法，仍然无法完全解决对数据量庞大的动态影像传输的等待问题，例如在科室内部的 100 Mbit/s 网络，传送 1 min 的未压缩超声图像就需要 3 min 左右的等待时间。因此，更需要在现有网络流量有限的前提下，充分利用网络资源，采用其他技术措施，提高图像数据的访问速度。

Internet 的经济便捷、大众化使其成为远程会诊的主要途径。目前的远程图像其实指的就是通过 Internet 的 E-mail 传送静态的病理图片。大多数的远程会诊是建立在静态图像的基础上。

10.6.2 医学图像保存

按图像存储格式分类一般可以划分为 DICOM 图像与非 DICOM 两大类。

1. DICOM 图像

医学数字图像通信标准（digital imaging and communications in medicine，DICOM）涵盖了医学数字图像的采集、归档、通信、显示以及查询等几乎所有信息交换的协议，到 2000 年已扩展到了 15 部分。目前，各种配备数字化接入的医疗设备一般都遵循 DICOM 3.0 标准进行数据通信和影像的存储。在狭义的概念上，医学影像格式就是 DICOM 格式，其扩展名为 .dcm，在 CT、核磁共振、PACS 系统中应用广泛。

DICOM 图像文件中的数据可以是非压缩格式（native format），也可以是压缩格式（encapsulated format）。DICOM 标准小组中负责 DICOM 压缩格式制订的 WG4（Work Group4），提出直接采纳现有的压缩标准体系结构的方案，将嵌入的影像数据压缩，其支持的压缩方法包括游程编码（run length encoding，RLE）无损压缩、JPEG 有损及无损压缩、JPEG–LS（JPEG lossless and near lossless）无损及近似无损压缩等。

2. 非 DICOM 图像

在医院数字化的解决方案中，一般采用数据采集系统和 DICOM 网关的设计方案，将非 DICOM 兼容图像设备接入 DICOM 图像网络。但是，目前大部分医院中仍然存在一些不提供 DICOM 标准支持的图像设备，一般以其他通用或特定的图像格式存储，包括 TIF、TGA、GIF、PCX、BMP、AVI、MPEG、JPEG 等。

对于动态图像数据，DICOM 标准只支持每一帧独立压缩编码的方式，其压缩率比较低。由活动图像专家组（Moving Pictures Experts Group）制订的 MPEG 标准（MPEG–1、MPEG–2、MPEG–4 等）是通用的声音、视频压缩的国际标准，能够提供高质量的音视频压缩。在医疗领域，一般采用 MPEG 标准，解决大数据量的医学动态图像的压缩问题。动态图像设备一般采用成熟的图像采集卡采集压缩的方法，将视频信号数字化输出。例如，目前很多医学超声、内窥镜等影像设备提供了 MPEG 视频流采集和输出功能。

另外，目前的 Web 医学图像数据库一般采用 JPEG、GIF、PNG 等通用的数字图像格式，方便地实现网上发布与下载、浏览。可见，非 DICOM 图像在医学图像数据中仍然占有较大比重。

远程医学的建立可以充分利用现有的社会医疗资源，使分散于各地各医院的专家、设备、技术通过远程医疗系统得以综合利用，进行远程诊断、远程会诊、远程教育、远程护理、远程医学信息服务等所有医学活动，不受时空地域的限制。医院的资源可以多所医院使用，实现资源共享，大大提高教学医疗服务质量和服务水平。临床医学信息传输和处理的医疗活动及医学教学科研工作可以延伸到异地的多所医院、多个地区乃至网络所连接到的地方。

10.7 医院信息系统

医院信息系统是一门融医学、信息、管理、计算机等多种学科为一体的边缘科学，在许多国家已经得到广泛的应用，并创造了良好的社会效益和经济效益。医院信息管理系统是现代化医院运营的必要技术支撑和基础设施，实现医院信息管理系统的目的就是以更现代化、科学化、规范化的手段来加强医院的管理，提高医院的工作效率，改进医疗质量，从而树立现代医院的新形象，这也是未来医院发展的必然方向。

10.7.1 定义

医院信息系统（hospital information system，HIS），亦称“医院管理信息系统”，是指利用计算机软硬件技术、网络通信技术等现代化手段，对医院及其所属各部门的人流、物流、财流进行综合管理，对在医疗活动各阶段产生的数据进行采集、存储、处理、提取、传输、汇总、加工生成各种信息，从而为医院的整体运行提供全面的、自动化的管理及各种服务的信息系统。

“医院信息管理系统”既包括医院管理信息系统，又包括临床医疗信息系统。还可开发制作触摸屏，以供患者了解医院信息，查找专家资料，方便查询各种费用收取情况。系统还能为住院病人提供每日住院清单，使患者明白、放心治疗。

10.7.2 组成

医院信息系统主要由硬件系统和软件系统两大部分组成。在硬件方面，要有高性能的中心电子计算机或服务器、大容量的存储装置、遍布医院各部门的用户终端设备以及数据通信线路等，组成信息资源共享的计算机网络；在软件方面，需要具有面向多用户和多种功能的计算机软件系统，包括系统软件、应用软件和软件开发工具等，要有各种医院信息数据库及数据库管理系统。

从功能及系统的细分讲，医院信息系统一般可分成 3 部分：一是满足管理要求的管理信息系统；二是满足医疗要求的医疗信息系统；三是满足以上两种要求的信息服务系统，各分系统又可划分为若干子系统。此外，许多医院还承担临床教学、科研、社会保健、医疗保险等任务，因此在医院信息系统中也应设置相应的信息系统。

10.7.3 功能

医院信息系统应具备以下基本功能：

（1）收集并永久存储医院所需全部数据。

（2）由于医院信息尤其是病人信息具有动态数据结构和数据快速增加的特性，医院信息系统应具有大容量的存储功能。

（3）数据共享。

（4）要能快速、准确地随时提供医院工作所需要的各种数据，支持医院运行中的各项基本活动。

（5）具有单项事务处理、综合事务处理和辅助决策功能。

（6）具备数据管理和数据通信的有效功能，确保数据的准确、可靠、保密、安全。

（7）为了保证医疗活动和医院动作不间断地运转，系统应具备持续运行的功能。

（8）具有切实有效的安全、维护措施，确保系统的安全性。

（9）具备支持系统开发和研究工作的必要软件和数据库。

（10）具有良好的用户环境，终端用户的应用和操作应简单、方便、易学、易懂。

（11）系统具有可扩展性。

10.7.4 意义

医院信息系统是计算机技术、通信技术和管理科学在医院信息管理中的应用，是计算机技术对医院管理、临床医学、医院信息管理长期影响、渗透以及相互结合的产物。医院信息系统在医院信息化管理中的应用意义如下：

1. 就医流程最优化

把优化病人就医流程作为以病人为中心的切入点，充分应用各种成熟技术，如磁卡、条形码、因特网和手机短信等，着力解决诸如门诊“三长一短”等现象。

2. 医疗质量最佳化

充分利用系统信息及集成，让医生及时全面了解患者的各种诊疗信息，为快速准确诊断奠定良好基础；并通过各种辅助诊疗系统的开发，来提高检查检验结果的准确及时性。同时，也能把医务人员各种可能的差错降到最低，达到医疗质量最佳化。

3. 工作效率最高化

充分利用已有的信息平台，将各种现代通信技术（如 PDA）、自动化设备（如自动摆药机）和实验室自动化系统引入医院数字化建设中，减轻工作强度，提高工作效率。

4. 病历实现电子化

深刻理解电子病历的内涵，丰富原有病历的内容，把包括 CT、MRI、X 线、超声、心电图和手术麻醉等影像图片、声像动态以及神经电生理信号等全新的信息记录在案，使病历更加直观和全面，确保医疗信息的完整性。

5. 决策实现科学化

通过建立强大的管理和诊疗数据仓库等系统，使得医院管理和诊疗决策完全建立在科学的基础上，不断提高管理和诊疗决策水平。

6. 办公实现自动化

把办公自动化作为医院数字化建设的重要组成部分。突出抓好公文流转办公的自动化和日常工作管理的自动化，基本实现院内公文无纸化和快速传递邮件化。

7. 网络实现区域化

针对病人的合理需求，充分利用网络资源来提高医疗质量、降低医疗费用和合理利用医疗资源。把区域医疗信息网络作为医院数字化建设发展的高级阶段进行研究和建设。

8. 软件实现标准化

信息标准化是信息集成化的基础和前提，把软件的标准化建设作为医院与国内外接轨的重要保证贯穿始终。包括采用国际或国家统一的信息交换和接口标准和接口代码（如采用 HL7、DICOM3.0 等医疗信息交换和接口标准）、各种代码（如疾病、药品和诊疗等代码）、国际或国家统一的标准代码，医院内部的病人 ID 也应尽量采用统一的代码，如身份证号码等。

10.8 图像存档与传输系统

随着计算机技术、通信技术、多媒体处理技术、网络技术的发展，医院管理进入了数字化时代，主要体现在临床医疗信息化、电子病历信息化、居民电子健康档案信息化等多个方面。本节将介绍的图像存档与传输系统（picture archiving and communication system，PACS）是临床信息化建设的热点，特别是一些具有技术特色和专科特色的 PACS，备受医疗界的推崇。

10.8.1 图像存档与传输系统的概念

图像存档与传输系统（即 PACS 系统）是指将医学检查过程中产生的医学图像利用计算机技术将其数字化，对医学图像完成数字化存储、归档、管理、检索、传输等一系列操作，进而实现医学图像资源共享。PACS 系统的使用，不但在现代医院管理中实现了医学图像无胶片化管理，而且为远程医疗、远程教学及计算机辅助的医学影像诊断提供了支撑环境。未来，PACS 系统的应用将向区域、远程、纵深发展。

10.8.2 图像存档与传输系统的构成与功能

1. PACS 系统的构成

PACS 系统获取的医学图像包括 DICOM 格式与非 DICOM 格式，一个完整的 PACS 系统构成如图 10–1 所示。

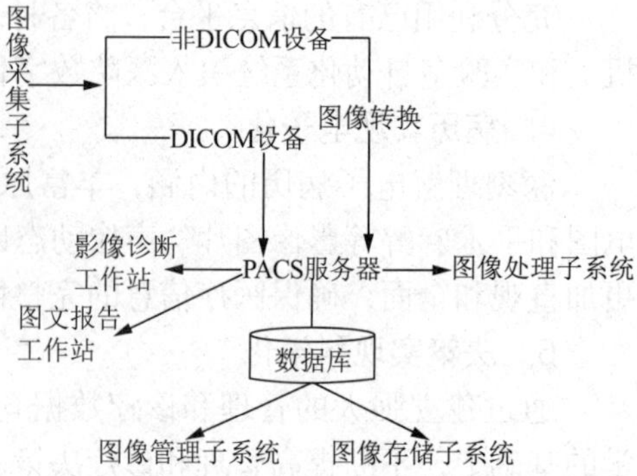

图 10–1 PACS 系统构成

2. PACS 系统的功能

（1）医学图像采集。PACS 系统中数字化图像的质量主要由图像采集部分决定，因此，如果在采集过程中产生失真或图像丢失，都将是后续处理无法弥补的。

（2）医学图像管理。使用 PACS 系统后，仍存在对图像的管理。通常，PACS 系统中会有一个图像管理服务器，用来综合调度医院各部门在日常诊断过程中所产生的大量图像，并且将医院信息系统其他部分的文字信息与图像进行关联，以形成一整套有关患者的检查资料。

（3）医学图像存储。医学图像数据量大，而且医院在每天的诊疗过程中还在不断产生大量的检查图像。因此，对于 PACS 系统而言，图像的存储是一个非常关键的问题，这里也就涉及有关医学图像的压缩问题。在进行图像存储时，通常采用在线存储与离线存储两种方法。

（4）医学图像检索。在 PACS 系统产生的海量医学图像库中，根据患者的姓名、医院检查 ID 号等个人信息对患者检查图像进行检索。目前，在 PACS 系统中进行医学图像的检索，仍是利用关键字的方法实行检索，未来，新的检索方法可以通过图像的内容进行检索，这将大大方便对同一类疾病的科学研究。

（5）医学图像重现。PACS 系统中产生的医学图像在国际上有通用的标准格式，每一幅图像中不仅包含医学信息本身，还包括与图像有关的其他信息，例如患者个人信息、检查设备信息等，为了保证图像效果方便医生阅读，PACS 系统还必须对图像进行处理，以保证图像的重现效果。

（6）医学图像后处理。为了使医生对图像的病灶部位更好地进行诊断，PACS 系统可以对医学图像进行相应的处理，例如缩放、移动、旋转、锐化、伪彩、窗宽窗位调节、测量、标注等，满足医生的不同需求。

10.8.3 图像存档与传输系统的标准化进程

随着医院数字化进程的不断发展，各种不同厂家提供的医学影像设备、影像工作站在医院中大量使用，为了共享医学图像资源，这些影像设备必须能够和 PACS 系统进行无缝的图像传输。但是，由于设备来自于不同的厂家，而且各个厂家所采用的图像格式不尽相同，因此，就不得不考虑以下问题：这些来自于不同厂家设备如何进行连接？如何存储海量的医学图像进行高效的管理？如何共享图像资源？

为了能够在不同设备之间进行互连并更好地共享图像资源，使得 PACS 系统发挥其高效的管理功能，各种影像设备必须采用统一的标准。在 PACS 系统的标准化进程中，目前广泛采用的是美国放射学会（American College of Radiology，ACR）和美国国家电子制造商协会（National Electrical Manufacturers Association）制定的 DICOM。DICOM 标准经过多年的发展，已被医学设备的生产厂商和医学界广泛接受，带有 DIOCM 接口的计算机断层扫描（CT）、磁共振（MR）、数字 X 线摄影（DR）、数字血管造影（DSA）和超声（US）等医学成像设备在医学界使用越来越广泛，极大地促进了医学信息系统的发展及资源的共享。

10.9 实验室信息系统

1. 实验室信息系统的概念

检验医学是医院中最早使用计算机进行日常管理的医学领域之一，随着各种生化分析理论及计算机技术的不断发展，临床检验进入了计算机自动化分析时代，传统的检验科信息系统也逐步被实验室信息系统（laboratory information system，LIS）所代替。LIS 就是在现代化医院管理过程中，为协助检验科室完成信息采集、标本处理、检验结果查询与传输、检验信息分析、检验报告生成等操作而设计的管理信息子系统。

2. LIS 系统的功能

在医院管理中采用 LIS 系统，可以有效地提高检验信息的准确性，为患者提供高效的服务，节约患者等待时间；同时，也可以有效地利用医院现有人力物力，减少管理漏洞，节约成本。在实际使用过程，不同医院根据自身实际情况可选的 LIS 系统的实施方案有全院 LIS 系统、HIS-LIS 联合系统、检验科独立 LIS 系统 3 种。

LIS 系统的主要功能包括：

（1）标本管理。LIS 系统标本管理主要涉及标本在送达检验科室后，工作人员对标本的核收、分拣、分送、保管等工作。

（2）检验管理。检验管理主要涉及标本检验、检验结果信息采集、检验结果审核及报告发布等。

（3）检验结果查询。检验结果查询主要包括为患者、临床医生提供结果查询功能，借助于医院内部网络，可以将检验结果在第一时间传递至临床医生手里，节省等待时间。

10.10 放射科信息系统

1. 放射科信息系统的概念

放射科检查一般是医院常规检查中发生比例最高的检查项目,放射科检查系统(radiology information system，RIS) 通常可以理解为现代化医院管理中，对放射检查过程中所涉及的一系列信息进行综合管理的信息系统。

2. RIS 系统的功能

RIS 系统的工作流程大致为检查申请、检查科室预约登记、安排检查、执行检查、报告生成、传送报告、影像归档。

一个完整的 RIS 系统主要功能包括：

（1）检查预约登记。

（2）检验预约确认。

（3）影像获取。

（4）生成报告。

（5）结果查询、统计。

10.11 电子病历

10.11.1 电子病历概述

数字化医院是现代医疗发展的方向，医院信息系统是数字化医院的象征，电子病历是医院综合信息系统的核心，其内容不断完善。在国家有关政策的大力推动下，电子病历的应用已成为一种方向。在医院的信息化管理中，电子病历作为医疗活动信息的主要载体，不仅是医疗、教学、科研的第一手资料，而且也是对医疗质量、技术水平、管理水平等进行综合评价的依据。

1. 病历的概念

病历是由临床医生、医技和护理人员对病人共同实施病情分析、检查检验、查房会诊、诊断结果、预后估计以及护理操作等治疗过程的记录文档。记录文档包括在医疗活动过程中形成的文字、符号、图表、影像、切片等资料。

病历承载了病人发病情况、病情变化、治疗效果的全部信息。它是医护人员治疗病人的重要资料，也是医护人员进行教学、科研、医疗管理和服务以及处理医疗纠纷和诉讼的基本依据。其包括门诊病历、住院病历（首页、病程、医嘱、检查检验结果和生理体征记录）。

对病历描述主要有 3 种形式：以时间为序的描述记录病历、以信息源为中心的描述记录病历、以问题为中心的描述记录病历。

2. 传统的纸质病历与现代的电子病历

在建立医院信息系统之前，病历是以手工书写、纸介质保存，称为纸质病历。纸质病历经过长期使用和发展，基本结构和要求都已经很规范。

但纸质病历存在以下缺陷：

（1）共享性差：信息通常只能为经治医生所独占，其他人无法使用。信息只能在一个医院使用无法在异地使用。

（2）再利用性差：纸质病历所记录的信息，其使用一般是一次性的。若病人再次住院需要前次病历信息，需要重新阅读、理解和转抄，而不能通过简单的查询和复制实现。

（3）不便存储多种信息：只能有效存储文本信息，而对于医疗过程中大量产生的图表、图形、图像等信息则不易存储。

（4）容易产生误解：病历基本是自由文本格式，使得医生在书写病历时，由于医生的主观愿望、书写习惯及遣词造句能力不同，出现描述含混不清、模棱两可现象。这就容易给病人或他人造成误解。

（5）容易产生失误：纸质病历通常是在书写完成之后并被医生重新阅读才能达到参考和支持决策作用，而无法在书写时就能有重要的警告、提示，或者因特殊情况无法阅读病历内容，这样就有可能使医疗过程产生失误。例如，一急救心肌梗死兼有严重糖尿病患者，无法阅读既往病史，使用葡萄糖液体作为给药溶剂。

在医疗信息系统中病历数据存储在电子化介质中称为电子化病历。电子病历是电子化病历的高级形式，是有关病人的健康和医护情况的终身电子信息，是病人完整的、集成的信息。电子病历不但使信息载体电子化、多媒体化，且提供超越纸质病历的服务功能。

电子病历与纸质病历的各自优点：

纸质病历：方便携带、报告形式自由、数据易于浏览、无须特殊训练。

电子病历：可同时访问多处数据、易读性、多种查询方式、支持结构化数据输入、决策支持、支持其他数据分析、支持电子数据交换和共享。

3. 电子病历的有关概念

电子病历是指计算机化的病历。随着信息化技术和电子病历的应用研究进展，人们对电子病历的认识也在不断发展。国内外对电子病历的称谓及含义认识也不尽相同：电子病历、CPR（computer-based patient record）、EPR（electronic patient record）、EHR（electronic health record）、EMR（electronic medical record）、（PHR）personal health record、（CMR）computerized medical record 等，其信息内容及操作模式也有所差异。随着认识的不断提高，电子病历逐渐上升到电子健康记录的层次，形成国际上对电子病历比较一致的称谓。

1997 年美国电子病历协会对电子病历进行定义：电子病历（CPR）以电子方式管理有关个人终身健康和医疗保健行为信息，它作为健康医疗信息的主要载体，满足所有的医疗、法律和管理的需要。它依靠电子病历系统提供服务，电子病历系统是包括支持病历信息采集、存储、传递、保密和表现服务的所有元素构成的系统。

电子病历（EMR）是以电子化方式管理的有关个人终生健康状态和医疗保健行为的信息，涉及病人信息的采集、存储、传输、管理和利用。可在医疗中作为主要的信息源取代纸张病历，提供超越纸张病历的服务，满足所有的医疗、法律和管理需求。

电子病历的内涵表现如下：在时间跨度上，它强调整个生命周期；在内容上，它既包含传统意义上的纸张病历记录，还包含检查图形、影像和出生、免疫接种、记录等健康信息；在应用地域上，它突破了一个医院而扩展到家庭、社区及至整个社会。

从定义可见，电子病历包括 3 个方面：①信息共享：医院相关部门、科室在任何地方、任何时候都能调阅到病人所在医院的直观、完整的医疗信息病历。②具有预警提示：例如对药物配伍禁忌、医疗方法不正当的提示，这是智能化医疗的一种体现。③支持医疗信息资料库，电子病历系统内有大量的电子图书、电子杂志以及关病例治疗的最新方法，供医疗人员在工作中查询使用。

电子病历系统是指为人们提供各种医疗卫生服务过程中采集、存储、传输、提取和处理卫生信息的一整套软硬件系统，包括各医疗知识获取和辅助诊断决策等功能。

EMR 和 EPR 指历次就诊或治疗的信息。EHR 接近于健康档案，记录人一生的信息。从使用范围上讲，EMR 主要是基于医疗活动产生的文档。EHR 是指医疗摘要，以及非医学因素。

纸质病历主要是探索和发现问题，其属于信息的初级利用，主要受益人是病人和医师。电子病历的目的是解决问题，它可以使得信息二次利用，使更多人获益。

电子病历不仅仅是电子化的纸质病历。纸质病历信息不能满足电子病历的二次利用。因此，电子病历的设计更强调满足二次利用的需求，如它用在财务、政策和计划、统计分析、医疗质量认证等方面的信息。

4. 电子病历的特征

（1）以病人为中心，不仅包含病人的自身信息，而且要向所有参与医疗保健活动的人提供相关信息，如社区保健、急诊服务、远程医疗等。这和以医疗机构为中心的就诊或治疗信息记录（门诊或住院病历）不同。

（2）包含的信息有观测结果、处置、保健计划，分别说明了已经发生了什么，决定应该做些什么，将来应该做些什么。

（3）电子病历的概括水平具有广泛意义，即一些专门的信息，如图像、临床指南或支持决策的方法都不是电子病历本身特定的组成部分；应该能在标准的交互界面为其他专门系统提供接口。

（4）是诊断和其他检验数据的“数据池”。

（5）为决策支持、医学研究、卫生行政，统计机构及其他实体提供临床信息。

（6）电子病历是一个长期的关于病人将要发生什么或将要为病人做什么的信息积累。

10.11.2　电子病历的基本功能构成

电子病历从系统结构的基本功能上看，应该包含如下功能实现单位：信息采集、信息存储、信息显示、信息处理。

1. 信息采集

信息采集是将来源于不同地方的有关文本、数字、声音和图像等多媒体信息，采用各种方法录入到电子病历中。

信息来源：一是来自病人及亲属，主要体现主诉，现病史、既往病史和病情感觉信息；二是来自医生直觉，主要体现在医生通过望、触、叩、听得到的病人体征信息；三是来自检查检验科室，主要体现在通过物理仪器或生化测量所得到的各种信息。

2. 信息存储

电子病历的信息存储是电子病历的基本功能，它的存储服务起到病案库的作用。电子病历的信息存储要满足如下要求：

病历信息必须能长久保存，所谓长久是指至少在一个人的生命周期内。因长久保存而导致存储系统必须是海量才能满足需要。一般地，其存储介质对于个人，采用 IC 卡，对于医院，采用数据中心存储等。

病历信息随时随地可以访问，即无论是初诊，还是复诊，都能快速访问到病人信息。无论是在本地，还是在异地医院，都可以通过网络访问到所需病人信息。

电子病历的存储体系必须提供完善的安全机制，具有安全备份功能，同时要有完善的故障恢复能力。

3. 信息显示

电子病历信息内容显示是一项最基本功能。为方便查询，一般有以下几种信息显示形式：

（1）能按信息类别进行显示。例如，可按疾病名称、诊断结果、医嘱、检查方法，或者对病历中某些感兴趣的内容索引显示等。

（2）能按病情过程的医疗事件进行显示。例如，以直观的形式显示病人整个治疗过程中所涉及用药与病情变化情况。

（3）能按图表、图像形式进行显示。例如，按某些体格检查数据及各种影像检查所得到的图形图像显示。为了使显示达到更好效果，对于图像的显示，系统具有缩放、旋转、剪裁、伪彩色、灰度处理等图像增强功能。

4. 信息处理

电子病历除以上应有的能力，信息处理更显示了其强大的功能。功能体现在两个方面：

（1）具有数据统计和分析评价功能，统计分析主要用于科研和管理。因为病历原始信息是相当丰富的数据源，可以利用它进行药物统计分析、疾病相关因素分析、医疗质量评价等。

（2）具有知识处理的智能化功能，系统中具有各种不同的知识库及其推理机制，以帮助医护人员在分析决策和诊断中尽可能准确无误。

5. 电子病历系统的基本框架

图 10–2 所示为一个电子病历系统总体框架及其数据流情况。其描述了电子病历系统对于医院信息数据的采集、存储、检索、浏览、处理、分析等各环节及各功能模块间的关系。

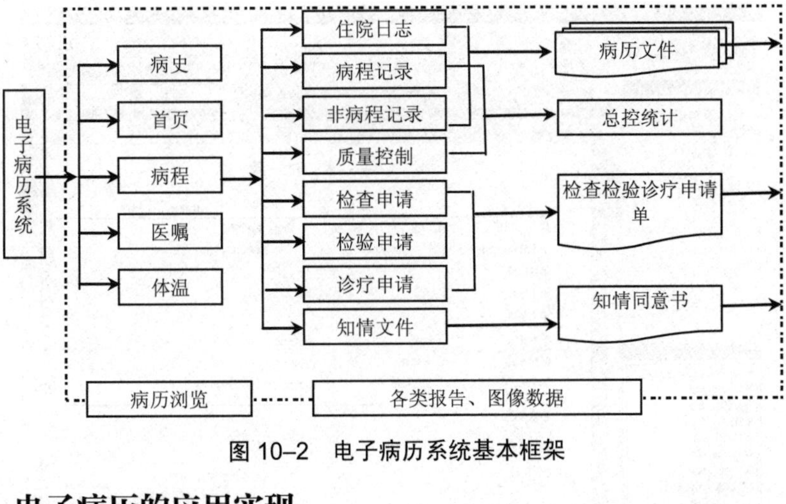

图 10–2　电子病历系统基本框架

10.11.3　电子病历的应用实现

电子病历在设计及应用中主要涉及两方面：一是病历结构和病历模板实现；二是数据的表达和录入方法。

1．病历结构和病历模板的应用

选择或设计电子病历系统首先要考虑其系统结构及其各种模板。病历结构及其各种模板设计主要包括 3 个方面：病历结构的基本框架、病历结构的外观要求、病历编辑器的选择。

（1）病历结构的基本框架。

在实际应用中，病历的框架结构和病历模板，无论是通科还是专科病历，要遵照卫生部 2009 年的“标准”和 2002 年的“病历书写暂行规定”规定结合医院的实际情况对电子病历系统进行选择或设计。几例实践中应用的病历结构模板如图 10–3~ 图 10–5 所示。从实例中看出，不管采用的是何公司的电子病历系统软件，病历结构及其病历模型都要遵循“电子病历基本结构与数据标准”中所设计规定的规则、框架。

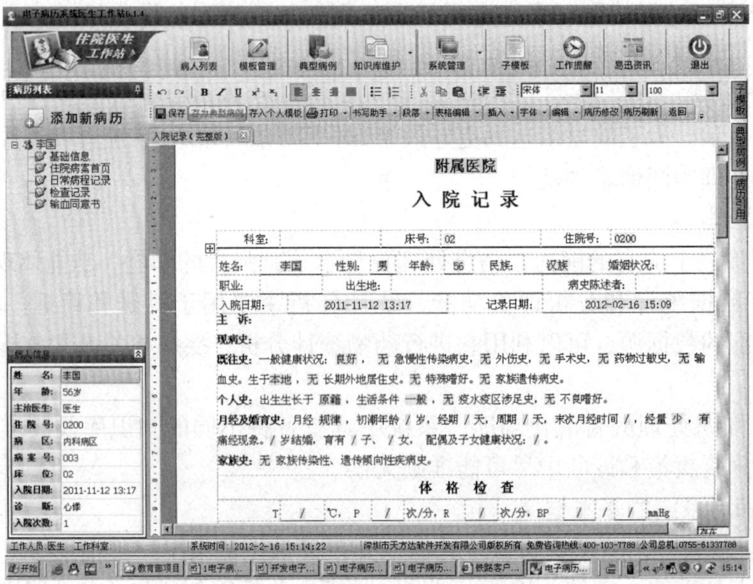

图 10–3 “入院记录”病历结构模板

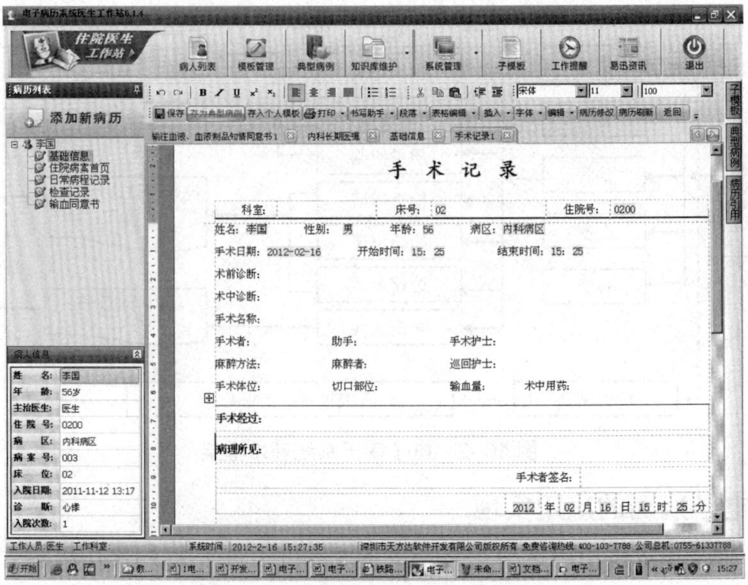

图 10–4 “手术记录”病历结构模板

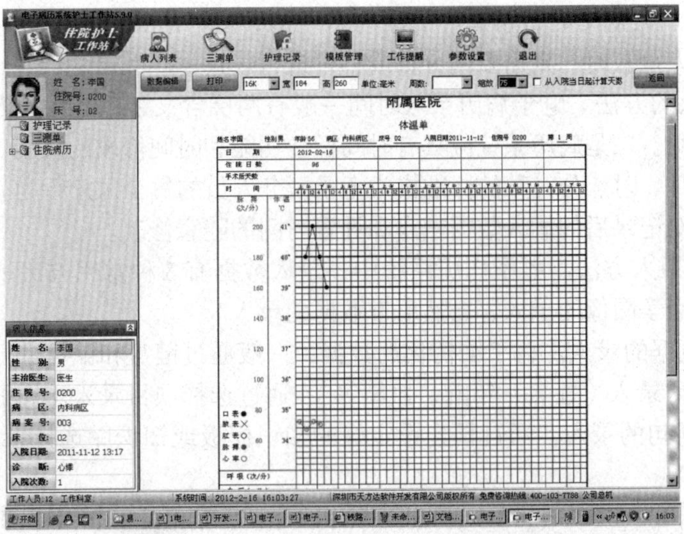

图 10–5 “体温单”病历结构模板

（2）病历结构的外观要求。

病历结构的外观按照国际现行标准和国家卫生部“病案管理规范”要求，其基本内容包括：纸张大小（通常为 A4 纸）、页面设置要求（页边距、页眉、页脚位置及其内容要求等）、版面要求（每页行数、字符数、间距等）、字体形式（正文 5 号宋体、页脚小 4 号黑体等）、签名要求（打印出来的病历医生须手写签名）等。

（3）病历编辑器的选择。

电子病历的文字数据输入涉及病历模板编辑器的选择，通常有两种：一是系统本身设计的纯文本式编辑器，二是借助其他文字处理软件作为病历的编辑器，两者都要有比较强的文本编辑能力。

2. 数据的表达和录入

主要说明在电子病历应用或设计中，对于不同类型的数据表达有不同的要求，相应数据的录入也有不同的方法。

（1）数据表达的方法。

电子病历系统中的数据可以分为系统数据和时间数据两种类型。在应用中要遵循规则要求。

① 系统数据表达。对于电子病历系统数据，分疾病分类、医学术语和临床用语几部分。这些数据的表达方法要求：对于疾病分类、医学术语，要按照国家、国际或行业分类标准格式组织、应用数据；对于临床用语，要按照系统编写的数据字典组织、应用数据。

② 时间数据的表达。在临床或保健工作中，时间数据的表达有重要作用。病人病程随时间动态演变，医务人员对疾病的认识也随时间加深或改变。故而，准确描述、表达时间数据对电子病历有关键作用。

时间表达有两种方法：一是相对表示，一般用于对病人病程的连贯性描述，例如，“一周以后”，或“持续了 5 分钟”等；二是绝对表示，用于对病情事件的起止和变化时刻的描述，如“2020 年 1 月 1 日 12 时 05 分”。

此外，在表示时间时，对时间精度的要求要视疾病的种类和病人的病情或需要来确定。

例如，描述病人病史时，可有“一年前出现偏头痛”“二个月前体检心电图正常”，对于心肌梗死重病人抢救时，则需要用分钟或秒钟进行表达。

③ 时间录入的方法。电子病历录入时间一般有两层含义：一是医护人员按照接诊和治疗的日期录入时间。二是病历系统应具有时间标注功能和时间修改的限制功能。达到系统自动按照年、月、日、时、分、秒的标准格式记录医务人员的每个医疗行为。限制医护本人及未授权的任何人对记录后的病人数据信息和处置时间的随意修改。

（2）数据的录入方法。电子病历系统中，录入数据有 3 种常用方法：结构化数据的录入、生物信号和医学图像的录入、自然语言数据的录入。

① 结构化数据的录入。对于结构化的数据，一般通过键盘和鼠标进行录入。例如，在固定位置文本框内录入（姓名、年龄、血压等），通过选择项目录入（性别、营养状况、日期等）。结构化词句的录入，通过预先设定好的知识模板或知识库选择录入，如图 10–6 和图 10–7 所示。

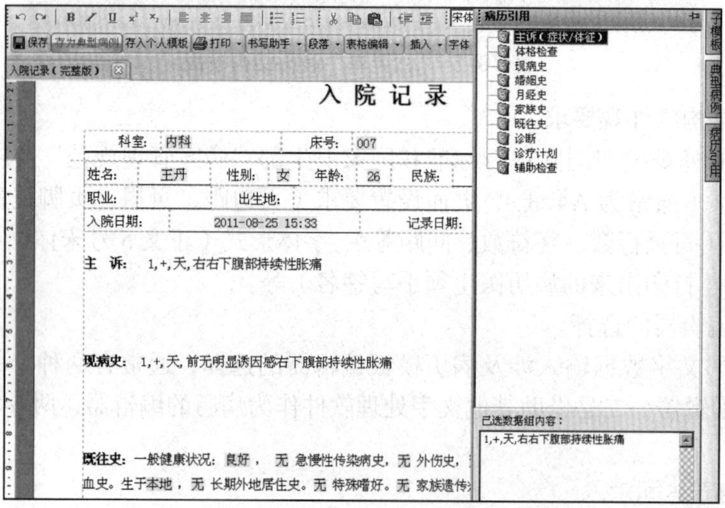

图 10–6　结构化数据、知识库模板方式录入

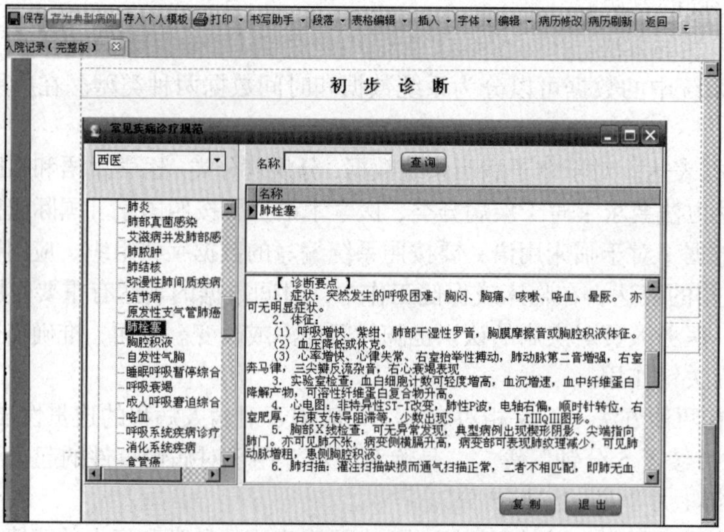

图 10–7　通过知识模板选择录入数据

② 生物信号和医学图像的录入。随着医院数字化程度提高，HIS 系统中的 RIS、LIS 和 PACS 建设越来越完善，在电子病历系统中需要录入大量的生物信号和医学图像数据。

电子病历系统对于这些信息数据录入的基本方法是通过相应的数据接口实现，构成医学图像信息系统与电子病历系统的信息传递。两个系统采用相同的存储标准或格式，则图像信息可以直接进行传递。如果采用存储标准或格式不同，那么必须通过接口程序进行信息格式的转换，才能进行系统间的图像信息传递。

③ 自然语言数据的录入。通常电子病历对于需要自然语言数据输入的内容有两种处理途径：一是在电子病历系统中使其拥有各种知识库，事先建立完善各种词库、模板库、知识库、关联表和具有提示功能的工具，以方便医护人员需要时及时查询和使用，目的是减轻医护人员录入的工作量，如图 10–8 所示；二是系统具有自然语言处理功能，系统具有识别记法、语义、组词、造句等自然语言处理功能，但是目前这种方法还不成熟。

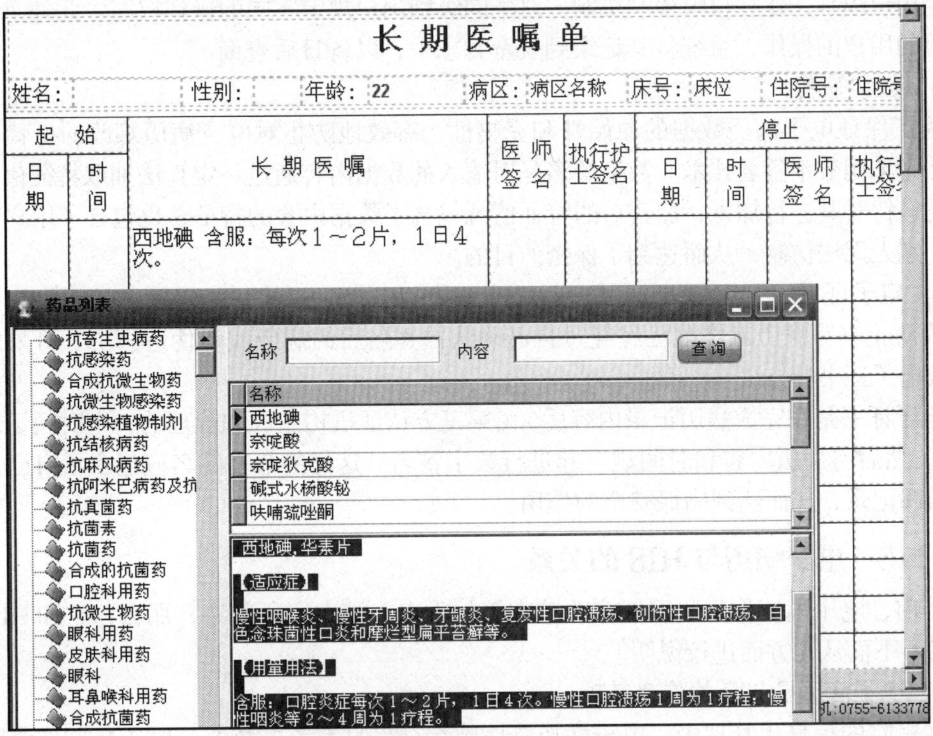

图 10–8　录入医嘱用药时的知识库使用

10.11.4　电子病历的安全机制

电子病历是医疗活动的记录，也是将要执行的医疗操作的依据，病历内容中不管是患者医疗信息还是患者个人的隐私都具有法律效力。因此，使用电子病历系统必须要建立一套具有认证、授权、数据完整性的安全保护机制，目的是使电子病历具有真实性、可信性、安全性、合法性。

电子病历系统的安全机制大致包括如下方法：数据加密、用户身份认证、权限控制、数字签名、电子证书。

1. 数据加密

基于防止医学数据在存储和网络中传输过程中丢失、泄露的考虑，可以对数据内容采取加密措施。数据加密技术是将明文数据变换成密文数据，加密后的数据只能由接收方进行解密还原成明文，从而有效保证电子病历中机密内容的安全性。

2. 用户身份认证

用户身份认证的目的是对只有身份认证通过的人员才能具有使用电子病历的权限。最简单的用户身份认证方法是对系统设置用户名和密码。另一种方法是采用具有加密功能的IC卡。IC卡中具有密码电路，密码不能读出，从而防止他人复制。最理想的方法是采用“生理钥匙”，如指纹识别或虹膜识别系统来确认用户的身份。

3. 权限控制

在电子病历系统中，为了防止病历信息被未被授权者使用（读、写、修改等），通过认证鉴定用户级别，建立权限控制机制，对不同级别用户规定不同的操作权限。此外，对于访问病历的用户的操作，系统将其记录到安全日志中，以备日后查询。

4. 数字签名

为了保证电子病历数据的原始性和完整性，有效地防止对电子病历篡改的抵赖，理想的方法是采用数字签名技术。数字签名是对输入的数据内容通过一定算法抽取特征值，并用自己的密钥对其进行加密，加密后的特征值既包含了数据内容的特征，也包含了用户个人的特征，别人无法仿制，从而达到了保密的目的。

5. 电子证书

为防止书写病历者修改已经经过自己确认并签名后的病历或者伪造病历，可采用第三方发放电子证书的方法。

电子证书是在完成病历记录内容后，由第三方认证机构生成和管理的一个时间记录（时间戳），然后将病历内容和时间戳一起进行数字签名。这样的数字签名应包含了自己无法修改的时间记录，从而达到确保安全的作用。

10.11.5 电子病历与HIS的关系

当前，电子病历作为我国医疗改革政策的重点，被大家所关注，那么，它和HIS的关系如何？下面从几方面进行说明。

1. 电子病历是HIS的信息基础

在医院的信息化管理中，电子病历是医院综合信息系统的核心，电子病历作为医疗活动信息的主要载体，是医院信息管理的基本信息，医院信息系统应用的规模及深度的发展都直接反映为对电子病历内容的覆盖范围的发展上。因此，电子病历是HIS之本。医院信息系统由管理信息为主向以病人信息为中心方向发展，计算机更多地参与为临床医疗工作服务。大力发展电子病历是医院信息管理的发展趋势。

2. 电子病历依附于HIS

电子病历系统不是一个独立于HIS的新系统，因为病人信息来源于HIS中的各个业务子系统中。比如，病案首页来源于住院登记、入出转、病案编目等系统中。各个业务系统在完成自身的功能、管理自身业务数据的同时，也在收集着病人信息。因此，脱离了HIS，也就不存在电子病历系统。可以说，电子病历渗透于HIS中。

3. 电子病历系统与 HIS 的不同

HIS 是普通信息管理系统在医院中的应用。它包括了医院日常工作流程，比如挂号、划价、收费、病区、药房、药库、设备等日常信息管理。电子病历是管理维护和分析病历信息的，包括病案首页、病程记录、检查检验结果、手术护理记录，还包括治疗之后的回访记录等。

HIS 以资金流为中心，而电子病历以病人为中心。对于医疗机构来说，HIS 是对外的信息系统，而电子病历是对内的信息系统。

在内容上，电子病历对病人信息与以管理为主的信息系统有不同的侧重和要求。例如，以统计和检索为目的的病案首页管理对病人的诊断只要录入保存 ICD 码即可，而从电子病历的角度则必须要完整地保留医生的诊断描述，诊断描述与 ICD 分类码不能相互取代。

10.12 新技术与健康医疗深度融合

随着社会进步与新兴技术群的兴起，党中央国务院多次强调要充分利用数据科学和信息技术的人类成果，大力发展健康医疗大数据事业和健康产业，"健康中国""数字中国""创新中国"等已经被确定为国家战略，新技术在医疗卫生行业应用愈加多元丰富。医疗卫生机构信息化建设历经了国家大政方针重新定位、国家健康产业战略制定、人口健康信息化发展规划等一系列管理政策的调整，同时，国家财政在卫生信息化领域持续投入，加之大数据、物联网、云计算、5G、人工智能、区块链等新技术带来的变革，我国医疗卫生信息化的发展迈上了一个新台阶。

10.12.1 大数据及其在医疗行业的应用

我们从来不缺乏数据，但数据却从来没有像今天这样引起如此之多的关注。大数据（big data）是指无法在一定时间范围内用常规软件工具进行捕捉、管理和处理的数据集合，是需要新处理模式才能具有更强的决策力、洞察发现力和流程优化能力的海量、高增长率和多样化的信息资产。大数据包括结构化、半结构化和非结构化数据，非结构化数据越来越成为数据的主要部分。不论大数据的具体概念是什么，对于大数据，我们更多的是关心这些数据如何被利用，以及如何去产生更大的价值。

新一代信息技术在医疗领域的广泛应用，也深刻影响着我国医疗卫生服务模式的发展与变革，我国医疗行业正加速迈入大数据智慧转型期。2015 年 8 月 31 日，国务院出台了《促进大数据发展行动纲要》，指出将推进医疗健康服务大数据工程，智慧医疗与大数据将得到实质性发展。在这份纲要中提到，将在健康医疗、养老服务等领域方面推广大数据应用，利用大数据洞察民生需求，优化资源配置，提升服务质量，并在医疗、卫生等重要领域实现公共数据资源合理适度向社会开放。

随着个人、医疗机构以及相关企业对智慧医疗及大数据的迫切需求，大数据的应用将逐渐深入。我国医疗大数据的主要来源包括医院临床数据、公共卫生数据、移动医疗健康数据等三部分，这些数据中蕴藏着巨大的、我们无法想象的隐性知识，这些隐性知识也是提升医疗服务质量，开展智慧医疗所必不可缺的。

1. 疾病预防

有效预防疾病，会给社会、家庭、个人都带来很多的好处，如减少不必要的医疗开支、减少因疾病带来的痛苦、增强生活的幸福感等。一个人之所以会生病，无非是四大因素：基因、病史（家族病史、个人病史）、生活方式、个人健康状况。我们无法改变基因，无法改变家族病史，但可以改变生活方式。通过对健康体检数据、家族病史数据的评估分析，可以帮助人们更好地了解自己的生理数据，了解自身可能患有某种疾病的概率、风险，从而去改变个人的生活方式，更好地预防疾病，幸福生活。例如，在临床治疗上，出血性心脏衰竭疾病的治疗成本是非常高的，而且很难发现，后来通过大数据分析发现出血性心脏衰竭和颈静脉曲张有非常重要的相关性因素，利用颈静脉曲张容易发现的特点，在前期通过大数据就可以对疾病进行预测，大幅度降低了治疗出血性心脏衰竭的经济负担和病人痛苦。

2. 个性化医疗

由于患者的基因、体质、病史、发病诱因、病程、生活环境等不同，即便是同一种疾病，其导致患者致病的原因都不尽相同。因此，同样的疾病在治愈的过程中，医生在用药选择、药品剂量、治疗方案等各方面都不可能完全相同。所以，如果能够通过对大量治疗方案数据进行采集、分析，发现其中一些潜在的、有价值的信息，那么就可以帮助医生去制定个性化治疗方案，提高诊疗的准确性。因此，希望在未来借助于大数据、移动医疗等新技术能够早日帮助医生实现个性化治疗，降低患者诊疗费用，提高医生的诊疗效果。

3. 医疗资源调配

医疗卫生资源的合理配置对于医疗卫生事业持续、稳定、快速、健康地发展具有重要的促进作用。在医疗大数据应用的价值面前，利用医疗大数据，通过云计算服务，并网到全国的医疗物联网，各地医院的资源会各自充分发挥优势，进行统一协调，构成的医疗资源和力量肯定会大大提升。

4. 临床路径标准化

医院大数据应用引起医院最大的变化是临床路径的标准化。临床路径是相对于传统路径而实施的，传统路径即是每位医师的个人路径，不同地区、不同医院，不同治疗组或者不同医师个人针对某一疾病可能采用不同的治疗方案。未来，医疗研究人员从各地医疗大数据仓库中提取海量临床数据并进行归类，用于对每一病种的临床路径进行标准化研究。在进行临床路径标准化管理的过程中，由组织内有临床经验者或者专业成员根据某种疾病或某种手术方法制定一种治疗模式，让患者由住院到出院都依此模式接受治疗。路径完成后，组织内部成员再根据临床路径的结果分析和评价每一例患者的差异，以避免下一例患者住院时发生同样的差异或错误，依此方式来控制整个医疗成本并维持或进一步改进医疗质量。

5. 传染病疫情追踪和响应

大数据能够提高公共卫生工作人员对传染病疫情的追踪和响应能力、对疾病早期预警信号的发现能力，以及对诊断性检测方法与治疗方法的研发能力。大数据技术为2020年新冠肺炎疫情防控工作中的监测分析、病毒溯源、防控救治、资源调配等提供了重要的保障与支持。大数据技术通过追踪移动轨迹、建立个体关系图谱等，在精准定位疫情传播路径、防控疫情扩散方面起到了重要作用。借助于医疗数据联网、各类智能设备数据归集渠道等，使得疫情传播数据采集更为及时、准确，可定位到个体、某一具体街区等，为疫情发展模型的搭建提供数据基础。将医疗资源需求按照城市、医院、类别等维度分类呈现，通过数据抓取等技术手段，展示需求物资名称、需求数量、联系方式及物资运输方式等信息，并支持信息查询，同时在后台统计整体需求数据，实时更新。

10.12.2 物联网及其在医疗行业的应用

物联网（the internet of things，IoT）是指通过各种信息传感器、射频识别技术、全球定位系统、红外感应器、激光扫描器等各种装置与技术，实时采集任何需要监控、连接、互动的物体或过程，采集其声、光、热、电、力学、化学、生物、位置等各种需要的信息，通过各类可能的网络接入，实现物与物、物与人的泛在连接，实现对物品和过程的智能化感知、识别和管理。物联网是一个基于互联网、传统电信网等的信息承载体，它让所有能够被独立寻址的普通物理对象形成互联互通的网络。

通过物联网技术，将医院中所有支持数字化的物体物物相连、互联互通，将可以形成一个全流程的数据共享，从而为医疗大数据的获取奠定技术基础，而且通过物联网技术，医护人员会变得更有效率。

1. 医疗设备与药品防伪

医疗设备与药品的卷标依附在产品上的身份标识具有唯一性，难以复制，可以起到信息查询和防伪打假的作用，将是假冒伪劣产品一个非常重要的查处措施。可以把医疗设备与药品信息传送到公共数据库中，患者或医院可以将卷标的内容和数据库中的记录进行核对，方便地识别是否是假冒产品。

2. 药品全流程监控

从药品科研、生产、流通到使用整个过程中，RFID 标签都可进行全方位的监控。特别是出厂的时候，在产品自行自动包装时，安装在生产线的读取器可以自动识别每种药品的信息，传输到数据库，流通的过程中可以随时记录中间信息，实施全线监控。

3. 血液信息管理

将 RFID 技术应用到血液管理中，能够有效避免条形码容量小的弊端，可以实现非接触式识别，减少血液污染，实现多目标识别，提高数据采集效率。

4. 医疗急救管理

在无法联系到家属、危重病患等特殊情况下，借助 RFID 技术的可靠和高效信息存储和检验方法，快速实现患者身份确认，确定其姓名、年龄、血型、紧急联系电话、既往病史、家属等有关详细资料，完成入院登记手续，为急救病患争取治疗的宝贵时间。

5. 新生儿防盗系统

将大型综合医院妇产科或妇儿医院的母婴识别管理、婴儿防盗管理、信道权限相结合，构建新生儿防盗系统。婴儿出生后母婴均佩戴一个可以标示唯一性身份的 RFID 腕带，使婴儿的信息和母亲的信息具有唯一对应性，要确定是不是抱错了婴儿，只需对比母婴的 RFID 腕带信息即可，这样就避免了婴儿抱错事件的发生。

10.12.3 云计算在医疗行业的应用

随着互联网的发展，个人计算机在支撑以及承担海量数据的计算方面越来越显得力不从心。怎样低成本、高效率地解决无限增长的信息的存储和计算问题是摆在科学家面前的一个大命题。云计算（cloud computing）是分布式计算的一种，指的是通过网络“云”将巨大的数据计算处理程序分解成无数个小程序，然后，通过多部服务器组成的系统进行处理和分析这些小程序得到结果并返回给用户。云计算又称网格计算。通过这项技术，可以在很短的时间（几秒）内完成对数以万计的数据的处理，从而达到强大的网络服务。

由于云提供按需计算，特别是当医疗机构和医院需要随时部署，访问和处理网络信息时，它已迅速成为首选工具。云计算应用于医疗行业更使得我国的医疗卫生事业发展速度加快，迈上了新的台阶。

1. 提供虚拟硬件资源

通过云计算为医疗机构以服务的形式提供虚拟硬件资源，用户可以通过互联网租用从而搭建自己的应用系统，而不必购买服务器、网络设备、存储设备等硬件产品。医院每天都在生成海量的图文影像数据资料，这些影像资料不可以随意压缩，更不可以随意删除，它们所需要的存储空间日渐增大。通常患者在医院就医期间产生的这些影像资料对于医生、放射科来说都有不同的存储时限，超过了这个时限，再去查找这些影像资料就非常耗时。通过云计算平台医院在不增加存储设备的同时为海量影像数据安个家，并且可以将患者在本院做过的影像检查按时间序列存储，这样患者在复诊就医时，医生就可以快速地在云平台上查找到患者以往的影像资料，不仅节省了存储空间，而且加快了查找速度。

2. 远程医疗

在远程医疗中承担重要作用的音视频通信技术，早期由传统视频会议系统设备承担，但是其硬件贵、稳定性不高，设备相对笨重导致使用不便。在云计算技术发展中诞生的云际视界云视频会议，在技术层面上解决了早期远程医疗遗留的难题，在互动性、稳定性方面实现了很好的提升，同时在成本上更低廉。早期医院搭建远程医疗主要成本是硬件采购成本和维护成本，但是云视频会议多为按需采购，相比硬件成本实现大幅缩减。

3. 远程陪护

远程陪护也是云计算在医疗行业的重要应用方向。特殊病症探视难题主要集中在家属方面，由于部分医疗场景对环境要求高，家属无法近距离探视病人，这时引入远程探视工具，家人可以通过画面和语音了解病人情况，有效避免了探视对医疗环境的污染问题。

10.12.4 5G技术在医疗行业的应用

第五代移动通信技术（5th generation mobile networks，简称5G技术）是最新一代蜂窝移动通信技术，也是即4G（LTE-A、WiMax）、3G（UMTS、LTE）和2G（GSM）系统之后的延伸。5G的性能目标是高数据速率、减少延迟、节省能源、降低成本、提高系统容量和大规模设备连接。5G网络的主要优势在于，数据传输速率远远高于以前的蜂窝网络，最高可达10 Gbit/s，比当前的有线互联网要快，比先前的4G LTE蜂窝网络快100倍。另一个优点是较低的网络延迟（更快的响应时间），低于1 ms，而4G为30~70 ms。由于数据传输更快，5G网络将不仅仅为手机提供服务，而且还将成为一般性的家庭和办公网络提供商，与有线网络提供商竞争。

5G在医疗行业将有效赋能远程医疗、智能终端、医院数字化服务及医疗大数据等多方面，切实提升广大患者在医疗健康领域的获得感。

1. 远程医疗

5G技术将带来网络层的全面提升，这在很大程度上满足了医疗实时性、高效性以及稳定性的需求。基于实时图像、语音、视频等技术，5G能够更高效地实现医生对病人的远程诊断、远程会诊、远程手术等操作。

2. 数据挖掘

在远程医疗的基础上，医疗设备不断获取患者的医疗数据，如电子病历、生命基本体征、身体活动频率，以及医学影像等。在 5G 技术的支持下，软硬件智能产品功能将得到进一步延伸，可对医疗数据进行深度挖掘，从而更好地进行决策，合理分配医疗资源。此外，5G 与大数据的结合，能够实现信息在医生、患者以及医院各部门之间的灵活交互。

3. 智能终端

5G 时代，将涌现更多无线智能产品。像手环这种智能终端将形成整套系统，医生可对系统内医疗数据进行收集和积累，打破时间与空间限制，从而实现连续和精准的检测。

4. 快速急救

从医学上来说，突发心源性心脏病时，最佳抢救时间是在 4 分钟内，即“黄金 4 分钟”，在争分夺秒的急救工作中，5G 毫秒级的低时延优势能够更好地保障医院快速做好接待患者的准备，患者到达医院后便可快速进行抢救。

5. 上级医院与基层医院间交流

在 5G 技术出现前，上级医院与基层医院间通过对应点交流，但实际上，基层医院需要的是一个面的支持，而每个点都布上网络却是难以实现的。5G 覆盖后，每个基层医院与上级医院科室之间、病房之间、医疗单元之间，甚至专家教授和基层医生之间，顺畅地交流和探讨将成为可能。

5G 技术的应用对提高医院医疗技术水平，提升医院诊疗效率，优化医院服务水平，以及对医疗资源下沉、分级诊疗体系建设、医疗扶贫等工作都有着重要作用。

10.12.5 人工智能技术在医疗行业的应用

人工智能（AI）是研究、开发用于模拟、延伸和扩展人的智能的理论、方法、技术及应用系统的一门新的技术科学。近年来，人工智能技术与医疗健康领域的融合不断加深，随着人工智能领域，语音交互、计算机视觉和认知计算等技术的逐渐成熟，人工智能的应用场景越发丰富，人工智能技术也逐渐成为影响医疗行业发展，提升医疗服务水平的重要因素。

1. 医疗影像智能诊断

人工智能技术在医疗影像的应用主要指通过计算机视觉技术对医疗影像进行快速读片和智能诊断。医疗影像数据是医疗数据的重要组成部分，人工智能技术能够通过快速准确地标记特定异常结构来提高图像分析的效率，以供放射科医师参考。提高图像分析效率，可让放射学家腾出更多的时间聚焦在需要更多解读或判断的内容审阅上，从而有望缓解放射科医生供给缺口问题。

2. 人工智能虚拟助理

电子病历记录医生与病人的交互过程以及病情发展情况的电子化病情档案，包含病案首页、检验结果、住院记录、手术记录、医嘱等信息。语音识别技术为医生书写病历及普通用户在医院导诊提供了极大的便利。通过语音识别、自然语言处理等技术，将患者的病症描述与标准的医学指南进行对比，为用户提供医疗咨询、自诊、导诊等服务。智能语音录入可以解放医生的双手，帮助医生通过语音输入完成查阅资料、文献精准推送等工作，并将医生口述的医嘱按照患者基本信息、检查史、病史、检查指标、检查结果等形式形成结构化的电子病历，大幅提升了医生的工作效率。

3. 智能医用机器人

医用机器人种类很多，按照其用途不同，有临床医疗用机器人、护理机器人、医用教学机器人和为残疾人服务机器人等。随着我国医疗领域机器人应用的逐渐认可和各诊疗阶段应用的普及，医用机器人尤其是手术机器人，已经成为机器人领域的“高需求产品”。在传统手术中，医生需要长时间手持手术工具并保持高度紧张状态，手术机器人的广泛使用对医疗技术有了极大提升。手术机器人视野更加开阔,手术操作更加精准,有利于患者伤口愈合，减小创伤面和失血量，减轻疼痛等。

4. 分析海量文献信息加快药物研发

人工智能助力药物研发，可大大缩短药物研发时间，提高研发效率并控制研发成本。目前我国制药企业纷纷布局 AI 领域，主要应用在新药发现和临床试验阶段。对于药物研发工作者来说，他们没有时间和精力关注所有新发表的研究成果和大量新药的信息，而人工智能技术恰恰可以从这些散乱无章的海量信息中提取出能够推动药物研发的知识，提出新的可以被验证的假说，从而加速药物研发的过程。

5. 智能健康管理

通过人工智能的应用，健康管理服务取得了突破性的发展，尤其以运动、心律、睡眠等检测为主的移动医疗设备发展较快。通过智能设备进行身体检测，血压、心电、脂肪率等多项健康指标便能快速检测出来，将采集健康数据上传到云数据库形成个人健康档案，并通过数据分析建立个性化健康管理方案。同时通过了解用户个人生活习惯，经过 AI 技术进行数据处理，对用户整体状态给予评估，并建议个性化健康管理方案，辅助健康管理人员帮助用户规划日常健康安排，进行健康干预等。依托可穿戴设备和智能健康终端，持续监测用户生命体征，提前预测险情并处理。

10.12.6 区块链技术在医疗行业的应用

区块链是一个信息技术领域的术语。从本质上讲，它是一个共享数据库，存储于其中的数据或信息，具有“不可伪造”“全程留痕”“可以追溯”“公开透明”“集体维护”等特征。基于这些特征，区块链技术奠定了坚实的“信任“基础，创造了可靠的“合作”机制，具有广阔的运用前景。2019 年 1 月 10 日，国家互联网信息办公室发布《区块链信息服务管理规定》。2019 年 10 月 24 日，在中央政治局第十八次集体学习时，习近平总书记强调，“把区块链作为核心技术自主创新的重要突破口”“加快推动区块链技术和产业创新发展”。“区块链”已走进大众视野，成为社会的关注焦点。

区块链技术可以打造一个去中心化的高效平台，应用于医疗卫生行业，可以帮助医疗机构降低技术与人力成本，提高数据存储的安全性，同时可以使就诊、健康数据管理、药品质量监控等变得更加简单、方便、安全。

1. 验证患者身份

基于区块链技术对每个人进行身份标识，并与各自的电子健康记录（EHR）相连接，对 EHR 做出的更新也会注册在区块链中，使得 EHR 中包含有不可改变的审计记录，不能被恶意修改。此外，对传统数据库的更新也可以加上时间戳并加密保存在区块中，利用这种不可改变的数据日志，还可保存现有的医疗数据库信息状态，确保每一次数据修改都能经得起审核，有助于避免医疗记录产生安全性风险。

2. 医药产品和医疗器械追溯管理

基于区块链技术可以保证药物成分透明度、跟踪药品分发过程、确保处方真实性。医疗器械从生产厂家到消费终端，从申购、审批、招标、审计、采购、验收、领用、固定资产登记入库、使用及维护、报废等都可以实行全流程监管。甚至患者用药也可以通过区块链提供监管服务，用药情况全部由患者授权上链，上链数据不可篡改，乱用药、滥用药、乱收费的问题会大大减少。以上数据的获取完全是凭借去中心化的高效率、低成本的区块链平台。

3. 保单付款和验证

与处理贸易结算类似，区块链也能用于保单付款和验证，提高效率和安全性。在医疗供应商和保险供应商共享的区块链中储存加密的患者身份认证信息、医疗保险信息和医疗服务账单，实现实时的自动化保单处理、资格验证和预授权。

第 11 章 数据库基础理论及 Visual FoxPro 系统概述

Visual FoxPro 9.0 是面向对象的关系型数据库管理系统，可以创建从桌面到网络的数据库解决方案。Visual FoxPro 9.0 提供了功能强大的数据处理能力，是拥有最高效率的应用程序快速开发工具之一，并且有足够的可伸缩性来根据需要建立所有类型的数据库解决方案。

11.1 数据库的基本概念

数据库管理技术经过长期的发展，已经形成了系统的科学理论，本节就数据库知识的基本概念做一简单介绍，使读者了解数据库的基本内容、数据库的理论框架。

1. 数据与信息

数据（data）是描述事物的符号记录，它具有多种表现形式，可以是文字、图形、图像、声音、语言等。Visual FoxPro 9.0 数据库就是存储管理这样的记录的计算机系统。信息具有可感知、可存储、可加工、可传递和可再生等自然属性，信息已是社会各行各业不可缺少的资源，这是信息的社会属性。数据是经过组织的比特的集合，而信息是具有特定释义和意义的数据。

2. 数据库

数据库（database，DB）是指长期存储在计算机内的、有组织的、可共享的数据集合。数据中的数据按一定的数学模型组织、描述和存储，具有较小的冗余度，较高的数据独立性和易扩展性，并可为各种用户共享。

3. 数据库系统

数据库系统（database system，DBS）广义上讲由数据库、硬件、软件和人员组成，其中管理的对象是数据。数据是经过组织的比特的集合，而信息是具有特定释义和意义的数据。数据库技术发展阶段的划分应该以数据模型的发展演变作为主要依据和标志。总体说来，数据库技术从开始到现在一共经历了 3 个发展阶段：第一代是网状、层次数据库系统，第二代是关系数据库系统，第三代是以面向对象数据模型为主要特征的数据库系统。Visual FoxPro 9.0 数据库是以关系数据模型为基础的数据库，同时增加了许多下一代数据库系统的新特性。

4. 数据库管理系统

数据库管理系统（database management system，DBMS）是位于用户与操作系统之间的一层数据管理软件，是数据库系统的核心，在操作系统的支持下，解决如何科学地组织和存储数据，如何高效地获取和维护数据库的系统软件。数据库管理系统主要是实现对共享数据有效组织、管理和存取，因此应具有系统的管理和维护的功能，其中最基本的功能有以下 5 种。

（1）定义数据。数据库管理系统提供定义数据类型和数据存储形式的功能。每个记录的每个字段中的信息为一个数据。因记录的信息不同，其数据类型也应不同。通过定义数据类型，可以在一定程度上保证数据的完整性。数据库管理系统提供数据定义语言（data definition language，DDL），用户可以对数据库的结构描述定义，包括数据库的完整性、安全保密定义，如密码、级别、存取权限等。这些定义存储在数据字典中，是数据库管理系统基本依据。

（2）处理数据。数据库管理系统提供多种处理数据的方式，一般采用数据操纵语言（data manipulation language，DML），实现对数据库中数据的基本操作，如检索、插入、修改和删除。例如，经常使用 SELECT 语句在一张表中查找信息，在几个相关的表或文件中进行复合的查找；使用 UPDATE 语句使用相应的命令更新一个字段或多个记录的内容；用一个命令对数据进行统计，甚至可以使用数据库管理系统工具进行编程，以实现更加复杂的功能。

（3）数据库运行管理。数据库管理系统对数据提供一定的保护措施，即在运行期间，多用户环境下的并发控制、安全性检查和存取控制、完整性检查和执行、运行日志的组织管理、事务管理和自动恢复等是数据库管理系统的重要组成部分。在保证在多个用户共享数据时，只有被授权的用户才能查看或修改数据，以保证数据的安全性。即根据用户的职责，不同级别的人对数据库具有不同的权限，数据库管理系统应该确保数据的安全性。

（4）数据组织、存储和管理。数据库管理系统分类组织、存储和管理各种数据，包括数据字典、用户数据、存取路径等；要确定以何种文件结构和存取方式在存储级上组织这些数据，以提高存取效率。实现数据间的联系、数据组织和存储的基本目标，是提高存储空间利用率。

（5）数据库的建立和维护。数据库的建立和维护，包括数据库的初始建立、数据的转换、数据库的转储和恢复、数据库的重组和重构、性能监测和分析等。

11.2　Visual FoxPro 的特点

Visual FoxPro 是 Microsoft 公司推出的可视化数据库管理系统平台，是特别强大的 32 位数据库管理系统。它提供了功能完备的工具、极其友好的用户界面、简单的数据存取方式、独一无二的跨平台技术，具有良好的兼容性、真正的可编译性和较强的安全性，是目前最快捷、最实用的数据库管理系统软件之一。自 1992 年 Visual FoxPro 成为微软产品后，Visual FoxPro 9.0 将成为 Fox 数据库产品的最后一个版本。

Visual FoxPro 9.0 的主要特点有：

（1）数字处理和协同能力：开发人员可以利用不同级别的 XML 和 XML 网站服务来创建兼容 .NET 的解决方案。通过改进的 SQL 和最新支持的数据类型与 SQL 服务器交换数据。

（2）可扩展的强大开发工具：该工具提供一系列的功能来帮助开发人员改进用户界面，

利用字体、颜色、定制的编辑器和其他功能来个性化用户的 Windows 性能。

（3）灵活地建立各种类型的数据库解决方案：开发者可以建立和配置基于 Windows 桌面计算机的单机或远程应用，创建和访问 .NET 技术支持的 COM 构成与 XML 网站服务。

（4）增强的报表功能：新的输出架构提供对数据输出报告和格式的精确控制，同时提供尽可能详细的细节报告、文本内容和报告相关连接。数据报告支持 XML、HTML、图片格式和定制化的多页打印预览 Windows 版本格式。Visual FoxPro 9.0 也支持早期旧版创建的报告格式。

11.3 Visual FoxPro 的工作环境

11.3.1 Visual FoxPro 的界面组成

与其他 Windows 应用程序一样，Visual FoxPro 9.0 采用图形用户界面，并在界面中大量使用窗口、图标、菜单等技术。Visual FoxPro 9.0 用户界面如图 11–1 所示。

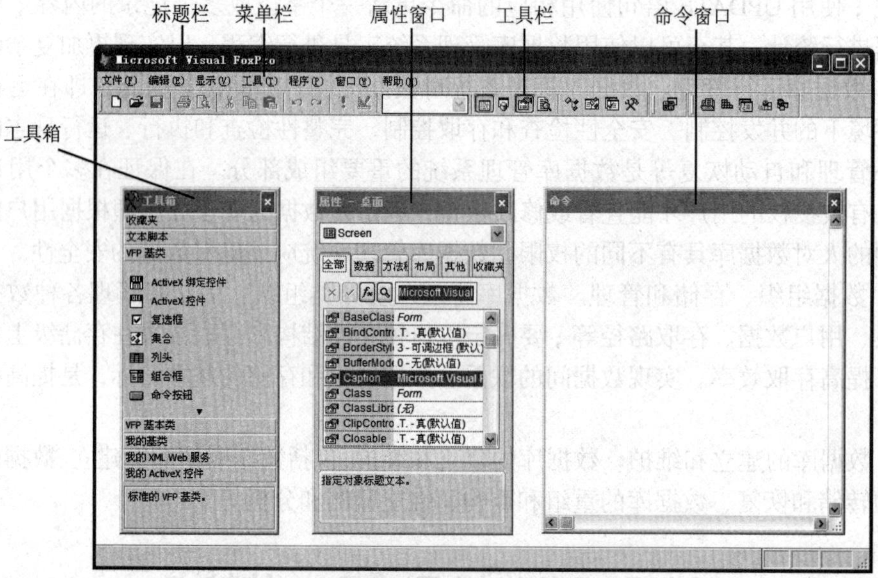

图 11–1 Visual FoxPro 9.0 用户界面

1. 工具箱

工具箱显示用于应用程序创建的项目，项目通过分类被显示在工具集（工具的集合）中。工具集可以是公共资源，如可以被放置到工作空间上的 Visual FoxPro 本身类。另外，工具箱还可以处理基于文件的资源，如表、图像、报表、标签和表单。工具箱包含以下项目：

（1）收藏夹：存储经常使用项目的工具集。其他分类中的项目可以被移到这里以方便访问。

（2）文本脚本：包含文本片的工具集。可以通过选择文本并将其拖到该分类上来添加新的文本片。

（3）VFP 基类：包含 Visual FoxPro 本身类的工具集。

（4）VFP 基本类：包含某些最流行 Visual FoxPro 基本类的工具集。

（5）我的基类：包含 FFC_BASE.VCX 类库中 FoxPro 基本基类的工具集。

（6）我的 XML Web 服务：包含已注册 XML Web 服务的工具集。

（7）我的 ActiveX 控件：包含已注册 ActiveX 控件的工具集。

2. 属性窗口

属性窗口用于显示对于所选对象可用的属性、事件和方法及其设置，如图 11–2 所示。

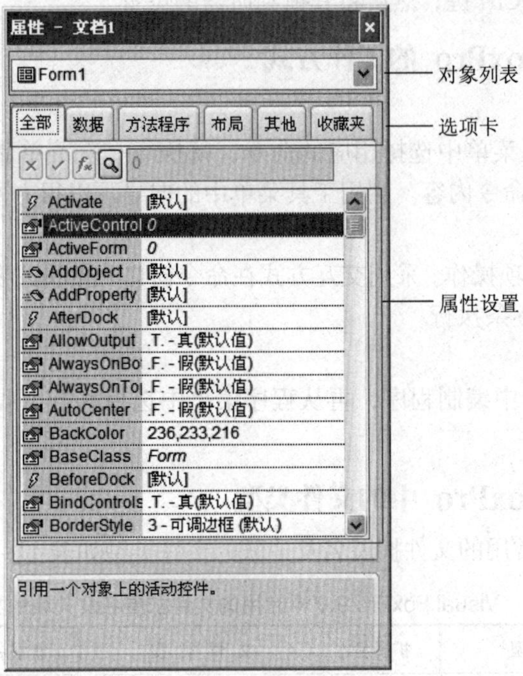

图 11–2 属性窗口

（1）对象列表：显示当前选定的对象，当单击该列表右边的箭头时显示可用对象的列表。该列表包括当前表单、表单集以及该表单上的所有控件。

（2）选项卡：分类显示属性、事件和方法。

全部：所有属性、事件和方法。

数据：关于对象如何显示和操作什么数据的属性。

方法程序：方法和事件。

布局：所有布局属性。

其他：混杂的和自定义的属性。

收藏夹：所偏爱的属性、事件和方法。

（3）属性设置框：从属性列表中选择时，能够改变只读 / 可写属性的值。

3. 命令窗口

命令窗口是 Visual FoxPro 的一个系统窗口。当选择菜单命令时，命令窗口中将会反映 Visual FoxPro 的语言命令，也可以在“命令”窗口中直接输入 Visual FoxPro 命令。

在命令窗口中，可以：

（1）通过按 Esc 键删除尚未按 Enter 键执行的命令文本。

（2）通过将光标放置到命令行的任何位置，然后按 Enter 键来重新执行以前的命令。

（3）通过选择一个代码块，然后按 Enter 键来重新执行它。

（4）通过在要分断命令的地方输入空格和分号，然后按 Enter 键来分断很长的命令。

（5）在命令窗口内移动文本以及将文本移到其他编辑窗口。选择所需的文本并将其拖到所需的位置。

（6）在“命令”窗口内复制文本以及将文本粘贴到其他编辑窗口而不使用编辑菜单命令。选择所需的文本，按住 Ctrl 键，然后将其拖到所需的位置。

11.3.2 Visual FoxPro 的工作方式

1. 菜单操作方式

根据所需的操作从菜单中选择相应的命令，每执行一次菜单命令，命令窗口中一般都会显示出与菜单对应的命令内容。利用工具菜单中的向导可以很方便地完成常规任务。

2. 命令交互方式

根据所要进行的各项操作，采用交互方式在命令窗口中按格式要求逐条输入所需命令，按 Enter 键后，计算机逐条执行。

3. 程序执行方式

先在程序编辑窗口中编制程序，再从程序菜单中选择执行，或在命令窗口中输入完整的 DO 命令执行。

11.3.3 Visual FoxPro 中的文件类型

Visual FoxPro 9.0 常用的文件扩展名及关联的文件类型如表 11–1 所示。

表 11–1 Visual FoxPro 9.0 中常用的文件扩展名及关联的文件类型

扩展名	文 件 类 型	扩展名	文 件 类 型	扩展名	文 件 类 型
.app	生成的应用程序文件	.idx	单索引文件	.fxp	编译后的程序文件
.exe	可执行程序文件	.qpr	生成的查询程序文件	.err	编译错误文件
.pjx	项目文件	.qpx	编译后的查询程序文件	.mnx	菜单文件
.pjt	项目备注文件	.scx	表单文件	.mnt	菜单备注文件
.dbc	数据库文件	.sct	表单备注文件	.mpr	生成的菜单程序文件
.dct	数据库备注文件	.frx	报表文件	.mpx	编译后的菜单程序文件
.dcx	数据库索引文件	.frt	报表备注文件	.vcx	可视类库文件
.dbf	表文件	.lbx	标签文件	.vct	可视类库备注文件
.fpt	表备注文件	.lbt	标签备注文件	.txt	文本文件
.cdx	复合索引文件	.prg	程序文件	.bak	备份文件

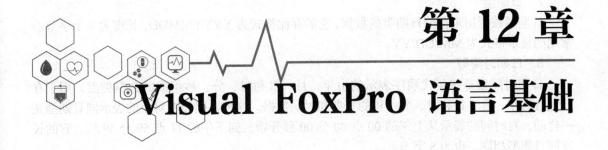

第 12 章 Visual FoxPro 语言基础

12.1 Visual FoxPro 的数据类型

数据是反映客观事物属性的记录。通常分为数值型和字符型两种基本类型。数据类型定义后，它的存储方式和使用方式就确定了。Visual FoxPro 系统为了使用户建立和使用数据库更加简捷方便，将数据划分为以下几种类型：character（字符型）、currency（货币型）、datetime（日期时间型）、double（双精度型）、float（浮点型）、logical（逻辑型）、numeric（数值型）、integer（整型）、general（通用型）、memo（备注型）、二进制字符和二进制备注型。

1. 字符型

字符型数据是描述不具有计算能力的文字数据类型，是最常用的数据类型之一。字符型数据由可显示的汉字和打印字符（英文字符、数字字符、空格及其他专用字符）组成，字符型数据通常用于存储类似名称、标识、简要说明等文本信息，例如姓名、学号、通信地址、兴趣爱好等字段的值即为字符型。在数据表中，字符型字段的最大宽度为 254 个字符，使用时必须用定界符双引号（"）或单引号（'）括起来。

2. 数值型

数值型一般用来存放需要进行计算的数值数据，它由数字 0~9、正号（+）、负号（–）、小数点组成，长度 1~20 个字节。小数点的位置和字段的宽度由用户创建该字段时指定，宽度包含小数点和小数位数。例如“学生信息”表中的年龄字段。

3. 浮点型

浮点型数据类型在功能、赋值方法、取值范围、占用的字节数方面都与数值型字段相同。不同的是浮点型数据在存储形式上采取浮点格式。

4. 双精度型

双精度型数据是更高精度的数值型数据。它只用于数据表中的字段类型的定义，并采用固定长度浮点格式存储。

5. 整型

整型数据是不包含小数点部分的数值型数据。它只用于数据表中的字段类型的定义。由数字 0~9、“+”（正）、“–”（负）、小数点组成。整型数据以二进制形式存储。

6. 货币型

货币型数据是专用表示货币的数值型数据，需加货币前缀符“$”。

7. 日期型

日期型数据用来存储日期类的数据，它的存储格式为 YYYYMMDD，长度为 8 个字节。常用的显示格式为 MM/DD/YY。

8. 日期时间型

日期时间型是按年代顺序表示的由年、月、日和时、分、秒组成的数据类型，用于存放包含有年、月、日和时、分、秒的日期和时间数据。这种数据类型对年的表示同日期型是一样的，对时间的表示从上午的 00 点 00 分 00 秒开始，到下午的 11 点 59 分 59 秒。它的长度同日期型相同，也为 8 字节。

9. 逻辑型

逻辑型数据用来存储布尔型的数值，也就是常说的逻辑“真”或逻辑“假”值。逻辑型的取值范围只有 TRUE（用 .T.、.t. 或 .Y.、.y. 表示）和 FLASE（用 .F.、.f. 或 .N.、.n. 表示）。在数据表中，逻辑型数据占用 1 个字节的宽度。

10. 备注型

备注型数据用于存放大量的字符信息，如文本。可以把它看作字符型数据的特殊形式。备注型数据没有数据长度限制，仅受限于现有的磁盘空间。它只用于数据表中的字段类型的定义，其字段长度固定为 10 位，而实际数据被存放在与数据表文件同名的备注文件中，长度根据数据的内容而定。备注型字段的宽度为 4，如“学生信息”中的“简历”一项，人的简历内容有长有短，这时就可以选择备注型字段。

11. 通用型

通用型数据用于存储 OLE 对象的数据。通用型数据中的 OLE 对象包括电子表格、文字处理文档、图形、图像、声音或其他多媒体对象。它只用于数据表中的字段类型的定义。OLE 对象的实际内容、类型和数据量则取决于连接或嵌入 OLE 对象的操作方式。如果采用连接 OLE 对象方式，则数据表中只包含对 OLE 对象的引用说明，以及对创建该 OLE 对象的应用程序的引用说明；如果采用嵌入 OLE 对象方式，则数据表中除包含对创建该 OLE 对象的应用程序的引用说明，还包含 OLE 对象中的实际数据。OLE 对象的大小理论上可以无限大，但实际存储的数据量受限于可用的内存空间。通用型数据长度固定为 4 位，实际数据长度仅受限于现有的磁盘空间。通用型数据在数据表中仅存储一个指针，以“gen”显示在相应的字段位置。其实际内容存储在上述的扩展名为 .fpt 的备注文件中。数据表中的指针指向与其对应的 OLE 对象在备注文件中的位置。

各数据类型及其代号，最大宽度、取消范围、说明、应用领域举例如表 12–1 所示。

表 12–1　数据表中字段的主要数据类型

类　型	代号	最大宽度	取 值 范 围	说　　明	应用领域举例
字符型	C	254	1~254	可显示的 ASCII 码或汉字	姓名、职称等
数值型	D	20	–0.999999999+19~ +0.999999999+20	由正负号、阿拉伯数字和小数点组成，可参与运算	工资、成绩等

续表

类　型	代号	最大宽度	取 值 范 围	说　明	应用领域举例
浮点型	F	20	同数值型	同数值型	同数值型
日期型	D	8	01-01-0001~12-31-9999	默认格式：{^yyyy-mm-dd}	出生年月等
日期时间型	T	8	01-01-0001,00:00:00~12-31-9999,11:59:59	默认格式：{^yyyy-mm-dd [,][hh:mm[:ss]][a|p]]}	会议日程等
逻辑型	L	1	逻辑真值 .T. 或逻辑假值 .F.	"真"用 Y 或 T 的大小写表示，"假"用 F 或 N 的大小写表示	是非、高低等
整型	N	4	-2147483647~+2147483647	存放取值范围内的整数	年龄、工龄等
备注型	M	4	可显示的 ASCII 码及汉字等	数据长度由存储空间限制	简历、摘要等
通用型	G	4	OLE 对象数据	存放图像等多媒体对象	电子表格等

12.2 常量与变量

在 Visual FoxPro 系统环境下，数据输入 / 输出是通过数据的存储设备完成的。通常将数据存入到常量、变量、数组中。顾名思义，在程序执行过程中不改变值的量称为常量，而变量则是在程序执行过程中其值会发生改变的量。

下面介绍 Visual FoxPro 中的常量、用户内存变量、系统内存变量、字段变量。

12.2.1 常量

常量是一个命名的数据项，是可以直接引用的实际值，其特征是在所有的操作中其值保持不变。常量有以下 6 种：数值型常量、浮点型常量、字符型常量、逻辑型常量、日期型常量和日期时间型常量。

1. 数值型常量

数值型常量可以是整数或实数。由数字（0~9）、小数点和正负号组成。例如，108、11.24 等在程序中就是数值型常量。

2. 浮点型常量

浮点型常量是数值型常量的浮点格式。

3. 字符型常量

字符型常量用一对定界符括起来，由字符、空格和数字组成。定界符可是单引号（'）、双引号（"）或者方括号（[]）。这里需要注意的是，定界符必须要在英文状态下输入。同时如果一种定界符本身是字符型常量的组成部分时，就应当选择另一种定界符。例如，'12345'、" 医学生物 "、"[注释]" 等都是正确的字符型常量的表示方法。

4. 逻辑型常量

逻辑型常量只有两个值："真"与"假"，真值用 .T. 或 .t.、.Y. 或 .y. 表示，假值用 .F. 或 .f.、.N. 或 .n. 表示，需要注意的是，字母两边的小圆点不能丢掉，但可以用空格代替。

5. 日期型常量

日期型常量必须用花括号括起来。例如：{^05.09.12}、{^05/08/14} 都是正确的日期型常量的表示方法。括号中的"^"是键盘符，是为了解决"千年虫"问题而加入的。

6. 时间日期型常量

日期时间型常量同样必须用花括号括起来。例如，{^05.09.12 11:34:09am}、{^05-08-14 12:15:35pm} 也是正确的日期时间型常量的表示方法。

注：日期与时间数据之间必须要加空格，同时所有用到的符号也必须在英文状态下输入。

12.2.2 变量

Visual FoxPro 系统为用户提供了 3 种类型的变量，即字段变量、用户内存变量（内存变量）和系统内存变量。前两种变量的名称用 1~10 个字母、下画线和数字表示，而且必须以字母开头；系统内存变量由系统规定。

1. 字段变量

字段变量是表文件结构中的数据项。在 Visual FoxPro 9.0 中字段变量属于多值变量。例如，在"学生信息"表中有多条记录，这样每个字段就有多个值，如字段"姓名"一项，在表中假如有 7 位学生的姓名记录，则该字段就有 7 个值。在数据库中可以通过移动指针寻找所需要的记录。

2. 用户内存变量（内存变量）

用户内存变量独立于数据表文件，存储于计算机内存之中，属于临时变量，一般是程序运行者用来保存程序执行过程中产生的中间结果，它可以随时定义随时释放，在程序运行结束时如果不保存该变量的值它将自动被释放掉。

定义内存变量时需要为它命名并赋值。在 Visual FoxPro 9.0 中内存变量的命名遵守以下命名规则：以字母（或汉字）或下画线打头，由数字、字母、下画线组成，最多只能是 128 个字符。例如，姓名、T 等都是合法的内存变量定义。Visual FoxPro 9.0 要求，字段变量、用户定义内存变量的名称均不可与系统保留字相同。

在内存变量名与之前打开的数据库或数据表中的字段变量名相同时，字段变量被优先引用。此时若要引用内存变量，则需要在内存变量名前加上 M-> 或者 M. 以示区别。例如，有一个内存变量为姓名，同时打开的数据表中也有一个字段变量名为姓名，此时要引用数据表中的字段变量同，可以直接写姓名，但要引用内存变量时要写成"M-> 姓名"，或者"M. 姓名"。

3. 系统内存变量

系统内存变量是 Visual FoxPro 9.0 自动生成和维护的，为了与一般内存变量相区别，它们都以下画线开头，即在系统内存变量名前加下画线"_"，用来控制 Visual FoxPro 的输出和显示信息的格式。

12.2.3 数组

数组是变量名相同而下标不同的一组变量。或者说，数组是由同一个名字组织起来的简单内存变量的集合，其中每个内存变量都是这个数组的一个元素，它是由一个以行和列形式表示的数组元素的矩阵。所谓的数组元素是用一个变量名命名的一个集合体，而且每一个数组元素在内存中独占一个内存单元。在 Visual FoxPro 系统下，同一个数组元素在不同时刻可以存放不同类型的数据，在同一个数组中，每个元素的值可以是不同的数据类型。数组在使用前必须要通过 DIMENSION 或 DECLARE 定义。定义后数组元素默认赋初值为逻辑假值 .F. 。在使用数组时，一定要注意数组的初始化，还要注意数组下标的起始值是 1。

格式：

```
DIMENSION 数组名[下标最大值表]
```

例如：

```
DIMENSION name[30],cj[30,4]
```

数组定义后就可以像对变量那样对数组元素赋值，注意下标的起始值是 1。例如：

```
DIMENSION name[30]
name[1]="liu"
name[2]="bai"
name[3]="zhao"
```

12.2.4 内存变量的操作

1. 用户内存变量的赋值

Visual FoxPro 系统提供了多种可用于内存变量赋值的命令，常用的格式有以下几种：

格式一：<内存变量名>=<表达式>

功能：计算 <表达式> 的值，然后将计算的结果赋给一个内存变量

说明：

（1）在 VFP 中文版中，表达式由常量、变量、函数和运算符组成。

（2）这种格式只能给一个内存变量赋值。

（3）“=”在这里为赋值号，<内存变量名> 必须放在赋值号的左边。

（4）内存变量的值及类型在赋值时定义，并且类型与所赋的值必须相同。

（5）同一个内存变量可以多次被赋赋值，并以最后一次所赋的值为准。

例如：

```
A=14            &&将数值10赋给变量A，此时A的值即为10
B="学生"        &&将字符串赋给变量B
年龄=24         &&将数字24赋给变量年龄，此时变量年龄的值为24
a=.t.           &&将逻辑值赋给变量a，此时变量a即为一个逻辑型变量
```

格式二：STORE <表达式> TO

功能：计算 <表达式> 的值，然后将结果赋给一个或一批内存变量。

说明：

（1）STORE 命令可以给多个内存变量赋相同的值。

（2）当 <内存变量名> 中有多个变量名时，各个变量名之间需要用逗号隔开。

（3）STORE 是命令名，TO 是命令中的短语，二者都是保留字。

（4）内存变量的类型和值的规定同格式一。

例如：

```
STORE  45  TO   A                 &&将45赋给变量A
STORE  {04/06/24} TO X,Y,Z        &&将一个日期值同时赋给变量X、Y、Z
```

```
STORE  "MEDICAL" TO 专业          &&将一个字符串赋给变量专业
```

说明：命令后的符号“&&”表示是对该命令行的解释，自身不会被执行，也不会影响其他命令的执行，注释行也可以单独占一行，加注释可以使命令行表示的含义清晰，建议在为变量命名时尽量选择有意义的变量名，并对命令行加注释。

2. 用户内存变量的显示

格式一：使用 ?|??<内存变量名表>命令，变量之间使用“,”分隔。

例如：

```
?A,T  &&显示变量A与T的值
```

格式二：使用 LIST|DISPLAY 命令显示内存变量。

例如：

```
LIST|DISPLAY  MEMORY [LIKE<通配变量名>][TO PRINTER [PROMPT] |TO FILE<文件名>]
```

功能：显示当前已定义的内存变量名及其作用范围、类型和值。

说明：

（1）LIST MEMORY 表示不分页在屏幕上显示当前已定义的所有内存变量。

（2）DISPLAY MEMORY 表示在屏幕上分页显示当前已定义的所有内存变量。

（3）LIKE 表示“像……类”的内存变量，也即选出与通配变量名相匹配的内存变量进行显示。通配变量名中的通配符与文件名中使用的通配符相同，有“?”和“*”，前者代表显示一个字符，后者代表一个或多个字符。如执行命令 LIST MEMORY LIKE L ?，代表的含义即为显示所有已定义的以字母 L 打头的内存变量。若命令中省略 LIKE 选项，则显示已定义的全部内存变量（这里全部内存变量包括用户定义的内存变量和系统内存变量），并同时显示当前内存变量的总个数、字节数等。

例如：

```
x1=.F.
x2="王海"
x3={^2010-01-05}
x4=253
DISPLAY MEMORY
```

（4）如果命令中包含选项［TO PRINT］，则将结果输出到打印机上，若同时使用了［PROMTP］选项，则打开是否打印的对话框，供用户选择确定；如果命令中不含［TO PRINTER］，则在屏幕上显示结果。

（5）选项 TO FILE<文件名>将显示结果存入<文件名>指定的文件中。

3. 内存变量的保存

格式：SAVE TO<内存变量文件名>|TO MEMO<备注字段名>[ALL LIKE<通配变量名>|ALL EXCEPT<通配变量名>]

功能：将当前内存中变量的值保存到指定的内存变量文件中或指定备注型字段中。

说明：

（1）<内存变量文件名>指存放内存变量及其值的文件名，其命名规则同一般的文件名，默认的文件扩展名为 .mem。

（2）TO MEMO<备注字段名>表示将内存变量及其值保存在数据表的备注型字段中。

（3）< 通配变量名 > 是指可以包含通配符“?”和“*”的内存变量名，它代表一组或一类内存变量。

（4）ALL LIKE< 通配变量名 > 是保存所有满足指定 < 通配变量名 > 的那些内存变量。如 ALL LIKE A*，它表示只保存变量名以 A 开头的那些内存变量。

（5）ALL EXCEPT< 通配变量名 > 是保存所有不满足指定 < 通配变量名 > 的那些内存变量。

4. 内存变量的恢复

格式：RESORE FROM < 内存变量文件名 >|FROM MEMO< 备注字段名 >

功能：将保存在内存变量文件或者备注型字段中的内存变量恢复到内存，其默认的内存变量文件的扩展名为 .mem。

说明：

（1）FROM < 内存变量文件名 > 表示从指定的内存变量文件恢复内存变量及其值

（2）FROM MEMO< 备注字段名 > 表示从指定的备注字段恢复内存变量及其值。

（3）若不选择 ADDITIVE 项，则恢复前先将当前内存中的内存变量全部清除，再恢复。若选择了此项，则保留当前的内存变量，且将指定的内存变量文件或备注字段中的内存变量添加到内存。若要添加的内存变量与当前已有的内存变量同名，则用新添加的内存变量覆盖原有的内存变量的值。

（4）从内存变量文件或备注型字段中不能恢复对象型的变量。

5. 内存变量的清除

格式一：CLEAR ALL

格式二：CLEAR MEMORY

格式三：RELEASE< 内存变量表 >|ALL ［EXTENDED］|［ALL LIKE|EXCEPT< 通配变量名 >］

功能：格式一清除当前内存中用户定义的全部内存变量，并且关闭所有打开的数据表以及与之相关的索引、格式和备注文件等，选择 1 号工作区为当前工作区；格式二清除当前内存中全部内存变量，释放存储空间，但不关闭数据表等文件；格式三根据选择项的规定作全部或部分内存变量。

说明：

（1）RELEASE< 内存变量表 > 命令删除 < 内存变量表 > 中所列的全部内存变量，各变量之间用逗号分隔，如 RELEASE x1,x2,x3。

（2）如果在命令窗口中输入 RELEASE ALL，则删除所有的内存变量；如果在程序中用 RELEASE ALL，则删除当前程序定义的局部内存变量；若还用了 EXTENDED 选项，则公用内存变量也被删除。

（3）如果使用了 LIKE< 通配变量名 > 选项，则删除所有不满足指定 < 通配变量名 > 的那些内存变量；如果使用了 EXCEPT< 通配变量名 > 选项，则删除所有不满足指定 < 通配变量名 > 的那些内存变量。

例如：

```
RELEASE X,Y                 &&清除内存变量X和Y
RELEASE ALL                 &&清除用户定义的所有内存变量
RELEASE ALL LIKE Z*         &&删除所有首字母为Z的内存变量
RELEASE ALL EXCEPT ?x*      &&删除除了第二个字符为x的所有内存变量
```

例如：

```
RELEASE ALL
STORE "Visual"TO X1
X2="FoxPro 9.0"
Y1=45.7
STORE -6 TO Y2,Y3,Y4
TF1=.T.
?TF1
??Y3,Y4
DAT={^04/12/05}
SAVE TO MFILE1
SAVE TO MFILE2  ALL  LIKE Y*
DISPLAY MEMORY
CLEAR MEMORY
LIST MEMORY
S=-97.375
?S
DISPLAY MEMORY
RESTORE FROM MFILE2
DISPLAY MEMORY
RESTORE FROM MFILE1 ADDITIVE
LIST MEMORY
RELEASE ALL LIKE Y?
DISPLAY MEMORY
```

12.3 运算符与表达式

运算符是构建表达式，实现某种运算功能的符号，也称操作符。按照其功能可以分为4类，即算术运算符、关系运算符、逻辑运算符和字符串运算符。表达式是VFP中一个重要的语法部分，在VFP中表达式是由常量、变量、函数、运算符和圆括号组成的，用来表达数据之间运算关系的式子。VFP的表达式根据所用的运算符，可以分成字符型表达式、数值型表达式、货币型表达式、日期型表达式、关系型表达式、逻辑型表达式等几种。

12.3.1 算术运算符与数值表达式

1. 算术运算符

算术运算符主要用于数值数据（数值型、浮点型、整型）间的算术运算，它的运算结果同样也是数值型数据。Visual FoxPro 9.0的算术运算符及其优先级如表12–2所示。

表12–2 算术运算符及其优先级

优先级	运算符	说　明
1（最高）	()	分组优先运算符
2	** 或 ^	乘幂运算符
3	*、/、%	乘、除、求余运算符
4（最低）	+、–	加减运算符

在表12–2中，运算符的优先级排列从上至下优先级依次在降低，括号的优先

级最高，加减运算的优先级最低。

例如：?-2^2+6

结果：10

求余运算符 % 和函数 mod() 的作用相同，有关函数的内容后面将介绍。余数的正负号与除数一致。

2. 数值表达式

数值表达式由数值型常量、数值型变量、返回值为数值的函数及算术运算符组成。表达式的运算结果值为数值型数据。

例如：?23+(128/2-40)

结果：47

12.3.2 字符串运算符与字符表达式

1. 字符串运算符

字符串运算符用于字符串连接操作，它包括 + 和 –，如表 12–3 所示。

表 12–3 字符串运算符

运算符	说明
+	将 + 号前的字符与 + 后面的字符连接成一个新的字符串
–	减号的作用是将“–”号前面字符串中尾部的空格移到“–”号后面字符串的尾部，再连接成新的字符串

例如：字符串连接操作

```
A="映日荷花 "
B="别样红"
?A+B
```

结果：映日荷花 别样红

又如：

```
A="映日荷花  "
B="别 样 红"
?A-B
```

结果：映日荷花别 样 红 （尾部有两个空格）

2. 字符表达式

字符型表达式由字符型常量、字符型变量、返回值为字符型的函数及字符串连接运算符组成，字符型表达式的运算结果为字符型数据。

例如：?"姓名=张迪" + ".AND." + "出生日期={^1984/05/23}"

结果：姓名=张迪 .AND. 出生日期={^1984/05/23}

12.3.3 日期时间运算符与日期时间表达式

1. 日期时间运算符

日期时间运算符用于构建日期时间表达式。根据运算对象的不同，运算结果可能是日期时间或数值。均为双目运算符且优先级相同。运算符为：+ 、–。

2. 日期时间表达式

日期时间表达式由日期型常量、日期型变量和返回值为日期型的函数通过算术运算符 + 或 – 构成。

例如：

```
?{^2005/06/05}+31
?{^2005/06/05}-31
```

以上两例均为正确的日期时间型表达式，结果分别为：{07/06/05}、{05/05/05}，但下面的表达式却是数值型的：{^2005/11/04}-{^2005/08/15}，结果为 81。常见的日期时间运算结果与类型如表 12–4 所示。

表 12–4 日期时间运算的结果与类型

格　式	结果与类型
< 日期 >+< 天数 >	日期型、指定日期若干天后的日期
< 天数 >+< 时间 >	日期型、指定若干天后的日期
< 日期 >–< 天数 >	日期型、指定日期若干天前的日期
< 日期 >–< 日期 >	数值型、两个指定日期相差的天数
< 日期时间 >+< 秒数 >	日期时间型、指定日期时间若干秒后的日期时间
< 秒数 >+< 日期时间 >	日期时间型、指定日期时间若干秒后的日期时间
< 日期时间 >–< 秒数 >	日期时间型、指定日期时间若干秒前的日期时间
< 日期时间 >–< 日期时间 >	数值型、两个指定日期时间相差的秒数

12.3.4 关系运算符与关系表达式

1. 关系运算符

关系运算符用于同类型数据之间的比较，并且计算完毕后返回一个逻辑值来表示所比较的关系。如果比较结果成立，则返回一个逻辑真值；否则，返回一个逻辑假值。关系运算符如表 12–5 所示。

表 12–5 关系运算符

运 算 符	说　明	运 算 符	说　明
<	小于	<=	小于或等于
>	大于	>=	大于或等于
=	等于	==	字符串精确比较
<>、# 或 !=	不等于	$	字符串包含运算

例如：各关系运算符举例。

```
a=352
b=1734                    &&为变量a、b分别赋值
?a<b                      &&显示a<b的结果，关系成立，则为逻辑真；否则，相反
?a>b                      &&显示a>b的结果，关系成立，则为逻辑真；否则，相反
X="映日荷花别样红"
Y="别样红"                &&为字符型变量X、Y分别赋值
?X$Y                      &&显示变量X与Y的包含情况，成立为真，否则为假
?Y$X                      &&显示变量Y与X的包含情况，成立为真，否则为假
X1="abc"
X2="de"                   &&为字符型变量X1与X2分别赋值
?X1>X2   &&显示变量X1、X2的比较结果，字符型变量进行比较的是它们在计算机中的ASCII码值
?X1<X2                    &&同上，比较结果均为逻辑值
```

2. 关系表达式

关系表达式可由关系运算符和字符表达式、算术表达式、时间日期表达式组成。其运算结果为逻辑型常量。关系运算是运算符两边同类型元素的比较，关系成立结果为（真）；反之，结果为（假）。

12.3.5 逻辑运算符与逻辑表达式

1. 逻辑运算符

逻辑型运算符用于表示表达式之间的逻辑运算，参加运算的表达式是逻辑值，其运算结果也是逻辑值。逻辑运算符如表 12–6 所示。

表 12–6 逻辑运算符

优先级	运算符	说明
1	.NOT.，!	逻辑非
2	.AND.	逻辑与
3	.OR.	逻辑或

逻辑运算符的运算规则为：

（1）.NOT. A：当 A 取真值时，结果为假；反之则相反。

（2）A .AND. B：当 A 和 B 都为真值时，逻辑运算的结果为真；否则结果为假。

（3）A .OR. B：当 A 和 B 至少有一个取真值时，逻辑运算结果为真。

逻辑运算规则如表 12–7 所示。

表 12–7 逻辑运算规则

A	B	!A	!B	A .AND. B	A .OR. B
真	真	假	假	真	真
真	假	假	真	假	真
假	真	真	假	假	真
假	假	真	真	假	假

2. 逻辑表达式

逻辑型表达式是由逻辑运算符将逻辑型常量、逻辑型变量、返回值为逻辑值的函数及关系式连接而成的。逻辑型表达式的取值结果为逻辑值。

例如：

```
性别="女" .AND.职称="教授" &&表示性别为女，而且职称要求是教授
```

这种表达方式通常用在数据库中实现条件查找。

例如：

```
.F.                         &&一个逻辑常量
外语成绩>=85                &&外语成绩若大于85分则为真值，否则为假值
```

以上两个例子都是合法的逻辑型表达式，在后面有关数据库的操作学习中，还会使用到大量的逻辑型表达式。

12.4 常用函数

Visual FoxPro 为提供了丰富的函数供用户选择。有效使用函数可以简化许多运算，而且能够加强 Visual FoxPro 的诸多功能。在学习函数时需要注意的是：

（1）准确掌握函数的功能。

（2）函数的返回值有确定的类型，因而在组成表达式时特别要注意类型匹配。

（3）函数对参数的类型也有明确要求，否则会出现不匹配的语法错误。

下面介绍一些常用函数。

12.4.1 数值运算函数

在 Visual FoxPro 中共有 20 多种数值运算函数，极大地增加了其数学运算功能。数学函数的返回值均为数值型。下面介绍几种常用的数学函数。

1. 取整函数

语法：INT(nExpression)

功能：取指定数值表达式计算结果的整数部分。

说明：nExpression 即为指定的取整表达式。

例如：?INT(-3546.2847)

结果：-3546

2. 四舍五入函数

语法：ROUND(nExpression,nDecimalPlace)

功能：依据给出的指定数，对数值表达式的计算结果做四舍五入处理。

说明：nExpression 为指定做四舍五入的数值表达式；nDecimalPlace 为指定四舍五入的小数位数。

例如：?ROUND(3.1415926,3),ROUND(-247.27473,3)

结果：3.142　　　-247.275

3. 绝对值函数

语法：ABS(nExpression)

功能：返回指定的数值表达式的绝对值。

说明：nExpression 为指定返回绝对值的数值表达式。

4. 求平方根函数

语法：SQRT(nExpression)

功能：返回指定的数值表达式的算数平方根。

说明：nExpression 为指定返回算数平方根的数值表达式。需要注意的是该函数自变量的值不能为负数。

5. 圆周率函数

语法：PI()

功能：返回圆周率，该函数没有自变量。

6. 求余函数

语法：MOD(nExpression1,nExpression2)

功能：返回两个表达式作除法运算后的余数。

说明：nExpression1 为被除数；nExpression2 为除数。返回结果的符号与除数符号相同。

注：两个异号整数求余：能整除时，其值为 0 或没有显示；不能整除时，其值 = 除数 *(整商 +1) - 被除数。

例如：MOD（36,-10）=-4

即 36 除以 10 的整数商为 3，加 1 后为 4，其与除数积为 40，再与被除数只差为(40-36=4)。最后结果取余数的符号为 -4。

例如：?MOD(23,10)

结果：3

例如：?MOD(25, -20)

结果：-15

例如：?MOD(-5, -2)

结果：-1

12.4.2 字符处理函数

字符及字符串处理函数的操作对象均为字符型数据，但返回值的类型不定。

1. 取子串函数

语法：SUBSTR(cExpression,nStartPosition[,nCharactersReturned])

功能：用于选取字符串表达式或备注型字段的部分字符。

说明：nExpression 为指定字符表达式或备注型字段；nStartPosition 为指定子串起始位置，nCharactersReturned 为指定取子串的字节数，如果该参数省略则从起始位置取到串尾，函数的返回值是字符型。

例如：STORE "内蒙古自治区" TO NAME

?SUBSTR(NAME,1,2)

结果：内

2. 删除空格函数

语法：TRIM(cExpression)

ALLTRIM(cExpression)

LTRIM(cExpression)

功能：TRIM() 函数用于删除字符表达式值的尾部空格；ALLTRIM() 函数用于删除字符表达式值的前后空格；LTRIM() 函数用于删除字符表达式值前面的空格。

说明：cExpression 为指定拟删除多余空格的字符表达式；函数的返回值是字符型。

例如：
```
STORE  "1234   " TO X
STORE  "5678"   TO y
?TRIM(X)+Y
```

结果：12345678

3. 空格函数

语法：`SPACE(nSpaces)`

功能：产生指定长度的空格字符串，函数的返回值为字符型。

说明：nSpaces 为指定的空格数。

例如：
```
STORE  SPACE(8) TO NAME
STORE 'ABCD' TO X
?NAME
?X
```

结果：前者显示 8 位空格，后者显示结果为 ABCD。

4. 求字符串长度函数

语法：`LEN(cExpression)`

功能：返回指定字符串的长度，即包括所含的字符个数，其中一个汉字占两个字符宽度，一个数字或英文字母占一个字符宽度。函数的返回值为数值型。

说明：cExpression 为指定的空格数。

5. 大小写字母转换函数

语法：
```
LOWER(cExpression)
UPPER(cExpression)
```

功能：LOWER() 函数将指定字符串中的大写字母转换成小写字母；UPPER() 将指定字符串中的小写字母转换成大写字母。

说明：cExpression 即为指定的字符串。

6. 求子串位置函数

语法：`AT(cSearchExpression,cExpressionSearched[,nOccurrence])`

功能：如果 cExpression1 是 cExpression2 的子串，则返回 cExpression1 的首字符在 cExpression2 中的位置；否则返回 0。函数的返回值为数值型。

说明：cSearchExpression 为指定在 cExpressionSearched 字符串中要查找的字符串；CExpressionSearched 为指定用于 cSearchExpression 查找的字符串；Noccurrence 为指定 cSearchExpression 在 cExpressionSearched 字符串中第几次重复出现的位置。如果参数 Noccurrence 的值大于 cSearchExpression 字符串在 cExpressionSearched 字符串中出现的次数，则 T() 函数返回值为 0。

例如：`?AT('ab','abcdabcd')`

结果：1

例如：`?AT('ab','abcdabcd',2)`

结果：5

7. LEFT() 和 RIGHT()

语法：`LEFT(cExpression,nExpression)`

`RIGHT(cExpression,nExpression)`

功能：LEFT() 函数为从指定的字符表达式的左端取指定长度的子串作为函数值；RIGHT() 函数是从指定的字符表达式的右端取指定长度的子串作为函数值。

说明：cExpression 为指定字符串；nExpression 为取指定子串的长度。

例如：`LEFT('ABCDEFGHIJ',3)`

结果：ABC

例如：`?RIGHT('ABCDEFGHIJ',5)`

结果：FGHIJ

12.4.3 日期时间处理函数

日期时间处理函数用来处理日期型数据，但其返回值不一定是日期型数据。

1. 系统日期函数

语法：`DATE()`

功能：给出系统当前日期，返回值为日期型数据。

2. 年、月、日函数

语法：`YEAR(dExpression)`

`MONTH(dExpression)`

`DAY(dExpression)`

功能：YEAR() 函数从日期表达式中返回一个由 4 位数字表示的年份；MONTH() 函数从日期表达式中返回一个用数字表示的月份；DAY() 函数从日期表达式中返回一个用数字表示的日期。

说明：dExpression 为指定的日期表达式；以上三个函数的返回值均为数值型数据。

3. DOW() 和 CDOW() 函数

语法：`DOW(dExpression| tExpression[,nFirstDayOfWeek])`

`CDOW(dExpression| tExpression)`

功能：DOW() 函数返回指定日期表达式或日期时间表达式对应星期几，其返回值为数值型数据；CDOW() 函数返回指定日期表达式可日期时间表达式对应星期几，其返回值为字符型数据。

说明：dExpression 为指定日期表达式；tExpression 为指定日期时间表达式；nFirstDayOfWeek 为指定一周的某一天为起始日期。

12.4.4 转换函数

转换函数可以用来将某些数据的类型进行转换。

1. 数值转换为字符串函数

语法：`STR(nExpression,[nLength[,nDecimalPlaces])`

功能：STR() 函数用于将指定数值转换为字符串。函数的返回值为字符型数据。

说明：nExpression 为指定拟转换的数值表达式；nLength 为指定转换后的宽度，如果指定长度值大于小数点左边数字位数，STR() 用前导空格填充返回的字符串，如果指定长度值小于小数点左边的数字位数，STR() 返回一串星号，表示数值溢出；nDecimalPlaces 为指定转换后返回的字符串中小数位数，如果指定的小数位数小于 nExpression 中的小数位数，则返回值四舍五入，如果不包含 nDecimalPlaces，则小数位数默认为 0。

例如：?STR(123.456)

结果：123

例如：?STR(123.456,7,2)

结果：123.46

例如：?STR(123.456,2,2)

结果：**

2. 字符转换为数值函数

语法：VAL(cExpression)

功能：VAL() 函数用于将字符数据转换为数值型数据。但字符表达式中必须包含有数字，否则返回值为 0。函数的返回值为数值型数据。

说明：cExpression 为指定拟转换的字符串表达式。

例如：

```
a="12"
b="13.45"
?VAL(a)+VAL(b)
```

结果：25.45

3. 字符转日期函数

语法：CTOD(cExpression)

功能：CTOD() 函数用于将字符表达式中字符型日期转换为日期型数据。函数的返回值为日期型数据。

说明：cExpression 为指定拟转换的字符型日期

例如：?CTOD(“^2005.08.13”)

结果：05.08.13

4. 日期转换为字符型函数

语法：DTOC(dExpression[,1])

功能：DTOC() 函数用于将日期表达式中的日期转换为字符型日期数据。函数的返回值为字符型数据。

说明：dExpression 为指定拟转换的日期数据；1 表示以其他格式显示。

例如：

```
SET CENTURY ON    &&设置时期中年份用4位表示的命令，即带有世纪前缀
X1={^2005.09.08}
X2=DTOC(X1)
?SUBSTR(X2,1,2)+"年"+SUBSTR(X2,4,2)+"月"+SUBSTR(X2,7,2)+"日"
```

结果：09 年 08 月 05 日

5. ASC() 和 CHR() 函数

语法：ASC(cExpression)

CHR(nANSICode)

功能：ASC() 函数返回 cExpression 中第一个字符的 ASCII 码值；CHR() 函数返回 nANSICode 对应的 ASCII 字符。

说明：cExpression 为字符表达式，nANSICode 为 ASCII 码值。

例如：?ASC('abc')

结果：97

例如：?CHR(97)

结果：a

12.4.5　测试函数

在 Visual FoxPro 中共为用户提供了 10 多个测试函数，主要用于测试有记录指针的当前位置、记录条数、文件名以及记录查找是否成功等。

1. 测试文件尾函数

语法：EOF([nWorkArea|cTableAlias])

功能：EOF() 函数用测试指定工作区的表文件中的记录指针是否指向文件尾。如果是则返回一个逻辑真值；如果不是则返回一个逻辑假值。工作区默认为当前工作区。

说明：nWorkArea 为指定的工作区；cTableAlias 为指定的表文件名。

2. 测试文件头文件函数

语法：BOF([nWorkArea|cTableAlias])

功能：BOF() 函数用于测试指定工作区的表文件中的记录指针是否指向文件尾。如果是则返回一个逻辑真值；如果不是则返回一个逻辑假值。工作区默认为当前工作区。

说明：nWorkArea 为指定的工作区；cTableAlias 为指定被测表的别名。

3. 测试当前记录号函数

语法：RECNO([nWorkArea|cTableAlias])

功能：RECNO() 函数用于测试由区号或表别名指定文件中的指针指向的记录号。选择项的意义同前。默认可选项指当前工作区。函数的返回值为数值型。

说明：nWorkArea 为指定的工作区；cTableAlias 为指定被测表的别名。

注：若指定的工作区没有打开的工作表文件，则函数返回值为 0；若指定的库文件无记录或记录指针位于文件头，则函数返回值为 1；若记录指针指向文件尾，则函数返回值为末记录号加 1。

4. 测试表文件记录数函数

语法：RECCOUNT([nWorkArea|cTableAlias])

功能：RECCOUNT() 函数用于测试由区号或表别名指定表文件中的记录数。默认可选项指当前工作区。函数返回值为数值型数据。若指定的工作区无打开的表文件或只有结构而无记录的空表，则返回值为 0。

说明:nWorkArea 为指定的工作区，范围为 1~32 767;cTableAlias 为指定被测表的别名。

5. 测试查找记录是否成功的函数

语法：FOUND([nWorkArea|cTableAlias])

功能：FOUND() 函数用于测试由区号或表别名指定表文件检索是否成功。如果成功则返回逻辑真值，否则返回假值。函数返回值为逻辑值。默认可选项指定当前工作区。

说明:nWorkArea 为指定的工作区，范围为 1~32 767;cTableAlias 为指定被测表的别名。

12.4.6 其他函数

EOF() : 判断是否超出表的末尾。

BOF() : 判断是否超出表的首行。

RECCOUNT() : 得到表的记录数。

FCOUNT() : 得到表的字段数。

BETWEEN (e,e1,e2) : 判断 e 是否在 e1 和 e2 之间。

TYPE (s) : 判断 s 中不含引号的表达式类型。

IIF (1,e1,e2) : 如果 1 为真返回 e1，否则返回 e2。

FILE (s) : 判断 s 文件是否存在。

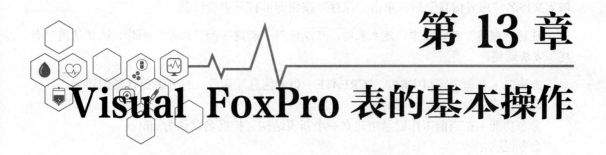

第 13 章 Visual FoxPro 表的基本操作

13.1 表的创建和使用

Visual FoxPro 是关系数据库管理系统，管理的表与平常的表格类似，由若干行列组成，如图 13–1 所示。第一行也就是表头列出每列的列名，列名就是字段名，简称字段；而其余各行是表身，是所有对象在各个字段上取值的集合，其中一行是一个对象在各个字段上取值的集合，就是一条记录。创建表首先创建表结构，其次是录入表的记录。注意：在创建表时，先要对表做出详细分析，然后创建使用，否则在后期表的操作会带来不便；此外，在通过命令窗口输入命令时，软件也可以支持命令词的前 4 位字母。

患者信息

住院号	患者姓名	性别	现住址	出生日期	吸烟否	婚否	联系方式	诊断	既往病史
09060101	张辉	女	Memo	11/11/88	T	F	158[redacted]2657	心绞痛	否认既往病史
09060102	王海洋	男	Memo	12/17/76	T	T	134[redacted]4765	非酒精性脂肪性肝病	否认既往病史
09060103	张一山	男	Memo	11/14/64	T	T	138[redacted]6352	肺结核	否认既往病史
09060104	刘红利	男	memo	02/01/86	F	F	134[redacted]3726	非酒精性脂肪性肝病	否认既往病史
09060105	常峰	女	Memo	12/14/45	F	T	134[redacted]8746	骨关节炎	2000年患心脏病至今
09060201	陈志刚	男	memo	12/13/87	T	F	156[redacted]4657	胸骨骨折	否认既往病史
09060202	赵非	男	Memo	12/09/88	T	F	134[redacted]3615	急性胆囊炎	否认既往病史
09060203	王锋	男	memo	09/19/90	F	F	153[redacted]5837	脊髓小脑变性症	否认既往病史
09060204	康力	女	Memo	10/09/76	F	T	0	结肠癌	2004年患心脏病至今
09060205	丁冰	男	memo	04/08/92	F	F	0	胸骨骨折	否认既往病史
09060301	张甜甜	女	memo	11/12/76	T	T	134[redacted]0198	卵巢囊肿	否认既往病史
09060302	齐欣	女	Memo	12/14/66	T	T	134[redacted]3647	子宫息肉	否认既往病史
09060303	黄静	女	Memo	11/12/76	F	T	136[redacted]5846	妊娠合并糖尿病	2007年患糖尿病至今
09060304	李梦	女	Memo	12/14/88	F	F	127[redacted]6475	急性子宫内膜炎	否认既往病史
09060305	段丽佳	女	Memo	11/11/89	F	F	137[redacted]6276	盆腔炎	否认既往病史
09060401	欧阳辉	男	Memo	11/11/04	F	F	0	小儿高热	否认既往病史
09060402	白志敏	女	memo	11/11/04	F	F	0	小儿急性阑尾炎小儿缺	否认既往病史
09060403	宁佳	女	Memo	11/11/04	F	F	0	左心发育不良	否认既往病史
09060404	赵云	女	Memo	03/14/06	F	F	0	肝炎	否认既往病史
09060405	王慧慧	女	Memo	04/05/03	F	F	0	小儿高热	否认既往病史
09060106	许怡红	女	memo	11/11/88	T	F	155[redacted]2635	骨关节炎	否认既往病史
09060406	朝鲁	男	Memo	01/01/07	F	F	0	肝炎	否认既往病史

图 13–1 患者信息表

13.1.1 创建表结构

表结构可通过表设计器建立，也可通过命令直接建立。这里以建立患者信息表为例，表的文件名为“患者信息”，通过以下两种方法可以打开表设计器：

方法一：选择“文件”→“新建”→“表”→“新建”命令，打开“创建”对话框。输入文件名“患者信息”后，单击“保存”按钮即可打开表设计器。

注意：“创建”对话框中，建立表时，可以使用“新建”和“向导”制作，这里使用“新建”方法创建。

方法二：在命令窗口中输入“CREATE 患者信息”命令，打开表设计器创建表。

命令格式：CREATE [<文件名>]

命令功能：在当前工作磁盘中建立一个新表结构，扩展名默认为 .dbf。

命令说明：

（1）命令中的文件名可以由汉字、字母、数字和下画线组成。

（2）如果没有 <文件名>，则屏幕显示“创建”对话框，用户可继续输入文件名。

（3）文件的扩展名可以省略。

打开表设计器后，在其中录入表结构信息患者信息（zyh、names、sex、address 等名称）。用表设计器创建患者信息表结构如图 13–2 所示。

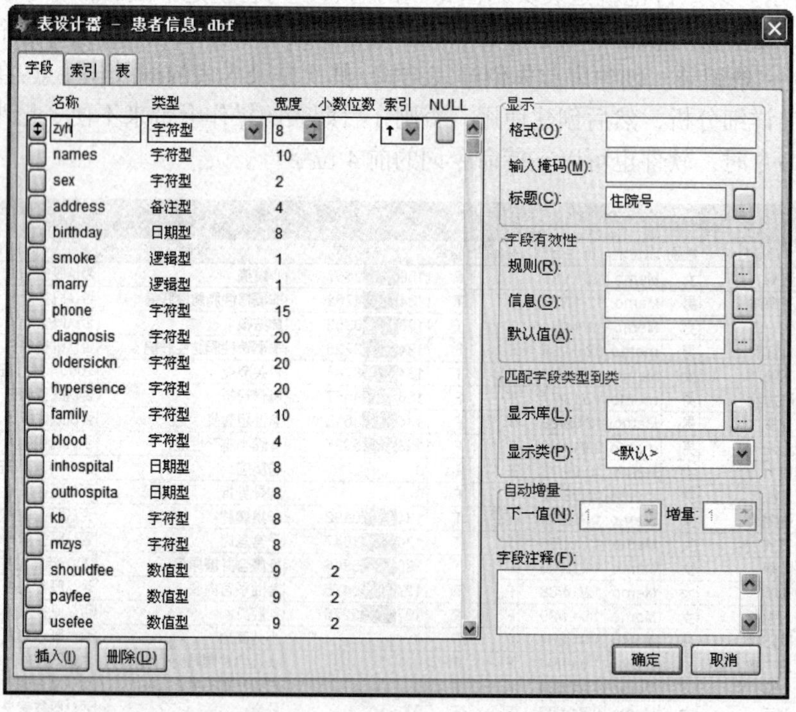

图 13–2 患者信息表设计器设计表结构

表设计器包含“字段”“索引”“表”3 个选项卡，其中“字段”选项卡用于建立表结构。表结构一行为一个字段，每个字段由名称、类型、宽度、小数位数、索引、NULL 组成。

注意：当给名称指定类型时，有些类型的宽度是固定的，或小数位数无须指定等。

1. 名称

自由表的字段由最多 10 个字符（字母、汉字、“_”和数字）组成。字段不能使用系统的保留字（即 Visual FoxPro 系统使用的词，包括命令、函数名等），不能以数字开头。数据库表支持长字段最多可达 128 个字符，当将数据库表转为自由表时，系统自动截取字段的前 10 个字符作为自由表的相应字段名。

2. 类型和宽度

类型应根据当前字段存放的数据类型而定。例如，姓名字段存放的就是符号，只能为字符型；总学分存放的是数值数据，需要对它进行加减、累加等运算，应将它设置为数值型；而出生日期字段就应将它设置为日期型。

宽度对于字符型和二进制字符型是字段最大允许存放的字符个数，不超过 254 个字符；对于数值型和浮点型是数值的最大位数。其他类型是系统固定的。

3. 小数位数

数值型字段还可指定小数位数。此时，字段宽度 = 整数位数 + 小数位数 +1（小数点）。

4. 索引

索引指明其所在字段是否是索引字段，及在该字段上的索引排列顺序，“↑”表示升序，“↓”表示降序，“无”表示不将当前字段作为索引项。当前字段选择作为索引项后，在“索引”选项卡中就会出现该索引行，字段名就是该索引的索引标识名。

5. NULL

NULL 设定本字段是否可以为空值，即本字段是否允许出现不输入内容的记录。

单击“插入”按钮，可在当前字段前插入一个字段；单击“删除”按钮可删除当前字段。表结构建立后，单击“确定”按钮保存到表文件中，同时可输入表记录；单击“取消”按钮则不保存而直接退出表设计器。

根据上述方法可创建收费表结构（费用类别、费用名称、单价、用量、单位、费用小结、收费时间、住院号）和床位分配表结构（住院号、姓名、住院科室、主治医师、主管护士、床位、病房、单价等），如图 13-3 和图 13-4 所示。

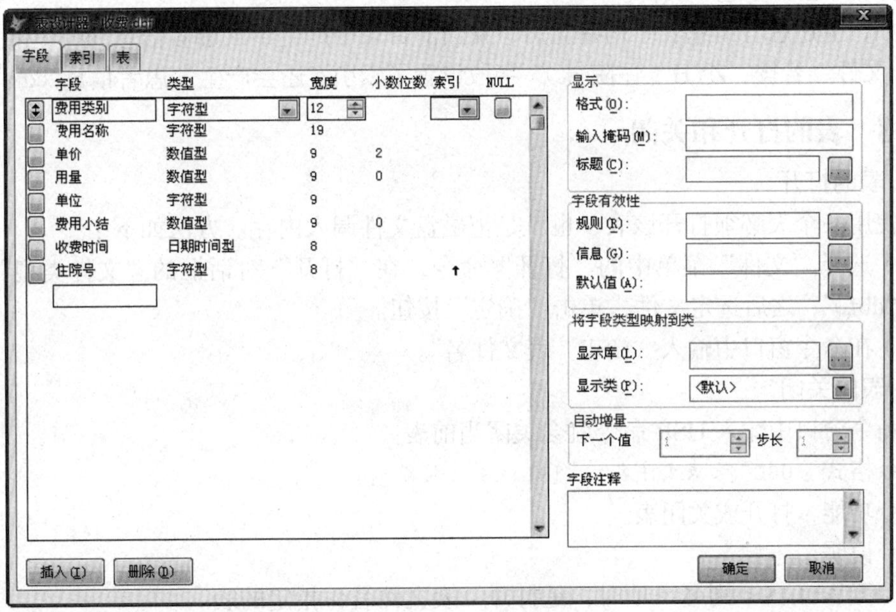

图 13-3 收费表结构

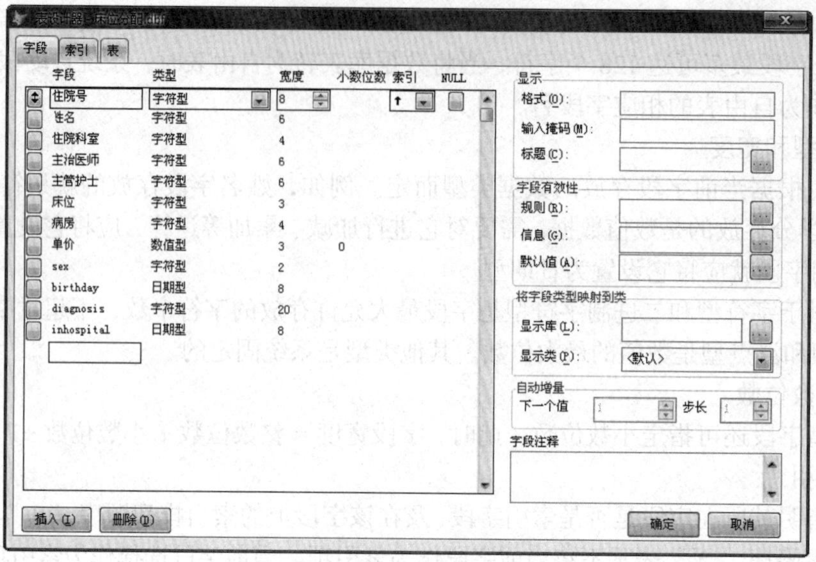

图 13–4　床位分配表结构

13.1.2　表文件

表结构建立后，生成对应表的文件一般有 3 个。

（1）表文件。存放表结构和表记录数据，文件的默认扩展名为 .dbf。

（2）表备注文件。存放表中备注型字段的内容，文件的默认扩展名为 .fpt。包含备注、备注（二进制）、通用型字段的表文件中仅存放其保存实际内容的 FPT 文件的位置。如果表中没有这些字段，则不会产生 FPT 文件。

（3）表索引文件。存放索引项信息，文件的默认扩展名为 .cdx。只有在“索引”选项卡包含索引项才会产生这个文件。

例如，上述患者信息表结构建立后，在当前目录中产生了“患者信息 .dbf”和“患者信息 .fpt”文件。若按“ZYH（住院号）”字段设置了索引，还会产生“患者信息 .cdx”文件。

13.1.3　表的打开和关闭

1. 表的打开

要使用一个表必须打开该表，也就是把磁盘文件调入内存。方法如下：

（1）选择“文件”菜单中的“打开”命令，在“打开”对话框的“文件类型”中选择“表（*.dbf）”，之后选定文件，单击“确定”按钮。

（2）在命令窗口中输入“USE　表文件名”。

2. 表的关闭

在命令窗口中输入 USE 命令就会关闭当前表。

命令格式：`USE [<表文件名>  [ALIAS <别名>]]`

命令功能：打开或关闭表。

命令说明：

（1）无 ALIAS <别名> 项时，是打开 <表文件名> 指定的表。

（2）有 ALIAS <别名> 项时，给表文件起了一个别名，以后可按别名存取文件。

（3）若省去全部短语，表示关闭当前打开的表。对表文件操作后，一定要关闭表，以防因以后操作不当，使表数据丢失或破坏。

（4）表打开后，表的记录指针指向第一个记录，即首记录。

（5）若调用的表文件不在当前磁盘上，应在文件名前加上表文件所在磁盘的盘符。

（6）若打的表文件扩展名为 .dbf，则扩展名可省略。

注意：在同一时刻只能使用一个表，因此，打开一个表的时候会自动关闭上一个表，新打开的表成为当前表。要同时使用多个表，必须使用多个工作区。

13.1.4 显示和修改表结构

表结构建立后，可以随时根据需要显示与修改各表的结构，如在表中增加、删除或者修改字段或索引，改变它们的顺序，改变字段的名称、宽度、数据类型，增加字段的注释和标题等。要想修改表结构必须先打开表文件，再通过“显示”菜单中的“表设计器”命令打开表设计器修改表结构。使用命令 MODIFY STRUCTURE 也可以打开表设计器。

在表设计器中按照需要修改完成后，单击“确定”按钮保存。

1. 显示表结构

要显示表结构可使用命令 LIST STRUCTURE 或 DISPLAY STRUCTURE，均可在屏幕上将表结构的基本信息显示出来。

命令格式：`LIST STRUCTURE [TO PRINT]`

`DISPLAY STRUCTURE [TO PRINT]`

命令功能：在屏幕上显示当前打开的数据库结构，如果有 TO PRINT 项则同时在打印机上打印出屏幕显示的内容。

使用说明：使用 LIST 命令时，屏幕显示的内容连续一次性显示完。使用 DISPLAY 命令时，表结构内容分屏显示，每当一屏显示完便自动暂停，按任意键后显示下一屏内容。

2. 修改表格结构

修改表的结构格式如下：

命令格式：`MODIFY STRUCTURE`

命令功能：修改当前打开的表结构。

使用说明：

（1）修改已装有记录数据的表结构时，不要同时修改一个字段的名字及类型或一个字段的名字与宽度，以免该字段数据丢失。

（2）在字段名不变情况下，可以同时修改字段类型、宽度和小数位数。但应该注意字段中的数据类型与修改后的字段类型一致，否则会丢失数据。

实例 13–1 修改学生表结构。

```
SET DEFAULT TO E:\医院住院管理系统\dbfs\        &&设置默认文件夹
USE 患者信息.DBF                                 &&打开学生基本信息表
MODIFY STRUCTURE                                 &&打开表设计器
```

13.1.5 记录的添加

表中记录的添加有 3 种方法：立即输入记录、追加记录、插入记录。

1. 立即输入记录

建立表结构后，就可向表中输入数据了。

下面给出患者信息、收费和床位分配的样本数据。

患者信息表建立后输入的记录内容如图 13–5 所示。

患者姓名	性别	现住址	出生日期	吸烟否	婚否	联系方式	诊断	既往病史
张辉	女	Memo	11/11/88	T	F	158[redacted]2657	心绞痛	否认既往病史
王海洋	男	Memo	12/17/76	T	T	134[redacted]4765	非酒精性脂肪性肝病	否认既往病史
张一山	男	Memo	11/14/64	T	T	138[redacted]6352	肺结核	否认既往病史
刘红利	男	memo	02/01/86	F	F	134[redacted]3726	非酒精性脂肪性肝病	否认既往病史
常峰	女	Memo	12/14/45	F	T	134[redacted]8746	骨关节炎	2000年患心脏病至今
陈志刚	男	memo	12/13/87	T	F	156[redacted]4657	胸骨骨折	否认既往病史
赵非	男	Memo	12/09/88	T	F	134[redacted]3615	急性胆囊炎	否认既往病史
王锋	男	memo	09/19/90	F	F	153[redacted]5837	脊髓小脑变性症	否认既往病史
康力	女	Memo	10/09/76	F	T	0	结肠癌	2004年患心脏病至今
丁冰	男	memo	04/08/92	F	F	0	胸骨骨折	否认既往病史
张甜甜	女	memo	11/12/76	T	T	134[redacted]0198	卵巢囊肿	否认既往病史
齐欣	女	Memo	12/14/66	T	T	134[redacted]3647	子宫息肉	否认既往病史
黄静	女	Memo	11/12/76	F	T	136[redacted]5846	妊娠合并糖尿病	2007年患糖尿病至今
李梦	女	Memo	12/14/88	F	F	127[redacted]6475	急性子宫内膜炎	否认既往病史
段丽佳	女	Memo	11/11/89	F	F	137[redacted]6276	盆腔炎	否认既往病史
欧阳辉	男	Memo	11/11/04	F	F	0	小儿高热	否认既往病史
白志敏	女	memo	11/11/04	F	F	0	小儿急性阑尾炎小儿缺	否认既往病史

图 13–5　患者信息记录

收费表建立后输入的记录内容如图 13–6 所示。

费用类别	费用名称	单价	用量	单位	费用小结	收费时间	住院号
检查与治疗	监护费	380.00	1	元	380	06/30/09 08:48:05 PM	09060204
检查与治疗	CT	300.00	1	次	300	06/30/09 08:49:07 PM	09060204
检查与治疗	CR	100.00	1	次	100	06/30/09 08:49:07 PM	09060204
检查与治疗	B超	200.00	1	次	200	06/30/09 08:49:07 PM	09060204
检查与治疗	MRI	800.00	1	次	800	06/30/09 08:49:07 PM	09060204
检查与治疗	二尖瓣闭式扩张术	1000.00	1	台	1000	06/30/09 08:53:15 PM	09060104
检查与治疗	麻醉费	300.00	1	元	300	06/30/09 08:53:15 PM	09060104
检查与治疗	术材费	500.00	1	元	300	06/30/09 08:53:15 PM	09060104
检查与治疗	监护费	380.00	1	元	380	06/30/09 08:53:15 PM	09060104
检查与治疗	CT	300.00	1	次	300	06/30/09 08:53:27 PM	09060104
检查与治疗	CR	100.00	1	次	100	06/30/09 08:53:27 PM	09060104
检查与治疗	B超	200.00	1	次	200	06/30/09 08:53:27 PM	09060104
检查与治疗	MRI	800.00	1	次	800	06/30/09 08:53:27 PM	09060104
检查与治疗	CR	100.00	1	次	100	07/07/09 11:03:07 AM	09060201

图 13–6　收费记录

床位分配表建立后输入的记录内容如图 13–7 所示。

住院号	姓名	住院科室	主治医师	主管护士	床位	病房	单价	Sex	Birthday	Diagnosis	Inhospital
09060204	康红	外科	关海山	赵小情	5床	外四	50	女	10/09/76	结肠癌	06/19/09
09060205	丁力	外科	关海山	赵小情	1床	外四	50	男	04/08/92	胸骨骨折	06/19/09
09060301	洪鸿	妇科	许晓丹	韩萍	5床	妇四	50	女	11/12/76	卵巢囊肿	06/19/09
09060302	齐欣	妇科	许晓丹	韩萍	VIP	妇一	200	女	12/14/66	子宫息肉	06/19/09
09060303	景静	妇科	许晓丹	韩萍	1床	妇二	80	女	11/12/76	妊娠合并糖尿病	06/19/09
09060304	可可	妇科	许晓丹	韩萍	1床	妇三	80	女	12/14/88	急性子宫内膜炎	06/19/09
09060305	齐琪	妇科	许晓丹	韩萍	2床	妇四	50	女	11/11/89	盆腔炎	06/19/09
09060401	小宝	儿科	付阳	孟妍	1床	儿四	50	男	11/11/04	小儿高热	06/19/09
09060402	玲玲	儿科	付阳	孟妍	1床	儿二	80	女	11/11/04	小儿急性阑尾炎小儿缺	06/19/09
09060403	康康	儿科	付阳	孟妍	5床	儿五	50	女	11/11/04	左心发育不良	06/19/09
09060404	李强	儿科	付阳	孟妍	5床	儿四	50	女	03/14/06	肝炎	06/19/09
09060405	王明	儿科	付阳	孟妍	VIP	儿一	200	女	04/05/03	小儿高热	06/19/09
09060106	许小红	内科	张洋明	常影	1床	内四	50	女	11/11/88	骨关节炎	06/22/09
09060406	西欧	儿科	付阳	孟妍	3床	儿二	80	男	01/01/07	肝炎	06/22/09

图 13–7　床位分配记录

开始输入数据时窗口各个字段的值都为空，当光标移到某字段时，相应的输入区反白显示，输入内容之后，立即在下面产生一个新的空记录，这样就可以连续输入多个记录。对于备注型字段输入，可双击该字段区域中的 memo，打开备注型字段的编辑窗口，在该窗口中输入备注型内容，如图 13–8 所示。

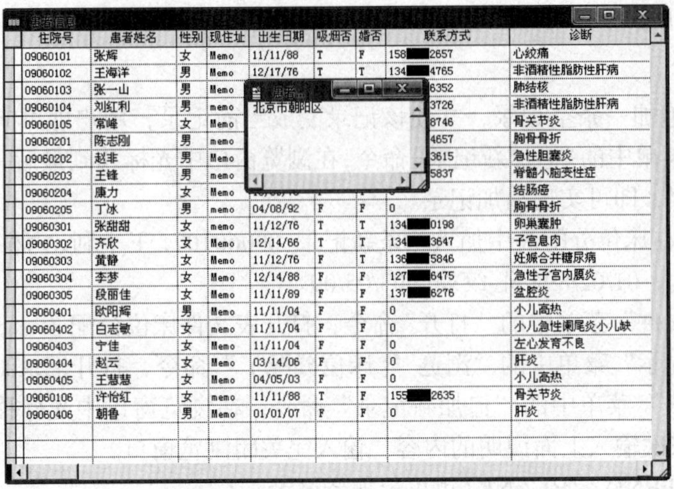

图 13–8 浏览窗口中备注字段输入

输入完毕后，单击“关闭”按钮，或直接按 Ctrl+W 组合键，均可退出备注字段编辑状态，且保存。此时原来的 memo 变成了 Memo，表示该备注字段中已经包含内容。

而通用字段输入可双击照片字段区域中的 gen，打开通用字段的编辑窗口，此时可以插入图像、波形文件、MIDI 音乐、视频剪辑等多媒体数据。具体有两种方法插入：

方法一：双击通用字段，选择“编辑”菜单中的“插入对象”命令，打开“插入对象”对话框，选择对象类型为“BMP 图像”，单击“确定”按钮，即可在通用字段编辑窗口中编辑图片。

方法二：先把要插入的数据复制到剪贴板上（如在 Word 中复制一张图片），在 Visual FoxPro 中双击通用字段，然后在“编辑”菜单中选择“粘贴”命令即可。插入图片效果如图 13–9 所示。

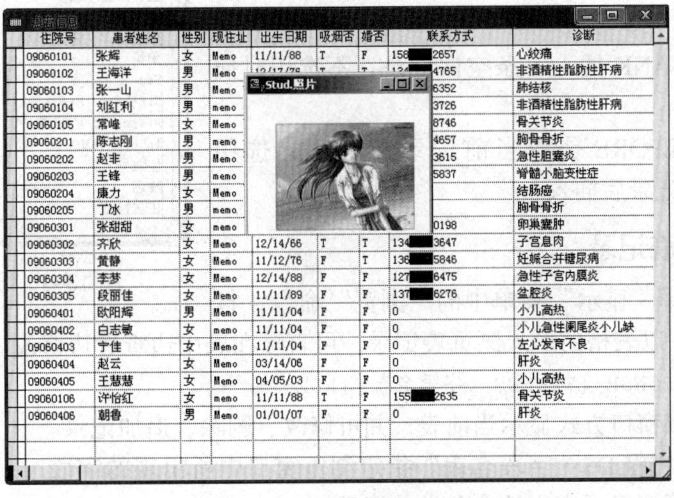

图 13–9 通用字段图像粘贴

插入完毕后，单击“关闭”按钮，或直接按 Ctrl+W 组合键，退出通用字段编辑状态，且保存。此时原来的 gen 变成了 Gen，表示该通用字段中已经包含内容。

注意：按 Ctrl+Q 组合键即可取消输入。

2. 追加记录

在表的末尾追加一条空记录，并使该记录变成当前记录，用户即可向该空记录中输入数据。选择“表”菜单中的“追加新记录”命令，在浏览窗口中光标移到最后一条空白记录上，依次输入相应内容，即可实现追加记录。

实例 13–2 在床位分配表中加入一条新记录：09060107，王小利、内科、张洋明、常影、24、内八、50、女、01/02/89、心绞痛、03/05/09。

（1）选择“文件”菜单中的“打开”命令，打开表文件床位分配。

（2）选择“显示”菜单中的“浏览‘(床位分配)’”命令，打开记录浏览窗口。

（3）选择“表”菜单中的“追加新记录”命令，在浏览窗口中光标移到最后一条空白记录上，在其中依次输入上面说明的内容，输入完关闭浏览窗口。

使用命令 APPEND [BLANK] 也可追加新记录。

命令格式：`APPEND [BLANK]`

命令功能：在当前工作的表末尾追回新记录数据。

使用说明：如果带有 BLANK 项，则直接在表的末尾加一条空记录，以后可用 EDIT 或 REPLACE 等命令为空白记录填入数据；如果没有 BLANK 项，系统就以窗口的形式让用户以交互方式输入记录数据。

```
USE 床位分配                        &&打开床位分配
APPEND                              &&操作如图13-10所示，用户自己输入相应信息
```

3. 插入记录

命令格式：`INSERT [BEFORE|AFTER] [BLANK]`

命令功能：在表中某条记录前后加记录可用插入命令。

使用说明：

（1）选用 BLANK 插入一条空白记录，不选用时插入一条新记录。

（2）选用 BEFORE 是在当前记录前插入，选用 AFTER 是在当前记录后插入。

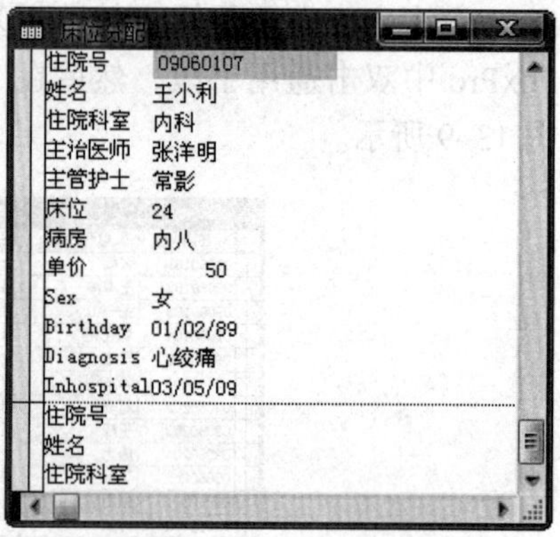

图 13–10 追加记录窗口

13.1.6 浏览表记录

打开表，选择“显示”菜单中的“浏览”命令，打开记录浏览窗口，以表格的形式浏览表记录，可直接在表中边查看边修改。

命令格式：`BROWSR [FIELDS 字段名表][FOR 条件]`

命令功能：以窗口方式显示当前表，并可修改、删除、追加记录。

使用说明：“FIELDS 字段名表”指定浏览窗口中所出现的字段。字段名之间用逗号分隔。FOR 条件用于显示表中符合条件的记录。

实例 13–3 浏览学生基本信息表。

```
USE 患者信息                              &&打开患者信息表
BROWSE                                    &&打开浏览窗口，如图13-11所示
```

患者信息

患者姓名	性别	现住址	出生日期	吸烟否	婚否	联系方式	诊断	既往病史
张辉	女	Memo	11/11/88	T	F	158[redacted]2657	心绞痛	否认既往病史
王海洋	男	Memo	12/17/76	T	T	134[redacted]4765	非酒精性脂肪性肝病	否认既往病史
张一山	男	Memo	11/14/64	T	T	138[redacted]352	肺结核	否认既往病史
刘红利	男	memo	02/01/86	F	F	134[redacted]3726	非酒精性脂肪性肝病	否认既往病史
常峰	女	Memo	12/14/45	F	T	134[redacted]8746	骨关节炎	2000年患心脏病至今
陈志刚	男	memo	12/13/87	T	F	156[redacted]4657	胸骨骨折	否认既往病史
赵非	男	Memo	12/09/88	T	F	134[redacted]3615	急性胆囊炎	否认既往病史
王锋	男	memo	09/19/90	F	F	153[redacted]5837	脊髓小脑变性症	否认既往病史
康力	女	Memo	10/09/76	F	T	0	结肠癌	2004年患心脏病至今
丁冰	男	memo	04/08/92	F	F	0	胸骨骨折	否认既往病史
张甜甜	女	memo	11/12/76	T	T	134[redacted]0198	卵巢囊肿	否认既往病史
齐欣	女	Memo	12/14/66	T	T	134[redacted]3647	子宫息肉	否认既往病史
黄静	女	Memo	11/12/76	F	T	136[redacted]5846	妊娠合并糖尿病	2007年患糖尿病至今
李梦	女	Memo	12/14/88	F	F	127[redacted]6475	急性子宫内膜炎	否认既往病史
段丽佳	女	Memo	11/11/89	F	F	137[redacted]6276	盆腔炎	否认既往病史
欧阳辉	男	Memo	11/11/04	F	F	0	小儿高热	否认既往病史
白志敏	女	memo	11/11/04	F	F	0	小儿急性阑尾炎小儿缺	否认既往病史

图 13–11 浏览窗口

说明：在表浏览状态，要想输入数据，可按 Ctrl+Y 组合键或选择“表”菜单中的“追加新记录”命令，然后在空记录中填入数据。

13.1.7 显示表记录

命令格式：LIST |DISPLAY [OFF][字段名表][范围][FOR 条件|WHILE 条件][TO PRINTER [PROMPT]|TO FILE 文件名]

命令功能：按要求显示或同时打印当前表中记录。

使用说明：

（1）“字段名表”用于指定窗口中出现字段名表，字段之间用逗号分隔。

（2）“范围”包括以下几种情况：

```
ALL                       表的所有记录
NEXT  n                   当前记录向后的n条记录
RECORD  n                 第n号记录
REST                      从当前记录开始到文件的末尾
```

（3）“FOR 条件”指定符合条件的记录，“条件”的描述必须符合逻辑表达式的规则。

例如，显示患者信息表中住院号、姓名、性别、住院科室，条件为内科的所有记录，命令如下：

```
USE 患者信息
LIST FIELDS 住院号,姓名,性别,住院科室 FOR 住院科室="内科"
```

显示结果如下：

记录号	住院号	姓名	性别	住院科室
1	09060101	张晓纤	女	内科
2	09060102	王天明	男	内科
3	09060102	王天明	男	内科
4	09060103	张学优	男	内科
8	09060102	王天明	男	内科
10	09060103	张学优	男	内科
11	09060104	刘明	男	内科
12	09060105	葛欢	女	内科
13	09060106	许小红	女	内科

（4）“WHILE 条件”也是定位记录的条件，它与“FOR 条件”的区别是：“WHILE 条件”当在作用范围内只要遇到一条不符合条件的记录就不再向下定位，而“FOR 条件”在作用范围内都要定位。举例来说，作用范围为 ALL，如果是“FOR　性别 =" 女 "”，可以把表中所有的女性全找到，但如果换成“WHILE　性别 =" 男 "”，如果第一条记录是女，就不会找到记录。

实例 13–4　显示表记录。

```
USE 患者信息
LIST FIELDS 住院号,姓名,住院科室 WHILE 性别="男"
```

没有显示记录，因为第一条记录的性别是 " 女 " 就不满足条件。如果使用下面语句：

```
LIST FILEDS 住院号,姓名,住院科室 FOR 性别="男"
```

则显示性别为男的所有记录。

（5）TO　PRINTER 指定所显示的内容，送打印机打印。若带 PROMPT 项，则打印前需打开“打印”对话框，可在该对话框中对打印机进行设置。

（6）“TO　FILE　文件名”所有显示的记录，并送到指定的文件中保存。

若不带任选项，则 LIST 为显示所有记录，DISPLAY 为显示当前记录。DISPLAY ALL 显示所有记录满一屏暂停，按任意键继续。

13.1.8　记录的编辑与修改

1. 直接编辑与修改

在浏览窗口的任何方式下（浏览或编辑），都可以移动记录指针查找指定的记录，直接编辑与修改记录的内容，只是速度慢，容易出错。

方法：

（1）打开表后，在“显示”菜单中选择“浏览”命令，在打开的窗口中修改。

（2）可使用命令 BROWSE 或 EDIT| CHANGE 修改。

命令格式：`EDIT [[RECORD] <数值表达式>]`

命令功能：对当前表中指定记录进行修改。

使用说明：

（1）若选择 <数值表达式> 项，则对由表达式的值确定的记录及以后的记录进行修改；若无 <数值表达式> 项，则从当前记录开始修改。

（2）如果用此命令对多条记录进行修改时，按 Esc 键退出时，只作废对当记录的修改，以前修改的记录有效。

（3）可以对所表述的记忆型字段内容进行修改。

（4）RECORD 选否不影响命令功能。数值表达的值是表达式值取整后的结果，其值应大于等于 1 和小于等于最大记录号，如果不在此范围，则系统给出错误信息。

命令格式：CHANGE [<范围>] [FOR/WHILE <条件>] [FIELDS<字段名表>]

命令功能：修改当前表中指定的记录或指定记录的某几个字段的数据。

使用说明：<范围>默认为 ALL，也可以对所表述的记忆型字段进行修改。

2. 替换字段

使用表时选择“表”菜单中的“替换字段”命令，利用“替换字段”对话框进行，此方法可以一次性成批改变记录中的值。

用命令也可以实现，格式如下：

命令格式：REPLACE 字段名 WITH 表达式 [ADDITIVE],...,[范围][FOR 条件 | WHILE 条件]

命令功能：按指定的范围和给定的条件成批快速自动完成用表达式的值代替与之相应的字段内容。

使用说明：

（1）若无“FOR 条件 | WHILE 条件”项，则对指定范围的记录进行替代。若同时没有 [范围] 项，则仅对当前记录进行替代。在对全部记录进行操作时，必须加 ALL。

（2）若有“FOR 条件 | WHILE 条件”项，而无 [范围] 项，则在整个表范围内对符合条件的记录进行替代。注意字段类型相同。命令不能对所表述的记忆字段内容替换。

（3）若带任选项 ADDITIVE，则是在原内容后面追加新内容。

实例 13–5 在收费表中的费用小结都变为 100。

用菜单方式实现如下：

（1）打开表及浏览窗口，选择“表”菜单中的“替换字段”命令，打开“替换字段”对话框，如图 13–12 所示。

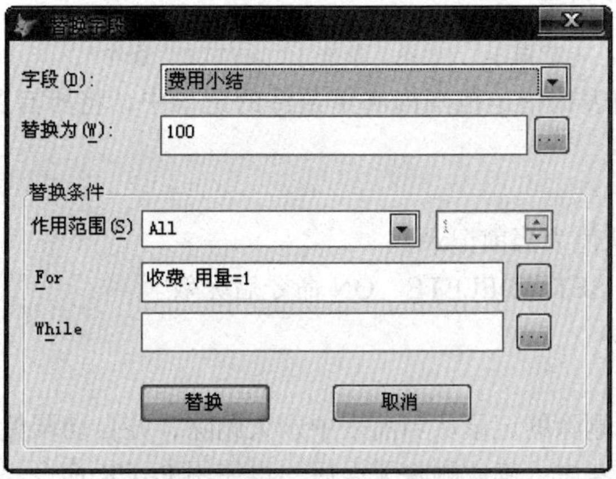

图 13–12 “替换字段”对话框

（2）从“字段”下拉列表框中选择“费用小结”，在“替换为”文本框中输入 100，在“替换条件”选项区域的“作用范围”下拉列表框中选择 All，在 For 文本框中输入“收费 . 用量 =1”。

（3）单击“替换”按钮，此时浏览窗口中所有费用小结都变为 100。

用命令方式实现如下：

```
USE 收费
REPLACE ALL 费用小结 WITH 100 FOR  用量=1
DISPLAY ALL 费用名称,用量,费用小结
&&显示如下:
```

记录号	费用名称	用量	费用小结
1	CT	1	100
2	CR	1	100
3	B超	1	100
4	MRI	1	100
5	血常规检查	1	100
6	尿常规检查	1	100
7	血常规检查	1	100

13.1.9 删除记录

删除记录分为两步：首先给要删除的记录做删除标记，然后对表重新打包（PACK），即删除带删除标记的记录。要去掉删除标记，可以使用“恢复删除”命令。要从表中彻底删除具有删除标记的记录，可以使用“彻底删除”命令。（以上命令均位于“表”菜单中）

在命令窗口中实现如下：

1. 记录的逻辑删除

命令格式：`DELETE  [范围]  [FOR 条件]|[WHILE  条件]`

命令功能：将当前表中指定范围内满足条件的那些记录加上删除标记。

使用说明：

（1）无 [范围] 时，对当前记录进行逻辑删除。

（2）对于做了删除标记的记录，可以通过 SET　DELETE　ON 命令的设置而不显示。否则通过 SET　DELETE　OFF 显示。

2. 恢复逻辑删除的记录

命令格式：`RECALL  [范围]  [FOR 条件]|[WHILE  条件]`

命令功能：对当前表在指定范围内满足条件的记录中，将所有逻辑删除标记抹去，恢复逻辑删除的记录。

使用说明：

（1）[范围] 的默认值为当前记录。

（2）该命令在执行 SET　DELETE　ON 命令后无效。

3. 记录的物理删除

命令格式：`PACK`

命令功能：将逻辑删除的记录从当前表中永久删除，并自动调整记录号。

使用说明：经慎重考虑，确认删除无误后，再使用 PACK 命令。

实例 13–6　删除收费表中费用名称为 CT 的记录。

（1）用菜单方式，选择“表”菜单中的“删除记录”命令，打开“删除”对话框，如图 13–13 所示。在“作用范围”下拉列表框中选择 All，在 For 文本框中输入“收费 . 费用名称 ="CT"”，单击“删除”按钮，即可为所有 CT 记录添加删除标记。

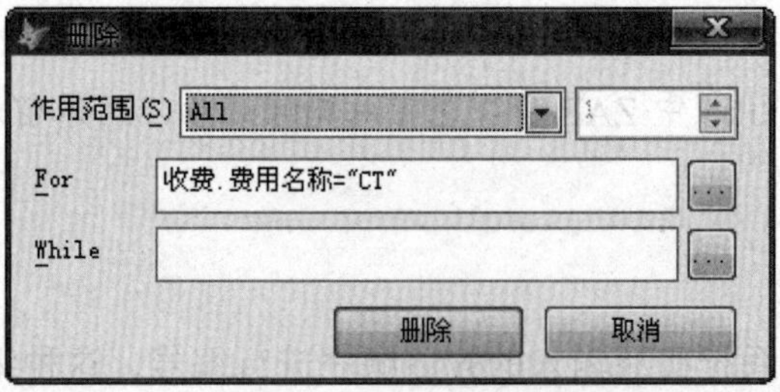

图 13–13 “删除”对话框

（2）用命令方式如下：

```
DELETE ALL FOR 收费.费用名称="CT"
BROWSE                                        &&显示如图13-14所示
```

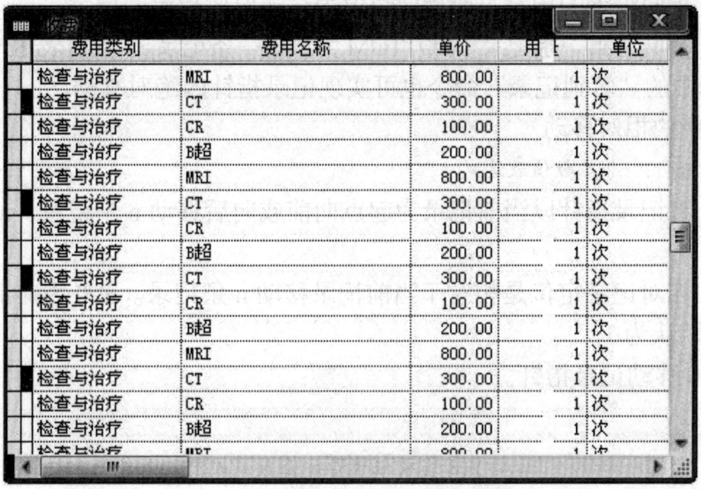

费用类别	费用名称	单价	用量	单位
检查与治疗	MRI	800.00	1	次
检查与治疗	CT	300.00	1	次
检查与治疗	CR	100.00	1	次
检查与治疗	B超	200.00	1	次
检查与治疗	MRI	800.00	1	次
检查与治疗	CT	300.00	1	次
检查与治疗	CR	100.00	1	次
检查与治疗	B超	200.00	1	次
检查与治疗	CT	300.00	1	次
检查与治疗	CR	100.00	1	次
检查与治疗	B超	200.00	1	次
检查与治疗	MRI	800.00	1	次
检查与治疗	CT	300.00	1	次
检查与治疗	CR	100.00	1	次
检查与治疗	B超	200.00	1	次

图 13–14 为所有 CT 加删除标记

```
SET DELETE ON
LIST                 &&不显示有删除标记的记录，无记录号1显示如下：
```

记录号	费用类别	费用名称
2	检查与治疗	CR
3	检查与治疗	B超
4	检查与治疗	MRI
5	检查与治疗	血常规检查
6	检查与治疗	尿常规检查

```
SET DELETE OFF
RECALL  ALL                                  &&恢复有删除标记的记录
LIST                                         &&显示所有记录
```

如果不执行以上的恢复操作，而是直接使用 PACK 命令，则是将所有有删除标记的记录彻底删除。另外，设置 SET DELETE OFF 后，在 BROWSE 窗口下，凡是有删除标记的记录其最左边均有黑方块显示，如果再单击方块可将删除标记去掉，相当于执行了将当前记录恢复的命令。同样，没有删除标记的记录单击这个方块也会加上删除标记，相当于执行了将当前记录删除的命令。

注意：在 Visual FoxPro 中 ZAP 命令也可以删除记录，只保留表结构。格式：ZAP，此命令不带任何参数。

13.1.10 记录定位

表文件中的记录由系统按照输入的先后顺序进行编号，这种编号称为记录号。为了操作这些记录，系统自动设立一个指示器指向记录，这个指示器称为记录指针。一个表文件只有一个记录指针，记录指针所指向的记录称为当前记录。打开表时当前记录号为 1，指向第一条记录，要操作指定的记录，就需要定位记录。

1. 记录指针的绝对移动

命令格式：GO|GOTO [<数值表达式>|TOP|BOTTOM]

命令功能：指向给定的记录，或指向数值表达式值所指定的记录。

使用说明：TOP 为第一条记录；BOTTOM 为最后一条记录；"数值表达式"指定记录号。利用"表"菜单中的"转到记录"命令也可实现记录指针的绝对移动。

2. 记录指针的相对移动

命令格式：SKIP [<数值表达式>]

命令功能：将记录指针以当前记录为起点向前或向后移动 n 个记录，n 为正整数，由数值表达式给出。

使用说明：相对记录定位是相对于当前记录移动 n 条记录。n>0 为向下移，n<0 为向上移。省略 n，则默认为 1。

实例 13–7 移动记录指针。

```
USE 患者信息
?RECNO()                &&显示当前记录号的函数，当前记录号为1
SKIP
?RECNO()                &&显示当前记录号为2
GO BOTTOM
?RECNO()                &&显示表中最后一个记录号
SKIP
?EOF()                  &&显示为.T.，因为记录指针指向表的最后一条记录的下一个
```

13.1.11 条件记录过滤

命令格式：SET FILTER TO [条件]

命令功能：根据条件进行记录过滤。

命令说明：设置记录过滤条件后，只有满足过滤条件的记录才会显示。若该命令不带任何参数，则清除过滤条件，不再对记录过滤。

实例 13–8 记录过滤。

```
USE 床位分配
SET FILTER TO 主治医师="张洋明"
BROWSE                  &&只显示主治医师是张洋明的记录
```

```
SET FILTER TO
BROWSE                      &&显示所有记录
```

13.1.12 表的计算

1. 记录统计

命令格式：COUNT [范围] [FOR |WHILE <条件>] [TO <内量变量>]

命令功能：统计当前表中指定范围内满足条件的记录个数，并将统计结果存入 TO 后面指定的内存变量中。

使用说明：

（1）若无 [TO < 内量变量 >] 项，则只统计，不保存结果。

（2）不选 [范围] 项时，系统默认值为 ALL，执行命令后，EOF=.T.。

实例 13–9 记录统计。

```
USE 床位分配
COUNT FOR 主治医师="张洋明" TO N
?"主治医师是张洋明的患者数为：",ALLTRIM(STR(N))      &&运行结果如下：
```

主治医师是张洋明的患者数为：7

2. 数据求和

命令格式：SUM [范围] [表达式表] [TO <内存变量表>] [FOR |WHILE <条件>]

命令功能：对当前表中给定范围和符合条件的记录，求指定的数值型字段值的和。

使用说明：

（1）[表达式表] 中各表达式可含有常量、内存变量和字段变量，各表达式间用逗号分隔。若选此项，则仅对 [表达式表] 中所列字段求和。

（2）若选 [TO < 内存变量表 >]，则将表达式的值赋给相应的内存变量，否则只求和不赋值。

（3）如果省略 [范围]、[表达式表]、[FOR |WHILE <条件 >]，则求表中所有数值型字段纵向求和。

实例 13–10 数据求和。

```
USE 床位分配
SUM                         &&运行结果如下：
```

单价
1850.0

3. 数据求均值

命令格式：AVERAGE [范围] [表达式表] [TO <变量名表>] [FOR |WHILE <条件>]

命令功能：对当前表中给定范围内符合条件的记录，求指定的数值型字段的算术平均值。

使用说明：该命令中各短语的意义与 SUM 命令相同。

实例 13–11 数据求均值。

```
USE 床位分配
AVERAGE 单价 FOR 主治医师="张洋明" TO N
"张洋明的单价平均值为："ALLTRIM(STR(N))      &&运行结果如下：
```

单价
67.14
张洋明的单价平均值为：67

4. 统计计算

命令格式：CALCULATE [表达式表] [TO <变量名表>] [范围] [FOR|WHILE <条件>]

命令功能：该命令对表达式表的值统计计算。

使用说明：该命令中各参数的意义与 SUM 命令相同。

5. 批量替换

命令格式：REPLACE [范围] <字段名1> WITH <表达式1> [,<字段名2> WITH <表达式2>,---] [FOR/WHILE <条件>]

命令功能：即同记录中字段间的计算；按指定的范围和给定的条件成批快速自动地完成用表达式的值代替与之相应的字段的内容。

使用说明：

（1）若无“FOR/WHILE <条件>”项,则对指定范围的记录进行替代。若同时没有[范围]项，则仅对当前记录进行替代。在对全部记录进行操作时，必须加 ALL。

（2）若有“FOR/WHILE <条件>”项，而无[范围]项，则在整个数据库范围内对符合条件的记录进行替代。

（3）各表达式可以是内存变量、字段变量、常量、函数组成的表达式。应注意表达式值的类型应与相应的字段变量类型相同。

（4）命令不能对记忆型字段的内容进行替换。

6. 分类汇总统计

命令格式：TOTAL ON <关键字> TO <表文件名> [范围] [FIELDS <字段表>] [FOR/WHILE<条件>]

命令功能：对当前表文件（源表文件）中指定范围和符合条件的记录，按关键字的值分类求和,求和的字段由<字段表>给出。同时将自动建立汇总数据的表文件(目标表文件),并将分类汇总数据写入汇总数据表文件。

使用说明：

（1）在使用 TOTAL 命令前，应对<关键字>值进行物理排序或索引，并打开排序或索引文件。

（2）[范围]、[FOR/WHILE<条件>] 与 [FIELDS <字段表>] 的含义同 LIST 等命令。

（3）若命令中<表文件名>所指出的文件在此之前未建立，则执行该命令后，将自动建立一个以<表文件名>命名的表文件，该表文件中，除了没有源表文件中的记忆型字段之外，其他各字段名字、类型、宽度与源表文件相同。同时，将源表文件中关键字值相同的记录合并成一个新记录，新记录中数值型字段的值等于源表文件同类记录相同字段值的和；新记录中字符型字段的值等于同类记录中第一个记录相应字段的值。

（4）若命令中的<表文件名>所指出的文件已存在，则执行该命令后重写此表文件。

（5）若目标表文件中的数值型字段宽度容纳不了求和后的数据，则系统给出错误信息并以星号写入该字段。

13.2 表的排序、索引与查询

13.2.1 表的分类排序

建立表时，表中的记录是按录入人员的输入顺序排列的，记录号的顺序真实地反映了记录在存储单元中的物理顺序。如果将记录位置物理地移动，按某个字段或某几个字段由大到小或由小到大的顺序重新排列，称为分类排序，也称物理排序。用作排序的字段名称为关键字。在排序时，可选择一个关键字，也可选择多个关键字组成关键字表达式，多个关键字的排序称为多重排序。

命令格式：SORT TO <新表文件名> ON <字段名1>[/A|/D] [/C]...[, 字段名n[/A|/D] [/C]] [范围][FOR|WHILE 条件] [FIELDS 字段名表]

命令功能：对当前表进行排序，并将排过序的记录输出到新表中。

使用说明：

（1）存放排序后记录的新表名，扩展名为 .dbf。如果文件不包含扩展名，则自动为它指定 .dbf 扩展名。

（2）[范围][FOR|WHILE 条件] [FIELDS 字段名表] 参数的含义与 LIST 命令相同。

（3）[/A] 表示升序，[/D] 表示降序，默认为升序；若使用 [/C] 字符型字段排序时不区分大小写，否则区分大小写，默认为区分。

（4）[/A|/D] [/C] 可以组合使用，例如，/AC 或 /DC。

实例 13–12 在床位分配表中，按照住院号进行分类排序，新表为床位分配表 1，新表字段为姓名、住院号。

```
USE  床位分配
SORT TO 床位分配1.dbf ON 住院号 FIELDS 姓名,住院号
USE 床位分配1
LIST
```

执行后结果如下：

记录号	姓名	住院号
1	张晓纤	09060101
2	王天明	09060102
3	张学优	09060103
4	刘明	09060104
5	葛欢	09060105
6	许小红	09060106
7	王小利	09060107
8	钟志刚	09060201
9	姬恒	09060202
10	左冷锋	09060203
11	康红	09060204
12	丁力	09060205
13	洪鸿	09060301
14	齐欣	09060302
15	景静	09060303
16	可可	09060304
17	齐琪	09060305
18	小宝	09060401
19	玲玲	09060402
20	康康	09060403
21	李强	09060404
22	王明	09060405
23	西欧	09060406

（排序后结果）

记录号	住院号	姓名
1	09060101	张晓纤
2	09060102	王天明
3	09060103	张学优
4	09060104	刘明
5	09060105	葛欢
6	09060201	钟志刚
7	09060202	姬恒
8	09060203	左冷锋
9	09060204	康红
10	09060205	丁力
11	09060301	洪鸿
12	09060302	齐欣
13	09060303	景静
14	09060304	可可
15	09060305	齐琪
16	09060401	小宝
17	09060402	玲玲
18	09060403	康康
19	09060404	李强
20	09060405	王明
21	09060106	许小红
22	09060406	西欧
23	09060107	王小利

（排序前结果）

13.2.2 表的索引排序

通过上节实例可以进一步看出，用 SORT 命令排序时重新建立一个新表文件，表中的记录按给定的条件顺序排列，此时用户操作不方便、不灵活。接下来引用索引排序。

表中记录的顺序是按照输入的先后顺序来排列的，这样的顺序一般不能满足需要。对于需要经常查找的数据项，如果事先对它们进行排序并将排序结果和对应物理顺序的记录号的对照表保存到相应的文件（称为索引文件）中，那么，在对这个数据项查找时仅需在索引文件中进行，因为索引文件是按该数据项的大小顺序存放，所以很快就能定位。然后，系统通过索引文件中对照表就可得到该数据项在表文件中的实际位置，这个过程称为索引。

索引的数据项是经常进行查询的字段或由字段组成的表达式，称为索引关键字。例如，在学生表中经常按学号查找，那么“学号”字段可作为索引关键字；也可按姓名和专业连在一起查找，那么“姓名 + 专业”也可作为索引关键字。一个表可建立多个索引，为了区分它们，每一个索引都要起一个名称，称为索引标识。在 Visual FoxPro 中，如果一个索引存放在一个索引文件中，那么这种索引文件为独立索引文件，扩展名为 .idx。如果若干索引存放在同一个索引文件中，那么这种索引文件为复合索引文件，扩展名为 .cdx。复合索引文件又分为结构化复合索引和非结构化复合索引，结构化复合索引文件的主文件名与表的主文件名相同。

1. 索引的类型

Visual FoxPro 中，索引可分为下列几种类型：

（1）主索引。作为主索引的索引关键字，其表中所有记录的值必须唯一。只有数据库表才可建立主索引，一个数据库表只能建立一个主索引。

（2）候选索引。作为候选索引的索引关键字，其表中所有记录的值必须唯一。一个表可以建立多个候选索引，数据库表和自由表均可建立候选索引。

（3）普通索引。作为普通索引的索引关键字，其表中记录的值可重复。一个表可建立多个普通索引，数据库表和自由表均可建立普通索引。

（4）二进制索引。作为二进制索引的索引关键字，其表中记录的值可重复。但在索引文件中仅保存重复值记录的第一个。一个表可建立多个二进制索引，数据库表和自由表均可建立二进制索引。

2. 用表设计器建立索引

选择“显示”菜单中的“表设计器”命令，选择“索引”选项卡，如图 13–15 所示。

一行描述一个索引，一个索引描述包含下列几项内容：

（1）排序。指定索引中的排序顺序。“↑”表示升序，“↓”表示降序。排序时根据表达式(索引关键字)值的类型确定大小。

数值型：按其数值论大小。

字符型：按字符序列的排序先后论大小。

日期型：按其日期论大小，在当前的日期之前的越早，日期值越小。

逻辑型：假小于真。

（2）索引。索引标识名，即引用该索引的名字。

（3）类型。可选上面介绍的 4 种索引类型之一。注意主索引只能有一个。

（4）表达式。索引关键字。多个字段组合时要求描述的表达式要符合 Visual FoxPro 表达式规则。例如，将出生日期和姓名组成表达式时，先把日期型转换成字符型，DTOC(出生日期)+ 姓名。备注型和通用型不能作为索引关键字。

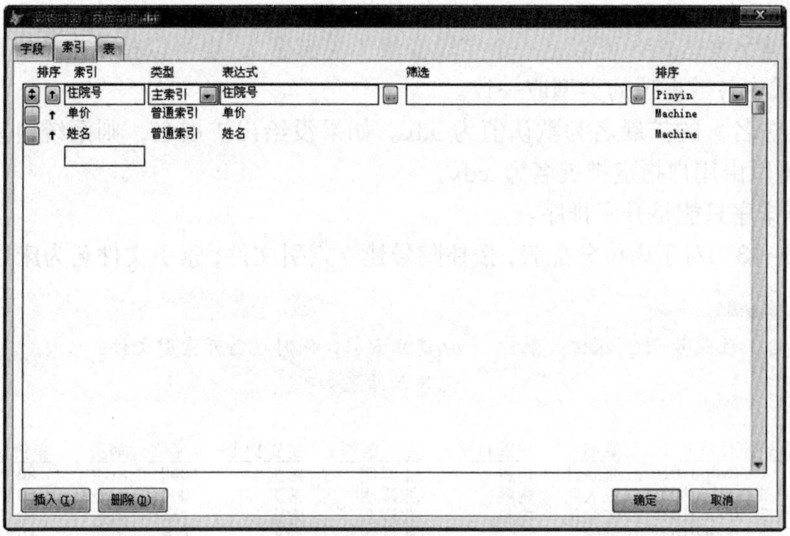

图 13–15 “索引”选项卡

（5）筛选。索引中包含符合条件记录的条件表达式。筛选条件的描述必须符合 Visual FoxPro 逻辑表达式的规则。不包含筛选时，则对所有记录进行索引。

（6）排序。排序的方式。

3. 索引的引用

建立好表的索引后，就可用它来排列记录。任一时刻只能有一个索引序列决定记录的排列顺序，此序列称为主控索引或主索引。

例如，将患者信息表的索引序列“住院号（ZYH）”设为主索引。

操作步骤如下：

（1）打开患者信息表，然后浏览表记录。

（2）选择“表”菜单中的“属性”命令，打开“工作区属性”对话框。

（3）在“索引顺序”下拉列表框中选择索引标识“患者信息 .zyh”，如图 13–16 所示。

此时浏览窗口的记录按学号由小到大排列。若在“工作区属性”对话框的“索引顺序”下拉列表框中选择“无顺序”，即取消主索引设置，浏览窗口中记录的排列顺序是输入顺序。

在 Visual FoxPro 中，对于利用表设计器建立的索引序列，当用户在表中进行记录的添加、修改和删除时，系统会自动对索引文件中的全部索引序列进行重排，即系统自动完成对结构化复合索引文件的维护。

4. 用命令操作索引文件

（1）索引命令。

命令格式：INDEX ON <关键字表达式> TO <文件名>

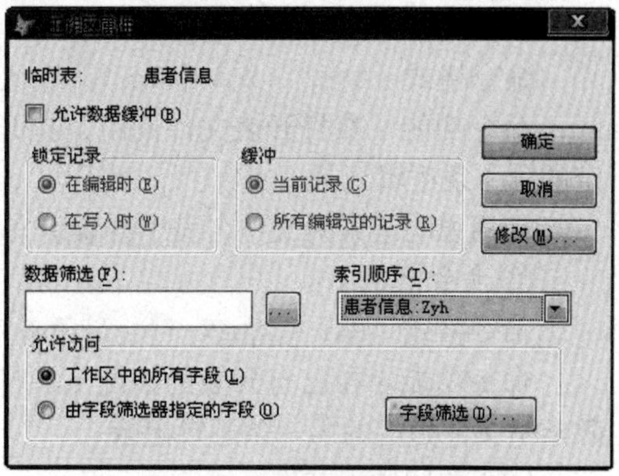

图 13–16 “工作区属性”对话框

命令功能：根据 <关键字表达式> 的值，建立当前表的相应索引文件。同时打开该索引文件。

使用说明：

① <关键字表达式> 可以是一个字段变量（关键字），也可以是由多个字段量组成的表达式，表达式中各数据项的类型应一致。

② <文件名> 的扩展名为默认值为 .idx。如果没给出扩展名，则系统自动定义扩展名为 .idx，也可以由用户指定扩展名为 .cdx。

③ 索引排序只能是升序排序。

实例 13–13 对于床位分配表，按住院号建立索引文件，索引文件名为床位分配 1.idx。

```
USE 床位分配
INDEX ON 住院号 TO 床位分配1     &&建立索引，同时也打开索引文件
LIST                            &&显示结果如下：
```

记录号	住院号	姓名	住院科室	主治医师	主管护士	床位	病房	单价	SEX
1	09060101	张晓纤	内科	张洋明	常影	000	出院	80	女
2	09060102	王天明	内科	张洋明	常影	000	出院	80	男
3	09060103	张学优	内科	张洋明	常影	1床	内三	80	男
4	09060104	刘明	内科	张洋明	常影	6床	内四	50	男
5	09060105	葛欢	内科	张洋明	常影	4床	内三	80	女
21	09060106	许小红	内科	张洋明	常影	1床	内四	50	女
23	09060107	王小利	内科	张洋明	常影	24	内八	50	女
6	09060201	钟志刚	外科	关海山	赵小倩	VIP	外一	200	男
7	09060202	姬恒	外科	关海山	赵小倩	1床	外二	80	男
8	09060203	左冷锋	外科	关海山	赵小倩	1床	外三	80	男
9	09060204	康红	外科	关海山	赵小倩	5床	外四	50	女
10	09060205	丁力	外科	关海山	赵小倩	1床	外四	50	男
11	09060301	洪鸿	妇科	许晓丹	韩萍	5床	妇四	50	女
12	09060302	齐欣	妇科	许晓丹	韩萍	VIP	妇一	200	女
13	09060303	景静	妇科	许晓丹	韩萍	1床	妇二	80	女
14	09060304	可可	妇科	许晓丹	韩萍	1床	妇三	80	女
15	09060305	齐琪	妇科	许晓丹	韩萍	2床	妇四	50	女
16	09060401	小宝	儿科	付阳	孟妍	1床	儿四	50	男
17	09060402	玲玲	儿科	付阳	孟妍	1床	儿二	80	女
18	09060403	康康	儿科	付阳	孟妍	5床	儿五	50	女
19	09060404	李强	儿科	付阳	孟妍	5床	儿四	50	女
20	09060405	王明	儿科	付阳	孟妍	VIP	儿一	200	女
22	09060406	西欧	儿科	付阳	孟妍	3床	儿二	80	男

（2）打开索引文件。

一个表可以建立多个索引文件，表的索引文件建立后，不一定对排序有效，要使某个索引文件有效，必须打开它。

① 命令格式 1：

命令格式：USE <表文件名> INDEX <索引文件名表>

命令功能：在打开表文件同时，打开指定的索引文件。记录指针指向有效索引文件指定的第一条逻辑记录。

使用说明：索引文件名表中各索引文件名用逗号隔开，索引文件名不得大于 7 个。

② 命令格式 2：

命令格式：SET INDEX TO <索引文件名表>

命令功能：在已打开表的情况下，打开与之相关的指定的索引文件。记录指针指向有效索引文件指定的第一条逻辑记录。

（3）关闭索引文件。

关闭索引文件的命令有 3 种：

命令格式：CLOSE INDEX

SET INDEX

SET INDEX TO

命令功能：关闭已打开的索引文件。

使用说明：3 种命令只关闭索引文件，但不关闭相应的表文件。前两条命令可关闭所有已打开的超级索引文件，第三条命令只关闭刚打开的索引文件。使用 USE 命令关闭表文件的同时也关闭所有已打开的与其相关的索引文件。

（4）重新索引

如果表已经打开，但相关的索引文件没打开，则对表的修改、追加、删除对索引文件无效。如果需要对索引文件做相应的更新与重新索引，可使用 REINDEX 命令。

命令格式：REINDEX

命令功能：重新建立所有打开的索引文件。

13.2.3 表记录的查询

1. 记录定位

（1）LOCATE 命令

命令格式：LOCATE [范围][FOR 条件]

命令功能：在当前文件或索引文件中，按指定范围找到符合条件的第一个记录，记录指针指向该记录。如果查到文件的最后一个记录，仍没找到，则 EOF()=.T.。

使用说明：

① 与 LIST 命令不同，LOCATE 命令仅查找定位，而不显示记录的内容。

② LOCATE 命令可以在表或索引文件中查询，在索引文件中可以按关键字或非关键字查询。

（2）CONTINUE 命令

命令格式：CONTINUE

命令功能：当要查询的满足条件的记录不止一个时，用此命令可继续查找下一个记录。

使用说明：CONTINUE 命令只能与 LOCATE 命令配合使用，单独使用无意义。

实例 13–14　查找主治医师记录。

```
USE 床位分配
LOCATE FOR 主治医师="张洋明"
DISPLAY
CONTINUE
DISPLAY
```

2. FIND 查询命令

命令格式：FIND <表达式>

命令功能：在有效索引文件中，找到关键字值等于 <表达式> 值的第一个记录，记录指针指向该记录。如果没有找到，则 EOF()=.T.，说明没有查到。

使用说明：

（1）命令中的 <表达式> 可以是字符型常量、变量或字符型表达式，还可以是数值型常量。是字符型常量时，字符串两端可不加引号。

（2）只能查询字符型与数值型关键字，不能查找非索引关键字。

（3）如果 < 表达式 > 中有字符型内存变量，则必须用宏替换函数转换为字符型常量；如果 < 表达式 > 有数值型内存变量，则必须用 STR() 函数转换为字符型变量，再用宏替换函数转换字符型常量。

（4）可以对多个关键字的索引文件进行查询。

3. SEEK 查询命令

命令格式：SEEK <表达式>

命令功能：与 FIND 功能相似，也可以在索引文件中查找关键字值等于 < 表达式 > 值的第一个记录，记录指针指向该记录。如果没有找到，则 EOF()=.T.，说明没有查到。

使用说明：

（1）SEEK 命令比 FIND 命令的查询速度快，而且可以查询日期型关键字，可以直接查询字符型或数值型内存变量，无须使用宏代换。

（2）< 表达式 > 可以是字符型或数值型表达式。如果 < 表达式 > 为字符型常量，则字符串必须用引号括起来。

3.3 多表的使用

医院住院管理系统中，住院管理数据库包括 3 个表，它们是床位分配、患者信息、收费，三者互相关联。可以通过住院号对单个表的操作对其他表进行关联查询。

13.3.1 工作区

1. 工作区的概念

为了能够一次使用多个表，引入了工作区的概念。工作区就是表可打开的区域。每个工作区都有一个编号，在工作区中打开的表都有一个别名。一个工作区在任何时候都只能打开一个表。如果工作区中已经打开了一个表，则在该工作区中再打开另一个表时先打开的表会自动关闭。系统启动后，如果没有选择工作区，则系统默认的当前工作区为 1 号工作区。也就是说，之前进行的表操作都是在 1 号工作区进行的。

使用时可以先选择工作区再打开表，也可以在打开表的同时选择工作区。

命令格式：USE [数据库名！] 表名 IN 工作区号

命令功能：在指定工作区中打开数据库中的表。

在工作区中打开的表的文件名就是表的别名，也可以在打开表的同时命名表别名。在工作区中打开了表后，表的别名可用于选择工作区。

命令格式：USE [数据库名！] 表名 ALIAS 别名

命令功能：打开指定数据库中的表，且为表命名别名。

2. 工作区选择

命令格式：SELECT 别名 | 工作区号

命令功能：选择工作区。

使用说明：工作区号可以是 A~J（前 10 个）或 1~32767 的数值。如果工作区号为 0，则系统自动选择一个当前未用的最小工作区。

实例 13–15 选择工作区。

```
SET DEFAULT TO E:\医院住院管理系统\dbfs
OPEN DATABASE 住院管理
SELECT 1
USE 床位分配 ALIAS 医院床位分配
SELECT B
USE 患者信息
SELECT 1
BROWSE
SELECT 患者信息
BROWSE
CLOSE DATABASES
```

13.3.2 表的关联

在使用多个表时，经常希望在移动一个表中记录指针的同时其他相关记录指针能自动调整到相应位置，这种自己记录指针移动而引导与其相关表中记录指针移动的表称为父表，与父表关联的表称为子表。为了实现父表记录指针的移动而引起子表记录指针的自动调整，系统提供了父表与子表建立关联的手段。要进行关联，父表和子表相关的字段都要进行索引。主要途径有：

（1）选择"窗口"菜单中的"数据工作期"命令，在打开的"数据工作期"对话框中先选择要建立关联的表，如床位分配、患者信息和收费 3 个表，选择床位分配表做父表，单击"关系"按钮，床位分配就会出现在关系栏中作为父表存在，选定收费表将打开"表达式生成器"对话框，在此对话框中设置关联表达式为"住院号"后，此时关系栏中床位分配和收费之间就进行了关联，如图 13–17 所示。打开这两个表后，通过对一个表记录选择操作查看另一个表的变化。

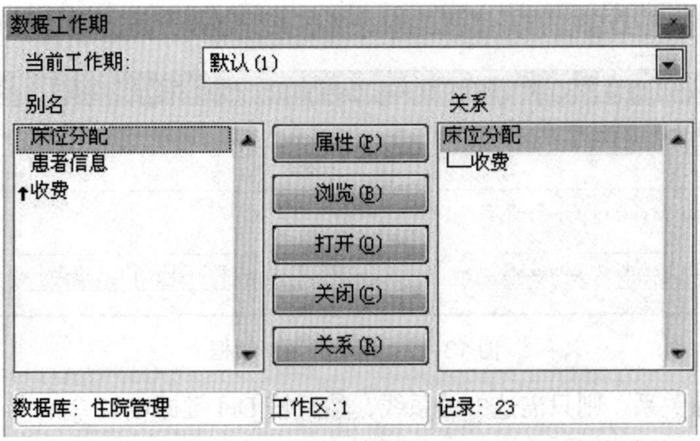

图 13–17 "数据工作期"对话框

注意：此方法建立的关联称为临时关联，它没有被保存在文件中，每次打开表时都需要重建。

（2）在“数据库设计器”窗口中拖动一个表的索引字段到另一个表的索引字段上。这种方法建立的关联将被保存在数据库文件中，称为永久关联。

为了能使表间能顺序建立关联关系，需要在共同字段或关联表达式上对表进行索引。Visual FoxPro 实现关联关系有一对一和一对多两种。为了实现这两种关联关系，在父表中一般采用主索引，子表根据关联类型可以选择二进制索引、候选索引或普通索引。

例如，在患者信息表和收费表之间建立一对多的关联。

① 打开住院管理数据库，就会打开“数据库设计器”窗口，在其中拖动患者信息表中的主索引“ZYH（住院号）”到收费表普通索引“住院号”上，此时两个表的“住院号”索引字段有一条连线，此时它们之间已经建立了一对多的父子关系，如图 13–18 所示。

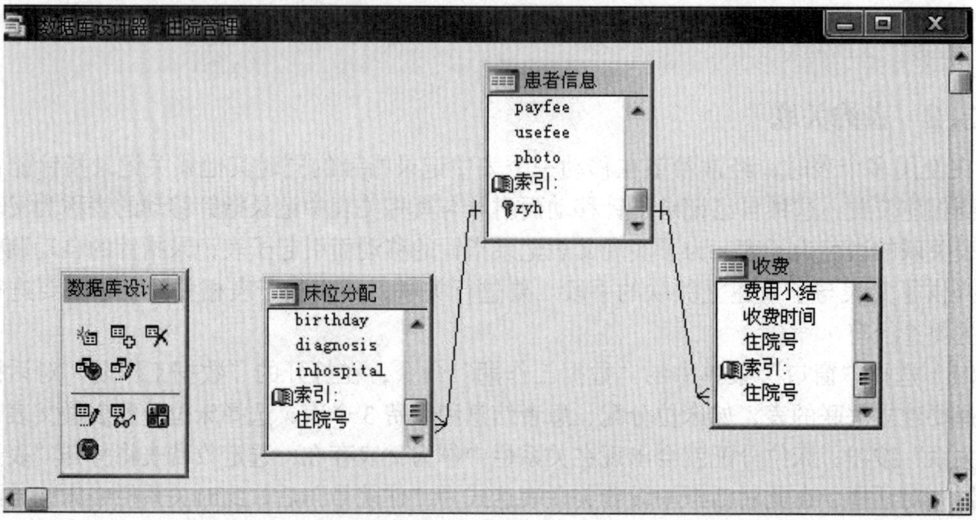

图 13–18　数据库设计器

② 若要修改关系，可双击两个索引字段中间的关系线，或者选中关系线后选择“数据库”菜单中的“编辑关系”命令，打开编辑关系对话框进行修改，如图 13–19 所示。

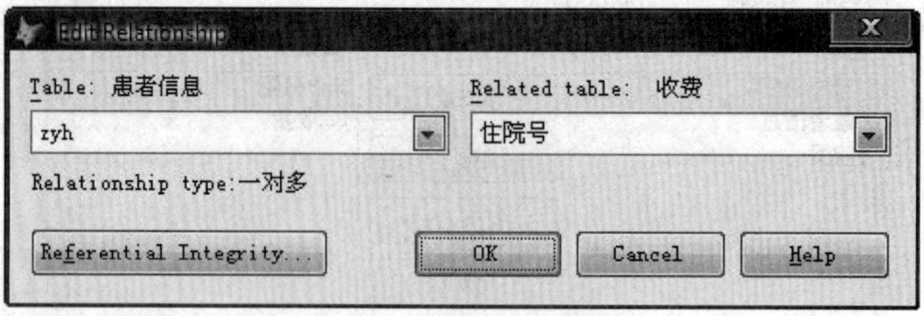

图 13–19　编辑关系对话框

（3）若要删除关系，则只需选中关系线，然后按 Del 键即可。

（4）利用命令的方式进行关联，命令如下：

命令格式：SET　RELATION　[TO　<关键字段>/<数值表达式>　INTO　<表文件名>]

命令功能：通过关键字段或数值表达式的值，建立主数据表与 <表文件名> 确定的辅数据表之间的关联。<表文件名> 可以是别名。

使用说明：

① 选用 < 关键字段 > 时，它必须是主数据表和与其关联的辅数据表共有的字段，被关联的辅数据表必须以这一字段为关键字建立其索引文件，并打开该索引文件。当主数据表记录指针移动时，被关联的辅数据表记录指针自动按照索引文件中给出逻辑顺序移动，定位在关键字段值与主数据表关键字段值相同的第一个记录处。

② 选用 < 数值表达式 > 时，当主数据表记录指针移动时，被关联的辅数据表以数值表达式的值为记录号，并把记录指针定位在该记录上。数值表达式只能含有常量、函数和内存变量。关联的两个数据表均不要求有索引文件打开。

③ 无论是选用 < 关键字段 > 还是 < 数值表达式 >，如果在被关联的辅数据表中找不到相应的记录，则记录指针定位在表文件的尾记录的后面 [EOF()=.T.]。

④ 如果无任选项（命令格式为：`SET RELATION TO`）时，则中断关联。

⑤ 同一时刻只能有一对关联表存在。

第 14 章 Visual FoxPro 结构化程序设计

14.1 程序文件

程序是完成一定功能的命令的集合，也称程序文件。Visual FoxPro 的程序文件也称命令文件，其是由一系列命令构成的文本文件，其扩展名为 .prg 。

14.1.1 程序文件的建立、编辑与运行

1. 程序文件的创建

建立、编辑程序文件有两种方式：

（1）命令方式。

```
MODIFY COMMAND  <程序文件名>
```

命令功能：创建、编辑以“程序文件名”为名的程序文件。

例如：新建一个名为 pr1.prg 的程序文件。

① 在命令窗口中输入 MODIFY COMMAND pr1，如图 14–1 所示。

② 按 Enter 键完成新建工作，如图 14–2 所示。

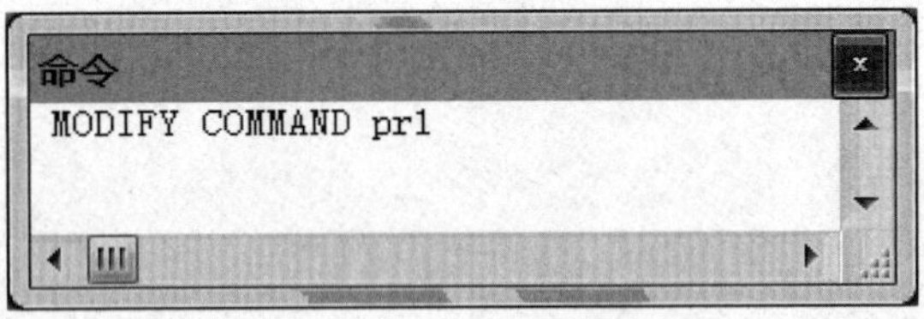

图 14–1 新建程序文件命令

图 14–2 新建的程序文件

（2）菜单方式。

选择“文件”菜单中的“新建”命令，打开“新建”对话框。在“文件类型”选项区域中选择“程序”单选按钮，单击“新建文件”按钮，即可打开程序编辑窗口。

2. 程序文件的运行

运行程序文件有多种方法：

（1）在命令窗口中使用“DO 程序文件名”命令。

（2）选择“程序”菜单中的“行”命令。

（3）单击常用工具栏中的“！”按钮。

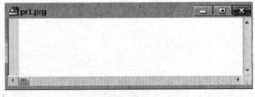

14.1.2 程序中的常用命令语句

在程序文件中，常常要用到一些专用命令。本节仅介绍其中较常使用的命令。

1. 清屏命令

格式：CLEAR

功能：清除当前屏幕上的全部信息。

2. 程序结束的专用命令

（1）RETURN

终止当前程序的运行，返回到调用它的上级程序；若无上级程序则返回到命令窗口。

（2）CANCEL

终止当前程序的运行，返回到命令窗口。

（3）QUIT

终止程序运行，退出 Visual FoxPro。

3. 程序注释命令

程序注释命令是非执行命令，仅在程序中显示，用来提高程序的可读性。

（1）行首注释命令

格式：NOTE|*[注释内容]

功能：在程序中加注释行信息。

（2）行尾注释命令。

格式：&&[注释内容]

功能：在命令语句的尾部加注释信息。

例如：

```
* 打开学生表
USE student
LIST FOR sex="女"      &&显示性别为女的同学的记录
```

4. 基本的输入 / 输出命令

输入 / 输出处理是计算机和用户打交道的接口，是程序设计过程中不可缺少的组成部分。处理过程中的原始数据或用户的要求都需要通过输入语句来输入，而处理结果又通过各种形式的输出语句来输出。下面介绍 Visual FoxPro 中几个常用的输入 / 输出命令。

（1）常用输入命令。

① 赋值语句。

格式一：<内存变量>=<表达式>

格式二：STORE <表达式> TO <内存变量表>

② 交互式语句 accept 和 input。

格式：ACCEPT [提示信息] TO <内存变量>
　　　INPUT [提示信息] TO <内存变量>

功能：暂停程序运行，显示 [提示信息]，等待用户从键盘上输入数据并按 Enter 键，将数据保存在指定的 <内存变量> 中。

说明：ACCEPT 与 INPUT 命令的区别如下所示。

ACCEPT：只接收字符型数据，不需要定界符。

INPUT：输入的数据可以是数值型、字符型、逻辑型、日期型，必须使用相应的定界符，不接收直接按【Enter】键。

例如：

```
ACCEPT "请输入姓名" TO name
INPUT "请输入年龄" TO age
?"你输入的姓名是：", name
??"你的年龄是：", age
```

③ 格式输入语句（@、read 语句）

格式：@<行、列>[SAY<提示信息>] GET <变量>

READ

功能：在主窗口指定的<行、列>位置显示<提示信息>和<变量>的值，在主窗口对变量值进行修改。get 子句的变量必须用 read 命令来激活，也就是说，在若干带有 get 子句的定位输入命令后，必须遇到 read 命令才能编辑 get 变量。当执行 read 时将键盘输入的常数赋给指定的变量。

例如：

```
STORE 0 TO 语文,数学,英语
@7,20 SAY "语文:" GET 语文
@8,20 SAY "数学:" GET 数学
@9,20 SAY "英语:" GET 英语
READ
```

（2）常用的输出命令。

① 非格式输出语句。

格式：?|??<表达式 1>,<表达式 2>

功能：对一个或多个表达式求值，并将结果输出至主窗口。"?" 为单行显示，"??" 为同行显示。

② 格式输出语句。

格式：@<行，列>SAY<表达式>

功能：在屏幕指定的<行、列>位置输出<表达式>的值。

例如，在第 2 行第 3 列输出数值 5，语句为：

```
@ 2,3 SAY 5
```

14.2 程序的基本控制结构

在结构化程序设计语言中有 3 种基本控制结构，即顺序结构、分支结构、循环结构。

14.2.1 顺序结构

顺序结构很简单，各条语句按它们在程序中出现的先后次序排列，自上而下地顺次执行。顺序结构是任何程序都离不开的主体结构。顺序结构的流程图如图 14–3 所示。

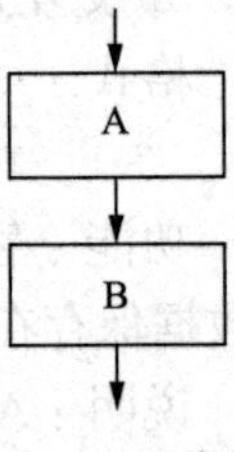

图 14–3 顺序结构

实例 14–1　求圆的面积。

```
INPUT "r=" TO r
s=3.14*r^2
?s
```

实例 14–2　求正方形的面积和周长。

```
INPUT "请输入正方形的边长：" TO A
s=A*A
l=4*A
?"边长为",A,"的正方形的面积为",s
??"周长为：",l
```

14.2.2 分支结构

计算机最重要的特点之一就是具有逻辑判断能力，它可以根据给定的不同逻辑条件，转向执行不同的程序分支，进行相应的处理，这些不同的转向就构成了分支结构。分支语句是非常重要的语句，其基本形式有 3 种，分别为单分支结构、双分支结构和多分支选择结构。

1. 单分支结构

单分支结构是根据条件表达式的值，决定某一操作是否执行。

格式：

```
IF <条件表达式>
    [命令序列]
ENDIF
```

单分支结构的流程图如图 14–4 所示。

说明：

（1）判断 <条件表达式> 的值。当值为 .T. 时，执行 [命令序列]，然后跳转到 ENDIF 后面的语句；当值为 .F. 时，直接跳转到 ENDIF 后面的语句。

（2）IF 语句和 ENDIF 语句必须成对出现。

（3）为了程序阅读方便，便于以后维护修改，[命令序列] 部分最好采取缩格书写方式。

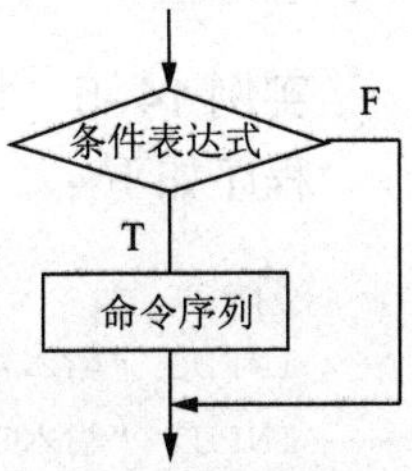

图 14–4　单分支结构

实例 14–3　从键盘输入两个数值，输出较大的一个。

程序如下：

```
CLEAR
INPUT"请输入第一个数："TO n1
INPUT"请输入第二个数："TO n2
IF n1<n2
    t=n1
    n1=n2
    n2=t
```

```
ENDIF
?"较大的数为：", n1
```

2. 双分支结构

双分支结构是根据条件表达式的值，选择两个操作中的一个执行。

格式：

```
IF <条件表达式>
   [命令序列1]
ELSE
   [命令序列2]
ENDIF
```

双分支结构的流程图如图 14–5 所示。

说明：判断 < 条件表达式 > 的值，当值为 .T. 时，执行 [命令序列 1]，然后跳转到 ENDIF 后面的语句；当值为 .F. 时，执行 [命令序列 2]，然后跳转到 ENDIF 后面的语句。

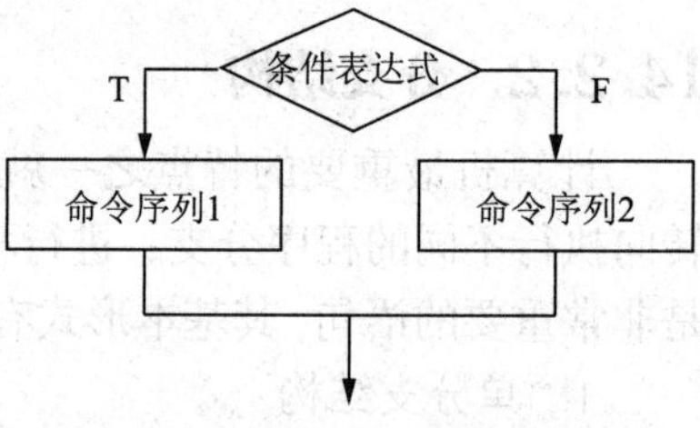

图 14–5 双分支结构

实例 14–4 判断学生考试结果。

程序如下：

```
CLEAR
INPUT"请输入学生成绩："TO cj
IF cj>=60
    ? "成绩及格"
ELSE
    ? "成绩不及格"
ENDIF
```

实例 14–5 判断两数是否为相反数。

程序如下：

```
Clear
INPUT "输入A:" TO A
INPUT "输入B:" TO B
IF A+B=0
    ? A,"和",B,"互为相反数！"
ELSE
    ? A,"和",B,"不互为相反数！"
ENDIF
```

实例 14–6 设出租车 2 km 内收费 8 元，超过 2 km 时则超过部分每公里加收 1.5 元。试根据里程数编程计算并显示出应付车费。

程序如下：

```
CLEAR
```

```
INPUT "请输入里程数：" TO lc
IF lc<=2
        cf=8
ELSE
        cf=8+(lc-2)*1.5
ENDIF
?"车费为：",cf
```

程序中经常有多条件的情况，无论上面哪种格式，都允许嵌套。所谓 IF 语句的嵌套，是指在一个 IF 语句的命令序列中可包含另一个完整的 IF 语句。

实例 14-7 求方程 $AX^2+BX+C=0$ 的根（请分别判断出根的 3 种情况：有两个不同的实根、有两个相同的实根、无实根）

```
CLEAR
INPUT "非零A=" TO A
INPUT "非零B=" TO B
INPUT "C=" TO C
D=B*B-4*A*C
IF D<0
        ? "此方程无实根！"
ELSE
        IF D=0
X=(-B)/(2*A)
? "此方程有两个相同的实根，根为：",X
        ELSE
X1=(-B+SQRT(D))/2*A
X2=(-B-SQRT(D))/2*A
? "此方程有两个不相同的实根，根为：X1=",X1,"X2=",X2
        ENDIF
ENDIF
```

注意：在编制程序时，遇到嵌套的情况，应注意书写格式，按照嵌套的层次，一层一层书写成锯齿形结构，这样可以使程序清晰易读，一旦出错也便于检查。

使用 IF 语句若嵌套过多，不仅烦琐，而且很容易出现错误，因此常使用多分支结构。

3. 多分支结构

多分支结构是根据多个条件表达式的值，选择多个操作中的一个对应执行。

格式：

```
DO CASE
        CASE <条件表达式1>
             <命令序列1>
        CASE <条件表达式2>
             <命令序列2>
        ...
```

```
        CASE <条件表达式n>
             <命令序列n>
        [OTHERWISE
             <命令序列n+1>]
ENDCASE
```

多分支结构的流程图如图 14–6 所示。

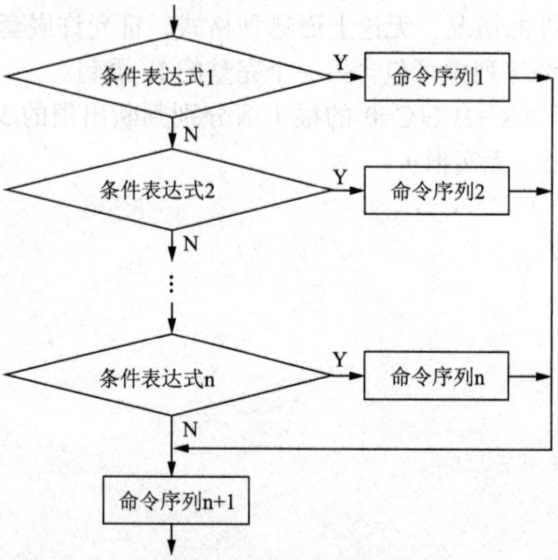

图 14–6　多分支结构

说明：系统依次判断各 CASE 语句后的 <条件表达式>，若 <条件表达式 i> 的值为 .T.，就执行 <命令序列 i>，执行后不再判断其他 <条件表达式>，而转去执行 ENDCASE 后面的语句。当所有 <条件表达式> 值都为 .F. 时，若有 [OTHERWISE] 子句，就执行 <命令序列 n+1>；若无，则直接跳转到 ENDCASE 后面的语句。

实例 14–8　按输入分数划分成绩等级。

```
CLEAR
INPUT"请输入学生成绩: "to cj
DO CASE
   CASE cj>=90.and.cj<=100
   ? "优秀"
   CASE cj>=80
   ? "良好"
   CASE cj>=60
   ? "及格"
   OTHERWISE
   ? "不及格"
ENDCASE
```

14.2.3　循环结构

顺序结构和分支结构在程序执行时，每个语句只能执行一次，循环结构则能够使某些语句或程序段执行若干次。在设计过程中，有时需要从某处开始有规律地反复执行某些类似的操作，这些类似的操作一般用循环结构程序设计来实现。绝大多数的应用程序都包含循环。在 Visual FoxPro 中，提供了“ DO WHILE 循环”、“FOR 循环”和“SCAN 循环”3 种循环结构。

1. DO WHILE 循环

格式：

```
DO WHILE<条件表达式>
   [命令序列]
ENDDO
```

DO WHILE 循环的流程图如图 14–7 所示。

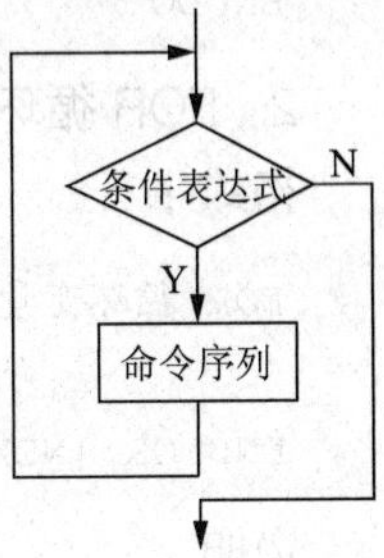

图 14–7　循环结构

说明：

（1）DO WHILE 循环执行的过程是，判断 < 条件表达式 > 的值，当值为 .T. 时，执行 [命令序列]（循环体），遇到 ENDDO 语句，返回 DO WHILE 语句，再次判断 < 条件表达式 > 的值，以决定是否再次执行循环体。当值为 .F. 时，结束循环，跳转到 ENDDO 后面的语句。

（2）在 [命令序列] 的适当位置可以放置 EXIT 和 LOOP 语句，用以对循环过程作特殊处理。EXIT 的功能是：直接退出循环。LOOP 语句的功能是：终止本次循环命令，直接进入下一轮循环，即跳回到 DO WHILE 语句接着判断。EXIT 和 LOOP 语句只能在循环结构中使用，一般情况下与 IF...ENDIF 等分支结构配合使用。

（3）在命令序列中可以嵌套 IF...ENDIF、DO CASE...ENDCASE、DO WHILE...ENDDO、FOR...ENDFOR、SCAN...ENDSCAN 等程序结构。

实例 14–9　用 DO WHILE 语句编程求 200 以内所有偶数和。

```
S=0
I=2
DO WHILE I<=200
   S=S+I
   I=I+2
ENDDO
? "S=",S
```

实例 14–10　显示位于默认目录下的数据表 student 中性别为“男”的学生记录。

```
CLEAR
USE student
DO WHILE .NOT. EOF()
   IF 性别="男"
     DISP
   ENDIF
```

```
    SKIP
ENDDO
```

实例 14–11　利用 DO WHILE 循环语句编写九九乘法口诀表。

```
CLEAR
i=1
DO WHILE i<=9
   j=1
   DO WHILE j<=i
      ?? str(j,1) +"×"+ str(i,1) +"="+str(i*j,2)+space(2)
      j=j+1
   ENDDO
   i=i+1
ENDDO
```

2. FOR 循环

格式：

```
FOR 循环变量=初值 TO 终值 [STEP 步长值]
        [命令序列]
ENDFOR |NEXT
```

说明：

（1）<初值>、<终值>、<步长值>都是数值表达式，当<步长值>为 1 时，可以省略 STEP 子句。

（2）该循环结构的执行过程是：首先将初值赋值给循环变量，然后判断循环变量的值是否超过终值（这里超过终值的含义是：当步长值为正数时，则循环变量的值大于终值为超过；当步长值为负数时，则循环变量的值小于终值），不超过就执行循环体，遇到 ENDFOR 或 NEXT 语句，自动使循环变量增加一个步长值，再将循环变量的值与终值比较，如果循环变量的值不超过终值，就再执行循环体，如此反复。当循环变量的值超过终值时则不执行循环体，而转去执行 ENDFOR 或 NEXT 语句后面的第一条语句。

（3）ENDFOR 或 NEXT 语句为循环终端语句，用以表示本循环结构的结束点，该语句必须和 For 语句配对使用。

（4）在循环体内的适当位置也可以放置 EXIT 和 LOOP 语句，作用和用法与 WHILE 循环结构类似。

实例 14–12　用 FOR 循环语句编程求 100 以内所有偶数和。

```
CLEAR
s=0
FOR x=2 TO 100 STEP 2
   s=s+x
ENDFOR
?"100以内所有偶数和是：",s
```

实例 14–13　编程计算 1!+2!+…+N!。

```
CLEAR
```

```
INPUT"请输入N:"to n
S=0
P=1
FOR i=1 TO n
  P=p*i
  S=s+p
ENDFOR
?"s=",s
```

实例 14–14　通过 FOR 循环构造直角三角形。

```
CLEAR
FOR i=1 to 4
   FOR j=1 to i
      @i,j say "#"
   ENDFOR
ENDFOR
```

3. SCAN 循环

格式：

```
SCAN [<范围>][FOR <条件> |WHILE <条件>]
   [命令序列]
ENDSCAN
```

说明：

（1）该结构是针对当前打开的数据表进行操作的。它的执行过程是：对当前打开的数据表中指定范围内符合条件的记录，逐个进行 <命令序列> 所规定的操作，如果省略范围和条件子句，则对所有记录逐个进行 <命令序列> 规定的操作。

（2）SCAN 循环结构每循环一遍，记录指针自动移动到下一条记录，不需要设置 SKIP 语句。

（3）SCAN 和 ENDSCAN 语句必须配对使用。

（4）在 <命令序列> 的适当位置也可以放置 EXIT 和 LOOP 语句，功能和用法同其他循环结构类似。

实例 14–15　显示位于默认目录下的数据表 student 中性别为“女”的学生记录。

```
CLEAR
USE student
SCAN FOR 性别="女"
  DISP
ENDSCAN
```

14.3　过程和自定义函数

把经常用到的一段代码独立出来，创建一个过程和自定义函数，这样可以在程序中多次使用同一功能时不必重复编写代码，直接调用即可。当对其代码进行修改时，只需要在创建的过程和自定义函数处进行修改。另外，在实际应用程序开发中，也需要将大程序分解成若干较小的程序模块，从而提高软件开发效率。一般一段独立代码都完成某个特定的功能。

14.3.1 过程和自定义函数的定义

1. 过程

格式：

```
PROCEDURE  过程名
    [PARAMETERS 变量名表]
    命令序列
RETURN[返回值]
```

2. 自定义函数

格式：

```
FUNCTION  函数名
     [PARAMETERS 变量名表]
     [命令序列]
RETURN[返回值]
```

3. 子程序

格式：

```
[PARAMETERS  变量名表]
    语句序列
RETURN[返回值]
```

说明：过程和自定义函数分别用 PROCEDURE 和 FUNCTION 语句引导。过程或自定义函数可存放在以下位置：

（1）一个独立的程序的结束语句后面可存放过程或自定义函数，程序可直接调用该过程或自定义函数。

（2）若一个文件存放一个自定义函数或过程的代码，则也可使用子程序格式，这时文件名就是子程序名，并称该程序为子程序。任何位置均可调用子程序。为了方便，有时自定义函数或过程统称子程序。

14.3.2 过程和自定义函数的调用

可以用以下的语句进行自定义函数的调用。

1. DO 调用

格式：

```
DO  程序文件名  [WITH<参数表>]
```

说明：[WITH <参数表>] 指定传递到子程序的参数，在 <参数表> 中列出的参数可以是表达式、内存变量、常量、字段或用户自定义函数。

2. 函数方式调用

格式：

```
[变量名]=函数名(参数表)
```

说明："参数表"用于向自定义函数传递参数。采用这种方式调用自定义函数，要求自定义函数中用 RETURN 返回值，返回值就是函数的值。

实例 14-16 用自定义函数编程求 1~10 的立方数。

```
CLEAR
FOR i=1 TO 10
  ?i,cube1(i)
ENDFOR
RETURN
FUNCTION cube1
PARAMETERS v
RETURN v*v*v
```

实例 14-17 设计一个计算圆面积的子程序，并要求在主程序中带参数调用它。

设半径为 bj，圆面积为 mj，主程序如下：

```
CLEAR
mj=0
INPUT"请输入半径:"to bj
DO zcx WITH bj,mj
?"圆面积=",mj
RETURN
```

子程序 zcx.prg 如下：

```
PARAMETERS r,s
s=PI()*r*r
RETURN
```

注意：子程序 zcx.prg 应位于默认目录中，否则会显示"文件 'zcx.prg' 不存在"。

实例 14-18 将实例 14-17 的程序改变为过程调用。

```
CLEAR
mj=0
INPUT"请输入半径:"TO bj
DO js WITH bj,mj
?"圆面积=",mj
RETURN
PROCEDURE js
PARAMETERS r,s
s=PI()*r*r
RETURN
```

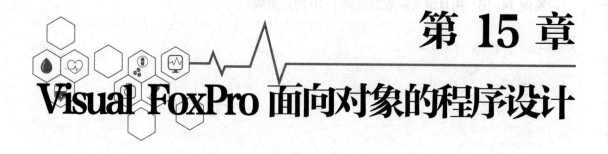

第 15 章 Visual FoxPro 面向对象的程序设计

15.1 面向对象程序设计方法

Visual FoxPro 9.0 不仅支持面向过程的编程方法，而且引入了面向对象的程序设计方法。面向对象程序设计将对象的细节隐藏起来，使程序开发人员将注意力集中在对象与系统其他部分之间的联系上，这是它与面向过程程序设计方法之间的根本性区别。

1. 基本概念

在面向对象的程序设计中，有经常接触类、对象等专业名词。到底什么是类、什么是对象呢？在程序又是怎样运用呢？类是面向对象程序设计的核心，它实际是一种数据类型，也是实现抽象类型的工具。类是通过抽象数据类型的方法来实现的一种数据类型。类是对某一类对象的抽象，而对象是某一种类的实例，因此，类和对象是密切相关的。没有脱离对象的类，也没有不依赖于类的对象。

2. 类

类有一些共同的特性，代表了一类对象，就好像模板一样，根据需要建立各种各样的类，并将它们保存起来，以供以后重复调用，这样可以简化很多操作。类是一种复杂的数据类型，它是将不同类型的数据和与这些数据相关的操作封装在一起的集合体。类具有所有对象的共同特征和行为信息，而对象是类的一种具体表现。如球是类，而篮球、足球则是对象。

3. 对象引用

对象是面向对象中最基本的概念，它既可以是具体的物理实体的抽象，也可以是一种主观的概念，或者是任何有明确的边界和含义的实体。例如，一名学生、一个商店、一个文本框、一个下拉菜单等都可作为一个对象。对象需要创建，创建之后，其操作可通过与对象有关的属性、事件和方法来描述。对象的引用就是对属性或方法的引用，引用对象的格式为：

```
对象.属性
```

或

```
对象.方法
```

引用对象的方式有两种：绝对引用和相对引用。绝对引用是指逐层向内引用，直到目标对象。例如，form1.Command1.Enable=.T. 就是绝对引用形式。其中“.”运算符为引用运算符。

相对引用是快速引用对象的方法，引用只需从当前位置开始，到目标对象为止。常用相对引用的关键字及其含义如表 15–1 所示。

表 15–1 常用相对引用的关键字及其含义

关键字	语法	引用含义
This	This.ObjectName	此对象
Parent	This.Parent. ObjectName	此对象的父容器
Thisform	Thisform.ObjectName	包含此对象的表单
Thisformset	Thisformset. ObjectName	包含此对象的表单集

比如，this.parent.text2.value=this.parent.text1.value 就是使用的相对引用。

4. 对象属性设置

属性封装了数据，用于描述对象具有的性质和特点。在 Visual FoxPro 中，属性设置是指对表单、控件、字段或数据库等对象的属性进行设置。如设置某个控件的 Height、Width 属性，改变控件的大小。

对象属性设置可以在属性窗口中进行设置，也可以通过编写程序的方式来设置。

设置对象属性的语法如下：

```
Parent.Object.Property=Value
```

例如：

```
MyForm.Text1.Width=25
```

5. 调用对象的方法

对象处理除了设置属性、相应事件外，还可以调用方法。例如，在运行一个应用程序时，可以通过调用 Release 方法释放表单。方法的代码只能在运行过程中由程序调用，调用对象的方法为：

```
Parent.Object.Method
```

其中，Method 为所调用方法的名称。下面的语句表示创建表单对象后，调用方法 Show 显示表单，然后启动处理方法的过程。

```
myform=CreateObject("Form")          &&创建一个表单对象
myform.Show                          &&通过Show方法显示表单
read.events                          &&启动事件处理方法
```

6. 响应事件

响应事件主要是为事件编写程序代码。只有为事件编写了程序代码，事件发生时才会对其响应。例如，当用户单击某个控件时，对应此控件事件过程代码就被执行。

可以由事件的激发而调用其他程序代码，如使用 Error 命令产生 error 事件；也可以在运行过程中通过编程使用鼠标调用其代码，如 Click、MouseMove、DblClick 和 DragDrop 事件等。

15.2 表单的建立

Visual FoxPro 中的表单 Form 是一个窗口，是用户与计算机进行交流的一种人机界面。表单作为一种处理对象，拥有自己的属性、事件和方法。作为用户界面的一种设计工具，通过设置表单的属性，可以使用户界面符合各种不同的设计要求，使用户界面达到理想的效果；通过响应事件，可以使表单有更多的操作行为；通过执行方法代码，可以使表单能够执行用户界面中的所有指定任务。

创建表单需要进行以下几个方面的操作：设计表单、设置表单选项、新建表单、为表单设置数据环境、指定表单类型等。

Visual FoxPro 常用的两种创建表单的方法为：利用表单向导设计表单和利用表单设计器设计表单。

15.2.1 利用表单向导设计表单

表单向导可以方便、快捷地生成简单的表单，适用于对于表单的界面和功能无特殊要求的情况。通过使用表单向导还可以快速掌握表单的一些基本概念，并得到一个表单范例，为进行复杂的表单设计打下坚实的基础。

表单向导能产生两种表单。如图 15–1 所示，在 Wizard Selection（向导选取）对话框的列表中含有 Form Wizard（表单向导）与 One-to-Many Form Wizard（一对多表单向导）两个选项，前者适用于单表表单，后者适用于具有一对多关系的两个表的表单。

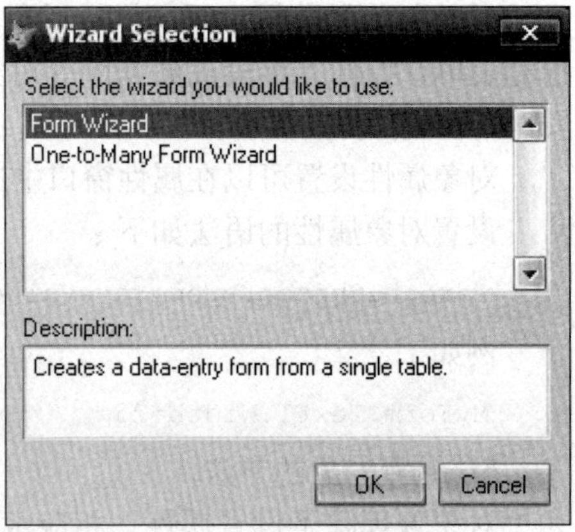
Wizard Selection
Select the wizard you would like to use:
Form Wizard
One-to-Many Form Wizard
Description:
Creates a data-entry form from a single table.
OK
Cancel

图 15–1 向导选取对话框

实例 15–1 设计一个单表表单，如图 15–2 所示。

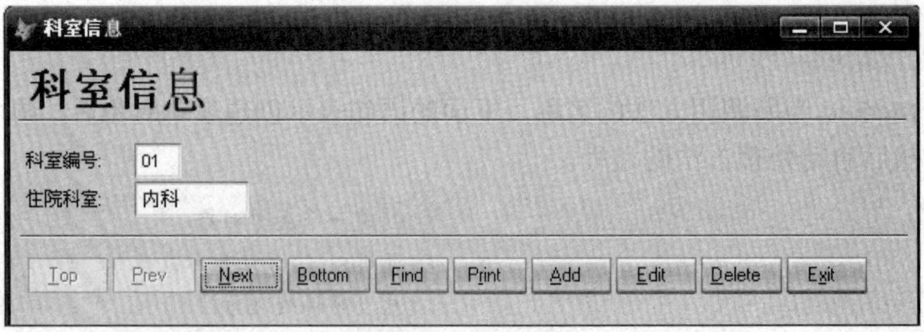

图 15–2 单表表单

操作步骤：

（1）在 Visual FoxPro 9.0 程序开发系统中，选择“文件”菜单中的“新建”命令，打开“新建”对话框。

（2）选择“表单”，再单击“向导”按钮，打开 Wizard Selection 对话框，如图 15–1 所示。

（3）选择 Form Wizard 项，进入字段选取界面，如图 15–3 所示。

（4）首先在 Databases and tables 列表框中选择作为数据资源的数据库或表。以科室编号 .dbf 为例。若列表框中无数据库或表，则可单击 按钮，选择“科室编号”表，然后在 Available fields 列表框中，选择将出现在表单中的字段，最后单击 Next 按钮，打开选择表单样式界面，如图 15–4 所示。

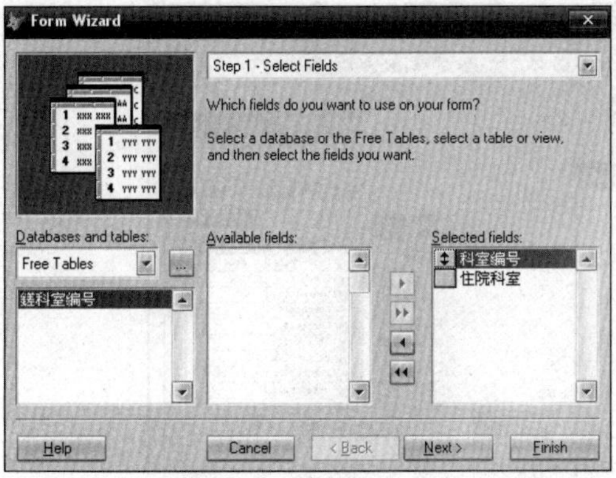

图 15–3 字段选取界面

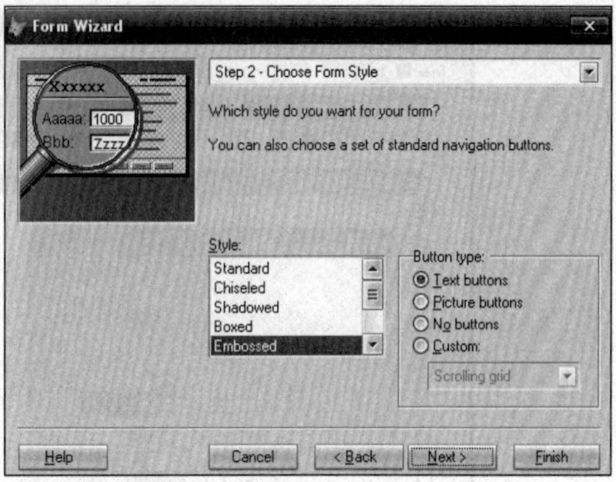

图 15–4 选择表单样式界面

（5）首先在 Style 列表框中选择表单样式，然后在 Button type 列表框中选择表单中的按钮样式，单击 Next 按钮，打开排序次序界面，如图 15–5 所示。

（6）在 Available fields or index tag 列表框中选择字段“住院科室”建立索引，然后单击 Next 按钮，打开完成界面，如图 15–6 所示。

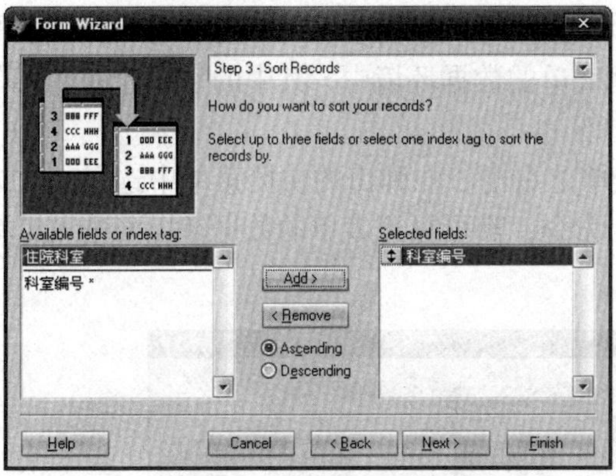

图 15–5 排序次序界面

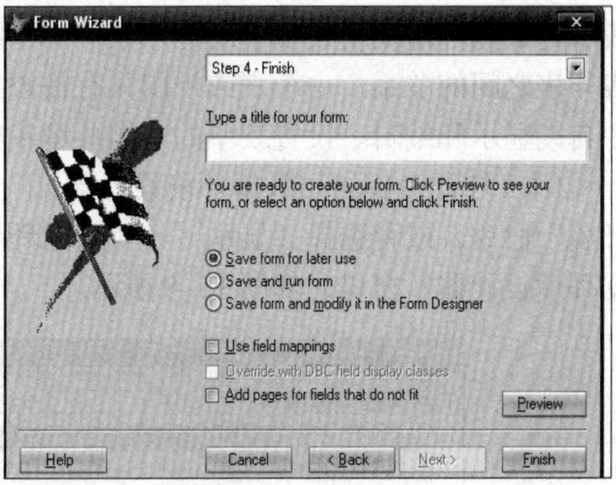

图 15–6 完成界面

（7）在 Type a title for your form 文本框中输入表单的标题“学生信息”，然后选择表单的保存方式，最后单击 Finish 按钮。

对于一对多关系的两个表的表单的创建这里不再详细描述，操作方法与单表基本相似，请读者自行完成其创建。

15.2.2 利用表单设计器设计表单

用“表单向导”生成表单的步骤虽然方便、快捷，但缺少灵活性。因此，若用户要设计个性化界面以及具有特定功能的表单，必须使用 Visual FoxPro 所提供的“表单设计器”。

1. 打开“表单设计器”

首先打开“项目管理器”，在“项目管理器”的“文档”选项卡中，单击“表单”按钮，在打开的“新建表单”对话框中，单击“新建表单”按钮，也可以在命令窗口中输入 CREATE FORM 命令，都将打开显示新的空表单的“表单设计器”窗口，如图 15–7 所示。

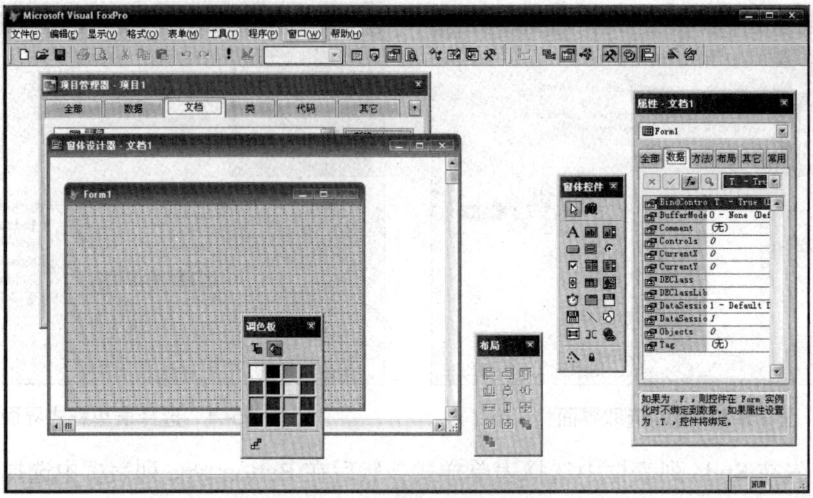

图 15–7 “表单设计器”窗口

2. 设置表单的数据环境

创建表单时，若表单中所使用的数据来自表或视图，则必须先设置表单的数据环境。表单的数据环境表明表单中所显示数据的来源，数据源可以是表或视图，还有表单所要求的表与表之间的关系。一个表或视图只有被添加到表单的数据环境中，其中的字段才能在表单中自动显示和编辑。设置表单的数据环境步骤如下：

（1）打开表单的“数据环境设计器”。在表单上右击，在弹出的快捷菜单中选择“数据环境”命令，或者选择“显示”→“数据环境”命令，都可打开表单的数据环境而进入“数据环境设计器”窗口，如图 15–8 所示。

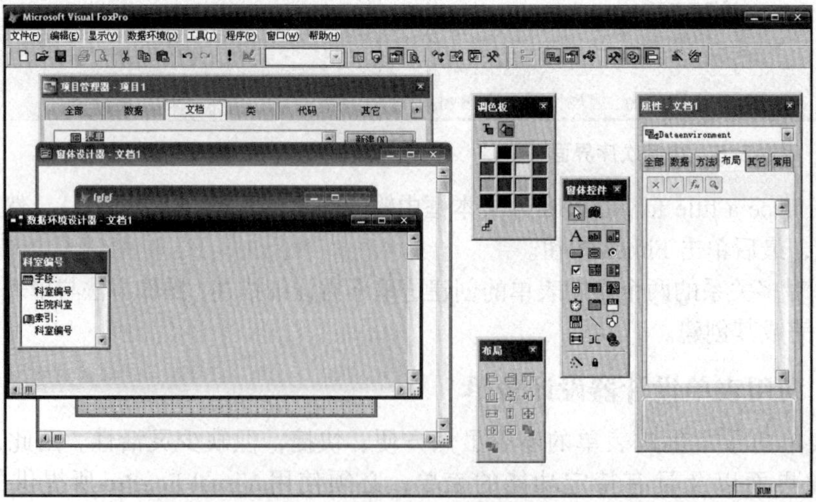

图 15–8 “数据环境设计器”窗口

（2）向表单中添加字段。

在“数据环境设计器”窗口中，可将已包含于“数据环境设计器”中的字段全部或部分拖动到表单中。具体操作方法是：首先选择表中所需要的字段，然后将其拖动至空表单的适当位置，即可将相应的字段拖动到窗口内的表单中，如图 15–9 所示。如用鼠标左键选中表的标题并将其拖动至表单中，则可将此表中所有字段按行或列排列与窗口表单中。

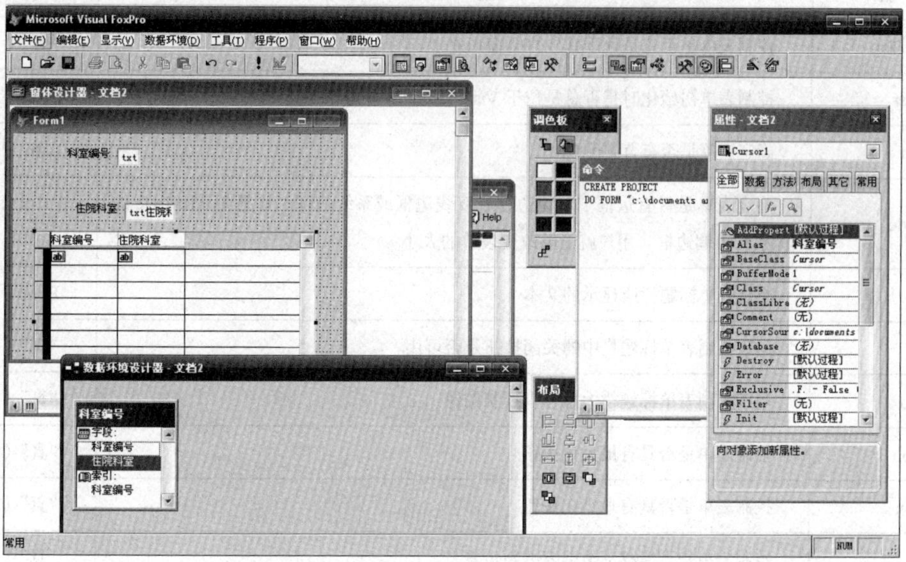

图 15–9　向表中添加部分字段或全部字段

运行此表单，就可以利用数据环境快速地绑定表单控件与数据库表中的字段，显示数据库中相应的记录数据。可通过单击工具栏中的“运行”按钮 ！，或者选择菜单栏中的“表单”→“执行表单”命令来运行表单。图 15–9 所建表单运行结果如图 15–10 所示。

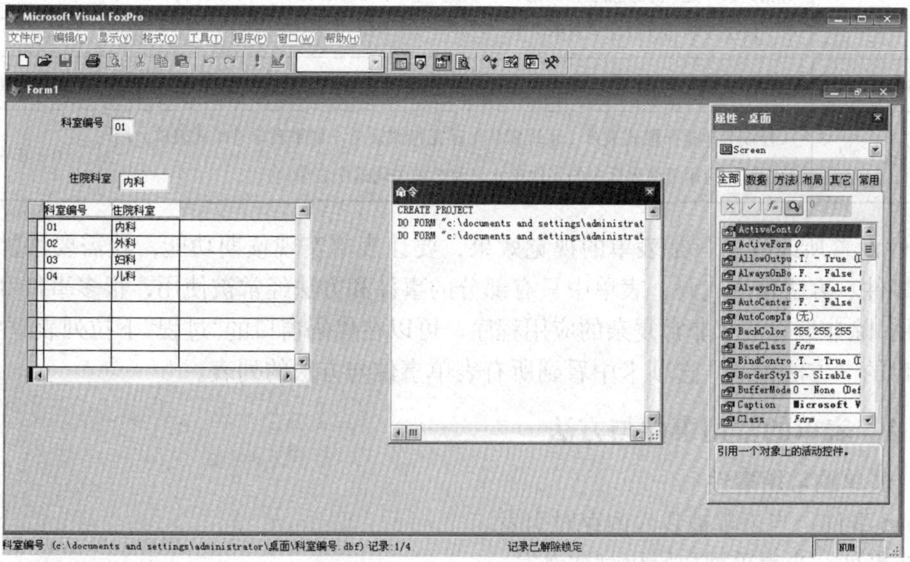

图 15–10　表单运行结果

15.2.3 表单的属性设置

在 Visual FoxPro 中，表单的属性是指表单的结构特征。通过修改表单的属性，可以改变表单的内在或外在特征。表单的常用属性如表 15–2 所示。

表 15–2 表单的常用属性

属 性	说 明	默 认 值
AlwaysOnTop	控制表单是否总是处于其他打开窗口之上	“假”(.F.)
AutoCenter	控制表单初始化时是否总是位于 Visual FoxPro 主窗口或其父表单的中央	“假”(.F.)
BackColor	确定表单是否有背景颜色	255，255，255
BorderStyle	确定表单是否有边框：单线边框、双线边框或系统边框。如果 BorderStyle 的值为 3- 可调边框，用户就能够改变表单的大小	3
Caption	决定表单标题栏所显示的文本	Form1
Closable	用于控制表单标题栏中的关闭按钮是否可用	“真”(.T.)
ControlBox	用于控制表单标题栏中是否有控制按钮	“真”(.T.)
MaxButton	控制表单是否具有最大化按钮	“真”(.T.)
MinButton	控制表单是否具有最小化按钮	“真”(.T.)
Movable	控制表单是否能移动至屏幕的新位置	“真”(.T.)
ScrollBars	控制表单所具有的滚动条类型	0: 无
ScaleMode	控制对象的尺寸和位置属性的度量单位是 Foxels 还是像素	由“选项”对话框中的设置决定
ShowWindow	指定表单是一个顶层表单还是一个子表单。1：在顶层表单中；2：作为顶层表单。顶层表单可以包含子表单	0：在显示屏中
WindowState	控制表单处于最小化、最大化还是正常状态	0：正常
WindowType	控制表单是非模式表单（系统默认）还是模式表单。如果表单是模式表单，用户在访问应用程序界面中的其他单元之前必须关闭这个表单	0：非模式

属性设置所改变的只是表单的视觉效果，要让表单实现预期功能，就需要添加或修改表单的事件、方法程序代码。表单中只有部分的事件和方法经常被使用，很多事件和方法较少被使用,除非编写一个非常复杂的应用程序。可以在代码窗口的“过程”下拉列表框中及“属性”窗口的“方法程序”选项卡中看到所有表单事件与方法的列表。

15.2.4 表单的常用事件与方法

1. 表单的常用事件

Load 事件：当表单被装入内存时引发。

Init 事件：当表单被初始化时被引发。

Activate 事件：当表单被激活时引发。

上述事件被激发的顺序为：Load、Init、Activate。

Resize 事件：当表单尺寸发生改变时引发。

2. 表单的常用方法

Hide 方法：隐藏表单。

Show 方法：显示表单。

Release 方法：释放表单。

Refresh 方法：刷新表单。

15.3　表单控件设计

15.3.1　标签

标签（Label）控件通常用于显示文本的提示性信息，其外观如图 15–11 所示。

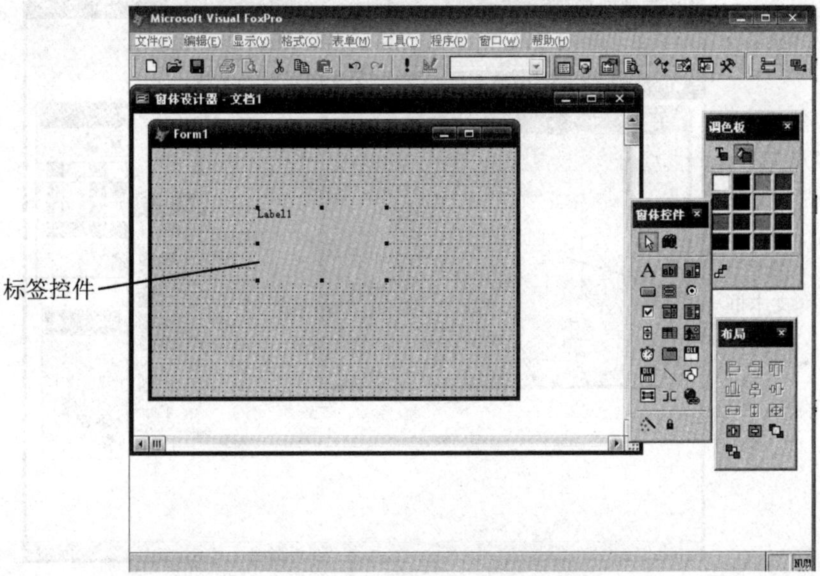

图 15–11　标签控件的外观

标签控件的常用属性如表 15–3 所示，其中最特别的属性是 WordWrap。标签所显示的文本信息通常较短，如果文本信息较长，单独一行显示不下时，可以通过设置标签控件的 WordWrap 属性值为“真”（.T.）来显示多行文本信息。

表 15–3　标签的常用属性

属　性	功　　能
Caption	确定标签中的显示内容
AutoSize	确定标签是否可以自动调整大小以容纳其内容
BackStyle	设置标签的背景是否透明
WordWrap	确定标签上的文本能否换行（AutoSize 属性值为 .T. 时）

续表

属　性	功　能
FontName	确定标签文本的字体名称
FontSize	确定标签文本的字号
ForeColor	指定对象中的文本和图形的前景色

标签控件的常用事件有 Click 和 DblClick。

15.3.2　文本框

文本框（Text）是实现数据输入和输出的基本控件，其外观如图 15–12 所示。此控件是数据绑定型控件，可以与内存变量、数组元素或其他表中的字段绑定。Visual FoxPro 所提供的文本编辑功能在文本框中同样可以使用，如复制、粘贴、剪切和移动等。

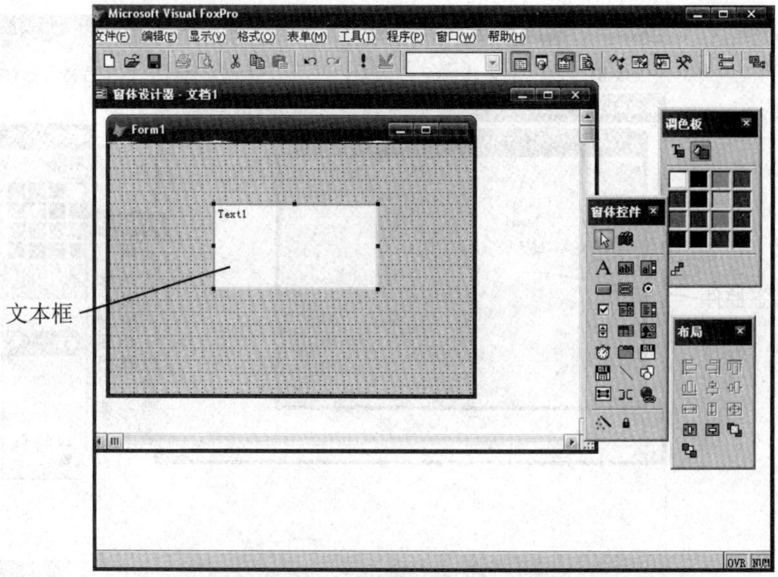

图 15–12　文本框控件的外观

文本框控件的数据类型可以是日期型、字符型、逻辑性和数值型，其常用属性如表 15–4 所示，常用的事件包括 Change、KeyPress 和 LostFocus。

表 15–4　文本框的常用属性

属　性	说　明
InputMask	指定每个字符输入时必须遵守的规则
DateFormat	设定日期类型数据显示的格式
IMEMode	设定在 TextBox 对象中输入中文的方法（IME）
Enabled	设定对象是否可以返回用户输入的内容
Value	设定 TextBox 对象的数据初始值与类型

续表

属　性	说　　明
DateMask	设定日期类型数据的分隔符号，默认值为“/”
ReadOnly	设定数据是否可被编辑，初始值为 .F.
ControlSource	在文本框中显示表字段或变量的值
Alignment	文本框中的内容是左对齐、右对齐、居中还是自动对齐。自动对齐取决于数据类型。例如，数值型右对齐，字符型左对齐
SelectOnEntry	当文本框得到焦点时，是否自动选中文本框中的内容
TabStop	用户是否能用 Tab 键选择该控件。如果 TabStop 设置为 .F.，则用户仍能用单击的方法选择该文本框

说明：

（1）若要将 TextBox 设定成数值类型的数据，可利用 Value 属性，只要输入 1 即可，或利用 IuputMask 属性来设定数值输入与显示的长度与格式。例如，将 InputMask 属性设置 999999.99 可限制用户只能输入具有两位小数并小于 1000000 的数值。在用户输入任何值之前，逗号和小数点就显示在文本框中，如果用户按一个字符键，则这个字符不能显示在文本框中。

（2）如果有逻辑字段，并且想让用户能输入 Y 或 N 而不是 T 或 F，则应将 InputMask 属性设置为 Y。

（3）要将 TextBox 设定成日期类型的数据，只要利用 Value 属性，输入 {} 即可，另外，可以结合 DateFormat 与 DateMark 属性，设定日期显示的格式。当将一个 TextBox 对象设定为日期类型的数据时，便具有自动检查日期合理性的功能，当输入的日期不合理时，便会在 Visual FoxPro 主窗口的右上角显示一个输入不合理的系统信息，若不想显示这个系统信息，在操作环境中执行 SET NOTIFY OFF 命令即可。

（4）用户可以利用 InputMask 属性设定数据类型和输入格式。例如，若想在一个 TextBox 对象中输入 10 个以内的字符，在 InputMask 属性中设定 =replicate('X',10) 即可。

（5）通过将 IMEMode 属性设定为 1，将自动启动内置的输入法。可以设置当 TextBox 对象具有焦点时，启动默认的中文输入法。

（6）当用户使用键盘向文本框中输入文字时，若想在文本框得到焦点后选择文本，需要将 SelectOnEntry 属性设置为“真”(.T.)。如果只想利用 TextBox 对象显示数据而不对数据进行编辑，可以将 ReadOnly 属性设定为“真”(.T.)，或将 Enabled 属性设定为“假”(.F.)，二者的区别是将 ReadOnly 属性设定为“真”(.T.) 时，TextBox 对象可以接收焦点，而将其 Enabled 属性设定为“假”(.F.) 时，TextBox 对象不能接收焦点。

（7）在界面设计时，可以利用 ControlSource 属性将 TextBox 对象与数据环境中的表的字段结合起来，如果设置了文本框的 ControlSource 属性，则显示在文本框中的值将保存在文本框的 Value 属性中，同时保存在 ControlSource 属性指定的变量或字段中。

（8）在文本框中接收用户密码，在应用程序中，经常需要获得某些安全信息，如密码。这时可以用文本框来接收这一信息，而在屏幕上并不显示。此时只需将文本框的 PasswordChar 属性设置为“*”或其他的一般字符，文本框的 Value 和 Text 属性将保存用户的实际输入，而对用户所按的每一个键都用设置的字符来显示。

15.3.3 编辑框

编辑框（EditBox）是一种结合数据编辑的对象,主要用来编辑长字段或备注字段文本，允许自动换行并能用方向键、PageUp 和 PageDown 键以及滚动条来浏览文本，如图 15–13 所示。

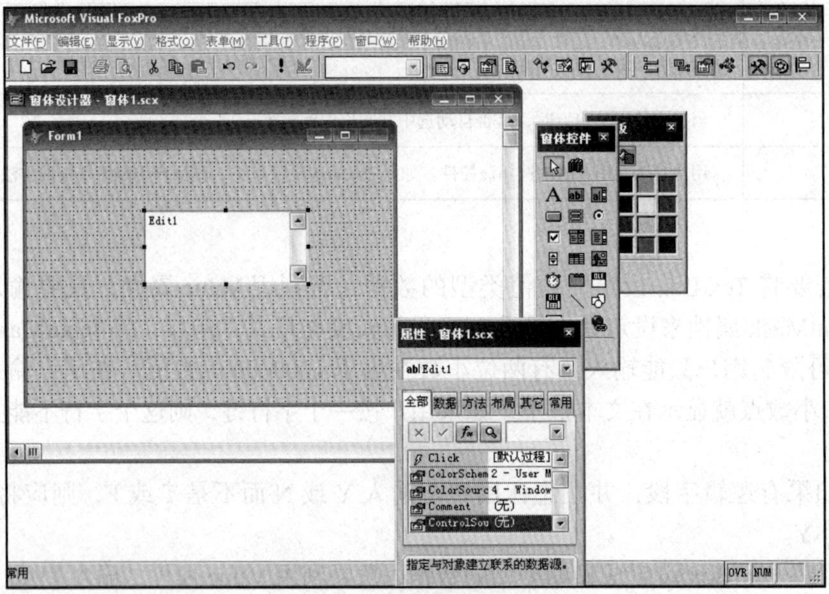

图 15–13 编辑框控件的外观

1. 常用的编辑框属性

常用的编辑框属性如表 15–5 所示。

表 15–5 常用的编辑框属性

属 性	说 明
ReadOnly	用户能否修改编辑框中的文本
AllowTabs	确定用户在编辑框中是否能插入键，而不是移到下一个控件。如果允许插入 Tab 健，应提示用户可用 Ctrl+Tab 组合键移到下一个控件
SelectedForeColor	设定被选择的字符串的前景颜色
SelectedBackColor	设定被选择的字符串的背景颜色
ScrollBars	是否具有垂直滚动条
HideSelection	确定编辑框中选定的文本在编辑框没有焦点时是否仍然显示为被选定
SelStart	可以反映 EditBox 对象中被选择的字符串内容
SelText	设定 EditBox 对象中被选择数据的起始位置
SelLength	可以反映 EditBox 对象中被选择的字符串长度

利用 ScrollBars 属性可以设置 EditBox 对象的滚动条状态。如果将 ScrollBars 设置为无滚动条，并不代表其无法滚动，若要进行数据移动，只需利用上下移动键即可进行数据浏览。利用 SelectedBackColor 与 SelectedForeColor 两个属性，可以设置被选择的字符串的背景与前景颜色。

2. 在编辑框中对选定文本进行处理

编辑框和文本框有 3 个属性可以用于对选定文件进行操作，即 SelLength、SelStart 和 SelText。

利用 SelStart 和 SelLength 属性可以从程序中选定文件。例如，下面的代码可在编辑框中选择第一个单词：

```
Form1.edtText.SelStart=0
Form1.edtText.SelLength=AT(" ",Form1.edtText.Text)-1
```

提示：当改变 SelStart 属性时，编辑框就会滚动，显示新的 SelStart 值。如果在一个循环中改变 SelStart 值，例如查找文本时，如果在执行这个过程之前包括 THISFORM.LockScreen=.T.，在执行这个过程之后包含 THISFORM.LockScreen=.F.，则代码可以执行得更快。

利用 SelText 属性可以访问编辑框或文本框中选定文本。例如，下面一行代码将选定文本全部变为大写：

```
Form1.edtText.SelText=UPPER(Form1.edtText.SelText)
```

15.3.4 列表框

列表框（List）控件显示数据列表文件中的一项或多项数据，用户可以从中选择部分或全部数据。当列表框中的数据较多时，可以使用滚动条来浏览信息。列表框控件的外观如图 15–14 所示，列表框控件的常用属性如表 15–6 所示。常用的事件有 Click、DblClick，常用的方法有 AddItem、RemoveItem、Clear。

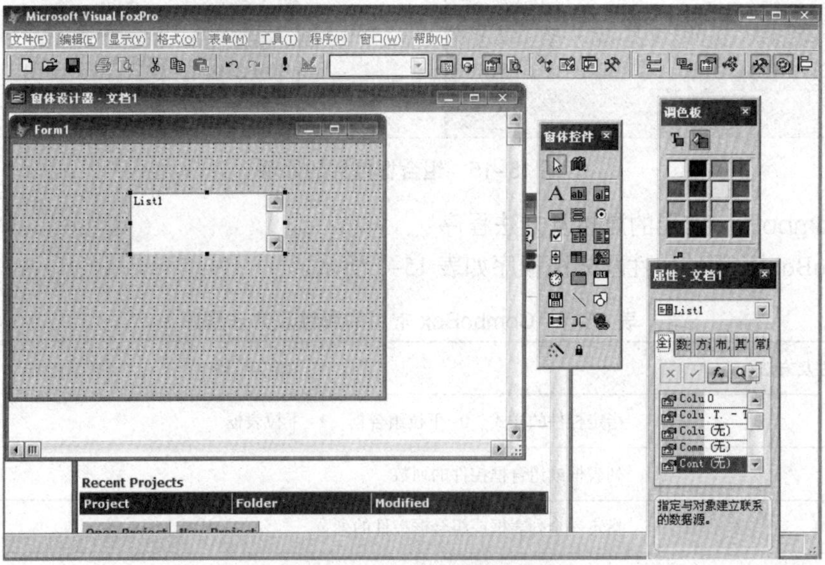

图 15–14 列表框控件的外观

表 15-6 Listbox 的常用属性

属 性	说 明	设定说明
MoverBar	设定 ListBox 对象中的项目是否具有移动按钮	.T.
RowSource	设定 ListBox 对象项目数据来源	无
RowSourceType	设定 ListBox 对象项目数据来源方式	0—无

在具有可移动项目功能的 ListBox 对象中，特别设置了其 MoverBar 属性为真，这样即可使用拖动的方式对项目前的移动按钮进行移动。

说明：对所设置的 ListBox，若其数据来源为 Fields（字段）或 Alias（工作区字段），则设定项目具有移动功能，也就是说无法顺利将 MoverBar 属性设定为真值。因为当表字段作为 ListBox 项目数据来源时，由于记录指针的原因，无法随便移动项目的位置。

15.3.5 组合框

组合框（ComboBox）可应用于多种不同的数据类型，为用户提供一个选择项目的界面，并且可以将选择的项目内容直接反映到 Controlsource 属性所指定的字段或变量中。另外，ComboBox 也可以直接输入内容进行编辑，就如同 TextBox 一样。组合框控件的外观如图 15-15 所示。

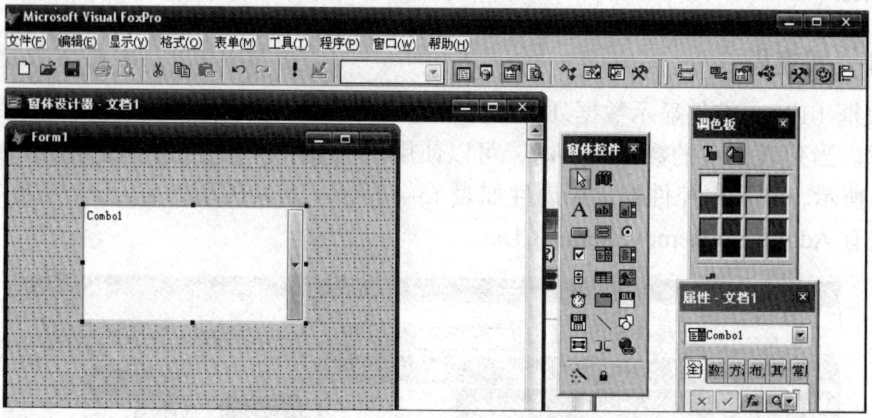

图 15-15 组合框控件的外观

1. ComboBox 常用的属性及方法程序

ComboBox 常用的属性及方法程序如表 15-7 所示。

表 15-7 ComboBox 常用的属性及方法程序

属性及方法	说 明
Style	指定控件的样式。0- 下拉组合框，2- 下拉表框
ColumnCount	列表框或组合框控件的列数
ColumnWidth	指定一个列表框或组合框控件的列宽
ColumnLines	显示或隐藏列之间的分隔线

续表

属性及方法	说　明
BoundColumn	对于具有多个列的列表框或组合框控件，确定哪一列与该控件的 Value 属性建立联系
List	反映 ComboBox 对象中被选择的项目的第几行第几栏中的内容
ListCount	反映 ComboBox 对象中的项目数
ListIndex	设置 ComboBox 对象中哪一个项目为选择项目，显示在 ComboBox 对象中
Text	还原控件的文本输入区中的所有文字
DisplayValue	指定 ComboBox 选定数据项的第一列的内容
Value	指定控件的当前值
RowSourceType	确定 RowSource 是下列哪种类型：一个值、表、SQL 语句、查询、数组、文件列表或字段列表
RowSource	列表中显示值的来源
ControlSource	用户从列表中选择的值保存在何处
InputMask	对于下拉组合框，指定允许输入的数值类型
Multiselect	用户能否从列表中一次选择一个以上的项
MoverBars	是否在列表项左侧显示移动按钮栏，这样有助于用户更方便地重新安排列表中各项的顺序
AddItem	给 RowSourceType 属性为 0 的列表中添加一项
RemoveItem	从 RowSourceType 属性为 0 的列表中删除一项
Requery	当 RowSourceType 中的值改变时更新列表
InteractiveChange	当用户使用键盘或鼠标更改控件的值时发生
IncrementalSearch	指定在用户输入每一个字母时，组合框控件是否和列表中的项相匹配

2. ComboBox 数据源类型

通过设置 RowSourceType 和 RowSource 属性，可以用不同数据源中的项填充列表框。RowSourceType 属性决定列表框或组合框的数据源类型，设置好 RowSourceType 后，设置 RowSource 属性可指定列表项的数据源。

RowSourceType 列表项的源：

0：无，由程序向列表中添加项。

1：值。

2：别名。

3：SQL 语句。

4：查询（.qpr）。

5：数组。

6：字段。

7：文件。

8：结构。

9：弹出式菜单，包含此项是为了提供向后兼容性。

下面详细介绍 RowSourceType 的不同设置。

（1）无。如果将 RowSourceType 属性设置为 0（默认值），则不能自动填充列表项，此时可用 AddItem 方法程序添加列表项。例如：

```
frmForm1.lstMylist.RowSourceType=0
frmForm1.lstMylist.AddItem ("First Item")
frmForm1.lstMylist.AddItem("Second Item")
frmForm1.lstMylist.AddItem("Third Item")
```

可以用 RemoveItem 方法程序从列表中移去列表项。例如，下面一行代码从列表中移去 Second Item 项：

```
frmForm1.lstMylist.RemoveItem(2)
```

（2）值。如果将 RowSourceType 属性设置为 1，可用 RowSource 属性指定多个要在列表中显示的值。如果在属性窗口中设置 RowSource 属性，需要用逗号分隔列表项；要在程序中设置 RowSource 属性，要用逗号分隔列表项，并用引号括起来。例如：

```
Form1.lstMylist.RowSourceType=1
Form1.lstMylist.RowSource="one,two,three,four"
```

（3）别名。如果将 RowSourceType 属性设置为 2，可以在列表中包含打开表的一个或多个字段的值。

如果 ColumnCount 属性设置为 0 或 1，列表将显示表中第一个字段的值；如果 ColunmCount 属性设置为 3，列表将显示表中最前面的 3 个字段值；如果不想按字段在表中的保存顺序显示字段，可将 RowSourceType 属性设置为“3–SQL 语句”或“6– 字段”。

如果 RowSourceType 设置为“2– 别名”或“6– 字段”，则当用户在列表中选择新值时，表的记录指针将移动到用户所选择的记录上。

（4）SQL 语句。如果将 RowSourceType 属性设置为“3–SQL 语句”，则在 RowSource 属性中包含一个 SELECT-SQL 语句。例如，下面的 SQL 语句将 XS 表的全部字段和记录选择到临时表中：

```
SELECT *FROM 学生 INTO CURSOR 临时表
```

如果在程序中设置 RowSource 属性，要将 SELECT 语句用引号括起来。

默认情况下，不带 INTO 子句的 SELECT 语句立刻在“浏览”窗口中显示得出的临时表。由于在 RowSource 的 SQL 语句很少这样要求，应在 SELECT 语句中包含 INTO CURSOR 子句。

（5）查询。如果将 RowSourceType 属性设置为 4，可以用查询的结果填充列表框，查询是在“查询设计器”中设计的。当它设置为 4 时，要将 RowSource 属性为 .qpr 文件。例如，下面一行代码将列表的 RowSource 属性设置为一个查询：

```
THISFORM.List1.RowSource="职务.QPR"
```

如果不指定文件扩展名，则默认扩展名是 .qpr。

（6）数组。如果 RowSourceType 属性设置为 5，则可以用数组中的项填充列表。可为 RowSource 创建一个表单或表单集的数组属性，或者使用应用程序中其他部分创建组。

Visual FoxPro 只在需要的时候计算列表的 RowSource 设置值，而不是设置 RowSource 的方法程序中计算，因此需要特别注意作用域。如果在方法程序中创建一个局部数组，则这个数组的作用域只在这个方法程序内，并不是每当 Visual FoxPro 计算设置值时该数组都可用。

若要用多维数组的项来填充列表，可按如下步骤操作：

① 将 RowSourceType 属性设置为 5。

② 将 RowSource 属性设置为对应的多维数组。

③ 将 ColumnCount 属性设置为要显示的列数。

④ 将每列的 ColumnWidths 属性设置为需要的宽度。

（7）字段。如果 RowSourceType 属性设置为 "6– 字段",则可以指定一个字段或用 "," 分隔的一系列字段值来填充列表，例如：

```
Contact,company,country
```

与 RowSourceType 值为 "2– 别名" 不同，RowSourceType 值为 "6– 字段" 时允许不按字段在表中的实际位置来显示字段。如果想在列表中包括多个表的字段，RowSourceType 属性设置为 3（SQL）语句。

（8）文件。如果将 RowSourceType 属性设置为 7，将用当前目录下的文件来填充列表。而且，列表中的选项允许选择不同的驱动器和目录，并在列表中显示其中的文件名。将 RowSource 属性设置为列表中显示的文件类型的梗概。例如，要在列表中显示 Visual FoxPro 表，可将 RowSourece 属性设置为 *.dbf。

（9）结构。如果将 RowSourceType 属性设置为 8，将用 RowSource 属性指定的表中字段名来填充列表。如果想为用户提供用来查找值的字段名列表或者用来对表进行排序的字段名列表，这个 RowSourceType 设置很有用。

（10）弹出式菜单。如果将 RowSourceType 属性设置为 9，则可以用一个先前定义的弹出式菜单来填充列表。包含这一选项是为了提供向后兼容性。

3. 创建具有多列的列表框

虽然列表框默认为一列，但 Visual FoxPro 中的列表框可以包含多列。结合 BoundColunm 和 ColumnWidth 属性，在界面设计中，可以利用多列列表框将显示和存储的信息区别开。例如，可能会用到设备编码、设备名称、设备型号 3 个信息，可以将设备编码作为隐藏信息存于表中，而将设备名称和设备编码作为显示信息供用户选择。

若要在列表框中显示多列，可按如下步骤操作：

（1）将 ColumnCount 属性设置为所需的列数。

（2）设置 ColumnWidths 属性。例如，如果列表框中有 3 列，下面的命令将各列宽度分别设置为 10、15 和 30。

```
THISFORM.listbox.ColumnWidths="10,15,30"
```

（3）设定 BoundColumn 属性，确定哪一列与该控件的 Value 属性建立联系。

（4）将 RowSourceType 属性设置为“6– 字段”。

（5）将 RowSource 属性设置成列中显示的字段。例如，下面的命令将三列列表框的 3 个列数据源设置为 Customer 表中的 contact、city 和 country 字段：

```
form.listbox.RowSource="contact,city,country"
```

要想使列排列整齐，需要设置 ColumnWidths 属性或将 FontName 属性修改为等宽字体。

当列表的 RowSourceType 属性设置为“0– 无”时，可以使用 AddListItem 方法程序向列表框中添加项。例如，下面的代码向一个列表框的指定列表中添加文本：

```
THISFORM.1stl.ColumnCount=3
THISFORM.1stl.Columnwidths="100,100,100"
THISFORM.lstl.AddListItem("rowl col1",1,1)
THISFORM.1stl.AddListltem("rowl co12",1,2)
THISFORM.1stl.AddListItem("rowl co13",1,3)
THISFORM.1stl.AddListItem("row2 co12",2,2)
```

4. 允许用户选择列表框中的多项

默认情况下，一次只能选定一个列表项，但也可以允许用户选择列表中的多个列表项，此时需将列表的 MultiSelect 属性设置为“真”（.T.）。

为了处理选定的项，例如把它们复制到一个数组或在应用程序的其他地方使用它们，可以循环遍历各列表项，处理 Selected 属性为“真”（.T.）的项。下面的代码包含在列表框的 InteractiveChange 事件中，在 comboSelected 组合框中显示这个列表框中选定项，并且在 txtNoSelected 文本框中显示选定项的数目：

```
nNumberSelected=0              && 跟踪数目的变量
THISFORM.cboSelected.Clear     && 清除组合框
FOR nCnt=1 TO THIS.ListCount
    IF THIS.Selected(nCnt)
        nNumberSelected=nNmnberSelected+1
        THISFORM.cboSelected.Additem(THIS.List(nCnt))
    END IF
ENDFOR
THISFORM.txtNoSelected.Value=nNumberSelected
```

5. 将图片添加到列表项中

可以将列表的 Picture 属性设置为 .bmp 文件，该图形文件可以在列表项的前面显示。例如，如果有一个文件列表框，如果想根据文件类型是表、程序或其他类，在项前显示不同的位图，可以如下编辑与列表框 Click 事件相关的代码：

```
FOR iItem=1 TO THIS.ListCount     && 遍历列表项
     cExtension=UPPER(RIGHT(THIS.List(iItem),3))
     DO CASE
     CASE cExtension="DBF"
          THIS.Picture(iItem)="table.bmp"
     CASE cExtension="BMP"
          THIS.Picture(iItem)="other.bmp"
     CASE cExtension="PRG"
          THIS.Picture(iItem)="programs.bmp"
```

```
        CASE cExtension="SCX"
            THIS.Picture(iItem)="form.bmp"
        OTHERWISE
            THIS.Picture(iItem)=IIF("]" $ cExtension, "","textfile.bmp")
    ENDCASE
ENDFOR
```

6. 将用户项添加到下拉组合框的列表中

要将新的用户值添加到下拉组合框，可在与组合框的 Valid 事件相关的方法程序中使用 AddItem 方法，在添加一项之前，要首先确定在下拉组合框中没有该值。

组合框的 Valid 事件的代码如下：

```
lItemExists=.F.                                   && 假设列表中没有该值
FOR i=1 TO THIS.ListCount
    IF THIS.List(i)=THIS.DisplayValue
        lItemExists=.T.
        EXIT
    ENDIF
ENDFOR
IF !lItemExists
    THIS.AddItem(THIS.DisplayValue)
ENDIF
```

15.3.6　命令按钮与命令按钮组

命令按钮（Command）控件通常用来启动某个事件以完成特定的功能。如关闭菜单、释放菜单、调用表单等操作，其外观如图 15–16 所示。命令按钮的常用属性如表 15–8 所示，常用事件包括 Click 和 DblClick。命令按钮组（CommandGroup）控件是一个容器，其中包含两个或多个命令按钮，其外观如图 15–17 所示。通过命令按钮组中的各个命令按钮设置属性和编写事件代码，可实现多个命令按钮的功能。

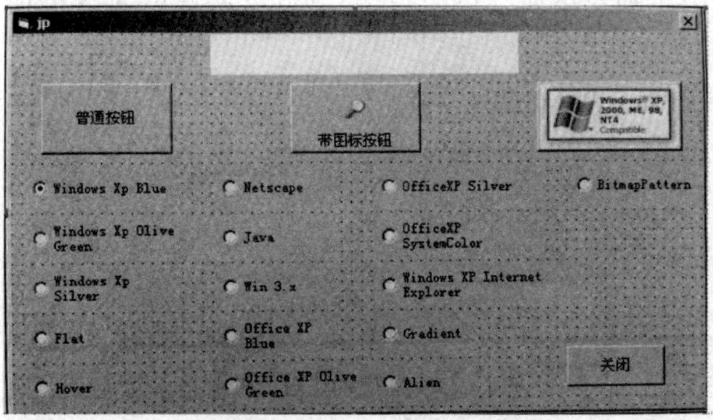

图 15–16　命令按钮控件的外观

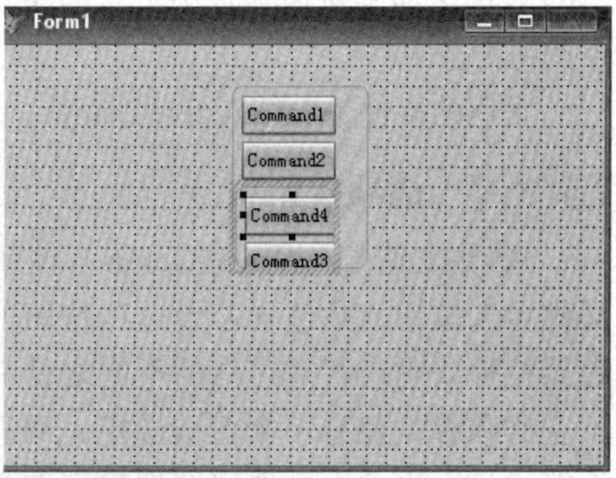

图 15–17　命令按钮组控件的外观

表 15–8　命令按钮的常用属性

属性及事件	说　明
Name	设定按钮对象的名称
Enabled	能否选择此按钮

续表

属性及事件	说　明
DownPicture	当按钮按下时，显示的 .bmp 文件
ToolTipText	设定在提示框中显示的字符串
Default	设定按钮对象为 Enter 键的内定执行键，触发其 Click 事件
Mouse Pointer	设定鼠标光标，建议设定成表示区域变化的鼠标光标符号
Middle Click Event	鼠标中键触发的事件程序
Caption	在按钮上显示的文本
Picture	显示在按钮上的 .bmp 文件
Disabled Picture	当按钮失效时，显示的 .bmp 文件
Cancel	设定按钮对象为 Esc 键的内定执行键，触发其 Click 事件

编辑命令按钮组之前需选定命令按钮组，方法是右击命令按钮组，在弹出的快捷菜单中选择“编辑”命令，或在属性窗口的 CommandGroup 中选择 Command1、Command2 等。

命令按钮组控件的常用属性如下：

（1）ButtonCount 属性：指定一个命令按钮组或选项组中的按钮数目，其默认值是 2，默认的按钮名称为 Command1 和 Command2.

（2）Value 属性：存储用户所单击命令按钮的相应序号，其默认值为 1. 此属性值的数据类型可以是数值型和字符型，其中系统默认的是数值型。若为数值型，则 N 表示命令按钮组的第 N 个命令按钮被选中；若为字符型，则表示命令按钮组中 Caption 属性值为 N 的命令按钮被选中。

常用的事件是 InterActiveChange，常用方法是 SetAll。

15.3.7　选项按钮组

选项按钮组（OptionGroup）控件又称单选按钮，是包含若干选项按钮的容器控件，它与其他控件的不同之处在于它必须有且仅有一个值被选定，而且不能通过再次单击已选定的选项来取消它。被选定的选项名前面的圆圈中以黑点表示，其外观如图 15–18 所示。

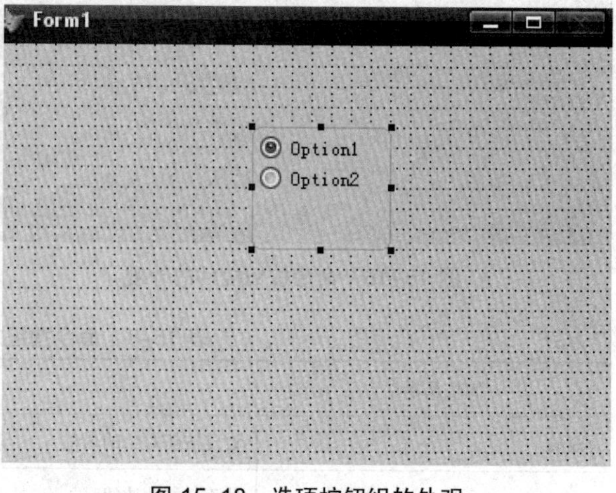

图 15–18　选项按钮组的外观

15.3.8　复选框

Visual FoxPro 所提供的基类中有一

个选择性的控件即复选框，它主要用来反映条件成立与否，即让用户指定一个布尔状态：“真”“假”；“开”“关”；“是”“否”。然而，有时不能将问题准确地归为“真”或“假”，这时可将问题归结为数值 0、1 或 2，用 2 来表示中间状态。复选框是一种结合数据的控件，可以维护变量、数值或逻辑型字段，在数据的编辑或条件的选择等方面应用非常广泛。复选框的外观如图 15–19 所示。

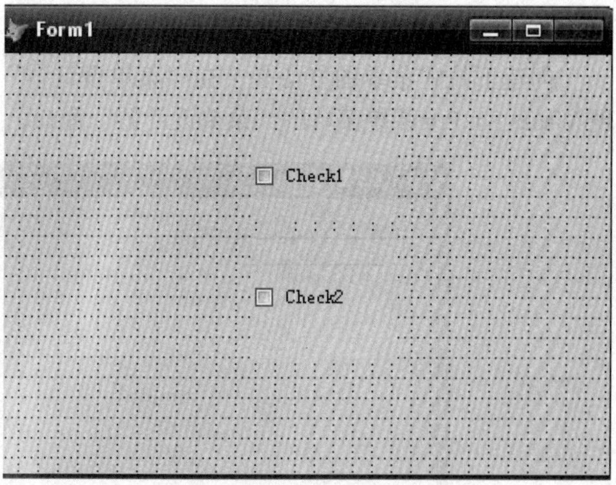

图 15–19　复选框的外观

设计时常用的复选框属性如表 15–8 所示。

表 15–8　设计时常用的复选框属性

属　性	说　明
Caption	设定文字类型标题
Picture	设定复选框对象未被选择时的图形来源
Value	设定复选框对象的初始值与类型
Style	设定复选框显示类型，可为 Standar（文字提示）或 Graphical（图形显示）
Down Picture	设定复选框对象被选择时的图形来源

若将 Sty1e 属性设置为“0– 文字提示”，结合 Caption 属性设定文字类型标题，可以设置文字提示的复选框对象。若将 Sty1e 属性设置为“1– 图形显示”，结合 Picture 属性 Down Picture 属性，则可以设置图形显示的复选框对象。

一般地，当将复选框对象的 Value 设定为数值时，可为 0 或 1，设定为逻辑类型时可为 .F. 或 .T.。而数值类型 2 则表示一个混合显示的复选框，对于混合显示的复选框，在执行期间是无法通过鼠标触发来进行设定的。基本上，若使用鼠标触发 CheckBox 时，只有选择（.T. 或 1）或不选择 (.F. 或 0) 的状态。混合式复选框的设定只有借助程序来进行，即在执行期间通过程序运算将复选框的 Value 设定为 2。

如果复选框的 ControlSource 属性设置为表中的一个逻辑字段，那么当前的记录值“真”（.T.）时，则复选框显示为选中；如果当前记录值为“假”（.F.），则复选框显示为未中；如果当前记录为 NULL 值（.NULL.），则复选框变为灰色。

15.4　菜单的设计

菜单为用户提供了一条结构化的、可访问的途径，便于用户使用应用程序中的命令和工具。恰当地规划并设计菜单，将使应用程序的主要功能得以体现，用户也就不会在使用应用程序时遇到困难。因此，为应用程序设计菜单，是 Visual Foxpro 程序设计中不可缺少的组成部分。

15.4.1 创建下拉式菜单

创建下拉式菜单的方法是：在“菜单设计器”中选择菜单栏中的“菜单”选项，将出现 Visual FoxPro 系统菜单的“菜单设计器”窗口，如图 15–20 所示。

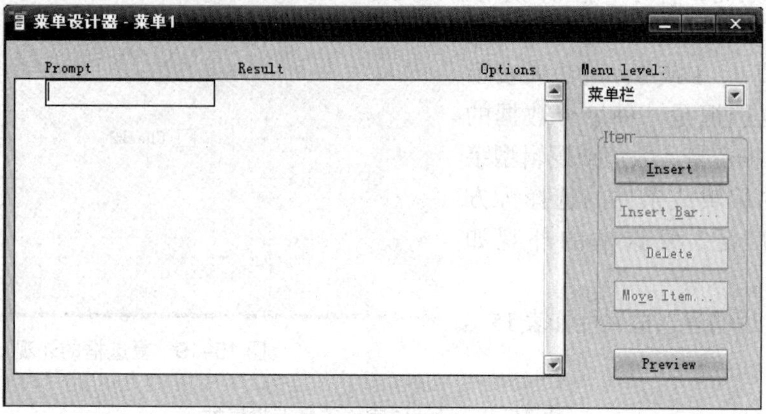

图 15–20 “菜单设计器”窗口

在“菜单设计器”窗口中设计菜单完毕后，必须生成扩展名为 .mpr 的菜单程序才能被应用程序所调用。生成方法是：在 Visual FoxPro 系统菜单上，选择“菜单”→“生成”命令，就可生成一个扩展名为 .mpr 的菜单程序，应用程序调用的是所生成的菜单程序。

15.4.2 创建快捷菜单

用 Visual FoxPro 创建快捷菜单的方法与创建下拉式菜单类似。在“新建菜单”对话框中单击“快捷菜单”按钮就可进入“快捷菜单设计器”窗口，如图 15–21 所示。

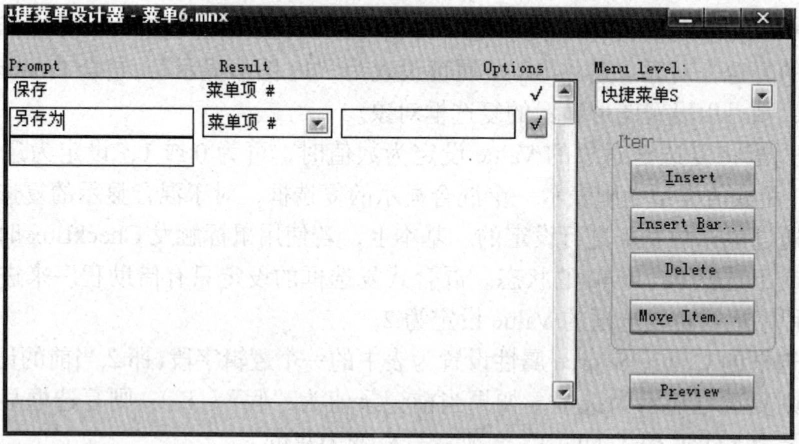

图 15–21 “快捷菜单设计器”窗口

“快捷菜单设计器”窗口中的操作与下拉式菜单几乎是一样的。不同之处在于，在图 15–21 中 Insert Bar 按钮是可用的，而图 15–20 中只有在设计子菜单时才能使用此按钮。这个按钮的作用是为用户设计自己的菜单提供 Visual FoxPro 系统的菜单命令。选择一个系统菜单项，然后单击 Insert 按钮，即可将一个系统菜单项插入当前所编辑的位置。

快捷菜单是与特定屏幕区域或选定内容联系在一起的，制作快捷菜单的目的就是在特定的环境中便于使用。因此，在创建快捷菜单之后，还必须将其附着在对象中。

打开一个表单，在其 RightClick 事件代码中输入以下命令：

```
DO  d:\cd.mpr
```

运行表单，如图 15–22 所示为右击表单时所弹出的快捷菜单。

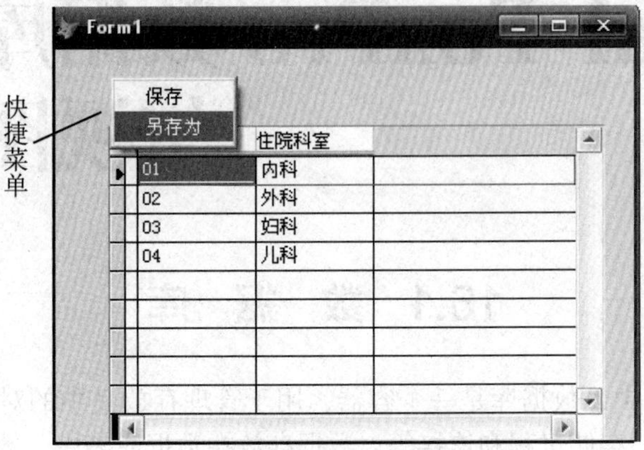

图 15–22　为表单创建的快捷菜单

第 16 章 Visual FoxPro 数据库、查询与视图的使用

16.1 数 据 库

在 Visual FoxPro 中，数据库是一个容器，用于管理存放其中的对象。这些对象包括数据库表、视图、关系、存储过程和连接等。数据存放在数据库表中，数据库中可包含若干数据库表，一个数据库表对应一个文件。存放数据的表可以是数据库中的数据库表，也可以是不包含在数据库中的自由表。数据库表的操作与自由表的命令基本相同，但数据库表增加了许多控制功能，使用户操作表不仅方便而且可视化。数据库表可以从数据库中移出变成自由表，自由表又可以加入数据库中成为数据库表。

16.1.1 数据库的创建

1. 交互建立数据库

选择“文件”→“新建”命令,打开“新建”对话框,选择“数据库”单选按钮,单击“新建文件”按钮，如图 16–1（a）所示，打开“创建”对话框。

在“创建”对话框中,在“保存在”下拉列表框中输入创建的数据库文件保存的文件夹，在“数据库名”文本框中输入要创建的数据库的主文件名。如图 16–1(b) 所示，“保存在”选择“E:\ 医院住院管理系统 \dbfs”，“数据库名”输入“住院管理”，然后单击“保存”按钮，系统打开数据库设计器，显示数据库设计工具栏，同时系统自动增加“数据库”菜单，如图 16–2 所示。此时可以利用这个工具栏或系统菜单进行建立数据库表等各种数据库的基本操作。选择“关闭”按钮可关闭数据库设计器。

数据库建立后形成 3 个文件，它们是基本文件 DBC、相关数据库备份文件 DCT、相关索引文件 DCX。此后打开 DBC 文件即可打开数据库。

打开数据库的操作：选择“文件”→“打开”命令，打开“打开”对话框，在“文件类型”框中选择“数据库”，在搜索框中指定数据库文件所在的文件夹，选择或输入数据库文件名后单击“确定”按钮即可。

2. 命令操作数据库

（1）创建数据库：`CREATE DATABASE 数据库名`

说明：执行该命令后，从界面上看不出任何反映，但数据库文件已经建立。若数据库

前没有指定路径，则创建的数据库存放在当前默认的文件夹中。

（2）打开数据库：`OPEN DATABASE 数据库名`

（3）修改数据库：`MODIFY DATABASE 数据库名`

（4）关闭数据库：`CLOSE DATABASE`

（5）删除数据库：`DELETE DATABASE 数据库名 [RECYCLE]`

说明：若带 RECYCLE 任选项，则将删除的数据库文件放入回收站中，可在回收站中进行还原操作。

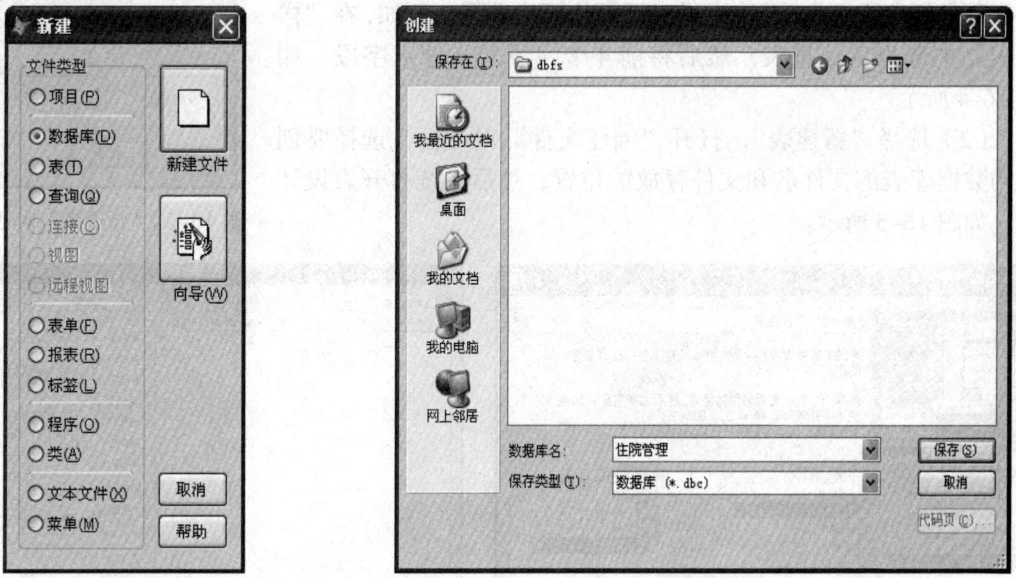

（a）“新建”对话框　　（b）“创建”对话框

图 16–1　“新建”和“创建”对话框

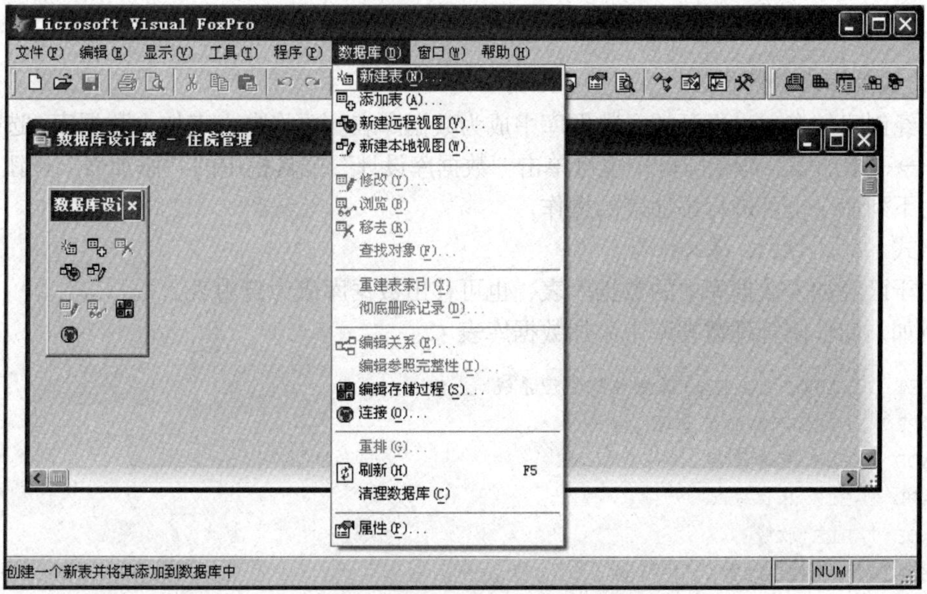

图 16–2　数据库设计器

16.1.2 数据库表

1. 数据库表的创建

在打开数据库后，系统可视化显示数据库设计器并自动打开“数据库设计”工具栏，系统主菜单自动增加“数据库”菜单。要想创建数据库表，选择“数据库”→“新建表”命令即可；也可单击“数据库设计”工具栏中的“新建表”按钮。

单击“新建表”按钮后，打开图 16–3 所示的对话框。

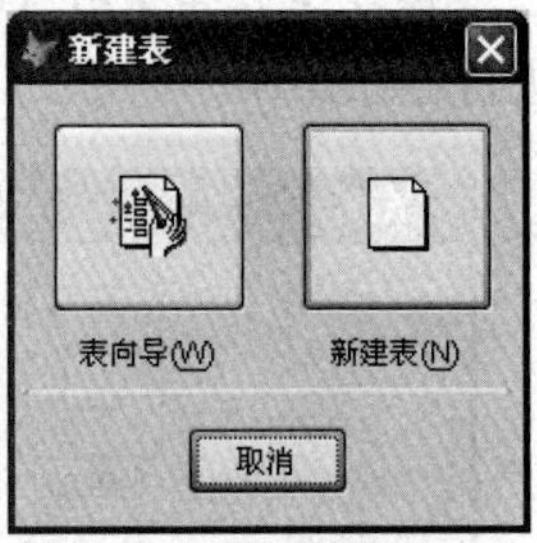

图 16–3 “新建表”对话框

（1）选择“表向导”表示新建的表的字段由已经建立的表的部分和全部字段组成，系统提供对话框让用户选择。例如，在“样本表”中选患者信息表，然后将前 4 个字段加入选定字段，如图 16–4 所示。

（2）选择“新建表”，打开“创建文件”对话框，选择要创建的数据库表的文件名和文件存放的位置，然后系统打开表设计器，如图 16–5 所示。

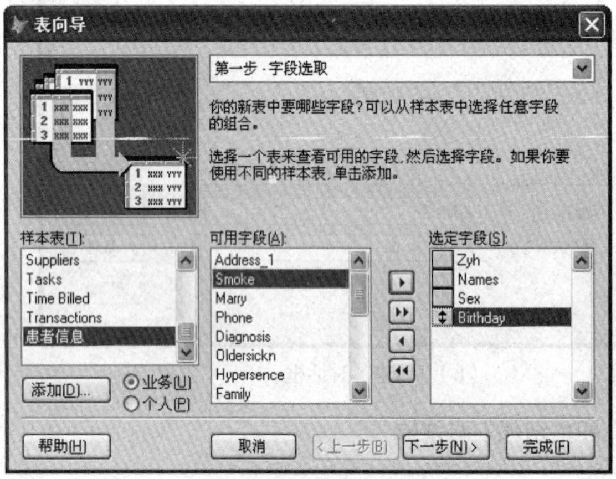

图 16–4 表向导选定字段

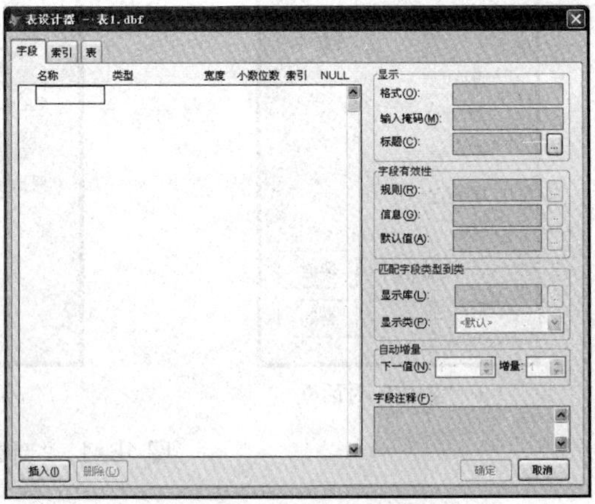

图 16–5 表设计器

2. 数据库表的增减

已经创建的自由表也可加入数据库中成为数据库表。要将自由表加入数据库，选择“数据库”→“添加表”命令即可；也可单击“数据库设计”工具栏中的“添加表”按钮。

用下列命令也可进行添加表的操作。

格式：ADD TABLE 表文件名

对于已经加入数据库中的数据库表，也可移出数据库成为自由表。

例如，向住院管理数据库中添加数据库表：

```
SET DEFAULT TO E:\医院住院管理系统\dbfs
OPEN DATABASE 住院管理
ADD TABLE 患者信息
ADD TABLE 床位分配
ADD TABLE 收费
MODIFY DATABASE
```

执行以上操作后，数据库显示如图 16–6 所示。

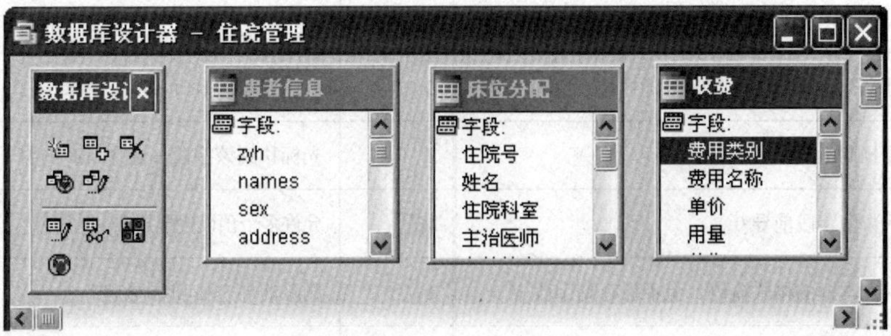

图 16–6 数据库设计器

16.1.3 数据库表属性

数据库表的属性分为字段属性和表的属性。在数据库中，选择要操作的数据库表后，单击“数据库设计”工具栏中的“修改”按钮,系统打开表设计器,便可修改数据库表结构。

1. 数据库表的字段属性

在利用表设计器设计表结构时，如果是数据库表，则在字段名列表的正文还有若干项，用于控制字段的属性。例如，收费数据表如图 16–7 所示。

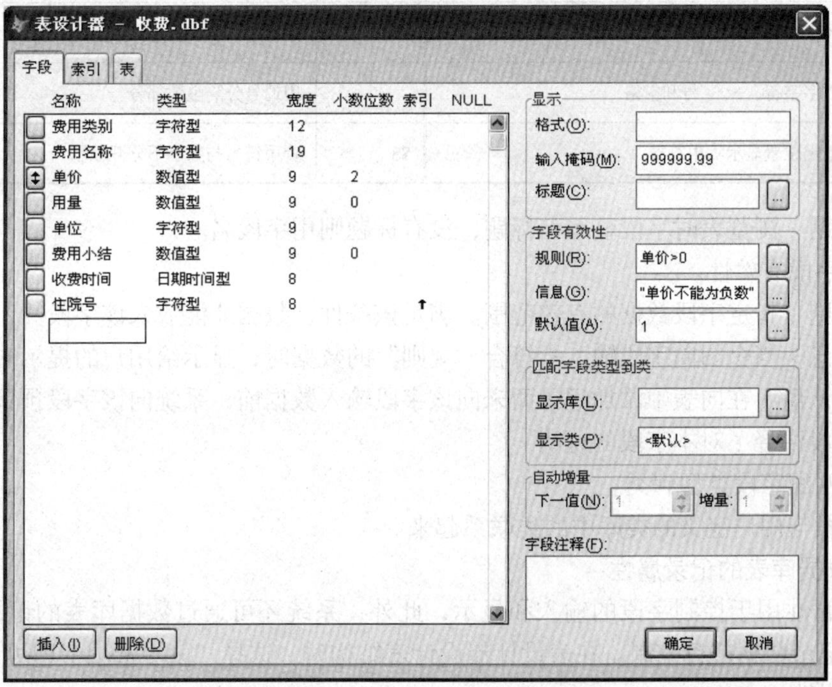

图 16–7 收费数据表字段属性

字段的属性包含下列几个方面：

（1）字段的显示属性。

① 格式：控制字段在浏览窗口、表单、报表等显示时的大小写和样式。

格式字符及功能如表 16–1 所示。

表 16–1　格式字符及功能

字　符	功　　能	字　符	功　　能
A	字母字符，不允许包含标点符号	D	使用当前的 SET DATE 格式
E	英国日期格式	K	光标移到该字段，选择所有内容
L	显示数值字段前导 0	M	允许多个预设置选择项
R	显示文本框的格式掩码，但不保存到字段中	T	删除前导空格和结尾空格
!	字母字符转换为大写	^	用科学记数法表示数值数据
$	显示货币符号		

② 输入掩码：控制向字段输入数据的格式。掩码字符及功能如表 16–2 所示。

表 16–2　掩码字符及功能

字　符	功　　能	字　符	功　　能
X	任意字符	*	左侧显示 *
9	数字字符和 +、– 号	.	指定小数点位置
#	数字字符、+、– 号和空格	,	用逗号分隔整数部分
$	指定位置显示货币符号	$$	货币符号与数字不分开显示

③ 标题：浏览表时字段显示列标题，没有标题则用字段名。

（2）字段有效性。

① 规则：指定字段数据的有效范围。满足该条件，数据才能放入该字段。

② 信息：当企图向字段输入不符合“规则”的数据时，显示给用户的提示内容。

③ 默认值：在向表中添加记录而未向该字段输入数据前，系统向该字段预置的值。

④ 字段注释：对本字段的说明。

（3）匹配字段类型到类。

将字段与用户定义的类库中的类联系起来。

2. 数据库表的记录属性

字段属性用于控制字段的输入和显示，此外，系统还可通过数据库表的记录属性对数据库表的记录数据进行控制。在表设计器设计表结构时，选择“表”选项卡即可设置数据库表的记录属性。

（1）记录有效性。

① 规则：指定数据记录的有效条件。满足该条件，数据才能从当前记录移出。满足字段“规则”中指定的条件仅可移出该字段。对于收费表，单价字段仅控制本字段数据的合法性，但当需输入该记录还要看记录有效性的规则是否满足。

例如，可在记录有效性中设置“住院号 >"0000" and 费用类别 >"0000"，从而进一步保

证输入的记录住院号和费用类别都不为空。

②信息：当不符合记录有效性“规则”时显示的提示信息。

例如，不满足上例中的条件时，显示“住院号和费用类别不能为空”，如图 16–8 所示。

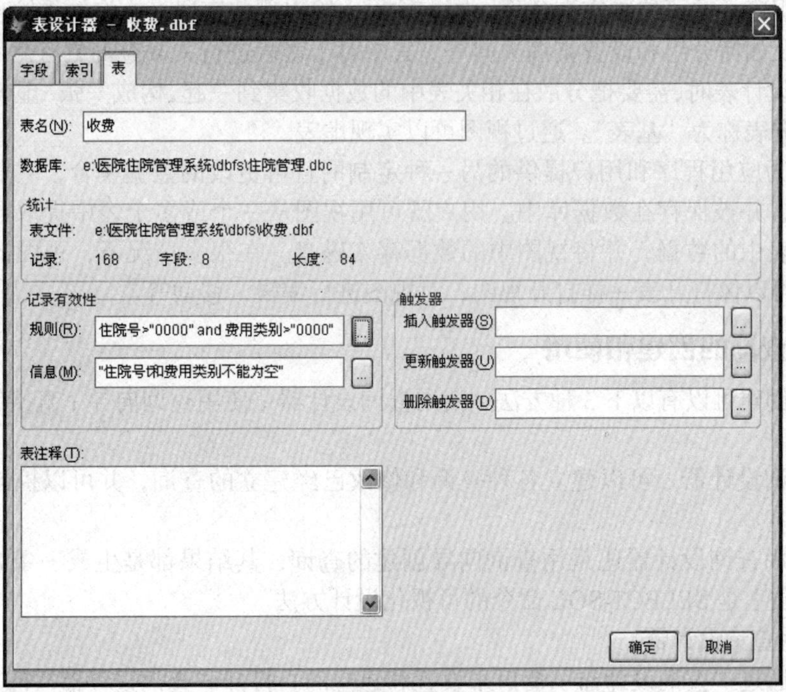

图 16–8　收费数据表的记录属性

（2）触发器。

触发器是系统提供的记录级事件。事件触发时可执行的条件表达式或用户自定义函数在相应的触发器框中设置。函数返回值为 .T.，操作被认可，否则操作将被拒绝。

（3）表名。

表名是数据库表在打开和操作时的名称，也可认为是表的别名。系统默认表的主文件名为表名，表名最长为 128 个字符。使用表名打开表之前要求数据库必须是打开的。

（4）表注释。

对该数据库表的附加说明。

3. 数据库表数据的完整性

（1）字段数据的完整性。字段数据的完整性是指输入字段中的数据的类型和值必须符合指定要求。字段属性中的字段有效性规则用于控制字段数据的完整性。

（2）记录数据的完整性。记录数据的完整性是指输入记录中有关字段中的数据的值必须符合指定要求。表属性中的记录有效性规则用于控制记录数据的完整性。

（3）参照完整性。参照完整性指相关表之间的数据一致性。主要表现在：子表中的每一条记录在父表中必须有一条记录与之对应；在主表中修改了主关键字字段的值，则子表中相关记录的外部关键字对应的字段的值必须同步修改；在主表中删除记录时，则子表中相关记录必须同步全部删除。

16.2 建立查询

创建表的最终目的是从中提取所需要的信息。用户可以利用系统提供的“查询设计器”来生成查询程序，并可控制查询条件、查询结果中输出哪些字段、查询结果输出时的记录排序方法，以及如何分组和设置查询去向等。其中对于多表进行关联查询更有意义。

有时在设计表时,需要把分散在相关表中的数据收集到一起,构成一张“虚表”。导出“虚表”的源数据表称为“基表”。通过视图可以实现虚表。

视图是为应用程序和用户提供的另一种定制的且可更改的数据集合，它兼有表和查询的双重特点，并被保存在数据库中。用户既可用视图从一个或多个表中提取数据，也可用视图来更改表中的数据，并将视图中的数据存入磁盘。在很多情况下，视图的作用等同于表。例如，可以像打开表一样打开视图，对视图进行编辑、移动等。

16.2.1 查询的创建和使用

查询的创建可以有以下 3 种方法：使用查询设计器；使用查询向导；直接编写 SELECT-SQL 语句。

利用查询设计器，可以建立各种查询和修改已经建立的查询，并可以控制查询结果的输出去向。

无论是用查询设计器还是用查询向导创建的查询，其结果都是生成一条 SELECT-SQL 语句，在本质上是 SELECT-SQL 命令的可视化设计方法。

1. 使用查询设计器

查询是通过“查询设计器”窗口来设置和建立的。打开“查询设计器”的方法如下：

（1）选择“文件”→“新建”命令（Ctrl+N）或者单击“常用”工具栏中的“新建文件”按钮，然后在“新建”对话框中选择“查询”文件类型。

（2）在“项目管理器”中，选中“数据”选项卡，再选择“查询”。

（3）使用 CREATE QUERY 命令。

打开查询设计器后，同时打开“查询设计器”工具栏，系统自动增加了一个“查询”菜单，如图 16–9 所示。另外，通过右击弹出的快捷菜单可以方便查询操作。

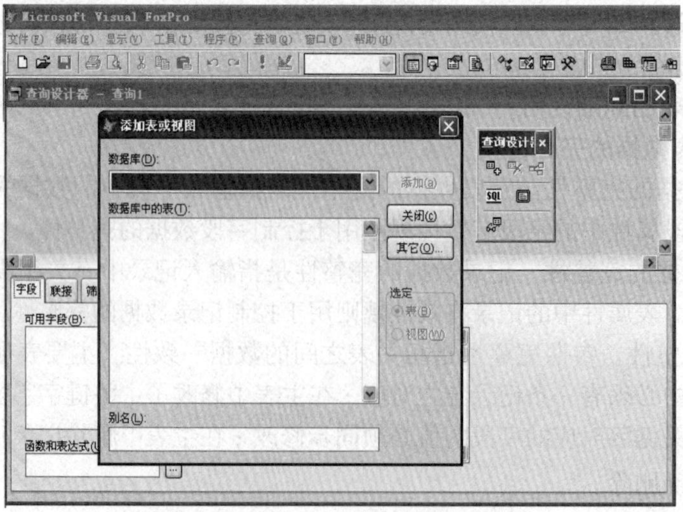

图 16–9 查询设计器

下面通过实例说明查询设计器的功能。例如，想要得到图 16–10 所示的查询表，需要住院管理数据库的患者信息、床位分配和收费 3 个表。收费、床位分配和患者信息表都是通过住院号关联，这恰就是住院管理数据库中的永久关系。查询结果字段包括患者信息表中的 Zyh、Names、Sex，床位分配表中的住院科室、主治医师、床位、病房，收费表中的费用名称、单价、用量、费用小结，以及由患者信息表中的 birthday 所派生出来的年龄。

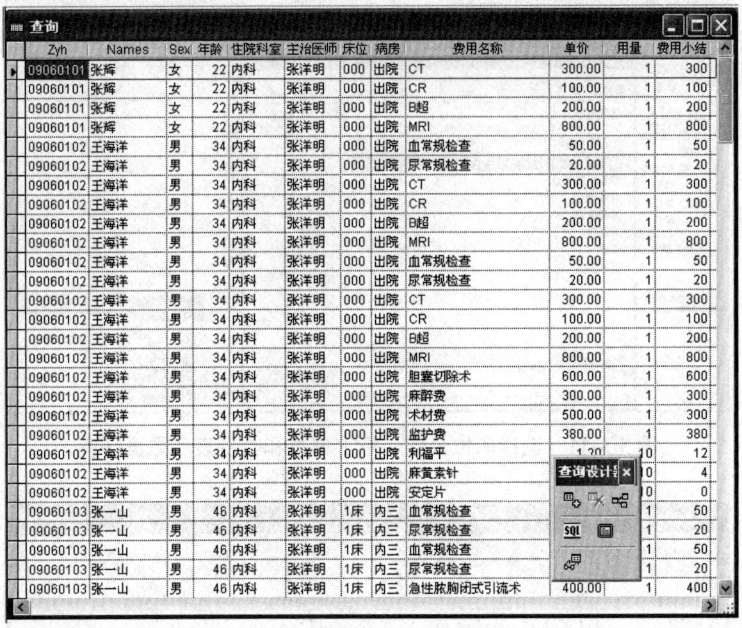

Zyh	Names	Sex	年龄	住院科室	主治医师	床位	病房	费用名称	单价	用量	费用小结
09060101	张辉	女	22	内科	张洋明	000	出院	CT	300.00	1	300
09060101	张辉	女	22	内科	张洋明	000	出院	CR	100.00	1	100
09060101	张辉	女	22	内科	张洋明	000	出院	B超	200.00	1	200
09060101	张辉	女	22	内科	张洋明	000	出院	MRI	800.00	1	800
09060102	王海洋	男	34	内科	张洋明	000	出院	血常规检查	50.00	1	50
09060102	王海洋	男	34	内科	张洋明	000	出院	尿常规检查	20.00	1	20
09060102	王海洋	男	34	内科	张洋明	000	出院	CT	300.00	1	300
09060102	王海洋	男	34	内科	张洋明	000	出院	CR	100.00	1	100
09060102	王海洋	男	34	内科	张洋明	000	出院	B超	200.00	1	200
09060102	王海洋	男	34	内科	张洋明	000	出院	MRI	800.00	1	800
09060102	王海洋	男	34	内科	张洋明	000	出院	血常规检查	50.00	1	50
09060102	王海洋	男	34	内科	张洋明	000	出院	尿常规检查	20.00	1	20
09060102	王海洋	男	34	内科	张洋明	000	出院	CT	300.00	1	300
09060102	王海洋	男	34	内科	张洋明	000	出院	CR	100.00	1	100
09060102	王海洋	男	34	内科	张洋明	000	出院	B超	200.00	1	200
09060102	王海洋	男	34	内科	张洋明	000	出院	MRI	800.00	1	800
09060102	王海洋	男	34	内科	张洋明	000	出院	胆囊切除术	600.00	1	600
09060102	王海洋	男	34	内科	张洋明	000	出院	麻醉费	300.00	1	300
09060102	王海洋	男	34	内科	张洋明	000	出院	术材费	500.00	1	300
09060102	王海洋	男	34	内科	张洋明	000	出院	监护费	380.00	1	380
09060102	王海洋	男	34	内科	张洋明	000	出院	利福平	1.20	10	12
09060102	王海洋	男	34	内科	张洋明	000	出院	麻黄素针	[illegible]	10	4
09060102	王海洋	男	34	内科	张洋明	000	出院	安定片	[illegible]	10	0
09060103	张一山	男	46	内科	张洋明	1床	内三	血常规检查	[illegible]	1	50
09060103	张一山	男	46	内科	张洋明	1床	内三	尿常规检查	[illegible]	1	20
09060103	张一山	男	46	内科	张洋明	1床	内三	血常规检查	[illegible]	1	50
09060103	张一山	男	46	内科	张洋明	1床	内三	尿常规检查	[illegible]	1	20
09060103	张一山	男	46	内科	张洋明	1床	内三	急性脓胸闭式引流术	400.00	1	400

图 16–10　查询表结果

2. 查询设计器介绍

（1）数据环境。

查询设计器上半部分数据环境显示区用于显示查询所使用的表或视图，可以用“添加表”或“移去表”功能向数据环境添加或移去表。如果是多表查询，可在表之间可视化连线建立关系。

在当前有数据库（如住院管理数据库）打开的情况下单击“添加表”按钮，系统打开“添加表或视图”对话框。选择好 3 个表后，数据环境如图 16–11 所示。这 3 个表之间的永久关系被带入数据环境之中，表之间有连线显示。

（2）字段。

在查询设计器中，选择“字段”选项卡，在“可用字段”列表框中列出了查询数据环境中选择的数据库表的所有字段；在“选定字段”列表框中设置在查询结果中要输出的字段或表达式：“函数表达式”文本框用于建立查询结果中输出的表达式。“选定字段”列表框中的顺序就是查询结果中的列的顺序。

在“可用字段”列表框和“选定字段”列表框之间有“添加”“全部添加”“移去”“全部移去”4 个按钮，用于选择或取消选定字段。在“函数和表达式”文本框中，可以输入一个表达式，或单击 ▢ 按钮，打开“表达式生成器”对话框，生成一个表达式，单击“添加”按钮，表达式就出现在“选定字段”列表框中，如图 16–12 所示。

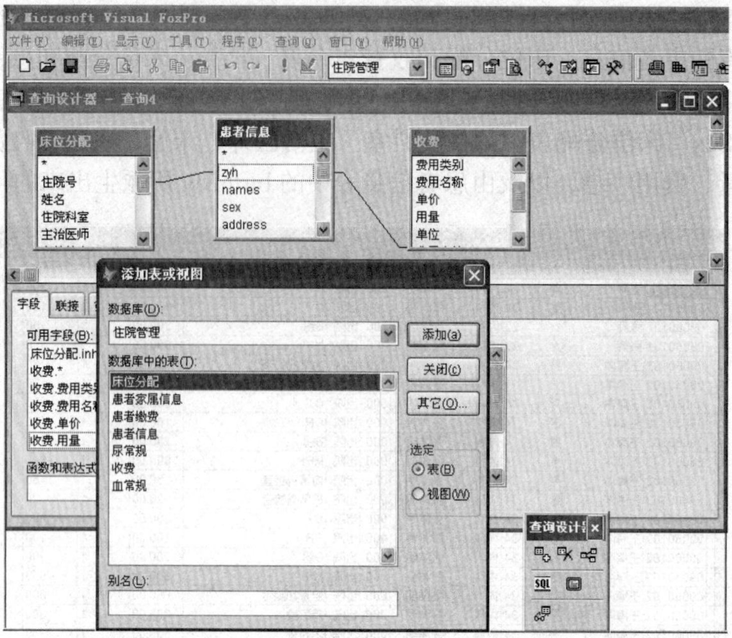

图 16–11　选择床位分配、患者信息和收费表后数据环境

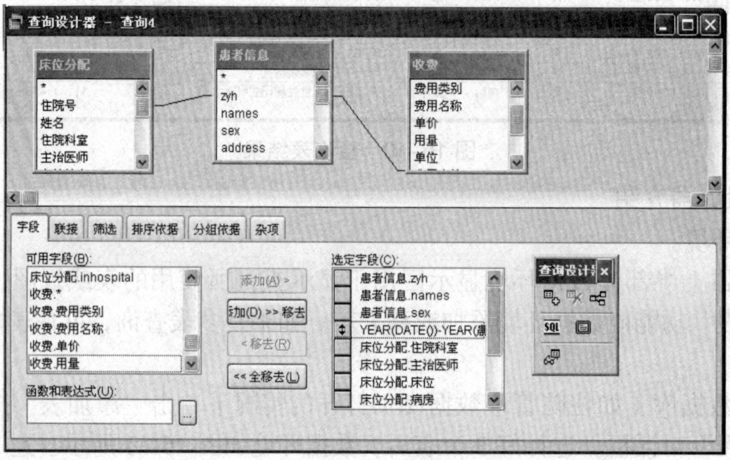

图 16–12　选定字段

还可以给选定的字段或表达式起一个别名，方法是在“函数和表达式”文本框中字段名或表达式后输入“AS 别名”，查询结果中就以别名作为该列的标题。例如，在患者信息表中有 birthday 字段，为了输出年龄，可以在“选定字段”框中加入下列表达式：

```
YEAR(DATE())-YEAR(患者信息.birthday) AS年龄
```

上面表达式中，用当前系统日期的年份减去 birthday 的年份，得到了患者的年龄，并给表达式起了一个别名“年龄”。

（3）联接。

进行多表查询时，需要把所有有关的表或视图添加到查询设计器的数据环境中，并为这些表建立联接。这些表可以是数据库表、自由表或视图。

当向查询设计器中添加表时，如果新添加的表与已存在的表之间在数据库中已经建立永久性关系，则系统将以该永久性关系作为默认的联接条件。否则，系统会打开“联接条件”对话框，并以两个表的同名字段作为默认的联接条件，如图 16–13 所示。

在该对话框中有 4 种联接类型：内部联接、左联接、右联接和完全联接，其意义如表 16–3 所示。系统默认的联接类型是“内部联接”，可以在“联接条件”对话框中更改表之间的联接类型。

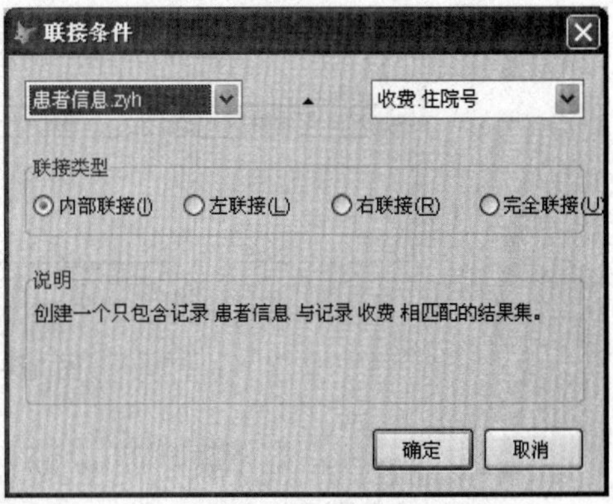

图 16–13 “联接条件”对话框

表 16–3　联接类型

联接类型	说　明
内部联接	两个表中的字段都满足联接条件，记录才选入查询结果
左联接	联接条件左边的表中的记录都包含在查询结果中，而右边的表中的记录只有满足联接条件时，才选入查询结果
右联接	联接条件右边的表中记录都包含在查询结果中，而左边的表中的记录只有满足联接条件时，才选入查询结果
完全联接	两个表中的记录不论是否满足联接条件，都选入查询结果

两表之间的联接条件也可以通过查询设计器的“联接”选项卡来设置和修改，如图 16–14 所示。

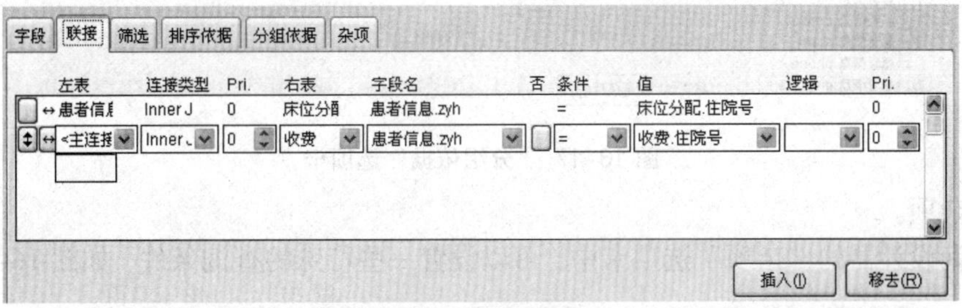

图 16–14 “联接”选项卡

（4）筛选。

查询既可以查询所有记录，也可以查询满足某个条件的记录。指定选取记录的条件可以使用查询设计器的“筛选”选项卡，如图 16–15 所示。

其中，“字段名”框用于选择要比较的字段；“条件”框用于设置比较的类型；“实例”框用于指定比较的值。

（5）排序依据。

使用查询设计器，可以对查询结果中输出的记录排序。“排序条件”列表框中的顺序决定了排序的优先权。排序可以是升序，也可以是降序，在“排序选项”选项区域中选择即可，如图 16–16 所示。

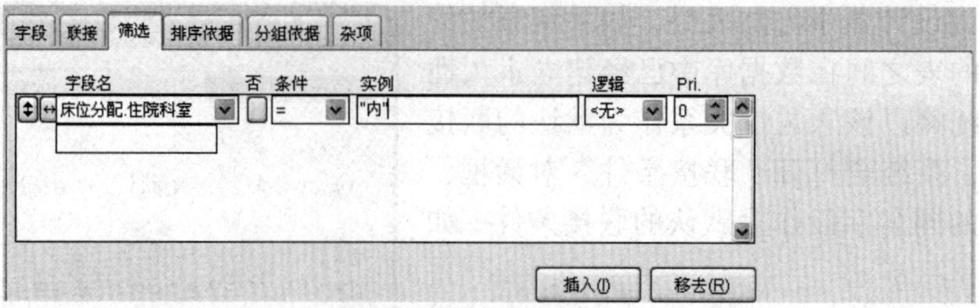

图 16–15 “筛选”选项卡

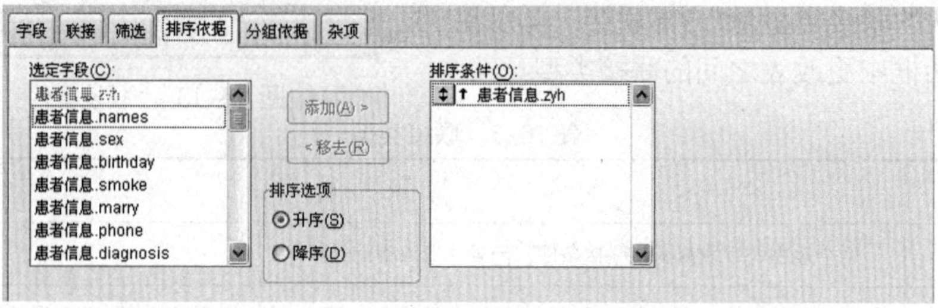

图 16–16 “排序依据”选项卡

（6）分组。

在查询设计器中还有一个“分组依据”选项卡。所有分组就是将一组类似的记录汇总成一个结果记录，以便完成对这一组记录的计算，如图 16–17 所示。

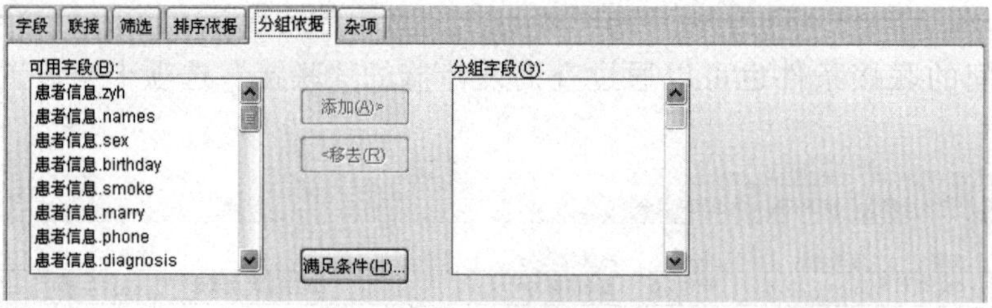

图 16–17 “分组依据”选项卡

（7）杂项。

在查询设计器的“杂项”选项卡中，可以设置一些特殊的查询条件，如图 16–18 所示。

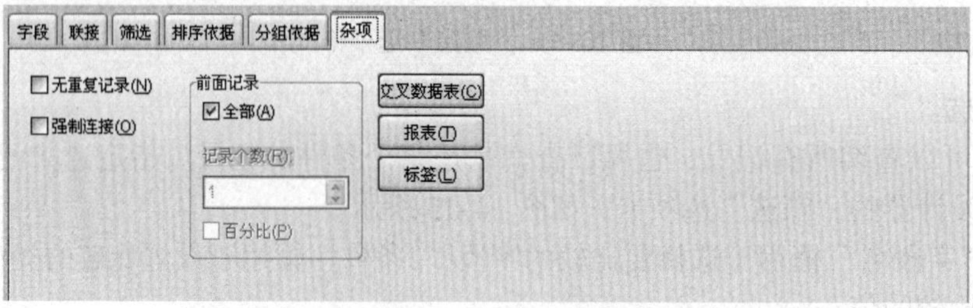

图 16–18 “杂项”选项卡

如果选择“无重复记录”复选框，则查询结果中将排除所有相同的记录；否则，将允许重复记录的存在。如果选择“交叉数据表”复选框，将把查询结果以交叉表格形式传送给 Microsoft Graph、报表或表。只有当“选定字段”刚好为 3 项时，才可以选择“交叉数据表”

复选框，选定的 3 项代表 X 轴、Y 轴和图形的单元值。

如果选择“全部”复选框，则满足查询条件的所有记录都包括在查询结果中。这是查询设计器的默认设置。只有在取消选择“全部”复选框的情况下，才可以设置“记录个数”和“百分比”。“记录个数”用于指定查询结果中包含多少个记录。当没有选定“百分比”复选框时，“记录个数”微调框中的整数表示只将满足条件的前多少条记录包括到查询结果中；当选定“百分比”复选框时，“记录个数”微调框中的整数表示只将最先满足条件的百分之多少个记录包括到查询结果中。

（8）选择查询结果的输出去向。

查询结果可以输出到不同的目的地。在查询设计器单击“查询去向”按钮，打开“查询去向”对话框，如图 16–19 所示。根据需要可以把查询结果输出到表 16–4 所示的不同的目的地。如果没有选定的输出去向目的地，系统默认值为查询结果显示在浏览窗口中。

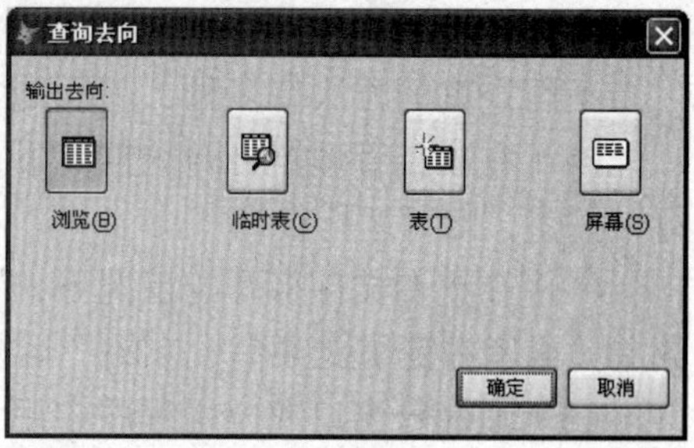

图 16–19 “查询去向”对话框

表 16–4　输出去向

输出去向	说　明
浏览	将查询结果显示在浏览窗口
临时表	将查询结果存储在一张命名的只读临时表中
表	将查询结果保存在一张表中
图形	将查询结果用于 Microsoft Graph 应用程序
屏幕	将查询结果显示在 Visual FoxPro 主窗口或当前窗口
报表	将查询结果输出到一个报表文件
标签	将查询结果输出到一个标签文件

3. 生成 SQL 语句

前面曾提到，不管是用查询向导还是用查询设计器创建查询，其结果都是生成一条 SELECT–SQL 语句。可以通过选择“查询”菜单（或者右键快捷菜单）中的“查看 SQL”命令或单击查询设计器工具栏中的 SQL 按钮查看所生成的 SELECT-SQL 语句。

例如，根据图 16–11 ～图 16–19 生成的 SELECT-SQL 语句如图 16–20 所示。

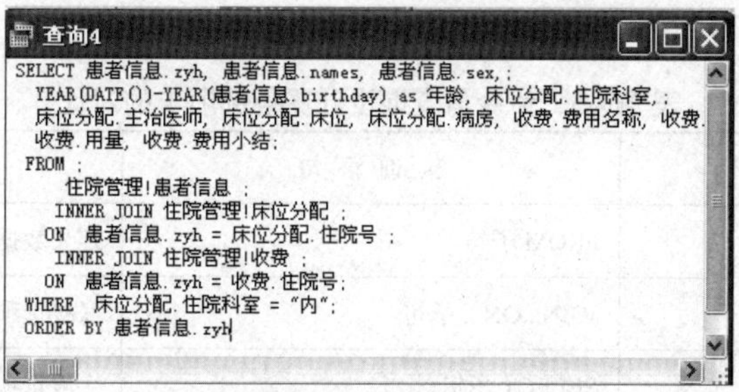


```
SELECT 患者信息.zyh, 患者信息.names, 患者信息.sex,;
  YEAR(DATE())-YEAR(患者信息.birthday) as 年龄, 床位分配.住院科室,;
  床位分配.主治医师, 床位分配.床位, 床位分配.病房, 收费.费用名称, 收费.
  收费.用量, 收费.费用小结;
 FROM ;
     住院管理!患者信息 ;
    INNER JOIN 住院管理!床位分配 ;
   ON  患者信息.zyh = 床位分配.住院号 ;
    INNER JOIN 住院管理!收费 ;
   ON  患者信息.zyh = 收费.住院号;
 WHERE  床位分配.住院科室 = "内";
 ORDER BY 患者信息.zyh
```

图 16–20　SELECT-SQL 语句

一般情况下，用查询设计器创建查询的目的是通过交互设置，生成 SQL 命令，然后将其复制下来，粘贴到自己的应用程序中或保存到查询文件中。

4. 生成查询文件

查询创建完成后,单击常用工具栏中的“保存”按钮或选择“文件”菜单中的“保存”命令,输入文件名（例如 hzxxcx）,系统自动为该文件加上扩展名 .qpr，即生成了查询文件 hzxxcx.qpr。该文件中保存的就是 SQL 语句。

5. 运行查询

运行查询的方法有多种，下面是常用的查询方法：

（1）在项目管理器打开的情况下，选择想要运行的查询文件，单击项目管理器中的“运行”按钮，即可运行查询。

（2）在查询文件打开的情况下，单击“常用”工具栏中的“运行”按钮或选择“查询”菜单（或者右键快捷菜单）中的“运行查询”命令即可运行查询。

（3）在命令窗口或应用程序中用 DO 命令运行查询。例如：DO hzxxcx.QPR。

查询结果显示在浏览窗口。

对于已经建立的查询，可以用下列命令打开查询设计器修改查询。

格式：MODIFY QUERY 查询文件名

16.2.2 SQL 查询语句

前面用查询设计器最终生成一个 SELECT-SQL 命令，单击查询设计器中的 SQL 按钮，就可以随时查看 SQL 命令。

1. SELECT-SQL 命令

格式：

```
SELECT[ALL|DISTINCT][TOP n[PERCENT]] 列名[,列名...]
FROM 表名 [,表名...]
|[INNER|LEFT|RIGHT|FULL JOIN 表名 ON 联接条件]
[[INTO ARRAY 数据名|CURSOR 临时表名 |DBF 表名|TABLE 表名]
|[TO FILE 文件名 [ADDITIVE]|TO PRINT[PROMPT]|TO SCREEN]]
[WHERE 条件表达式]
[GROUP BY 列名 [,列名...][HAVING 条件]
[ORDER BY 表达式 [ASC/DESC]...]
```

说明：SQL 查询语句的格式主要有 SELECT 子句、FROM 子句、INTO 和 TO 子句、WHERE 子句、GROUP BY 子句和 ORDER BY 子句，其与查询设计器各选项卡的对比如表 16–5 所示。

表 16–5　命令与查询设计器各选项卡的对比

功　能	查 询 语 句	查询设计器
设置数据源表	FROM 子句	定义数据环境
设置表间的连接条件	JOIN...ON... 子句	联接选项卡
设置输出字段	SELECT 子句	字段选项卡

续表

功　能	查 询 语 句	查询设计器
筛选源表记录	WHERE 子句	筛选选项卡
设置结果顺序	ORDER BY 子句	排序依据选项卡
设置记录的分组和筛选分组	GROUP BY 子句	分组依据选项卡
指定有无重复记录	ALL/DISTINCT	杂项选项卡
指定结果的范围	TOPn[PERCENT]	杂项选项卡
设置输出类型	INTO 和 TO 子句	设置查询去向

其中：

（1）SELECT 子句指明查询输出的项目（称为列），也可以是表达式。利用表达式可以查询表中未存储但可以计算出的结果。为了构造表达式，SQL 提供了加（+）、减（-）、乘（*）、除（/）4 种运算符和一些函数。若以“*”代替列名，则表示查询表的所有列。DISTINCT 任选项要求消除查询结果中的重复项。

（2）FROM 子句指明被查询的表或视图名。

（3）INTO 子句指明查询结果保存在何处，可以是数组、临时表或表。

（4）TO 子句也是指明查询结果输出到何处，可以是文件、打印机或 VFP 主窗口。如果在同一个查询语句中同时包括了 INTO 子句和 TO 子句，则 TO 子句不起作用。

（5）WHERE 子句说明查询的条件。

（6）GROUP BY 子句将表按列的组分组，列的值相同的分在一组，HAVING 后的条件是选择组的条件，符合条件的组才能输出。

（7）ORDER BY 子句可对查询结果按子句中指定的列的值排列，ASC 表示升序，DESC 表示降序。

SELECT 和 FROM 子句是每个 SQL 查询语句所必需的，其他子句是可选的。

2. SELECT-SQL 应用举例

SELECT、FROM、WHERE 这 3 个子句构成最常用的、最基本的 SQL 查询语句。下面将举例说明其应用方法。例子涉及的是前面多次用到的住院管理数据库中的患者信息、床位分配和收费表。

（1）简单查询。

SQL 可以实现一张表上的任何查询。下面举例说明这种简单查询。

① 查询全部信息。

实例 16–1　查询患者信息表的全部信息。

```
SELECT *  FROM 患者信息
```

其中，* 表示全部的列。

② 不包重复信息。

实例 16–2　查询交费的住院号。

```
SELECT  DISTINCT 住院号 FROM  收费
```

其中，使用 DISTINCT 可消除重复的值，这里表示去掉重复的住院号。

③ 输出字段表达式。

实例 16–3 查询患者的住院号、姓名和年龄。

```
SELECT zyh,names,YEAR(DATE())-YEAR(birthday)AS年龄  FROM xs
```

④ 排序查询结果。

实例 16–4 查询内科的患者的住院号、姓名和出生日期，且出生日期降序排序。

```
SELECT zyh,names,birthday;
      FROM  患者信息
      WHERE kb="内科";
      ORDER BY birthday DESC
```

（2）使用谓词查询。

SQL 的查询条件中还可使用 3 种谓词，它们分别是 BETWEEN、IN 和 LIKE。下面举例说明这 3 种谓词的使用。

在查询中，要某列的数据在某个区间内，可用 BETWEEN...AND；而如果要求某列的数值不在某个区间内，可用 NOT BETWEEN...AND。

在查询中，要求表的列值是某几个的一个，这时可用 IN。同样，可以使用 NOT IN 来表示与 IN 完全相反的含义。

在查询中，对字符串比较，LIKE 提供两种字符串匹配方式，一种使用下画线符“_”匹配任意一个字符；另一种是用百分号“%”匹配任意字符的字符串。同样，可以使用 NOT LIKE 表示与 LIKE 相反的含义。

① 数据区间查询。

实例 16–5 查询住院号在 09060101~09060401 之间的患者的住院号、姓名、性别和出生日期。

```
SELECT zyh,names,sex,birthday  FROM 患者信息;
       WHERE zyh BETWEEN "09060101" AND "09060401"
```

实例 16–6 查询住院号不在 09060101~09060401 之间的患者的住院号、姓名、性别和出生日期。

```
SELECT zyh,names,sex,birthday  FROM 患者信息;
       WHERE zyh  NOT BETWEEN "09060101" AND "09060401"
```

② 数据包含查询。

实例 16–7 查询内科、外科和妇科的患者的入院号和姓名。

```
SELECT zyh,names  FROM 患者信息;
        WHERE kb IN("内科","外科","妇科")
```

③ 数据匹配查询。

实例 16–8 查询住院号为 09 开头的患者。

```
SELECT *  FROM  患者信息;
       WHERE  zyh  LIKE '09%'   &&或者WHERE  zyh  LIKE'01_ _ _ _ _ _'
```

（3）利用查询函数。

SELECT 语句不仅可以通过 WHERE 子句查询满足条件的数据，还可以通过函数对满足的数据进行统计、计数等运算。下列 5 种函数可以与选定的列一起使用。

① MIN：求（字符、日期、数值）列的最小值。

② MAX：求（字符、日期、数值）列的最大值。

③ COUNT(*)：计数记录个数。

④ COUNT：对一列中的总和。

⑤ AVG：计算数值列的平均值。

这些函数一般是从一组值中计算出一个汇总信息，GROUP BY 子句用来定义或者划分进行统计与求和的组。

实例 16–9　查询各科室患者的人数、最高花费、最低花费、平均花费。

```
SELECT kb,COUNT(*) AS 患者人数,MAX(usefee) AS 最高花费,
MIN(usefee) AS 最低花费,AVG(usefee) AS 平均花费;
FROM 患者信息 GROUP BY kb
```

查询结果如图 16–21 所示。

查询

Kb	患者人数	最高花费	最低花费	平均花费
儿科	6	1540.00	70.00	1038.33
妇科	5	1470.00	270.00	1230.00
内科	6	5050.00	670.00	2540.75
外科	5	5660.00	1470.00	2832.72

图 16–21　实例 16–9 查询结果

实例 16–10　查询每位患者的住院号和总花费。

```
SELECT住院号, SUM(费用小结)AS 总花费;
     FROM 收费  GROUP BY 住院号
```

查询结果如图 16–22 所示。

注意：HAVING 子句和 WHERE 子句的区别。WHERE 子句用来指定从表挑选出的行所应满足的条件，只有满足条件的才用 GROUP BY 子句进行分组，而 HAVING 子句用来指定每一分组所应满足的条件，只有满足 HAVING 子句条件的那些组才能在结果中显示。即 HAVING 用于去掉不符合条件的若干组，如同 WHERE 用于去掉不符合条件的若干行一样。

查询

住院号	总花费
09060101	1400
09060102	4536
09060103	1546
09060104	4850
09060105	1470
09060106	670
09060201	1574
09060202	1610
09060203	1470

图 16–22　实例 16–10 查询结果

（4）联接查询。

在日常事务中往往涉及多个表之间的关联查询。SQL 语

言提供了连接多个表的操作，可以在两个表之间按指定列的相同值将一个表中的行与另一表中的行连接起来，从而大大增强了其查询能力。

实例 16–11 查询患者的住院号、姓名、费用名称和费用小结。

```
SELECT收费.住院号,患者信息.names AS 姓名,费用名称,收费.费用小结;
FROM 住院管理! 患者信息 INNER JOIN 住院管理! 收费;
ON 患者信息.zyh=收费.住院号
```

查询结果如图 16–23 所示。

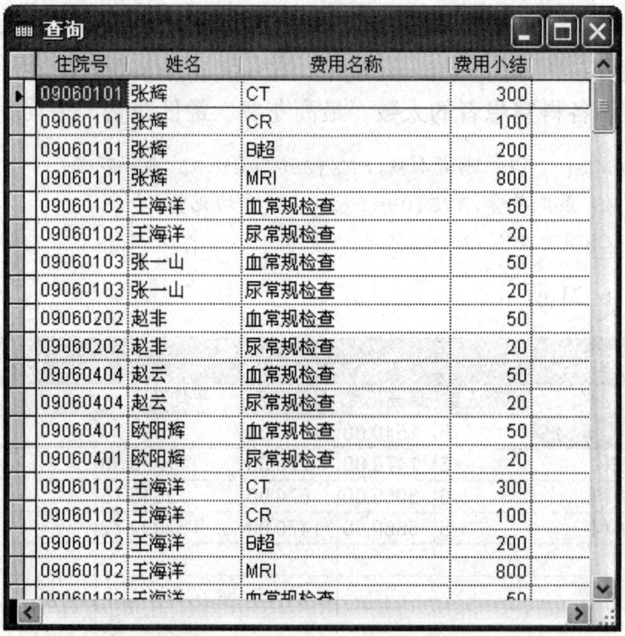

住院号	姓名	费用名称	费用小结
09060101	张辉	CT	300
09060101	张辉	CR	100
09060101	张辉	B超	200
09060101	张辉	MRI	800
09060102	王海洋	血常规检查	50
09060102	王海洋	尿常规检查	20
09060103	张一山	血常规检查	50
09060103	张一山	尿常规检查	20
09060202	赵非	血常规检查	50
09060202	赵非	尿常规检查	20
09060404	赵云	血常规检查	50
09060404	赵云	尿常规检查	20
09060401	欧阳辉	血常规检查	50
09060401	欧阳辉	尿常规检查	20
09060102	王海洋	CT	300
09060102	王海洋	CR	100
09060102	王海洋	B超	200
09060102	王海洋	MRI	800

图 16–23 实例 16–11 查询结果

上述查询连接两个表采用的永久关系，将两个表连接并进行查询。下列命令与其执行的结果相同：

```
SELECT收费.住院号,患者信息.names AS 姓名,费用名称,收费.费用小结;
          FROM住院管理! 患者信息,住院管理! 收费;
          WHERE 患者信息.zyh = 收费.住院号
```

这里两个表并没有连接，而是通过 WHERE 子句的条件进行控制。只有条件是“患者信息 .zyh = 收费 . 住院号”时才输出。

（5）联合查询。

在 SQL 中可以将两个或多个查询结果进行并操作（UNION）。需要注意的是，两个查询结果进行并操作时，它们必须具有相同的列数，并且对应的列有相同的数据类型和长度（对应的列名可以不同）。UNION 运算自动去掉重复记录。

实例 16–12 查询患者的住院号为 "090601" 和 "090602" 开头的住院号和姓名。

```
USE 患者信息
COPY TO 患者信息1 FOR LEFT(zyh,6)="090601"
```

```
COPY TO 患者信息2 FOR LEFT(zyh,6)="090602"
USE
SELECT zyh,names;
        FROM 患者信息1
        UNION;
        SELECT zyh,names;
        FROM 患者信息2;
```

（6）嵌套查询。

在一个 SELECT 命令的 WHERE 子句中出现另一个 SELECT 命令，称为嵌套查询或称子查询，必须用括号将其括起来。在 WHERE 子句中最多可以有两个同级（不是嵌套的）子查询。

实例 16–13　查询收费的住院号和姓名。

```
SELECT zyh,names;
        FROM 患者信息;
        WHERE zyh IN(SELECT住院号  FROM 收费)
```

上述 SQL 语句执行的是两个过程，首先在收费表中查询住院号，然后根据此住院号在患者信息表中查出住院号和姓名。

16.3　视图的创建和使用

查询不能实现对查出的数据的修改。如果既要查询数据，又要修改数据，那么可以使用视图。在很多场合下，对视图的操作等同于表。

Visual FoxPro 中，视图有本地视图和远程视图两种类型。本地视图是从表或者其他视图中选取信息的，而远程视图却是从远程 ODBC 数据源上选取数据，并且可以将其加入本地视图中。

16.3.1　创建本地视图

由于视图要依托数据库，所以必须先打开数据库才能打开视图设计器新建视图。

先打开住院管理数据库，然后选择“新建”→“视图”命令，系统打开视图设计器。

视图设计器和查询设计器一样，上方用于设置数据环境，下方有 7 个选项卡，用于设定视图选择数据的条件。其中 6 个选项卡（字段、联接、筛选、排序依据、分组依据、杂项）的作用和查询设计器一样，但多了一个“更新条件”选项卡，用于设置更新数据的条件，如图 16–24 所示。

用视图设计器设计视图的方法与查询设计器设计查询的方法相同。

在视图设计器中运行视图有两种方法：在视图设计器中打开视图后，在“查询”菜单中选择“运行查询”命令；或在视图设计器中右击，在弹出的快捷菜单中选择“运行查询”命令。

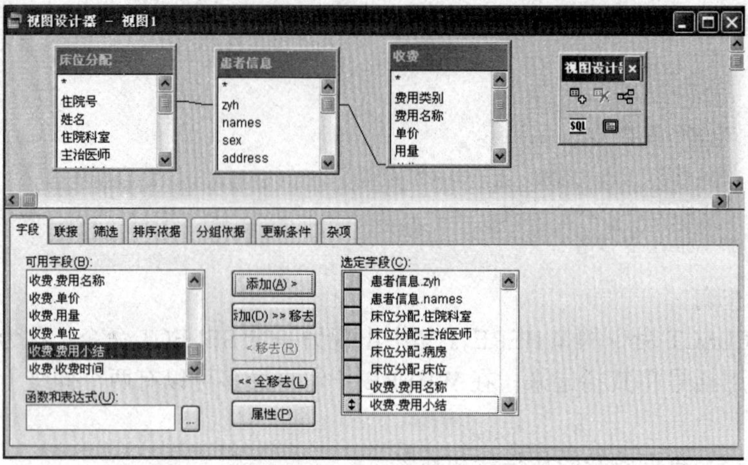

图 16–24 视图设计器

16.3.2 视图的使用

因为视图是数据库的一部分，所以视图文件具有数据库表的一些特性。例如，打开与关闭、设置属性、修改结构、删除等，均与对数据库表文件的操作相同。

1. 视图的打开

视图不作为单独文件保存，它只作为数据库的一部分而存在，因此要打开视图必须先打开数据库。先打开数据库，再选择视图名，然后单击“浏览”按钮，即可在浏览窗口中显示视图中的数据。

用 USE 命令也可以打开视图。

```
OPEN  database  数据库
USE   视图名
```

或者

```
USE数据库！视图名
```

2. 显示视图结构

如果只要打开视图并显示结构，而不必下载数据，可以使用 NODATA 子句的 USE 命令。对于远程视图，这个选项更为有利。

```
USE viewname  NODATA
BROWSE
```

另一种方法显示视图结构的是设置视图的 maxrecords 属性为 0。但这种方法不如前一种方法有效。

在使用视图时，自动打开的本地基表并不在关闭视图时自动关闭，而必须另外发出命令关闭基表。

3. 关闭视图

关闭视图可以用下列命令：

```
USE
```

关闭数据库中的所有视图和表可以用以下命令：

```
CLOSE table
```

关闭数据库，则库中的表和视图也一起关闭。

关闭数据库可以用以下命令：

```
CLOSE  databases
```

4. 设置视图字段的属性

同表一样，可以给视图字段设置标题、注释、默认值和规则。

若要设置视图字段属性，可在视图设计器对话框的“字段”选项卡中选择“属性”，打开“视图字段属性”对话框。在对话框的“字段”列表框中选定该视图要设置属性的字段，这时，可以为该字段设置属性。

16.3.3　视图与查询的比较

1. 相同点

（1）可以从数据源中查找满足一定筛选条件的记录和选定部分字段。

（2）自身不保存数据，它们的查询结果随数据源内容的变化而变化。

2. 不同点

（1）视图可以更新数据源表，而查询不能。

（2）视图可以访问远程数据，而查询不能直接访问，必须借助于远程视图才可以。

（3）视图只能在数据库中存在，而查询不是数据库的组成部分，它是一个独立的程序文件。

（4）视图只能从当前数据库表中查找数据，而查询可以从自由表、数据库表以及多个数据库表中查找数据。

第 17 章 医院住院管理系统的设计与开发

17.1 医院住院管理系统的设计与实现

医院住院管理是医院信息化管理的重要组成部分，尤其在手工管理的情况下，很难对各项费用进行及时核算而造成经济上的损失。医院住院管理系统对病人进行住院管理和出院结算管理，对病人办理入出院手续，及时准确地为患者和临床医护人员提供费用信息，以及收集并整理核算病人住院期间所发生的各种费用。医院住院管理系统支持医院经济核算、提供信息共享和有效减轻工作人员的劳动强度，方便医院对住院病人的管理，对提高医院医疗服务及医疗质量有不可忽视的作用。

17.1.1 医院住院管理系统的总体规划与功能模块设计

1. 医院住院管理系统的总体规划

医院住院管理系统的功能总体规划如图 17–1 所示。

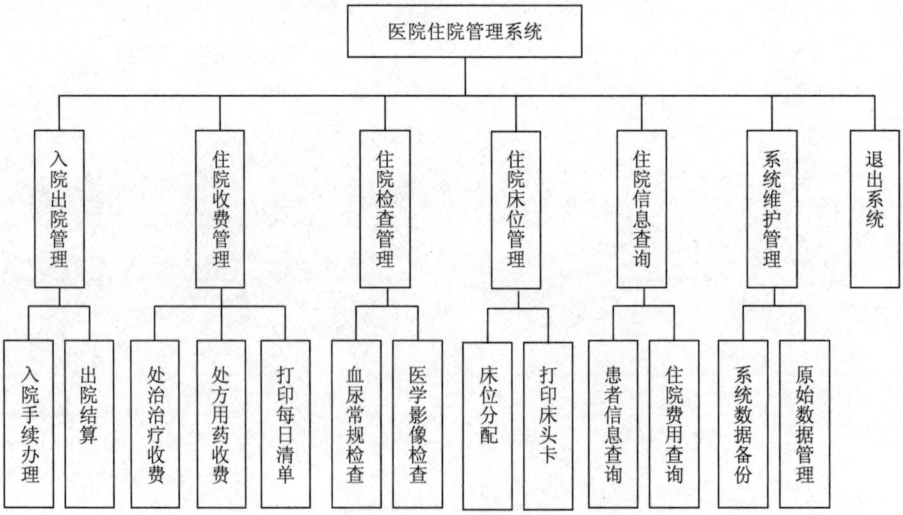

图 17–1 医院住院管理系统的功能总体规划

2. 医院住院管理系统的主要功能模块描述

（1）入院出院管理。

入院管理根据患者的入院通知单办理入院登记手续，包括填写病人的基本信息、住院情况信息（分配入院科室、住院类别和病人费别等）、收取押金。若病人再次入院，可使用病人上次入院时的数据，免去输入的烦琐，办理病人预交款。出院管理负责住院病人出院时发生的全部财务过程，包括补交款、退款、病人收费单据等。

（2）住院收费管理。

对病人在住院期间费用信息进行管理，包括用药以及治疗项目中产生的各项费用。在每次录入相关信息时先选择住院科室，然后选择病人住院编号，病人的信息就会全部显示出来。系统根据住院病人的当前账户金额是否大于所要选择的治疗项目或用药累积的费用来决定下面的操作。在此项目中还可以打印每日住院费用清单、出院结算单等相关单据。

（3）住院检查管理。

住院检查管理主要包括血尿检验申请和医学影像检验申请。选择相应患者后，病人信息全部显示，而后可以选择检查项目，确定后系统自动会在当前账户金额将检查费用扣除。如果病人已经完成检查，还可以获取检查报告单。

（4）住院床位管理。

住院床位管理中，首先选择科室后，选择床位类别，显示出此类床位可供选择的全部床位信息，然后选择床位号，确定后系统自动将选中的床号使用状态设置为满，可用床位数减1,病人基本信息添加入病人信息表中。此外,系统还可以打印各科室住院病人床头信息卡。

（5）住院信息查询。

住院信息查询包括住院病人信息查询与住院费用查询。通过住院病人信息查询可以了解患者个人信息、病房号、床位信息、主管医生、护士等信息。住院费用查询可以显示病人在住院期间各项花费情况（包括押金金额、住院费用、账户余额等），在此模块中可以显示余额不足患者，还可以打印催款通知单。

（6）系统维护管理。

系统维护管理包括系统数据备份与系统原始数据管理。系统数据备份功能可以备份当前系统使用的所有数据表并存放在以当前系统日期和时间命名的文件夹中。系统原始数据管理中可以对科室、医生、护士等信息进行添加、删除、修改等操作。

（7）退出系统。

退出医院住院管理系统。

17.1.2 医院住院管理系统的代码实现

本系统采用面向对象的设计思想，以菜单和表单的形式进行各表单的调用，因各模块代码较多，这里只给出主程序的代码。

主程序 .prg：

```
_SCREEN.WINDOWSTATE=2                        &&设置窗口为第二种系统窗口
_SCREEN.CAPTION="医院住院管理系统V1.0"  &&设置窗口标题为“医院住院管理系统V1.0”
CLOSE ALL
CLEAR ALL
SET SYSMENU OFF
```

```
SET SYSMENU TO
SET TALK OFF
SET SAFETY OFF
SET STATUS BAR OFF                          &&关闭Visual FoxPro的状态栏
DO FORM 主表单.SCX                          &&调用主表单
SET SYSMENU TO DEFAULT
SET SYSMENU ON
SET STATUS BAR ON
RETURN
```

17.2 医院住院管理系统的管理与发布

17.2.1 项目管理器的功能

项目管理器是 Visual FoxPro 中处理数据和对象的主要组织工具，是 Visual FoxPro 对各类文件管理的资源管理器，使用项目管理器可以极大地提高工作效率。项目管理器将 Visual FoxPro 的文件用图示与分类的方式，依文件的性质放置在不同的选项卡中，并针对不同类型的文件提供不同的操作选项。

项目管理器采用可视化和自由导航，各项以类似大纲的视图形式组织，通过展开或折叠可以清楚地查看项目在不同层次上的详细内容。项目管理器界面如图 17–2 所示。

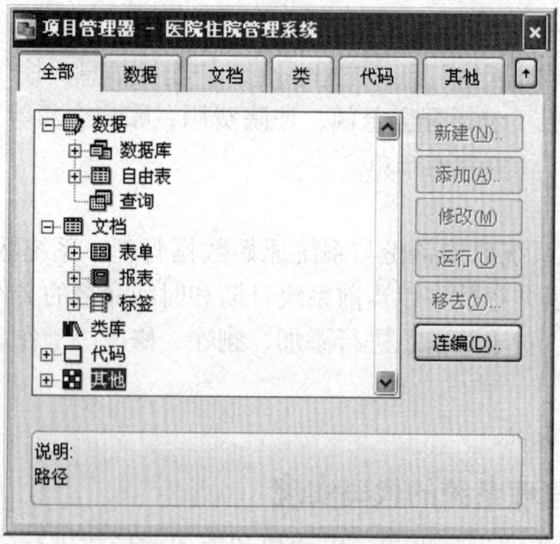

图 17–2　项目管理器

17.2.2 使用项目管理器操作文件

项目管理器为数据提供了一个组织良好的分层结构视图，提供简易可见的方式组织处理表、表单、数据库、报表、查询和其他文件，用于管理表和数据库或创建应用程序，这样就可实现对应用程序文件的集中有效的管理。若要处理项目中某一特定类型的文件或对象，可选择相应的选项卡。在建立表和数据库，以及创建表单、查询、视图和报表时，所要处理的主要是数据和文档选项卡中的内容。在项目管理器中，可以向项目中加入或移去已有的文件，也可以新建或修改文件。

17.2.3　项目文件的连编与运行

连编是将项目中所有的文件连接编译在一起，这是大多数系统开发都要做的工作。

1. 设置主文件

在连编之前应先设置主文件，主文件是项目管理器的主控程序，是整个应用程序的起点，操作如图 17–3 所示。

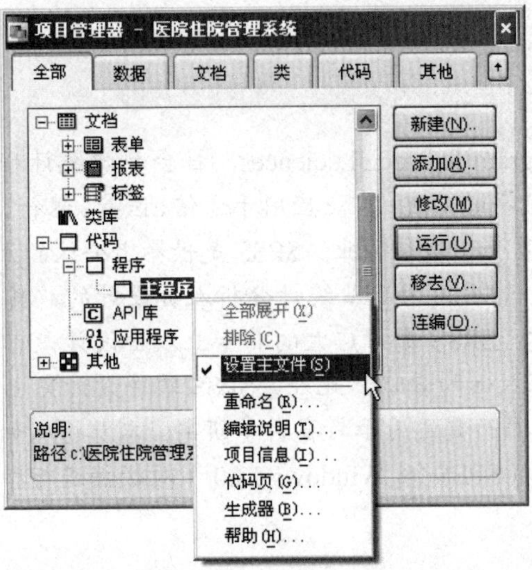

图 17–3　设置主文件

2. 连编项目

在项目管理器中添加所有参加连编的项目，如程序、窗体、菜单、数据库、报表、其他文本文件等，并设置主文件，之后即可对该项目文件进行编译。医院住院管理系统连编运行后的主界面如图 17–4 所示。

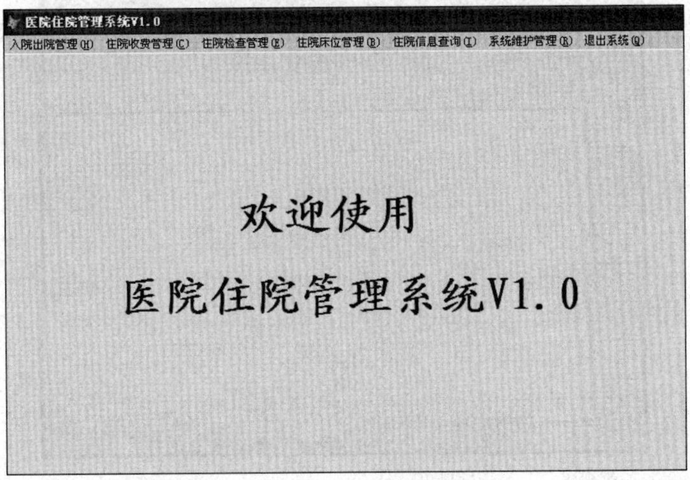

图 17–4　医院住院管理系统主界面

第 18 章 SPSS for Windows 统计软件

SPSS（statistical program for social sciences，社会科学统计程序）由美国 SPSS 公司于 1970 年推出，迄今已有 50 年的历史，广泛应用于通信、医疗、银行、证券、保险、制造、商业、市场研究、科研、教育等多个领域和行业。SPSS 是世界上公认的三大数据分析软件（SAS、SPSS 和 SYSTAT）之一。SAS 是为专业统计分析人员设计的，具有功能强大、灵活多样的特点，为专业人士所喜爱。SPSS 是为广大的非专业人士设计，它操作简便，好学易懂，简单实用，因而很受非专业人士的青睐。此外，SPSS 软件设计突出统计方法的成熟、实用及与文字处理软件的交互，因而更适用于教育科学研究。本章将从如何建立数据文件开始，介绍如何利用统计分析软件（SPSS for Windows 13.0）对数据进行科学的统计分析，根据统计结果得出科学的论断。

18.1 SPSS for Windows 界面

SPSS 主要有三大窗口：数据编辑窗口（Data Editor）、结果输出窗口（Output）和程序编辑窗口（Syntax Editor）。SPSS 系统启动后选择进入数据编辑窗口，如图 18–1 所示。

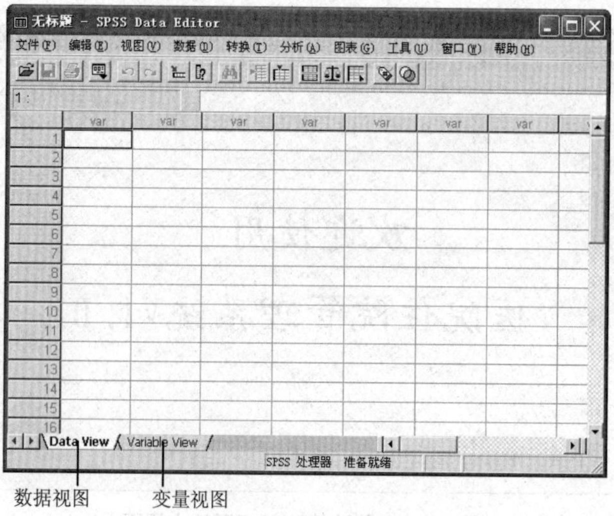

图 18–1 SPSS 启动后的数据编辑窗口

这是一个典型的 Windows 软件界面，有标题栏、菜单栏、工具栏、编辑栏。编辑栏下方是数据管理窗口的主界面。该界面和 Excel 极为相似，由若干行和列组成，每行对应一条记录，每列对应一个变量。由于现在没有输入任何数据，所以行、列的标号都是灰色的。下面的两个按钮用于在数据视图、变量视图两个视图界面中切换。在数据编辑窗口可实现数据录入、编辑、存储等。当运行一种 SPSS 统计分析过程后，自动显示结果输出窗口，也可以直接选择菜单命令打开，方法是“文件”→“新建”→“输出文件”命令即可。结果输出窗口可以对输出结果进行编辑、保存、传输等操作。选择“文件”→“新建”→“语句文件”命令，可以打开程序编辑窗口，在程序编辑窗口可以对 SPSS 程序进行编辑、存储和提交执行，这项功能主要是针对专业人员设立的，一般用户不会用到。

18.2 数据文件的建立

数据文件的建立是指把科研工作过程中采集的各种信息（information）、数据（date）、以某种方式存到计算机的磁盘中，建立可随时存取、修改、统计分析的数据文件的全过程。一般包括定义变量、数据录入、文件保存等几个步骤。在 SPSS 中录入数据有一定的规范，与平时收集整理的数据格式有所不同。对于其数据录入方式必须掌握，才能进行正确的统计分析。不同的数据有不同的录入方式，其基本原则是：“配对资料、相关资料直接按照分组情况输入原始数据，完全随机资料必须输入分组数据。”具体录入方法在各种统计方法中再做详细介绍，下面通过实例来介绍数据文件的建立。

实例 18–1 分别测得 14 例老年性慢性支气管炎病人及 11 例健康人的尿中 17 酮类固醇排出量（mg/dl）如表 18–1 所示，试比较两组均数有无差别。

表 18–1 尿中 17 酮类固醇排出量（mg/dl）

病 人	2.90 5.41 5.48 4.60 4.03 5.10 4.97 4.24 4.36 2.72 2.37 2.09 7.10 5.92
健康人	5.18 8.79 3.14 6.46 3.72 6.64 5.60 4.57 7.71 4.99 4.01

18.2.1 定义变量

定义变量包括定义变量名、变量类型、变量的显示格式、变量标签、变量值标签等。单击变量视图按钮切换到变量视图界面，如图 18–2 所示。

（1）定义变量名，在实例 18–1 中把实际观察值定义为 x，再定义一个变量 group 来区分病人与健康人。

（2）定义变量类型，单击图 18–2 中的“数值”按钮，打开“变量类型”对话框，如图 18–3 所示，根据实际情况进行选择。

（3）标签：如果希望在输出统计结果时显示为中文，可以定义变量名为英文，而将其标签定义为中文。

（4）数值：说明变量值代表的数据范围或含义。用不同的变量值来分组时，定义变量值标签就非常重要，它说明不同值代表的含义，并且在输出时可以显示为标签而不是数值。在图 18–4 中，1 代表病人，2 代表健康人。

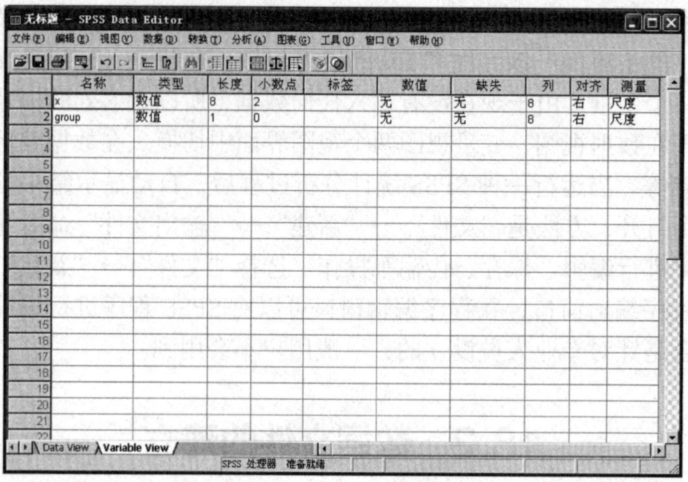

图 18–2 变量视图界面

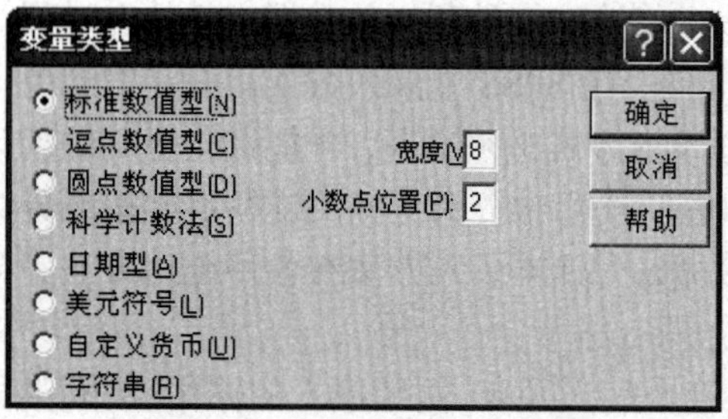

图 18–3 “变量类型”对话框

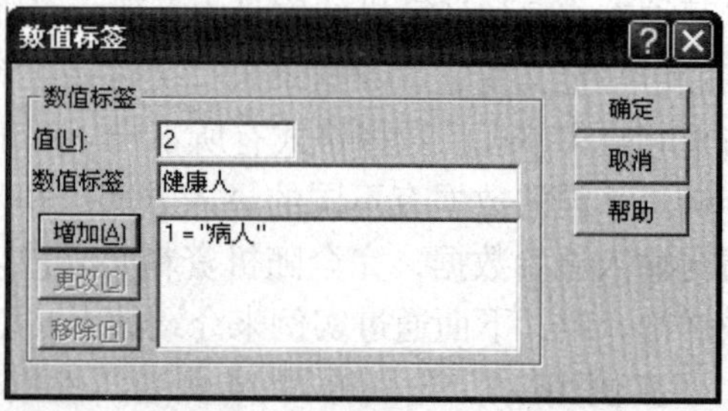

图 18–4 “数值标签”对话框

（5）缺失：在 SPSS 中缺失值有两类，即系统缺失值和用户缺失值。前者不需要定义，系统自动生成。只有用户缺失值才需定义。可以在图 18–5 所示的对话框中设置变量的缺失值。

系统默认没有缺失值，如果变量的观察值是离散值，可选择“离散的缺失值”单选按钮；如果变量的观察值既可能是连续值，也可能有部分离散值，可选择“范围加上离散的缺失值”单选按钮。本例不需定义缺失值，故不需操作此部分内容。

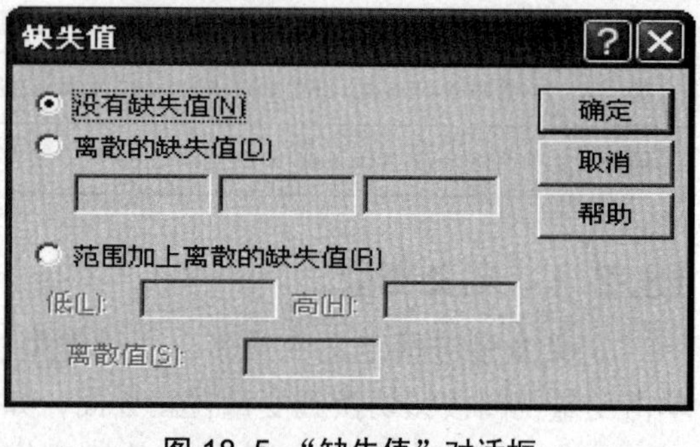

图 18–5 “缺失值”对话框

（6）对齐：变量显示的对齐方式，这种显示格式的设置不仅在屏幕的数据窗口中有反映，并且数据打印输出时也按此显示格式，所以是很有实用价值的。

（7）测量：测量方法有 3 种。

① 尺度：必须是数值型的数据，具有一定的间隔或比例。例如：年龄。

② 序数：可以是数值型的也可以是字符型的，描述种类且有一定的顺序。例如：高，中，低；1= 低，2= 中，3= 高。

③ 名称：可以是数值型的也可以是字符型的，描述种类但没有内在的顺序。例如：男，女；1= 男，2= 女。

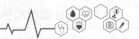

18.2.2 录入数据

定义好变量后，单击数据视图按钮切换到数据视图方式下，然后按照行或列录入数据，如图 18-6 所示。

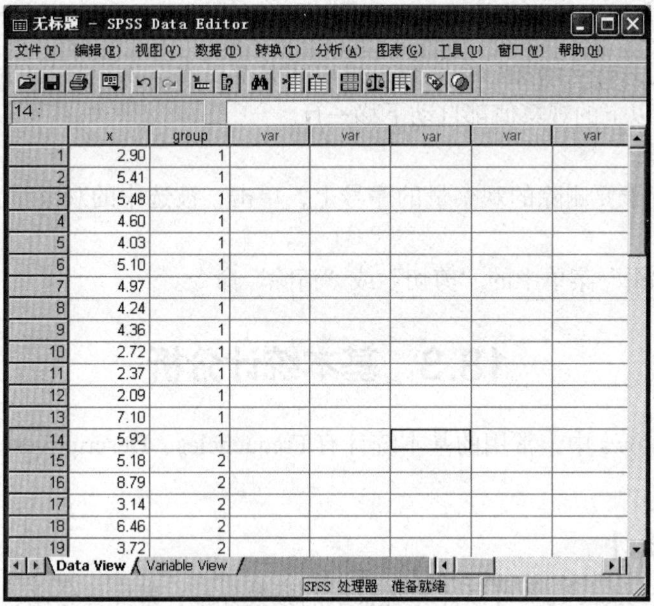
无标题 - SPSS Data Editor
文件(F) 编辑(E) 视图(V) 数据(D) 转换(T) 分析(A) 图表(G) 工具(U) 窗口(W) 帮助(H)
14 :
x group var var var var var
1 2.90 1
2 5.41 1
3 5.48 1
4 4.60 1
5 4.03 1
6 5.10 1
7 4.97 1
8 4.24 1
9 4.36 1
10 2.72 1
11 2.37 1
12 2.09 1
13 7.10 1
14 5.92 1
15 5.18 2
16 8.79 2
17 3.14 2
18 6.46 2
19 3.72 2
Data View
Variable View
SPSS 处理器 准备就绪

图 18-6 录入数据

18.2.3 保存数据

选择“文件”→“保存”(另存为)命令，在打开的对话框中进行设置，可将数据保存为 SPSS(*.sav)、Excel(*.xls)、dBase(*.dbf)、ASCII(*.dat) 等数据格式，根据需要存储。

18.2.4 编辑数据文件

在建立数据文件之后，有时为了统计分析的需要，对原来的数据文件进行编辑加工，包括对数据的排序、变量的增加和删减、观察值的增加和修改，对数据进行转换或重新编码。SPSS for Windows 提供了丰富的编辑功能，下面详细介绍。

1. 插入变量

要把新的变量放在已经存在的两个变量之间，其操作步骤如下：

(1) 把光标定位于新的变量要占据的那一列的变量名的位置上，单击。

(2) 选择“数据”菜单中的“插入变量”命令。

结果在选定的位置上插入一个变量名为 Var000n 的变量，其原来占此列的变量及其右侧的变量全部右移。

2. 删除变量

(1) 将光标移至待删除的变量名处，单击，被选中的变量占有列的全部单元格都被反相显示。

(2) 选择“编辑”菜单中的“剪切”或“清除”命令。

结果被选中的变量消失，其后的变量左移一列。如果选择“剪切”可用“复制”恢复，选择“清除”为不可恢复的删除。

3. 插入观察量

（1）将光标置于要插入的一行的最左边的序号单元格中，单击，被选中的观察量占有行的全部单元格都被反相显示。

（2）选择“数据”菜单中的“插入观察量”命令。

结果在选中的一行上增加一个空行，可以在此空行上输入观察量的各变量值。原来在此行的观察量及其以下的观察值都自动下移一行。

4. 删除观察量

（1）将光标置于要删除的观察量的序号上，单击，被选中的观察量占有行的全部单元格都被反相显示。

（2）选择“编辑”菜单中的“剪切”或“清除”命令。

18.3 基本统计分析

SPSS for Windows 中，常用的基本统计有 Frequencies、Descriptives、Explore 等，下面分别介绍其用法。

18.3.1 频数统计

频数统计（Frequencies）可以计算观察量的频数分布、累计百分比、描述集中趋势和离散趋势的各种统计量等，并可产生频数分布表和绘制条形图和直方图。

实例 18–2 某地 101 例健康男子血清总胆固醇值测定结果如表 18–2 所示，请绘制频数表、直方图，计算均数、标准差、中位数 M、P2.5 和 P97.5。（卫统第三版 p233 1.1 题）

表 18–2 健康男子血清总胆固醇值测定结果表

4.77	3.37	6.14	3.95	3.56	4.23	4.31	4.71	5.69	4.12	4.56
4.37	5.39	6.30	5.21	7.22	5.54	3.93	5.21	4.12	5.18	5.77
4.79	5.12	5.20	5.10	4.70	4.74	3.50	4.69	4.38	4.89	6.25
5.32	4.50	4.63	3.61	4.44	4.43	4.25	4.03	5.85	4.09	3.35
4.08	4.79	5.30	4.97	3.18	3.97	5.16	5.10	5.86	4.79	5.34
4.24	4.32	4.77	6.36	6.38	4.88	5.55	3.04	4.55	3.35	4.87
4.17	5.85	5.16	5.09	4.52	4.38	4.31	4.58	5.72	6.55	4.76
4.61	4.17	4.03	4.47	3.40	3.91	2.70	4.60	4.09	5.96	5.48
4.40	4.55	5.38	3.89	4.60	4.47	3.64	4.34	5.18	6.14	3.24
4.90	3.05									

（1）建立数据文件。变量名为 X，全部数据要录入到同一列上。

（2）统计分析。选择“分析”→“描述统计”→“频数分布表”命令，打开“频数”对话框，把变量 X 选入“变量”，单击“统计”按钮，打开图 18–7 所示对话框。

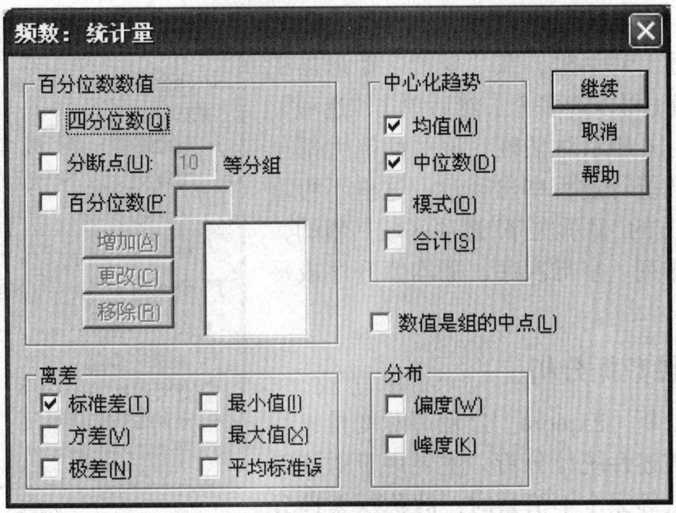

图 18–7　频数统计

选择“均值”“中位数”“标准差”复选框，选择“百分位数”复选框，输入 2.5，单击“增加”按钮，输入 97.5，依次单击“增加”→“继续”→“图表”按钮，选择“直方图”，单击“继续”按钮，最后单击“确定”按钮即可。

（3）结果分析。结果如图 18–8 和图 18–9 所示。

图 18–8 中，最上方为表格名称，左上方为分析变量名，可见样本量 N 为 101 例，缺失值为 0，均数 Mean=4.6995，中位数 Median=4.6100，标准差 STD=0.86162，P2.5=3.0455，P97.5=6.4565。

Statistics		
X		
N	Valid	101
	Missing	0
Mean		4.6995
Median		4.6100
Std. Deviation		.86162
Percentiles	2.5	3.0455
	97.5	6.4565

图 18–8　统计量

X					
		Frequenoy	Percent	Valid Percent	Cumulative Percent
Valid	2.7000	1	1.0	1.0	1.0
	3.0400	1	1.0	1.0	2.0
	3.0500	1	1.0	1.0	3.0
	3.1800	1	1.0	1.0	4.0
	3.2400	1	1.0	1.0	5.0

图 18–9　频数分布表

系统对变量 X 作频数分布表（图 18–9 只列出了开头部分），Valid 右侧为原始值，Frequency 为频数，Percent 为各组频数占总例数的百分比（包括缺失记录在内），Valid Percent 为各组频数占总例数的有效百分比，Cumulative Percent 为各组频数占总例数的累积百分比。

18.3.2　描述性统计分析

描述性统计分析（Descriptives）过程是连续资料统计描述应用最多的一个过程，可对变量进行描述性统计分析，计算并列出一系列相应的统计指标。这和其他过程相比并无不同。但该过程还有个特殊功能，就是可将原始数据转换成标准正态评分值，并以变量的形式存入数据库供以后分析。

选择“分析”→“描述统计”→“描述统计分析”命令，打开“描述”对话框，在“变量”矩形框中选入要统计的变量(可以选多个),然后单击“选项”按钮，打开图 18–10 所示对话框。该对话框大部分内容均在前面频数统计过程中出现过，这里不再重复介绍,只有最下方的“显示次序”选项区域是新的,可以选择为变量排列、字母次序、平均值升序或平均值降序。

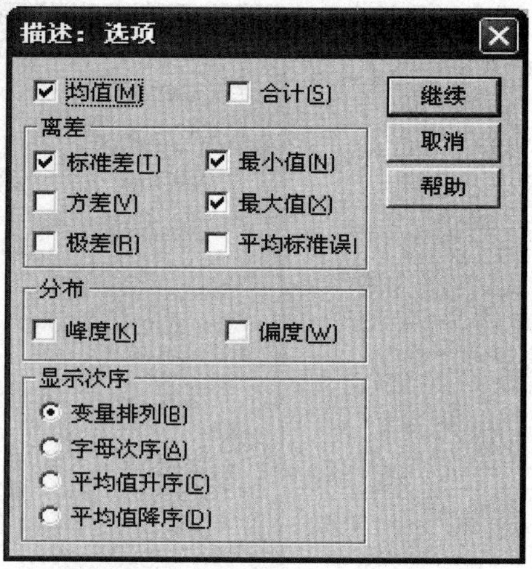

图 18–10 “描述：选项”对话框

18.3.3 探索性数据分析

探索性数据分析(Explore)过程可对变量进行更为深入详尽的描述性统计分析，主要用于对资料的性质、分布特点等完全不清楚时，故称探索性分析。它在一般描述性统计指标的基础上，增加有关数据其他特征的文字与图形描述，如茎叶图、箱图等，显得更加详细、全面，有助于用户制定继续分析的方案。

对实例 18–2 中的数据进行探索性分析。选择“分析”→“描述统计”→“探索分析”命令，打开图 18–11 所示对话框。“因变量列表”框用于选入需要分析的变量，本例选入变量 X;如果想让所分析的变量按某种因素取值分组分析,则在“因子列表”框中选入分组变量;在“按…标签观测量”框选择一个变量，其取值将作为每个记录的标签。最典型的情况是使用记录 ID 号的变量；“显示”选项区域，用于选择输出结果中是否包含统计描述、统计图或两者均包括。

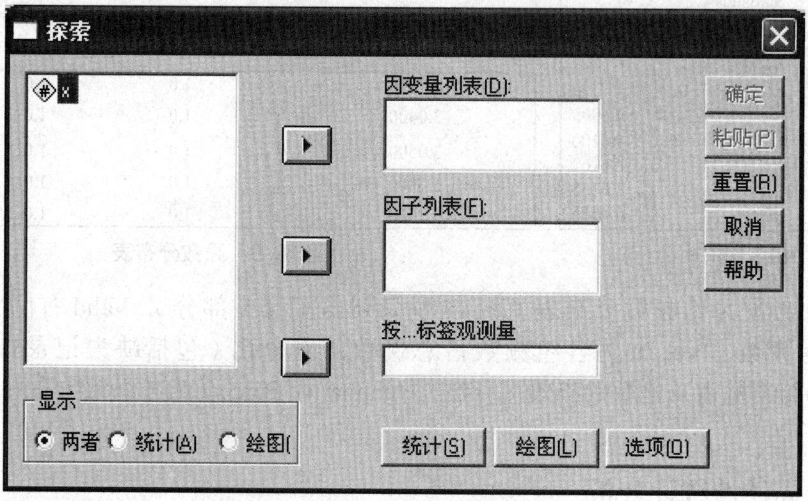

图 18–11 “探索”对话框

单击“统计”按钮，打开“统计”对话框，选择所需要的描述统计量。单击“选项”按钮，打开“选项”对话框，选择对缺失值的处理方式，可以是不分析有任一缺失值的记录、不分析计算某统计量时有缺失值的记录，或报告缺失值。

按默认方式下的选择，输出如图 18–12~ 图 18–14 所示。

Descriptives

			Statistic	Std. Error
X	Mean		4.6995	.08573
	95% Confidence Interval for Mean	Lower Bound	4.5294	
		Upper Bound	4.8696	
	5% Trimmed Mean		4.6881	
	Median		4.6100	
	Variance		.742	
	Std. Deviation		.86162	
	Minimum		2.70	
	Maximum		7.22	
	Range		4.52	
	Interquartile Range		1.0600	
	Skewness		.251	.240
	Kurtosis		.101	.476

图 18–12 统计量

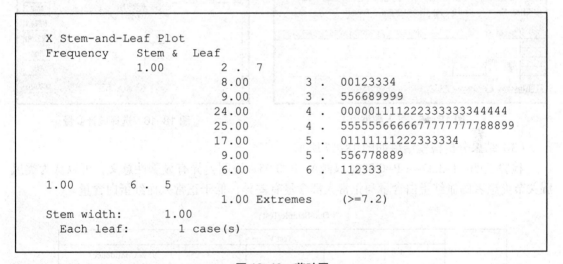

```
X Stem-and-Leaf Plot
Frequency     Stem &  Leaf
              1.00        2 .  7
                          8.00         3 .  00123334
                          9.00         3 .  556689999
                         24.00         4 .  000001111222333333344444
                         25.00         4 .  5555556666677777777788899
                         17.00         5 .  01111111222333334
                          9.00         5 .  556778889
                          6.00         6 .  112333
1.00         6 .  5
                          1.00 Extremes    (>=7.2)
Stem width:      1.00
  Each leaf:        1 case(s)
```

图 18–13 茎叶图

图 18–12 详细列出了常用的描述统计量，如果有标准误也会列出（如偏度和峰度系数）。

图 18–13 是茎叶图，整数位为茎，小数位为叶。这样可以非常直观地看出数据的分布范围及形态。

图 18–14 是箱图，中间的黑粗线为均数，方框为四分位间距的范围，上下两条细线为最大、最小值。

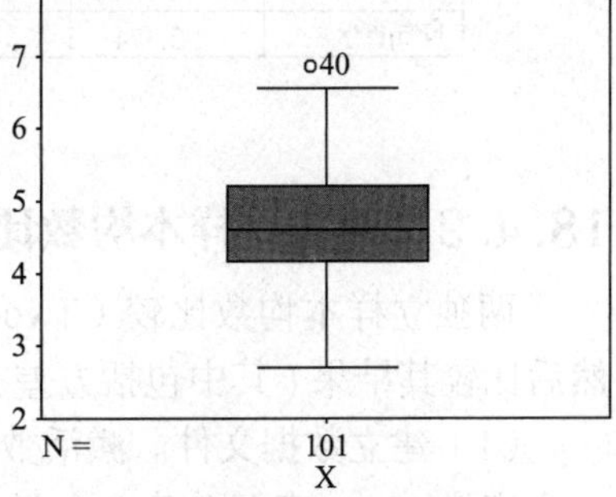

图 18–14 箱图

18.4 *t* 检 验

t 检验以 *t* 分布为其理论基础，可用于对两组计量资料的均数做显著性检验。要求：样本资料都服从正态分布或近似正态分布;方差具有齐性。如果两组方差不齐,则要进行校正。

18.4.1 总体与样本均数比较

总体与样本均数比较（One-Sample-Test）用于推断样本所代表的未知总体均值与已知的总体均值有无差别。临床科研中常用到此统计方法，如从临床测得一组数据，分析其均数与正常人均数之间有否差异。

实例 18–3 临床测定一组患类风湿性关节炎患者的血红蛋白值分别为：96，112，103，125，110，91。试检验该样本均数与正常人血红蛋白含量 123 是否有差异。

（1）建立数据文件，如图 18–15 所示。

（2）统计分析。选择“分析”→“均值比较”→“单一样本 T 检验”命令，打开图 18–16 所示对话框，在“检验变量”框输入变量，在“检验值”框中输入已知总体的均数 123。

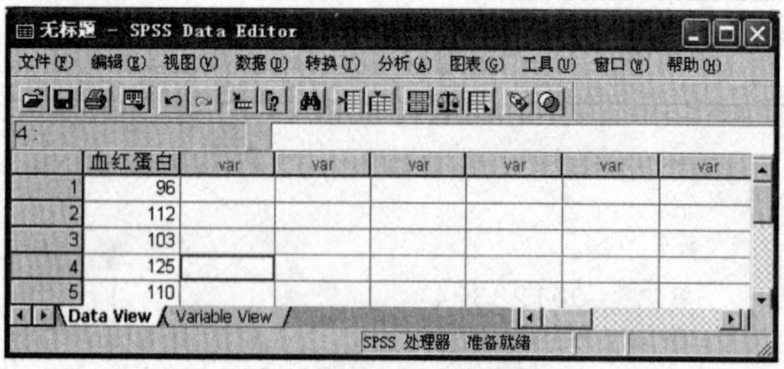

图 18–15 录入数据

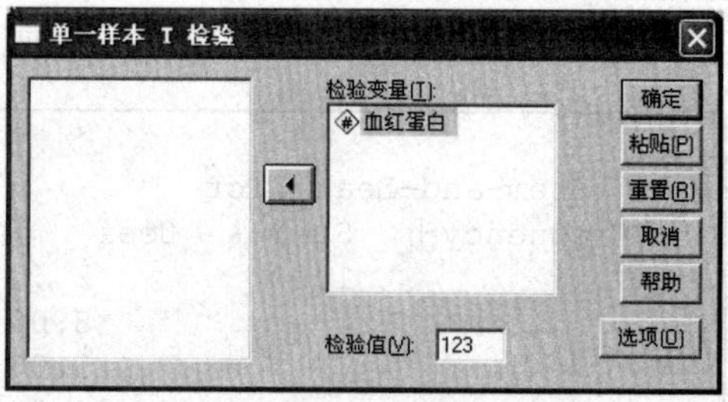

图 18–16 选择统计变量

（3）结果分析检验结果如图 18–17 所示。

检验表明：t=3.374；P=0.020(双侧)，P<0.05，说明差异有显著性意义，可以认为类风湿关节炎患者的血红蛋白含量与正常人群含量有差异，低于正常人血红蛋白含量。

One-Sample Test

	Test Value = 123					
					95% Confidence Interval of the Difference	
	t	df	Sig. (2-tailed)	Mean Difference	Lower	Upper
Ñªºìµ°°×	-3.374	5	.020	-16.83	-29.66	-4.01

图 18–17 检验结果

18.4.2 两独立样本均数比较

两独立样本均数比较（Two-Sample-T-Test），是指两组独立样本分别采用不同的处理，然后比较其结果(其中包括方差齐与方差不齐两种情况)如实例 18–1。

（1）建立数据文件。激活数据管理窗口，定义变量名：把实际观察值定义为 x，再定义一个变量 group 来区分病人与健康人。输入原始数据，在变量 group 中，病人输入 1，健康人输入 2。

（2）统计分析。选择“分析”→“均值比较”→“独立样本 T 检验”命令，打开“独立样本 T 检验”对话框，如图 18–18 所示。从对话框左侧的变量列表中选 x，单击 ▶ 按钮使之进入“检验变量”框，使 group 进入“组变量”框，单击“定义组”按钮，打开“定义组”对话框，在组 1 中输入 1，在组 2 中输入 2，单击“继续”按钮，返回单击“确定”按钮，即完成分析。

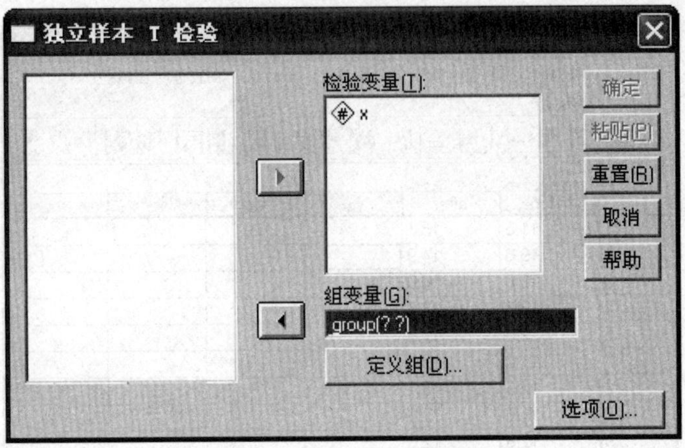

图 18–18 两独立样本均数比较

（3）结果分析。检验结果如图 18–19 所示。

Independent Samples Test

		Levene's Test for Equality of Variances		t-test for Equality of Means						
									95% Confidence Interval of the Difference	
		F	Sig.	t	df	Sig. (2-tailed)	Mean Difference	Std. Error Difference	Lower	Upper
X	Equal variances assumed	.440	.514	-1.807	23	.084	-1.1503	.63675	-2.46755	.16690
	Equal variances not assumed			-1.767	19.472	.093	-1.1503	.65111	-2.51088	.21023

图 18–19 检验结果

图 18–19 中，第一行表示方差齐情况下 t 检验的结果，第二行表示方差不齐情况下 t 检验的结果。因本例属方差齐性（f=0.44，P=0.514），故采用第一行（即 Equal）结果：t=1.807，P=0.084，从而最终的统计结论为按 a=0.05 水准，接受 H0，所以，差别没有显著性意义，即老年性慢性支气管炎病人的尿中 17 酮类固醇排出量与健康人的没有差异。

18.4.3 配对样本的均数比较

配对样本的均数比较（Paired T-test）分 3 种情况：自身比较，同一受试对象处理前后的比较；同一样本分成两半，两种不同方法处理后的比较；相近的实验对象随机分成两组，分别使用不同的处理方法，比较两种处理结果的差异。

实例 18–4 应用克矽平治疗矽肺患者 12 名，其治疗前后血红蛋白的含量如表 18–3 所示，问该药是否引起血红蛋白的含量变化。

表 18-3　治疗前后血红蛋白的含量

治疗前	11.3 15.0 15.0 13.6 12.8 11.2 12.6 11.8 12.5 13.2 14.2 14.8
治疗后	15.1 14.9 14.0 13.7 11.5 12.4 13.1 12.8 12.6 13.6 12.0 14.2

（1）建立数据文件。定义变量治疗前（before）、治疗后（after），然后录入数据，如图 18–20 所示。

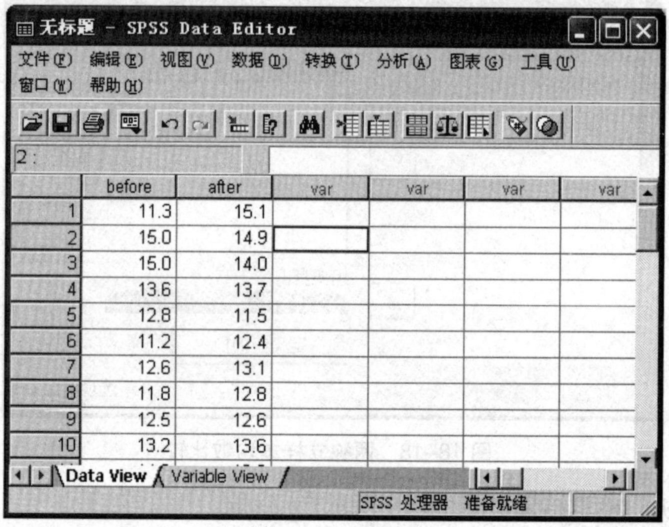

图 18–20　录入数据

（2）统计分析。

选择“分析”→“均值比较”→“配对样本 T 检验”命令，打开对话框如图 18–21 所示，选择配对变量，每次选择两个变量后单击向右箭头按钮，将其移入要统计变量列表框中，然后单击“确定”按钮即可。

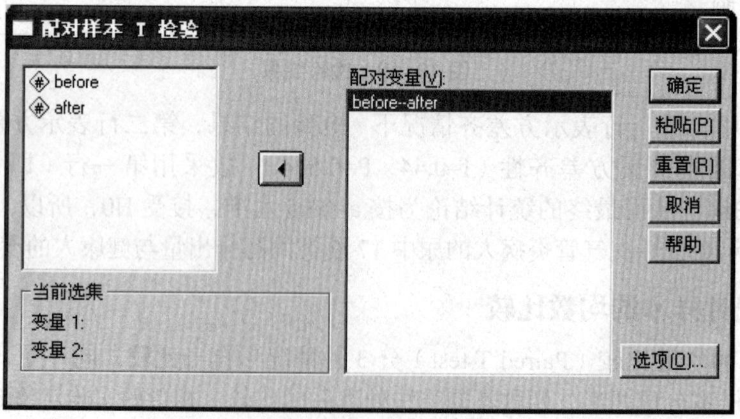

图 18–21　选择配对变量

（3）结果分析。统计结果如图 18–22 所示。

Paired Samples Test

	Paired Differences					t	df	Sig. (2-tailed)
	Mean	Std. Deviation	Std. Error Mean	95% Confidence Interval of the Difference Lower	Upper			
Pair 1 治疗前 - 治疗后	-.158	1.5048	.4344	-1.114	.798	-.364	11	.722

图 18–22 统计结果

从图 18–22 可以看出，t=0.364，P=0.722，说明该药没有引起血红蛋白的变化。

18.5 卡 方 检 验

卡方检验是一种用于计数资料的假设检验方法。

18.5.1 四表格资料的卡方检验

四表格资料即只有两行两列。该检验根据总例数 N 和理论频数 T 的大小不同使用不同的方法。在统计时，SPSS 会自动出现用校正卡方或确切概率法的计算结果，读者需要自己选择结果。

实例 18–5 在二乙基硝胺诱发大白鼠鼻咽癌的实验中，一组单纯用亚硝胺向鼻腔滴注（鼻注组），另一组在鼻注基础上加肌注维生素 B12，实验结果如表 18–4 所示，问两组大白鼠发癌率有无差别。

表 18–4 两组大白鼠发癌率的比较

处 理	发癌鼠数	未发癌鼠数	合 计	发癌率 /%
鼻注组	52	8	71	73.24
鼻注 +VB12 组	39	3	42	92.86
合计	91	22	113	80.53

（1）建立数据文件。在药物中用 1 代表“鼻注组”，用 2 代表“鼻注 +VB12 组”，在结果中用 1 代表“发癌”，用 2 代表“未发癌”。录入数据，如图 18–23 所示。

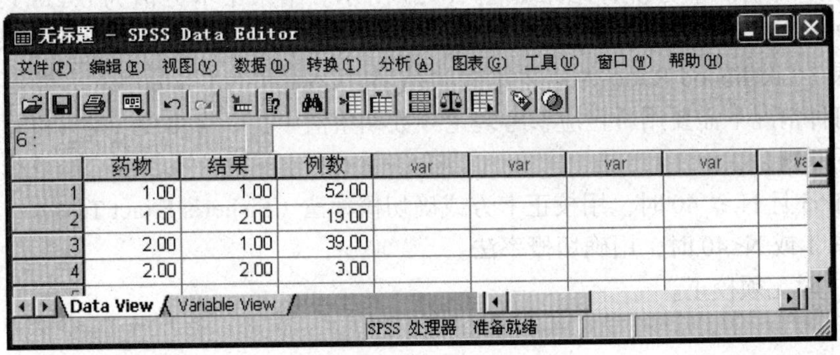

图 18–23 录入数据

（2）统计分析。因为是计数资料,所以首先给数据加权,选择“数据”→“观测量加权”命令，打开图 18–24 所示对话框。对例数进行加权，然后单击“确定”按钮。

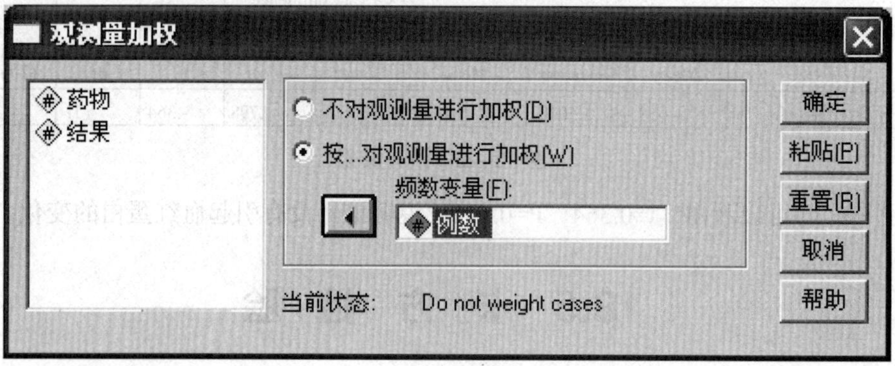

图 18–24 “观测量加权”对话框

选择“分析”→“描述统计”→“交叉表”命令，打开图 18–25 所示对话框。在“行”中加入“药物”，在“列”中加入“结果”，单击“统计”按钮，显示统计选项，如图 18–26 所示，选择“卡方”复选框，单击“继续”按钮，再单击“确定”按钮即可。

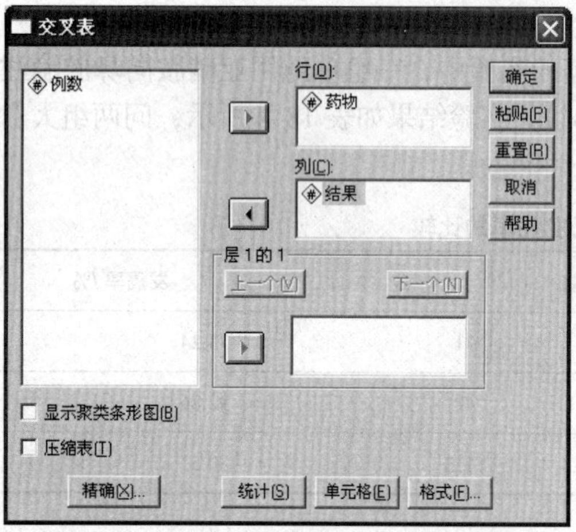

图 18–25 “交叉表”对话框

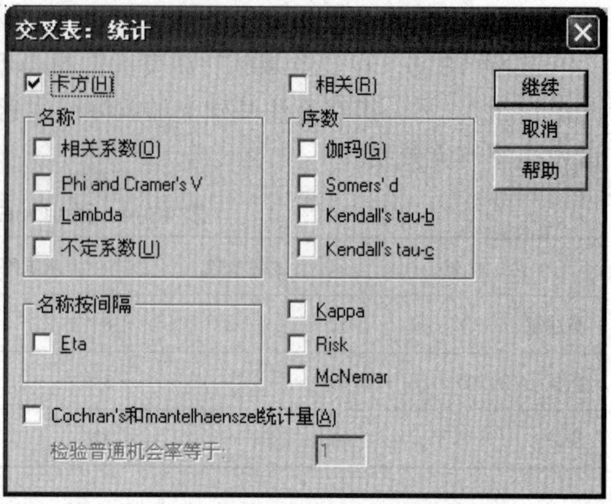

图 18–26 交叉表统计选项

（3）结果分析。卡方统计结果如图 18–27 所示。结果中卡方值为 6.478（Pearson Chi-Square），P 值为 0.011，说明两组大白鼠发癌率有差别。Pearson Chi-Square 结果为未校正卡方检验结果；Likelihood Ratio 为似然比检验结果，Continuity Correction 为校正卡方检验结果。关于何种情况下需要用矫正应参考理论频数期望值（T）、自由度（V）和总例数（N），可参考以下原则：

① 1<T<5 且 N ≥ 40 时，用校正卡方或确切概率法（Fisher's Exact Test）。

② T ≤ 1 或 N<40 时，用确切概率法。

③ V>1 时无须校正。

Chi-Square Tests

	Value	df	Asymp. Sig. (2-sided)	Exact Sig. (2-sided)	Exact Sig. (1-sided)
Pearson Chi-Square	6.478[b]	1	.011		
Continuity Correction[a]	5.287	1	.021		
Likelihood Ratio	7.310	1	.007		
Fisher's Exact Test				.013	.008
Linear-by-Linear Association	6.420	1	.011		
N of Valid Cases	113				

a. Computed only for a 2x2 table

b. 0 cells (.0%) have expected count less than 5. The minimum expected count is 8.18.

图 18–27 卡方统计结果

18.5.2 行 × 列表资料的卡方检验

在行 × 列的卡方检验中，只能得出总体上有无显著性意义的结论，而不能对每两两之间有无显著性差异得出结论。

实例 18–6 某省观察 3 个地区的花生污染黄曲霉素 B1 的情况，数据如表 18–5 所示，问 3 个地区的花生黄曲霉素 B1 污染率有无差别。

表 18–5 花生污染黄曲霉素情况表

地区	检验的样品数		合计	污染率
	未污染	污染		
甲	6	23	29	79.3(%)
乙	30	14	44	31.3
丙	8	3	11	27.3
合计	44	40	84	47.6

（1）建立数据文件。在变量“污染情况”中，1 表示未污染，2 表示污染；在变量“地区”中，1 表示甲地区，2 表示乙地区，3 代表丙地区。录入数据，如图 18–28 所示。

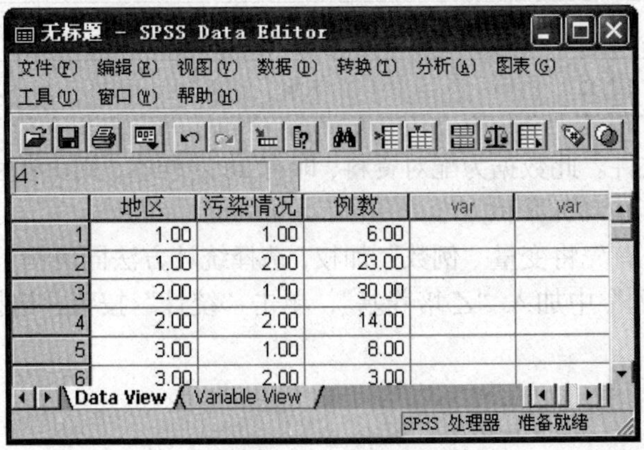

图 18–28 录入数据

（2）统计分析。首先给变量“例数”加权，然后选择“分析”→“描述统计”→“交叉表”命令，打开图 18–25 所示对话框。在“行”中加入“地区”，在“列”中加入“污染情况”，单击“统计”按钮，显示统计选项，如图 18–26 所示，选择卡方检验，单击“继续”按钮，再单击“确定”按钮即可。

（3）结果分析。卡方检验结果如图 18–29 所示。

Chi-Square Tests

	Value	df	Asymp. Sig. (2-sided)
Pearson Chi-Square	17.907 a	2	.000
Likelihood Ratio	18.755	2	.000
Linear-by-Linear Association	14.315	1	.000
N of Valid Cases	84		

a. 0 cells (.0%) have expected count less than 5. The minimum expected count is 5.24.

图 18–29 卡方检验结果

由图 18–29 可以得出，X2=17.907，P=0.000。说明 3 个地区的花生黄曲霉素 B1 污染率不相等，有地区差异。

18.5.3 配对资料的卡方检验

配对卡方检验，用于把每一份标本平分为两份，分别用两种方法进行化验，比较两种化验方法的结果是否有本质不同；或分别采用两种方法对同一批病人进行检查，比较两种检查方法是否有本质不同。

实例 18–7 有 28 份咽喉涂抹标本，把每份标本依相同的条件分别接种于甲、乙两种白喉杆菌培养基上，观察白喉杆菌生长的情况，观察结果如表 18–6 所示，问两种培养基的结果有无差别。

表 18–6 白喉杆菌生长情况表

甲培养基	乙培养基		合　计
	生长	不生长	
生长	11	9	20
不生长	1	7	8
合计	12	16	28

（1）建立数据文件。此数据为配对资料，即有 28 对样本，用 1 代表生长，用 2 代表不生长。录入数据，如图 18–30 所示。

（2）统计分析。首先将变量“例数”加权，选择统计方法同实例 18–6，在“行”中加入“甲培养基”，在“列”中加入“乙培养基”，单击“统计”按钮，选择 McNemar 复选框，如图 18–31 所示。

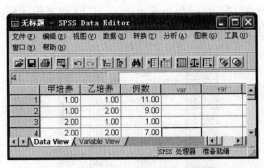

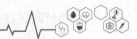

图 18–30 录入数据

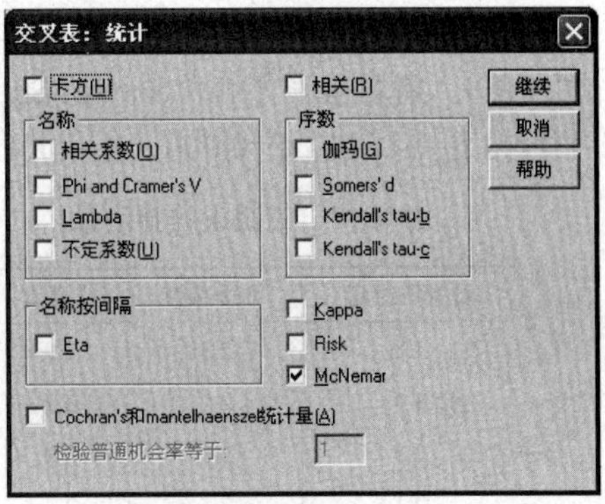

图 18–31 交叉表统计选项

（3）结果分析。卡方统计结果如图 18–32 所示。由表中数据可知 P 值为 0.021，说明两种培养基上的白喉杆菌生长不同，甲培养基的白喉杆菌生长率高。

Chi-Square Tests

	Value	Exact Sig. (2-sided)
McNemar Test		.021[a]
N of Valid Cases	28	

a. Binomial distribution used.

图 18–32 卡方统计结果

18.6 方 差 分 析

在实际研究中，经常需要比较两组以上样本均数的差别，这时不能使用 *t* 检验方法进行两两间的比较（如有人对四组均数的比较，进行 6 次两两间的 *t* 检验），这势必增加两类错误的可能性（如原先 a 定为 0.05，这样作多次的 *t* 检验将使最终推断时的 a>0.05）。故对于两组以上的均数比较，必须使用方差分析的方法，当然方差分析方法亦适用于两组均数的比较。

方差分析是对多个样本均数进行比较的统计分析方法。要进行方差分析必须具备的条件是：各个样本是相互独立的随机样本；样本服从正态分布，且方差具有齐性。

18.6.1 单因素方差分析

单因素多个独立样本均值进行比较，必要时需要进行样本均数间两两比较。

实例 18–8 某职业病防治院对 31 名石棉矿工中的石棉肺患者、可疑患者及非患者进行了用力肺活量（L）测定，数据如表 18–7 所示，问 3 组石棉矿工的用力肺活量有无差别。（卫统第三版例 5.1）

（1）建立数据文件。分组变量为 group，3 组取值分别为 1、2、3，结果变量为 X。录入数据，如图 18–33 所示。

（2）统计分析。选择“分析”→“均值比较”→“一维方差分析”命令，打开“一维方差分析”对话框，如图 18–34 所示。从对话框左侧的变量列表中选 x，单击 ▶ 按钮使之进入“因变量列”框，使 group 进入“因子”框，然后单击“确定”按钮即可。

（3）结果分析。单因素方差分析结果如图 18–35 所示。结果显示组间、组内和合计的自由度（df）、离均差平方和（Sum of Squares）、均方（Mean Square,）、F 值和 P 值（Sig），从图中可见 F=84.544，P=0.000，P<0.001。因此，可认为 3 组矿工用力肺活量不同。

表 18–7　三组人的肺活量

石棉肺患者	可疑患者	非患者
1.8	2.3	2.9
1.4	2.1	3.2
1.5	2.1	2.7
2.1	2.1	2.8
1.9	2.6	2.7
1.7	2.5	3.0
1.8	2.3	3.4
1.9	2.4	3.0
1.8	2.4	3.4
1.8		3.3
2.0		3.5

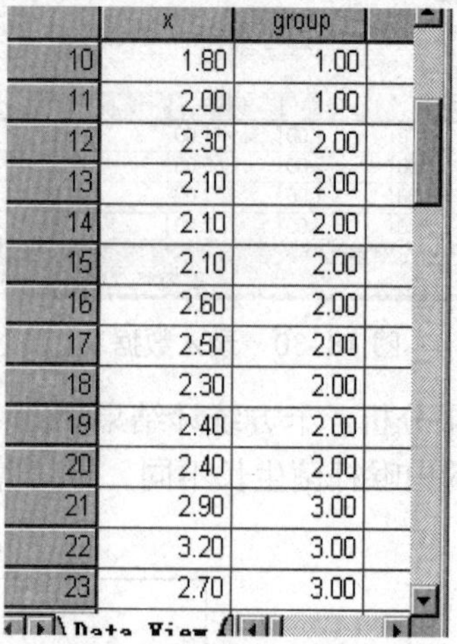

图 18–33　录入数据

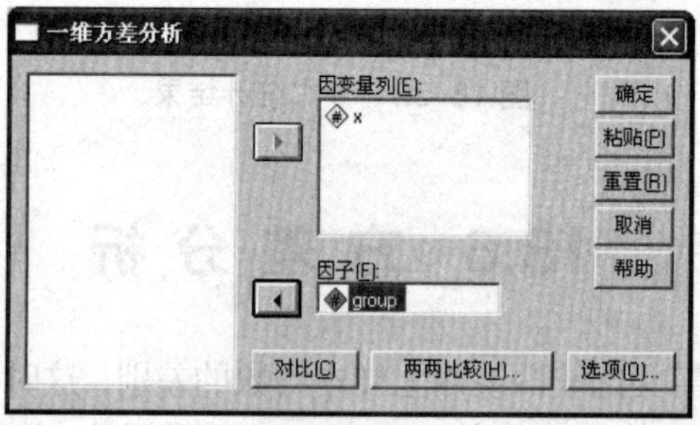

图 18–34　“一维方差分析”对话框

ANOVA

X

	Sum of Squares	df	Mean Square	F	Sig.
Between Groups	9.266	2	4.633	84.544	.000
Within Groups	1.534	28	.055		
Total	10.800	30			

图 18–35　单因素方差分析结果

如果要多个样本均数间两两比较，可单击图 18–34 中的“两两比较”按钮，打开一维方差分析：“多重比较”对话框，如图 18–36 所示。

在对话框中有多种比较方法供选择：

LSD：Least-significant difference，最小显著差法。a 可指定 0~1 之间任何显著性水平，默认值为 0.05。

Bonferroni：修正差别检验法。a 可指定 0~1 之间任何显著性水平，默认值为 0.05。

Duncan：多范围检验。只能指定 a 为 0.05 或 0.01 或 0.1，默认值为 0.05。

S-N-K：Student-Newman-Keuls 检验，简称 N-K 检验，亦即 q 检验。a 只能为 0.05。

Tukey：Tukey 显著性检验。a 只能为 0.05。

Tukey's–b：Tukey 另一种显著性检验。a 只能为 0.05。

Scheffe：Scheffe 差别检验法。a 可指定 0~1 之间任何显著性水平，默认值为 0.05。

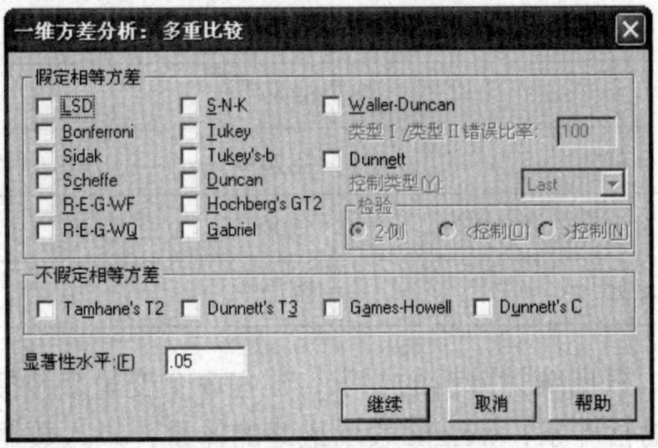

图 18–36 两两比较选择面板

本例选用 LSD。单击“继续”按钮返回后，再单击“确定”按钮即完成分析。两两比较的结果如图 18–37 所示。

Multiple Comparisons

Dependent Variable: X

	(I) GROUP	(J) GROUP	Mean Difference (I-J)	Std. Error	Sig.	95% Confidence Interval	
						Lower Bound	Upper Bound
LSD	1.00	2.00	-.5202*	.10522	.000	-.7357	-.3047
		3.00	-1.2909*	.09982	.000	-1.4954	-1.0864
	2.00	1.00	.5202*	.10522	.000	.3047	.7357
		3.00	-.7707*	.10522	.000	-.9862	-.5552
	3.00	1.00	1.2909*	.09982	.000	1.0864	1.4954
		2.00	.7707*	.10522	.000	.5552	.9862

*. The mean difference is significant at the .05 level.

图 18–37 两两比较的结果

图 18–37 中已用“*”标出，说明 3 组间两两比较均有差异。

18.6.2 多因素方差分析

多因素方差分析用于多个自变量对因变量的影响效果。

实例 18–9 对小白鼠喂以 A、B、C 这 3 种不同的营养素，目的是了解不同营养素增重的效果。采用随机区组设计方法，以窝别作为划分区组的特征，以消除遗传因素对体重增长的影响。现将同品系同体重的 24 只小白鼠分为 8 个区组，每个区组 3 只小白鼠。三周后体重增量结果（g）如表 18–8 所示，问小白鼠经 3 种不同营养素喂养后所增体重有无差别。

表 18–8 8 组小白鼠体重增量

区组号	A 营养素	B 营养素	C 营养素
1	50.10	58.20	64.50
2	47.80	48.50	62.40
3	53.10	53.80	58.60

续表

区组号	A 营养素	B 营养素	C 营养素
4	63.50	64.20	72.50
5	71.20	68.40	79.30
6	41.40	45.70	38.40
7	61.90	53.00	51.20
8	42.20	39.80	46.20

（1）建立数据文件。根据统计分析的要求，建立 3 个变量来包括上述信息，即 group 表示区组，food 代表使用的营养素，weight 表示最终的体重，录入数据，如图 18–38 所示。

（2）统计分析。选择“分析”→“一般线性模型”→“单因变量多因数方差分析”命令，打开图 18–39 所示对话框。在“因变量”框中，选入需要分析的变量（应变量），只能选入一个。这里的因变量为 weight，将其选入即可。“固定因子”框，即固定因素，绝大多数要分析的因素都应该选入。这里要分析的是 group 和 food 两个变量，将其全都选。

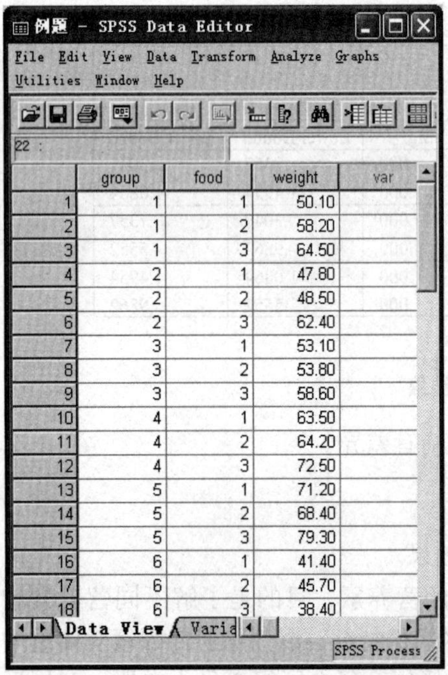

图 18–38　录入数据

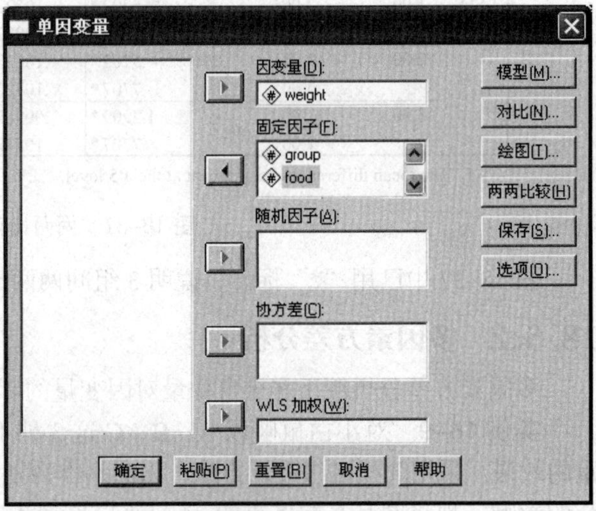

图 18–39　选择变量

单击“模型”按钮，打开图 18–40 所示对话框，设置在模型中包含哪些主效应和交互因子，默认情况为全因子模型，即分析所有的主效应和交互作用。这里没有交互作用可分析，所以要修改一下，否则无法得出结果。选择“自定义”单选按钮，这时中部的“建立条件”选项区域变黑可用，该框用于选择进入模型的因素交互作用级别，即是分析主效应、两阶交互、三阶交互，还是全部分析。这里只能分析主效应：选择 main，再将 group 和 food 选入右侧的“模型”框中。

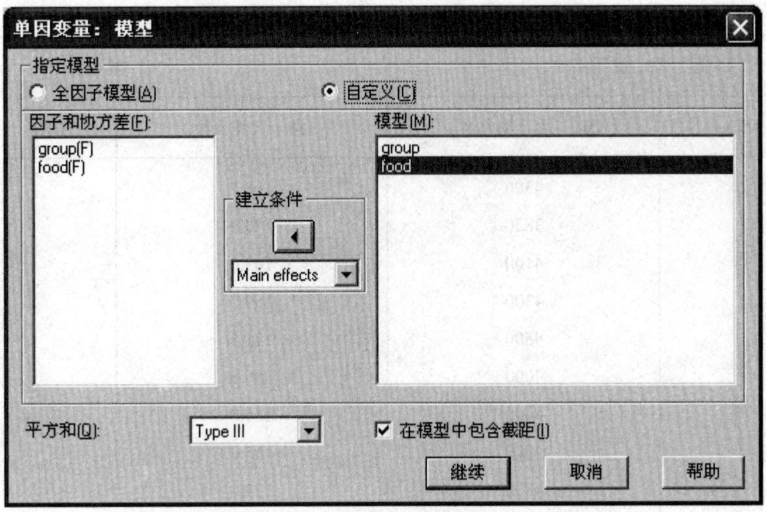

图 18–40　设置主效应和交互因子

该对话框中还有两个元素："平方和"下拉列表框用于选择方差分析模型类别，有Ⅰ型到Ⅳ型 4 种，一般使用默认的Ⅲ型即可；"在模型中包含截距"复选框用于选择是否在模型中包括截距，不用改动，默认即可。

（3）结果分析。统计结果如图 18–41 所示。

Tests of Between-Subjects Effects

Dependent Variable: WEIGHT

Source	Type III Sum of Squares	df	Mean Square	F	Sig.
Corrected Model	2521.294a	9	280.144	11.517	.000
Intercept	74359.534	1	74359.534	3056.985	.000
GROUP	2376.376	7	339.482	13.956	.000
FOOD	144.918	2	72.459	2.979	.084
Error	340.542	14	24.324		
Total	77221.370	24			
Corrected Total	2861.836	23			

a. R Squared = .881 (Adjusted R Squared = .805)

图 18–41　统计结果

图 18–41 中，首先是所用方差分析模型的检验，F=11.517，$P < 0.05$，因此所用的模型有统计学意义，可以用它来判断模型中系数有无统计学意义；第二行是截距，它在我们的分析中没有实际意义，忽略即可；第三行是变量 GROUP，它也有统计学意义，不过这里关心的也不是它；第四行是真正要分析的 FOOD，它的 P 值为 0.084，没有统计学意义。由上述分析可以得出结论：尚不能认为 3 种营养素喂养的小白鼠体重增量有差别。

18.6.3　协方差分析

协方差分析是将线性回归和方差分析结合应用的一种统计方法。常用于消除混杂因素对分析指标的影响，从而提高比较结果的精度。

实例 18–10　表 18–9 为运动员与大学生的身高（cm）与肺活量（cm^3）的数据，考虑到身高与肺活量有关，而一般运动员的身高高于大学生，为进一步分析肺活量的差异是否由于体育锻炼所致，试作控制身高变量的协方差分析。

表 18–9 运动员与大学生的身高和肺活量

运动员		大学生	
身　高 /cm	肺 活 量 /cm^3	身　高 /cm	肺 活 量 /cm^3
184.9	4300	168.7	3450
167.9	3850	170.8	4100
171.0	4100	165.0	3800
171.0	4300	169.7	3300
188.0	4800	171.5	3450
179.0	4000	166.5	3250
177.0	5400	165.0	3600
179.5	4000	165.0	3200
187.0	4800	173.0	3950
187.0	4800	169.0	4000
169.0	4500	173.8	4150
188.0	4780	174.0	3450
176.7	3700	170.5	3250
179.0	5250	176.0	4100
183.0	4250	169.5	3650
180.5	4800	176.3	3950
179.0	5000	163.0	3500
178.0	3700	172.5	3900
164.0	3600	177.0	3450
174.0	4050	173.0	3850

（1）建立数据文件。定义变量名，组变量为 group（运动员 =1，大学生 =2），身高为 x，肺活量为 y，按顺序输入相应数值，建立数据库，结果如图 18–42 所示。

（2）统计分析。选择“分析”→“一般线性模型”→“单因变量多因数方差分析”命令，打开对话框如图 18–39 所示。在变量列表中选变量 y，使之进入“因变量”框；选分组变量 group，使之进入“固定因子”框，选协变量 x，使之进入“协方差”框，然后单击“确定”按钮即可。

（3）结果分析。协方差统计结果如图 18–43 所示。

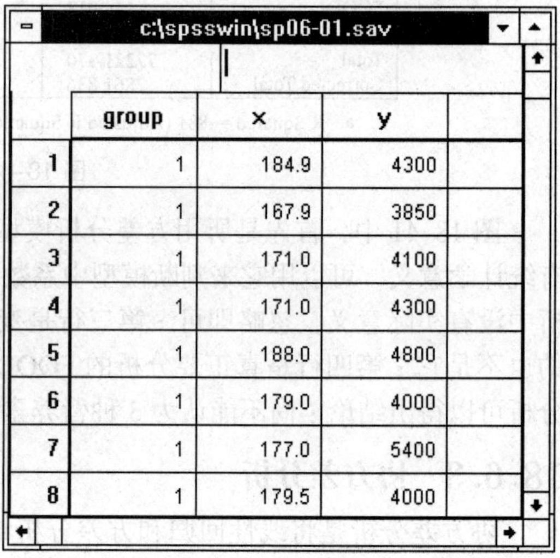

c:\spsswin\sp06-01.sav
group
x
y
1 1 184.9 4300
2 1 167.9 3850
3 1 171.0 4100
4 1 171.0 4300
5 1 188.0 4800
6 1 179.0 4000
7 1 177.0 5400
8 1 179.5 4000

图 18–42 录入数据

Tests of Between-Subjects Effects

Dependent Variable: Y

Source	Type III Sum of Squares	df	Mean Square	F	Sig.
Corrected Model	6981685.135a	2	3490842.568	22.860	.000
Intercept	208064.290	1	208064.290	1.363	.251
X	1630762.635	1	1630762.635	10.679	.002
GROUP	1407847.095	1	1407847.095	9.220	.004
Error	5649992.365	37	152702.496		
Total	663315900.000	40			
Corrected Total	12631677.500	39			

a. R Squared = .553 (Adjusted R Squared = .529)

图 18–43 协方差统计结果

协方差分析表明，混杂因素 X（身高）两组间是有差异的（F=10.679，P=0.002），控制其影响后，两组间肺活量的差别依然存在（F=9.220，P=0.004），故可以认为两组间肺活量的均数在消除了身高因素的影响之后仍有差别，运动员的肺活量大于大学生，即体育锻炼会提高肺活量。

18.6.4 析因分析

析因分析是一种多因素的交叉分组实验。它不仅可以检验每个因素各水平间的差异，而且可检验各因素间的交互作用，在临床和实验研究中利用析因分析具有提高实验效率、节省实验标本、丰富实验结论的优点。

实例 18–11 现在用两种药治疗血色素底的病人，16 名性别、年龄、病情都相同的病人按 A、B 两种药物的使用与否分成 4 组，其结果如表 18–10 所示。

（1）建立数据文件。定义变量名：B=1 表示用 B 药，B=0 表示不用 B 药，A=1 表示用 A 药，A=0 表示不用 A 药。Value 表示血色素增加量，输入后的结果如图 18–44 所示。

表 18–10 用药情况表

B 药	A 药	
	用	不用
用	2.5	1.0
	3.0	0.9
	2.2	0.8
	2.1	1.2
不用	1.0	0.8
	1.1	0.9
	1.2	0.8
	1.1	0.6

	b	a	value	var	var
1	1.00	1.00	2.50		
2	1.00	1.00	3.00		
3	1.00	1.00	2.20		
4	1.00	1.00	2.10		
5	1.00	.00	1.00		
6	1.00	.00	.90		
7	1.00	.00	.80		
8	1.00	.00	1.20		
9	.00	1.00	1.00		
10	.00	1.00	1.10		
11	.00	1.00	1.20		
12	.00	1.00	1.10		
13	.00	.00	.80		
14	.00	.00	.90		
15	.00	.00	.80		
16	.00	.00	.60		

图 18–44 录入数据

（2）统计分析。选择“分析”→“一般线性模型”→“单因变量多因数方差分析”命令，打开对话框如图 18–39 所示，从对话框左侧的变量列表中选 value，使之进入“因变量”框，选 a、b，使之进入“固定因子”框，然后单击“确定”按钮。

（3）结果分析。析因分析结果如图 18–45 所示。

Tests of Between Subjects Effects

Dependent Variable: VALUE

Source	Type III Sun of Squares	df	Mean Square	F	Sig.
Corrected Model	6.965[a]	3	2.322	43.194	000
Intercept	28.090	1	28.090	522.605	000
B	2.403	1	2.403	44.698	000
A	3.240	1	3.240	60.279	000
B*A	1.323	1	1.323	24.605	000
Error	.645	12	5.375E-02		
Total	35.700	16			
Corrected Total	7.610	15			

a. R Squared=.915 (Adjusted R Squared=.894)

图 18–45　析因分析结果

上述结果显示：单用 A（P=0）或者单用 B（P=0）都有显著性疗效，且 A、B 药联合也有很好的交互作用（P=0）。

18.7 秩和检验

秩和检验（rank sum test）又称顺序和检验，它是一种非参数检验（nonparametric test）。它不依赖于总体分布的具体形式，应用时可以不考虑被研究对象为何种分布以及分布是否已知，因而实用性较强。但是，由于它不仅仅考虑排序，数据信息利用不够充分，故不如正态分布资料 *t* 检验、*F* 检验精确。

18.7.1 两个独立样本的非参数检验

调用此过程可对两个独立样本的均数、中位数、离散趋势、偏度等进行差异比较检验。

实例 18–12　测得铅作业与非铅作业工人的血清铅值（μg/100 g），如表 18–11 所示，问两组工人的血铅值有无差别。

表 18–11　铅作业与非铅作业工人的血清铅值

非铅作业	5	5	6	7	9
铅作业	17	18	20	25	34
非铅作业	12	13	15	18	21
铅作业	43	44			

（1）建立数据文件。录入数据，如图 18–46 所示。

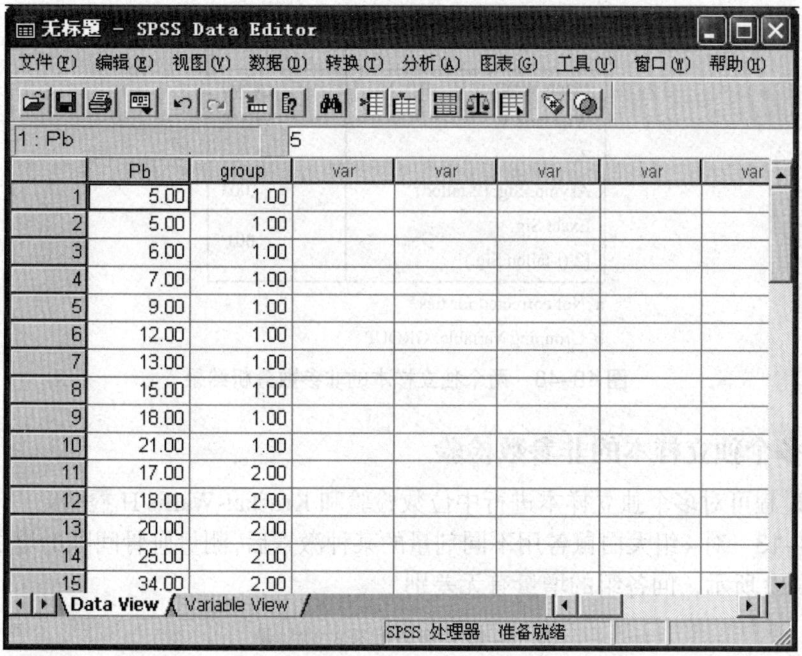

图 18–46 录入数据

（2）统计分析。选择“分析”→“非参数检验”→“两个独立样本”命令，打开图 18–47 所示对话框进行设置。

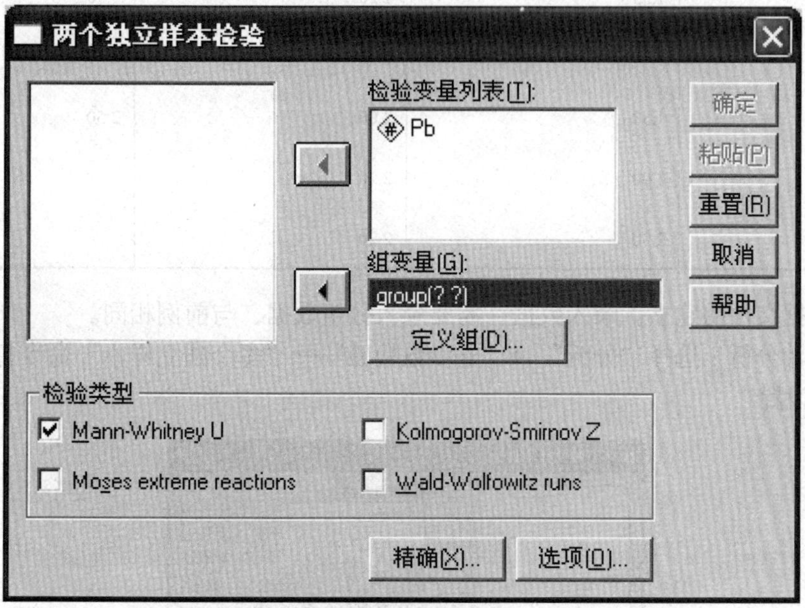

图 18–47 定义分组范围和统计方法

（3）结果分析。两个独立样本的非参数分析结果如图 18–48 所示。

由图 18–48 得出：U=4.5，P=0.001。可以认为铅作业工人的血铅值高于非铅作业工人。

Test Statistics[b]

	PB
Mann-Whitney U	4.500
Wilcoxon W	59.500
Z	-2.980
Asymp. Sig. (2-tailed)	.003
Exact Sig. [2*(1-tailed Sig.)]	.001[a]

a. Not corrected for ties.

b. Grouping Variable: GROUP

图 18–48　两个独立样本的非参数分析结果

18.7.2　多个独立样本的非参数检验

调用此过程可对多个独立样本进行中位数检验和 Kruskal-Wallis H 检验。

实例 18–13　对 4 组大白鼠各用不同剂量的某种激素后，测量耻骨间隙的增加量(mm)，结果如表 18–12 所示，问各组的增量有无差别。

表 18–12　耻骨间隙的增加量

一　组	二　组	三　组	四　组
0.15	1.20	0.50	1.50
0.30	1.35	1.20	1.50
0.40	1.40	1.40	2.50
0.40	1.50	2.00	2.50
0.50	1.90	2.20	
	2.30	2.20	

（1）数据文件的建立。录入数据，需要录入分组数据，与前例相同。

（2）统计分析：选择“分析”→“非参数检验”→“多个独立样本”命令打开图 18–49 对话框进行设置。

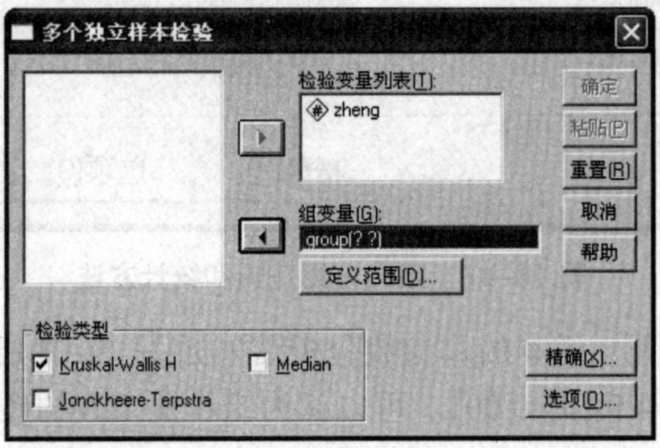

图 18–49　定义分组范围和统计方法

在“检验类型”选项区域中，Kruskal-Wallis H 为单向方差分析，检验多个样本在中位数上是否有差异；Median 为中位数检验，检验多个样本是否来自具有相同中位数的总体；本例选择 Kruskal-Wallis H 复选框之后单击“确定”按钮即可。

（3）结果分析。多个独立样本非参数检验结果如图 18–50 所示。

Test Statistics[a,b]

	ZHENG
Chi-Square	12.209
df	3
Asymp. Sig.	.007

a. Kruskal Wallis Test

b.Grouping Variable: GROUP

图 18–50 多个独立样本非参数检验结果

由图 18–50 得出，X2=12.209，P=0.007。可以认为 4 组大白鼠耻骨间隙的增加量有差别。

18.7.3 两个相关样本的非参数检验

调用此过程可对两个相关样本资料（如配对、配伍资料）进行秩和检验。

实例 18–14 12 名宇航员航行前及返航后 24 h 的心率（次 /min）如表 18–13 所示，问航行对心率有无影响。

表 18–13 航行前后心率

航前	76	71	70	61	80	59	74	62	79	72	84	63
航后	93	68	65	65	93	78	83	79	98	78	90	60

（1）录入数据，如图 18–51 所示。

（2）统计分析。选择“分析”→“非参数检验”→“两个相关样本”命令，打开图 18–52 所示对话框，选择配对变量。

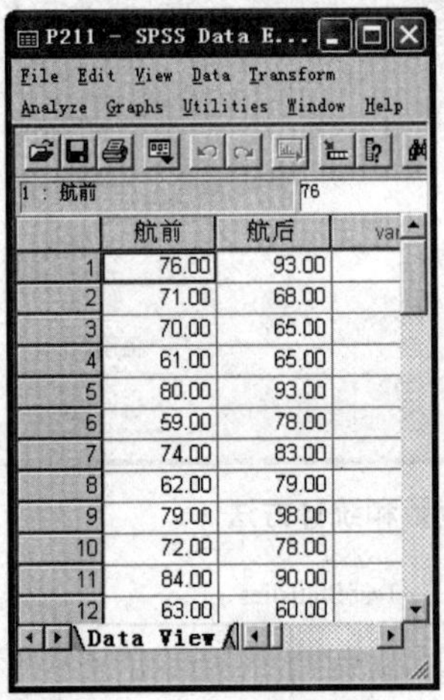

图 18–51 录入数据

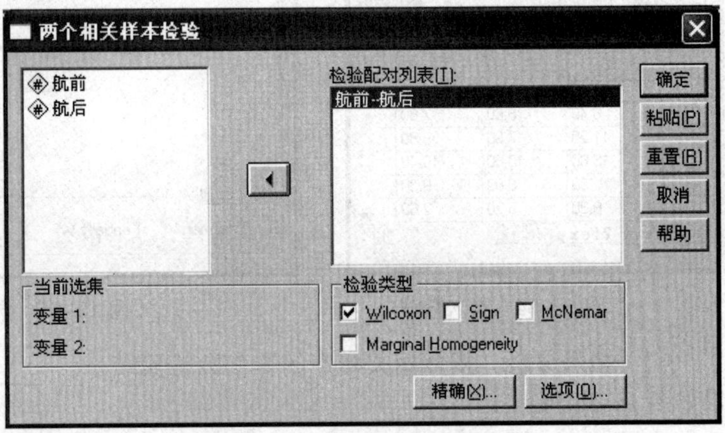

图 18–52 选择变量和统计方法

（3）结果分析。两个相关样本的非参数检验结果如图 18–53 所示。

由图 18–53 得出：Z=2.514，P=0.012。可以认为航行对心率有影响。

Test Statistics

	º½º6 - º½Çº
Z	-2.514a
Asymp. Sig. (2-tailed)	.012

a. Based on negative ranks.

b. Wilcoxon Signed Ranks Test

图 18–53 两个相关样本的非参数检验结果

18.7.4　多个相关样本的非参数检验

实例 18–15　每隔两个月抽查 3 个作坊生产的黄豆芽中维生素 C 的含量（mg/100 g）结果如表 18–14 所示，问 3 个作坊的黄豆芽中维生素 C 含量有无差别。

表 18–14　维生素含量（mg/100 g）

甲 作 坊	乙 作 坊	丙 作 坊
11.4	5.8	3.5
6.4	8.6	7.5
11.2	7.0	9.8
13.8	1.08	10.4
7.3	8.8	9.3
8.3	6.2	2.5

（1）建立数据文件。录入数据，如图 18–54 所示。

（2）统计分析。选择“分析”→“非参数检验”→“多个相关样本”命令，打开图 18–55 所示对话框进行设置。

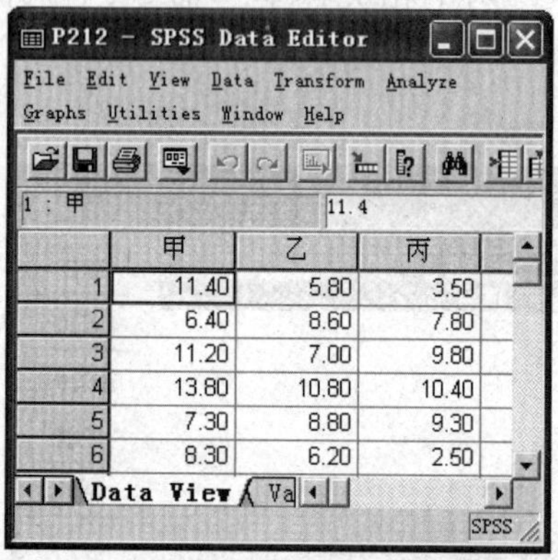

图 18–54　录入数据

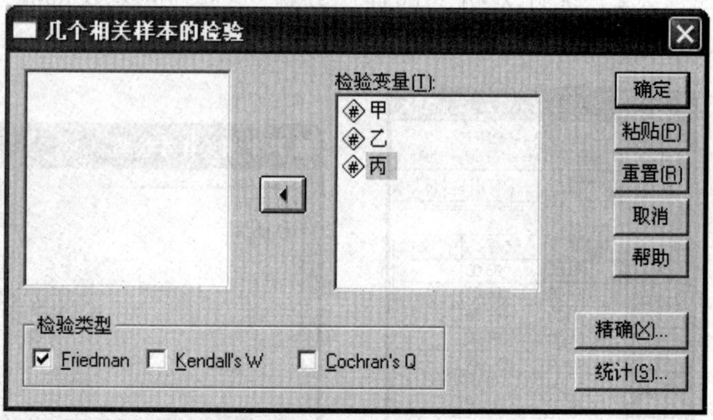

图 18–55　选择变量和统计方法

（3）结果分析。多个相关样本的非参数检验结果如图 18–56 所示。

由图 18–56 得出：X2=1.333，P=0.513。可以认为 3 个作坊中生产的黄豆芽维生素 C 含量无差别。

Test Statistics

N	6
Chi-Square	1.333
df	2
Asymp. Sig.	.513

a. Friedman Test

图 18–56　多个相关样本的非参数检验结果

18.8　相关与回归

回归分析是处理两个及两个以上变量间线性依存关系的统计方法。在医学领域中，此类问题很普遍，如人头发中某种金属元素的含量与血液中该元素的含量有关系，人的体表面积与身高、体重有关系，等等。回归分析就是用于说明这种依存变化的数学关系。

18.8.1　一元线性相关与回归

相关系数（R）：两个变量相关性可用它们的密切程度和相关方向来表达。相关系数 R 介于 –1~+1 之间。相关系数为正表示 Y 随 X 增加而增加，称为正相关；相关系数为负表示 Y 随 X 的增加而减少，称为负相关。当 R=1 时称为完全正相关，R= –1 时称为完全负相关。当相关系数 R 愈接近 1 或 –1，说明两变量的直线关系愈加密切，相关系数愈接近 0 直线关系愈不密切。但并不是说两变量不可能存在其他相关性。

实例 18–16　某单位应用单向环状免疫扩散法测得 IgG 浓度与琼脂免疫板上沉淀环直径的数据如表 18–15 所示，问 IgG 浓度与沉淀环直径之间是否存在依存关系。

表 18–15　关系表

IgG 浓度 /(IU/mL)	沉淀环直径 / mm
1	4.0
2	5.5
3	6.2
4	7.7
5	8.5

（1）建立数据文件。定义两个变量 X 为 IgG 浓度，Y 为沉淀环直径，录入数据，如图 18–57 所示。

（2）统计分析。首先进行回归系数的显著性检验：检验 R 与 0 的差别有否显著性意义。如果差别有显著性意义，说明 R 的确不为零，可认为 X、Y 之间有线性回归存在。选择“分析”→“相关分析”→“两个变量相关分析”命令，打开图 18–58 所示对话框。

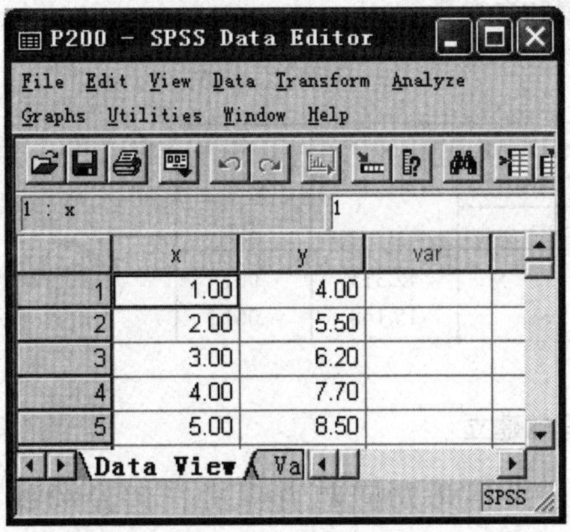

图 18–57　录入数据

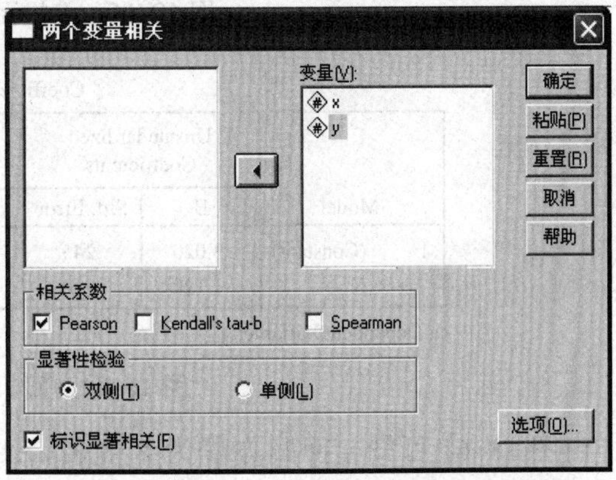

图 18–58　选择变量和统计方法

把要统计的变量 X、Y 调入“变量”列表框，单击“确定”按钮即可。

（3）结果分析。结果如图 18–59 所示。

由图 18–59 得出：R=0.994，P=0.001，即相关系数为 0.994，对相关系数的假设检验 P=0.001，说明两者存在明显的直线相关关系。

如果进一步求出相关直线的形式，需要进行回归分析，直线方程的模式为：Y=BX+A。

具体步骤为：选择“分析”→“回归分析”→“线性”命令，打开图 18–60 所示对话框，选择因变量为 Y，自变量为 X。然后单击“确定”按钮即可。

（4）结果分析。结果如图 18–61 所示。

Correlations

		X	Y
X	Pearson Correlation	1	.994**
	Sig. (2-tailed)	.	.001
	N	5	5
Y	Pearson Correlation	.994**	1
	Sig. (2-tailed)	.001	.
	N	5	5

**. Correlation is significant at the 0.01 level (2-tailed).

图 18–59　结果分析

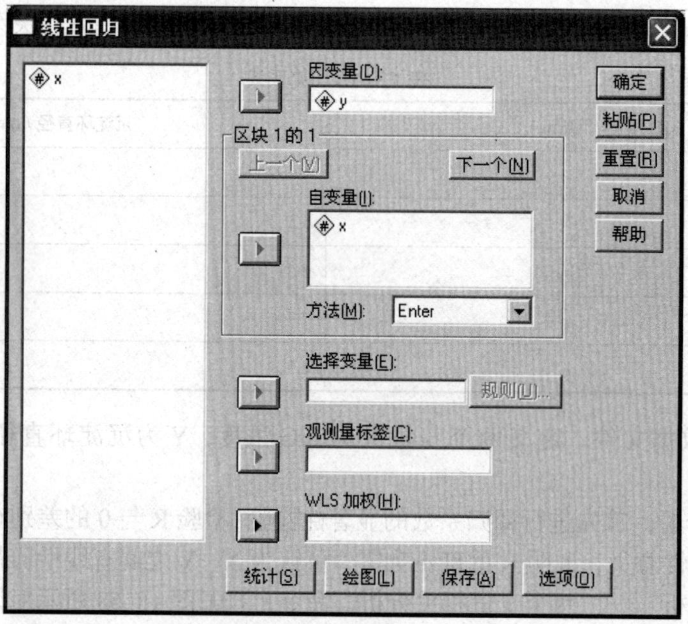

图 18–60　选择因变量和自变量

Coefficients[a]

Model		Unstandardized Coefficients		Standardized Coefficients	t	Sig.
		B	Std. Error	Beta		
1	(Constant)	3.020	.245		12.315	.001
	X	1.120	.074	.994	15.148	.001

a. Dependent Variable: Y

图 18–61　回归方程的建立

由图 18–61 可知：回归方程为 Y=3.02+1.12X。进一步对回归方程进行假设检验，如图 18–62 所示。

ANOVA[b]

Model		Sum of Squares	df	Mean Square	F	Sig.
1	Regression	12.544	1	12.544	229.463	.001[a]
	Residual	.164	3	.055		
	Total	12.708	4			

a. Predictors: (Constant), X

b. Dependent Variable: Y

图 18–62　回归方程的检验

由图 18–62 可知：P=0.001，即回归方程成立。

18.8.2　多元相关分析

在实际生活及医学临床研究中或基础研究中，还经常遇到一个因变量与多个自变量之间的相互关系，比如肺活量可能与身高、体重、胸围等因素有关；胃癌手术后的存活时间可能与胃癌患者手术后的病理切片上所观察到的癌组织类型、浸润程度、肉芽反应等因素有关，这些都可以用多元回归来解决。

实例 18–17　某医师测得 10 名 3 岁儿童的身高（cm）、体重（kg）和体表面积（cm^2）数据如表 18–16 所示。试用多元回归方法确定以身高、体重为自变量，体表面积为应变量的回归方程。

表 18–16　身高、体重、表面积

身　高	88.0	87.6	88.5	89.0	87.7	89.5	88.8	90.4	90.6	91.2
体　重	11.0	11.8	12.0	12.3	13.1	13.7	14.4	14.9	15.2	16.0
表 面 积	5.382	5.299	5.358	5.292	5.602	6.014	5.830	6.102	6.075	6.411

（1）建立数据文件。定义变量名：体表面积为 Y，保留 3 位小数；身高、体重分别为 X1、X2，1 位小数。输入原始数据，结果如图 18–63 所示。

（2）统计分析。选择“分析”→“回归分析”→“线性”命令，打开图 18–60 所示对话框。从对话框左侧的变量列表中选 y 并使之进入“因变量”框，选 x1、x2 并使之进入“自变量”框；在“方法”下拉列表框中有 5 个选项：Enter（全部入选法）、Stepwise（逐步法）、Remove（强制剔除法）、Backward（向后法）、Forward（向前法）。本例选用 Enter 法。单击“确定”钮即完成分析。

（3）结果分析。结果如图 18–64~ 图 18–66 所示。

Newdata

10:x2　16

	y	x1	x2
1	5.382	88.0	11.0
2	5.299	87.6	11.8
3	5.358	88.5	12.0
4	5.292	89.0	12.3
5	5.602	87.7	13.1
6	6.014	89.5	13.7
7	5.830	88.8	14.4
8	6.102	90.4	14.9
9	6.075	90.6	15.2
10	6.411	91.2	16.0

图 18–63　录入数据

Model Summary

Model	R	R Square	Adjusted R Square	Std. Error of the Estimate
1	.950 a	.902	.874	.14335

a. Predictors: (Constant), X2, X1

图 18–64　结果分析

Coefficients[a]

Model		Unstandardized Coefficients		Standardized Coefficients	t	Sig.
		B	Std. Error	Beta		
1	(Constant)	-2.856	6.018		-.475	.649
	X1	6.870E-02	.075	.215	.919	.389
	X2	.184	.057	.758	3.234	.014

a. Dependent Variable: Y

图 18–65　回归方程的建立

ANOVA[b]

Model		Sum of Squares	df	Mean Square	F	Sig.
1	Regression	1.321	2	.661	32.145	.000 a
	Residual	.144	7	.021		
	Total	1.465	9			

a. Predictors: (Constant), X2, X1

b. Dependent Variable: Y

图 18–66　回归方程的检验

结果显示，本例以 X1、X2 为自变量，Y 为应变量，采用全部入选法建立回归方程。回归方程的复相关系数为 0.950，决定系数（即 R^2）为 0.902，经方差分析，F=34.145，P=0.000，回归方程有效。回归方程为 Y=0.0687X1+0.184X2–2.856。

18.9　统 计 图 表

统计图是用点的位置、线段的升降、直条的长短或面积的大小等来表达数据的内容。它可以把数据所反映的变化趋势、数量多少、分布状态和相互关系等形象直观地表现出来，以便于读者的阅读、比较和分析。

由于统计图对数据的表达较粗略，不便于作深入细致的分析，故一般使用统计图时，都附有统计表。

18.9.1　列表的原则和要求

1. 列表的原则

一是重点突出，简单明了，即一张表格一般只包括一个中心内容，使人一目了然，不要包罗万象；二是主谓分明，层次清楚，即主谓语的一般位置不要错乱，符合专业逻辑。

2. 列表的基本要求

（1）标题：概括地说明表的内容，必要时注明资料的时间和地点，写在表的上端。

（2）标目：文字简洁，有单位的标目要注明单位。

（3）线条：不宜过多，除上面的顶线、下面的底线，以及纵标目下面与合计上面的横线外，其余线条一般均省去。表的左上角不能有斜线。

（4）数字：一律用阿拉伯数字，同一指标的小数位数应一致，位次对齐。表内不宜留空格。暂缺或未记录可用“…”表示，无数字用“—”表示，数字若是 0 则填明 0。

（5）备注：不列入表内，必要时可用“*”等标出，写在表的下面。

18.9.2 制图的要求

（1）按资料的性质和分析目的选用适合的图形类型。

（2）要有标题。

（3）条形图、散点图、线图和直方图都要有纵横坐标轴，坐标轴要有目标，注明单位。

（4）比较不同事物时，用不同的线条或颜色表示，要附图例说明。

SPSS for Windows 提供了许多产生统计图的方法，统计图可以由各种统计分析过程产生，也可以直接由图形菜单中所包含的一系列图形过程直接产生。有条形图、饼图、线图、直方图及散点图等。

18.9.3 条形图

选择“图表”→“条形图”命令，可绘制条形图。条形图用直条的长短来表示非连续性资料的数量大小（包括带形图和柱形图）。

实例 18–18 研究血压状态与冠心病各临床型发生情况的关系，数据如表 18–17 所示，试绘制统计图。

表 18–17 血压状态与冠心病各临床型发生情况表

血压状态	年龄标化发生率（1/10 万）			
	冠状动脉机能不全	猝死	心绞痛	心肌梗死
正常	8.90	12.00	34.71	44.00
临界	10.63	18.05	46.18	67.24
异常	19.84	30.55	70.06	116.82

（1）建立数据文件。定义变量名：年龄标化发生率为 RATE，冠心病临床型为 DISEASE，血压状态为 BP。RATE 按原始数据输入，DISEASE 按冠状动脉机能不全 =1、猝死 =2、心绞痛 =3、心肌梗死 =4，BP 按正常 =1、临界 =2、异常 =3 输入。

（2）作图。选择“图表”→“条形图”命令，打开图 18–67 所示对话框。

系统提供 3 种数据类型：“观测量组”以组为单位体现数据；“分散变量”以变量为单位体现数据；“单个观测量”以观察样例为单位体现数据。，大多数情况下，统计图是以组为单位的形式来体现数据的。在定义选项框的上方有 3 种直条图可选，本例选“聚类”直条图。单击“定义”按钮，打开图 18–68 所示对话框。

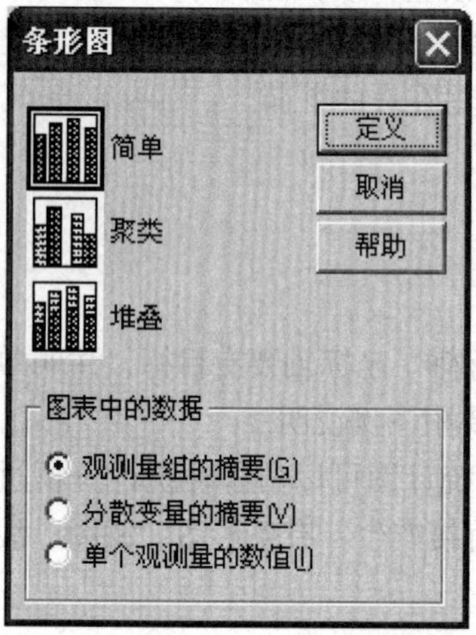

图 18–67　选择绘图类型

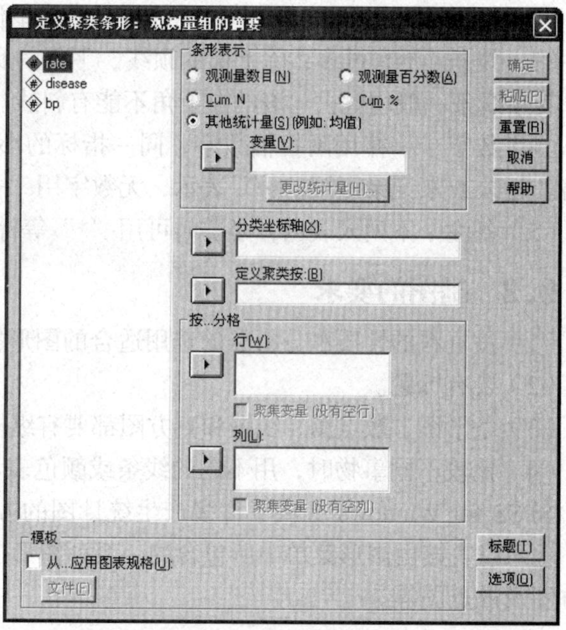

图 18–68　选择变量

选择 rate 并使之进入“变量”框，选择 disease 使之进入“分类坐标轴”框，选择 bp 并使之进入“定义聚类按”框。单击“标题”按钮，打开标题对话框，在标题栏里输入“血压状态与冠心病各临床型年龄标化发生率的关系”，单击“继续”按钮返回，再单击“确定”按钮即可。

（3）结果分析。绘图结果如图 18–69 所示。

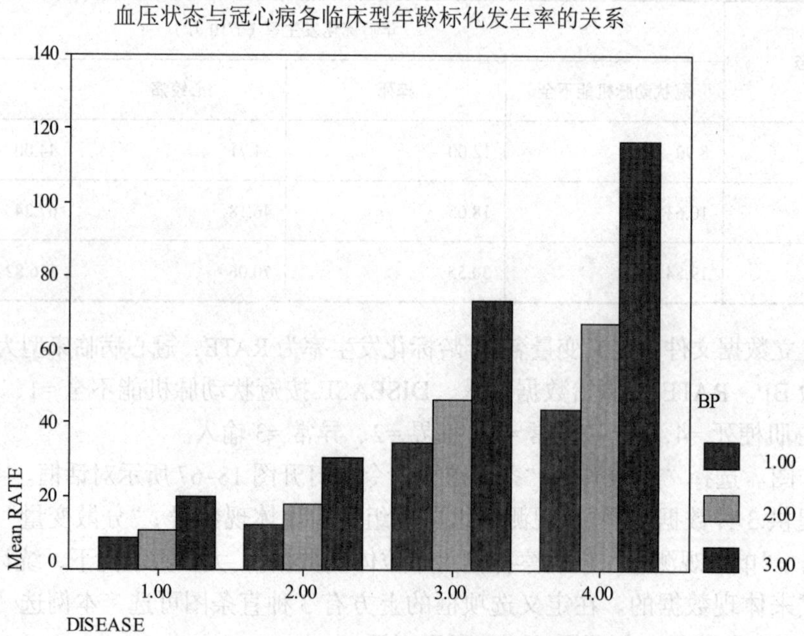

图 18–69　绘图结果

从图 18–69 中可见，冠心病各临床型的发生率以冠状动脉机能不全最低，心肌梗死最高；随血压的升高，疾病发生率升高；异常血压对心肌梗死发生的影响作用大于其他临床型。

18.9.4　饼图

选择“图表”→“饼图”命令，可绘制饼图。饼图用一个圆来表现百分构成，读者可根据圆中各个扇形面积的大小，判断某一部分在全部中所占比例的多少。

实例 18–19　某年某医院用中草药治疗 182 例慢性支气管炎患者，其疗效如表 18–18 所示，试绘制构成图。

表 18–18　疗效构成表

疗　效	病 例 数	构成百分比 / %
控制	37	20.3
显效	71	39.0
好转	60	33.0
无效	14	7.7
合计	182	100.0

（1）建立数据文件。激活数据管理窗口，定义变量名：百分构成资料为 DATA，构成部分的名称为 TEXT，TEXT 定义为字符变量。DATA 按实际百分数输入，TEXT 依次输入 1、2、3、4，如图 18–70 所示。

（2）作图。选择“图表”→“饼图”命令，打开定义对话框，选第一种构成图，单击“定义”按钮，打开对话框如图 18–71 所示，在左侧的变量列表中选 data 并使之进入“变量”框，选 text 并使之进入“按…定义切片”框。单击“标题”按钮，打开标题对话框，在标题栏内输入“中草药治疗慢性支气管炎效果构成图”，单击“继续”按钮返回，再单击“确定”按钮。

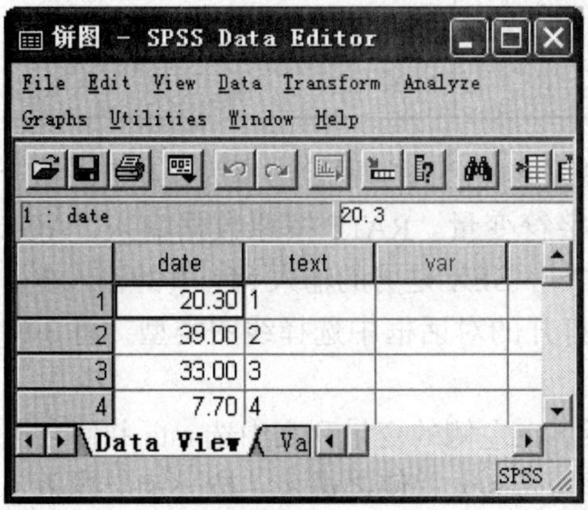

图 18–70　录入数据

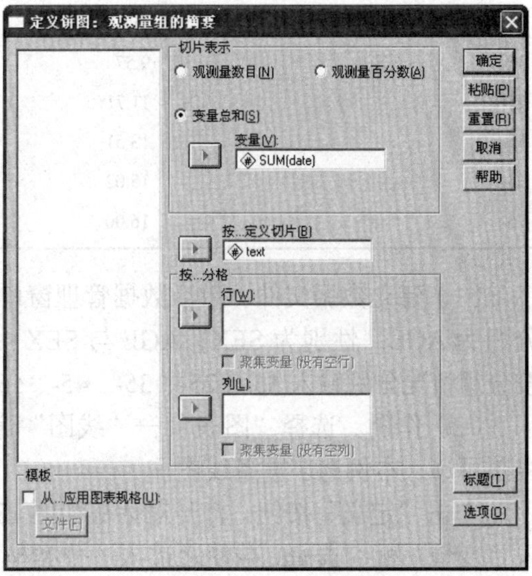

图 18–71　选择变量

（3）结果分析。饼图结果如图 18–72 所示。图中显示：该中草药效果良好，无效的比例很小。

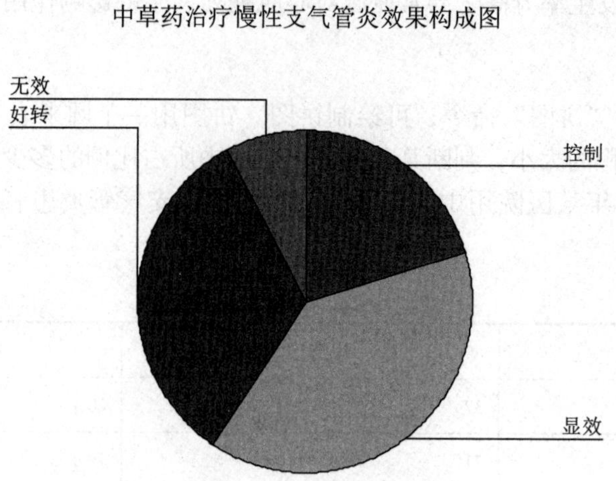

图 18–72　饼图结果

18.9.5　线图

选择“图表”→“线图”命令，可绘制线图。线图是用线条的上下波动形式，反映连续性的相对数数据的变化趋势。非连续性的数据一般不用线图表现。

实例 18–20　某地调查居民心理问题的存在现状，数据如表 18–19 所示，试绘制线图比较不同性别和年龄组的居民心理问题检出情况。

表 18–19　居民心理问题的存在现状表

年龄分组	心理问题检出率 / %	
	男　性	女　性
15-	10.57	19.73
25-	11.57	11.98
35-	9.57	15.50
45-	11.71	13.85
55-	13.51	12.91
65-	15.02	16.77
75-	16.00	21.04

（1）建立数据文件。激活数据管理窗口，定义变量名：心理问题检出率为 RATE，年龄分组为 AGE，性别为 SEX，AGE 与 SEX 可定义为字符变量。RATE 按原数据输入，AGE 按分组情况分别输入 15-、25-、35-、45-、55-、65-、75-，SEX 是男的输入 M、女的输入 F。

（2）作图。选择“图表”→“线图”命令，在打开的对话框中选择线图类型，有 3 种线图可选，本例选多重条线图。

单击“定义”按钮，打开对话框如图 18–73 所示，在左侧的变量列表中选 rate 并使之进入“变量”框，选 age 并使之进入“分类坐标轴”框，选 sex 并使之进入“按…定义线条”框。单击“标题”按钮，打开标题对话框，在标题栏内输入“某地男女性年龄别心理问题检出率比较”，单击“继续”按钮返回，再单击“确定”按钮即完成。

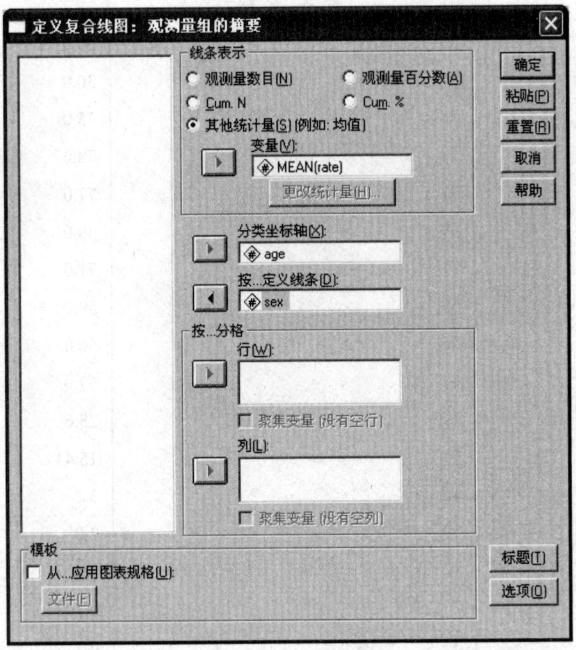

图 18–73 选择变量

（3）结果分析。线图结果如图 18–74 所示。分析表明，15- 岁组和 65- 岁以上组的心理问题检出率较其他年龄组为高，女性的心理问题检出率较男性为高。

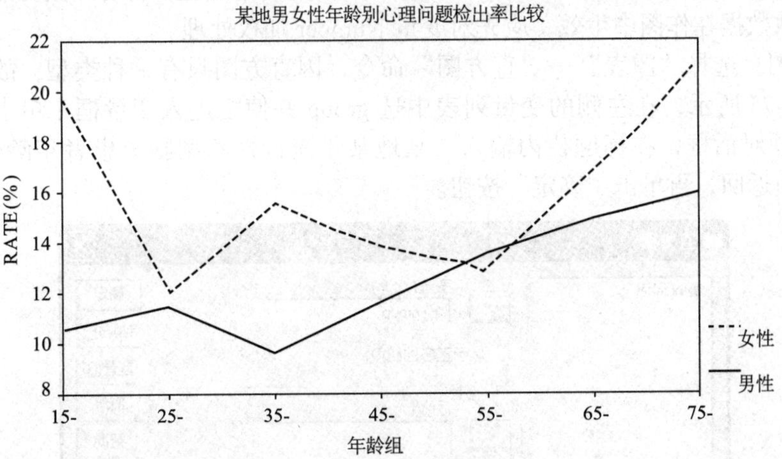

图 18–74 线图结果

18.9.6 直方图

选择“图表”→“直方图”命令，可绘制直方图。直方图是用直条的长短来表示连续性的绝对数（或称频数）数据的多少。

实例 18–21 现有某地某年流行性乙型脑炎患者的年龄分布数据如表 18–20 所示，试绘制直方图。

表 18–20　流行性乙型脑炎患者的年龄分布数据

年 龄 分 组	患 者 人 数	每岁患者人数
0-	30	30.0
1-	30	30.0
2-	75	75.0
3-	78	78.0
4-	77	77.0
5-	49	49.0
6-	71	71.0
7-	59	59.0
8-	56	56.0
9-	67	67.0
10-14	143	28.6
15-19	77	15.4
20-24	16	3.2
25-29	10	2.0
30-34	12	2.4
35-44	7	0.7
45-54	3	0.3
55-64	1	0.1

（1）建立数据文件。激活数据管理窗口，定义变量名：频数资料的变量名为 Number，将每岁患者人数数据输入；设一变量为 Group，用于定义年龄组，将各年龄分组的下限值输入。为使频数数据在作图中生效，应先对变量 Number 加权处理。

（2）作图。选择“图表”→“直方图”命令，因直方图只有一种类型，故直接打开对话框如图 18–75 所示，在左侧的变量列表中选 group 并使之进入变量框；单击“标题”按钮，打开标题对话框，在标题栏内输入“某地某年流行性乙型脑炎患者年龄分布”，单击“继续”按钮返回，再单击“确定”按钮。

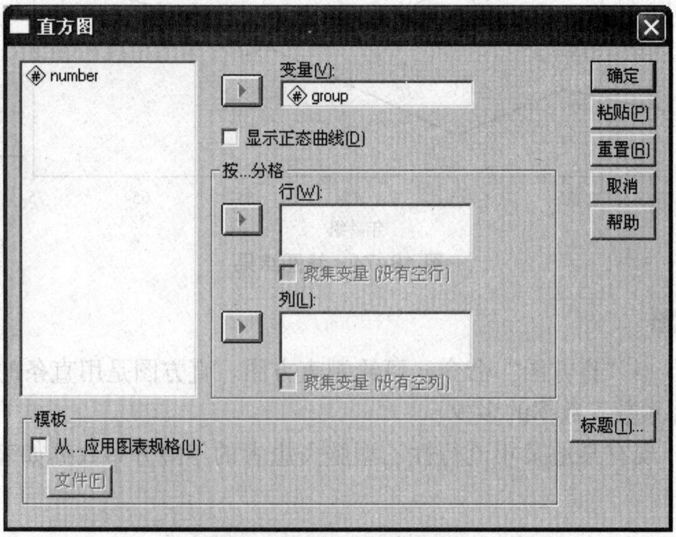

图 18–75　选择变量

（3）结果分析。直方图结果如图 18–76 所示。由图 18–76 可见：该地流行性乙型脑炎患者主要集中在 10 岁之前，10 岁之后患者数骤减，尤其是 35 岁之后患者数几乎为 0。

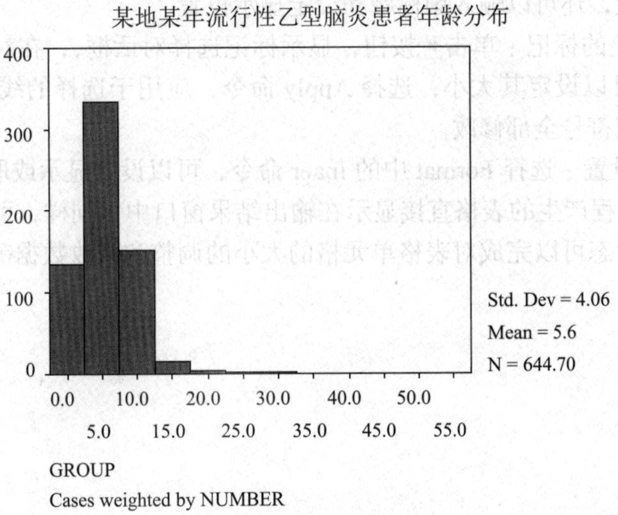

图 18–76 直方图结果

18.9.7 编辑统计图

SPSS 绘制的统计图可以进行编辑修改，可以通过复制和粘贴命令插入 Word 文档或 PowerPoint 文稿中。要修改统计图，可在统计图上双击，打开统计图编辑窗口，如图 18–77 所示。

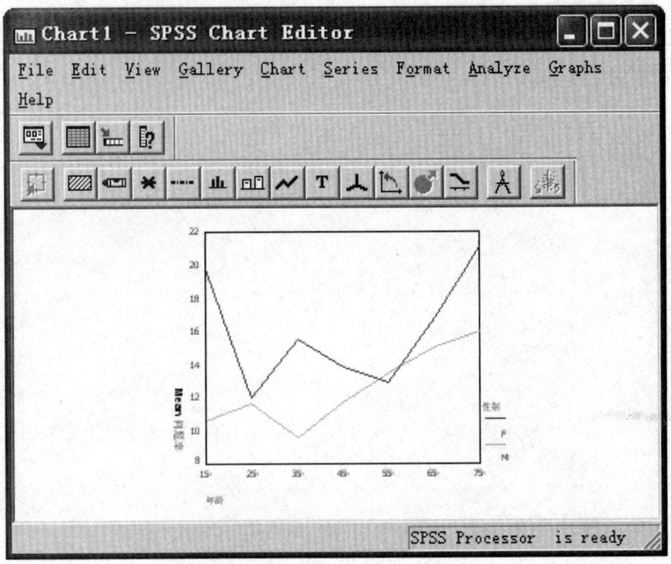

图 18–77 统计图编辑窗口

在统计图编辑窗口，可以完成对统计图的各种编辑修改工作，这里不作系统介绍，仅说明几个常用的操作。

（1）修改线图样式。单击按钮，显示线图样式，在打开的对话框中，可以选择显示线条或不显示线条，也可以选择线条为曲线或直线等。

（2）加入标题。选择 Chart 菜单中的 Title 命令，显示标题输入对话框，可以输入标题，设定标题显示的位置，还可以输入副标题和设定显示位置。

（3）修改线条上的标记：单击⁕按钮，显示标记选择对话框，，在对话框中可以选择不同的标记符号，也可以设定其大小，选择 Apply 命令，应用于选择的线条，选择 Apply All 则全部线条上的标记符号全部修改。

（4）边框显示设置：选择 Format 中的 Inaer 命令，可以设置显示或取消边框。

由 SPSS 统计过程产生的表格直接显示在输出结果窗口中，同样，可以双击表格，进入编辑状态，在编辑状态可以完成对表格单元格的大小的调整和修改数据等操作。

第 19 章 增强现实

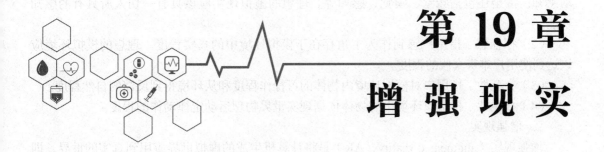

19.1　虚拟现实、增强现实和混合现实技术

1. 虚拟现实

虚拟现实（virtual reality，VR）是指采用计算机技术为核心的现代高科技手段生成一种虚拟环境，用户借助特殊的输入 / 输出设备，与虚拟世界中的物体进行自然的交互，从而通过视觉、听觉和触觉等获得与真实世界相同的感受。

虚拟现实具有沉浸性、交互性和构想性为基本特征的计算机高级人机界面，综合利用了计算机图形学、仿真技术、多媒体技术、人工智能技术、计算机网络技术、并行处理技术和多传感器技术，用来模拟人的视觉、听觉、触觉等感觉器官功能，使人能够沉浸在计算机生成的虚拟境界中，并能够通过语言、手势等自然的方式与之进行实时交互，创建了一种适人化的多维信息空间。

虚拟现实技术的基本原理：首先构建虚拟场景，利用计算机或其他智能计算设备模拟产生一个虚拟场景系统，通过知觉管理系统（如 VR 眼镜）反馈提供用户关于视觉、听觉、触觉等感官的模拟，让人如同身临其境一般。并且用户也可以通过知觉捕捉（如数据手套）传递给计算机系统，形成对虚拟场景系统的控制，如图 19–1 所示。

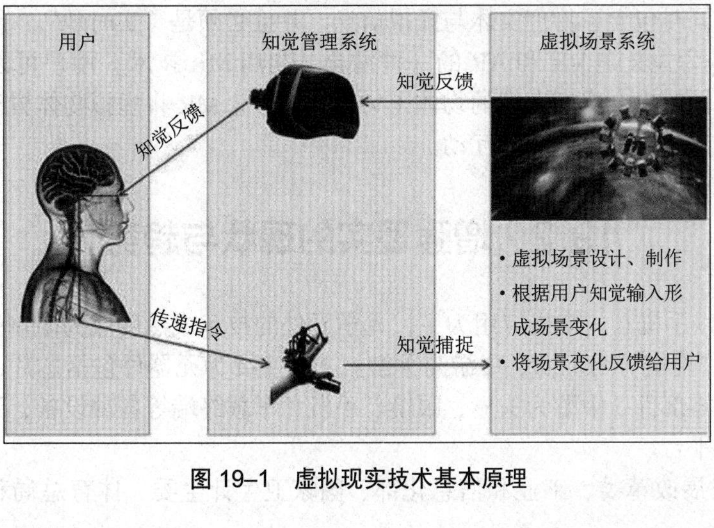

图 19–1　虚拟现实技术基本原理

虚拟现实的特殊如下：

（1）多感知性：指除一般计算机所具有的视觉感知外，还有听觉感知、触觉感知、运动感知，甚至还包括味觉、嗅觉、感知等。理想的虚拟现实应该具有一切人所具有的感知功能。

（2）存在感：指用户感到作为主角存在于模拟环境中的真实程度。理想的模拟环境应该达到使用户难辨真假的程度。

（3）交互性：指用户对模拟环境内物体的可操作程度和从环境得到反馈的自然程度。

（4）自主性：指虚拟环境中的物体依据现实世界物理运动定律动作的程度。

2. 增强现实

增强现实（augmented reality，AR）是将计算机生成的虚拟世界应用到真实的世界，即把数字世界叠加在真实世界之上。一般是通过投射装置，真实的与虚拟的环境、物体实时叠加到同一个画面或者空间当中。

区分 VR 和 AR 的一个简单的方法是：VR 需要用一个不透明的头戴设备完成虚拟世界里的沉浸体验，而 AR 需要清晰的头戴设备看清真实世界和重叠在上面的信息与图像。

目前VR和AR有着不同的应用领域、技术和市场机会，未来VR与AR也许会融合发展。

AR 系统由计算机、输入 / 输出交互设备、软件及数据库等部分组成。

（1）计算机。在 AR 系统中，计算机负责虚拟世界的生成和人机交互的实现。由于虚拟世界本身具有高度复杂性，尤其在某些应用中，如航空航天世界的模拟、大型建筑物的立体显示、复杂场景的建模等，使之生成虚拟世界所需要的计算量极为庞大，因此对计算机的配置提出了极高的要求。

（2）输入 / 输出交互设备。在 AR 系统中，为了实现人与虚拟世界的自然交互，必须采用特殊的输入 / 输出设备，以识别用户各种形式的输入 / 输出，并实时生成相应的反馈信息。

（3）AR 的应用软件系统及数据库 .AR 的应用软件系统可完成的功能包括：虚拟世界中物体的几何模型、物理模型、行为模型的建立，三维虚拟立体声的生成，模型管理技术及实时显示技术，虚拟世界数据库的建立与管理等。

3. 混合现实

混合现实（mixed reality，MR）是将真实世界和虚拟世界混合在一起，产生新的可视化环境，环境中同时包含了物理实体与虚拟信息，并且必须是“实时地”。

也有观点认为 MR 是 VR 和 AR 的一种结合。利用 MR 技术，用户可以看到真实世界（AR 的特点），同时也会看到虚拟的物体（VR 的特点）。MR 将虚拟物体置于真实世界中，并让用户可以与这些虚拟物体进行互动。

19.2 增强现实的现状与趋势

AR 目前仍以手机和一体机应用为主，光学元件的技术成熟度成为限制近眼显示 AR 的主要瓶颈。AR 产业链分为上游、中游与下游。上游主要为元器件包括芯片，传感器，光学元件，显示屏等零部件，中游为头显、眼镜、手机、车载终端等各种设备，下游则是游戏，电影等内容提供平台。

科技部、发展改革委、工业和信息化部、国家卫生计生委、体育总局和食品药品监管总局六部委联合印发了《"十三五"健康产业科技创新专项规划》。规划文件中明确提出，要重点发展增强现实康复系统等智能康复辅具，加快增强现实等关键技术的应用突破，提高治疗水平。而在科技部印发的《"十三五"医疗器械科技创新专项规划》中明确提出，要加快发展虚拟现实、增强现实、定位导航等前沿技术，促进新型肿瘤治疗方法、精准手术规划、机器人治疗等发展。新一代前沿技术中，增强现实技术可以广泛应用于临床诊断、手术预演、康复治疗、医疗教育等方面，有效缩短手术时间，帮助医生准确定位，提升手术效率和效果，改善传统医疗器械简陋、专业人才欠缺等局面，为医学诊断和治疗提供更深层次的保障。在政策和技术创新的双重驱动下，将催生出医疗器械产品革新的新局面，并迅速扩大高端医疗器械行业规模。这对于国内 AR 行业从业者来说也是一个很好的机遇。在响应政府号召下，建设医械 AR 应用科技创新及转化基地可为医疗行业的科技进步提供支持。

目前，我国增强现实企业主要分为两大类别。一是成熟行业依据传统软硬件或内容优势向增强现实领域渗透。其中智能手机及其他硬件厂商大多从硬件布局。二是新型增强现实产业公司，包括生态型平台型公司和初创型公司。该类型企业在硬件、平台、内容、生态等领域进行一系列布局，以互联网厂商为领头羊。在创业公司发力 AR 产业的同时，BAT 等巨头也将目光放在 AR 上，通过投资、建立实验室等方式，发力 AR 技术，打造 AR 平台，并将 AR 技术与现有业务进行结合，如表 19–1 所示。

表 19–1　国内互联网巨头在 AR 领域的布局分析

公司名称	时间	项　　目	AR 类　型
腾讯	2017.5	开放腾讯优图实验室	图像识别、深度学习、语音识别
	2017.11	发布 QQ AR	AR 平台
阿里巴巴	2017.10	发布阿里火眼	AR 内容平台
	2017.11	双十一"范冰冰到家"经验	AR 经验
	2017.12	推出星巴克 AR 经验	AR 经验
	2016.9	宣布 AR 电子商务	AR 购物
京东	2017.4	京东发布"天工"计划	AR 购物、全品类 3D 数据库
百度	2014.9	发布 Baidu Eye	AR 眼镜
	2016.8	发布 DU See	智能手机 AR 开发平台
	2017.4	推出百度地图人工智能新版本	室内导航、AR 导航、3D 图置
	2017.7	发布 Du Mix AR	开发者平台
	2017.9	推出 XP 平台	AR/VR 搜索平台
网易	2017.3	发布网易洞见	AR 游戏引擎、内容浏览、AR 互联网引擎
	2017.3	发布网易影见	增强现实互动投影模块
	2019.6	AI 孵化项目易现获上亿元首轮融资	主打 AR+AI

艾媒咨询数据显示，2015 年中国增强现实行业市场规模为 33.37 亿元，2017 年达 69.93 亿元，2020 年国内市场规模将超过 150 亿元，我国增强现实产业正在高速发展中。

目前国家对 AR 产业的规划从政策到落地方面的支持力度都相当大，各家大型科技企业也争先恐后地在 AR 领域布局。但 AR 领域也面临着一些近期和中长期的挑战，尤其是产业链的不均衡发展，可能影响 AR 产业未来的大发展。AR 当前的状况与 2007—2010 年的智能手机市场相似，除了硬件的快速发展之外，内容、软件、人才、行业应用等领域也需要跟上，所以 AR 产业的真正发展需要一个完整的 AR 生态系统。

19.3 增强现实产业链分析

1. 产业链全景

增强现实的出现和应用将会改变很多领域现有运行模式，在很多应用领域可以提高参与度和观看角度，给人一种全新的感受，以及来自人工智能、听觉、视觉等方面的立体式互动。从整个产业链来看，投资机会将会出现在设备、内容、渠道、平台、应用 等各个环节，如图 19–2 所示。

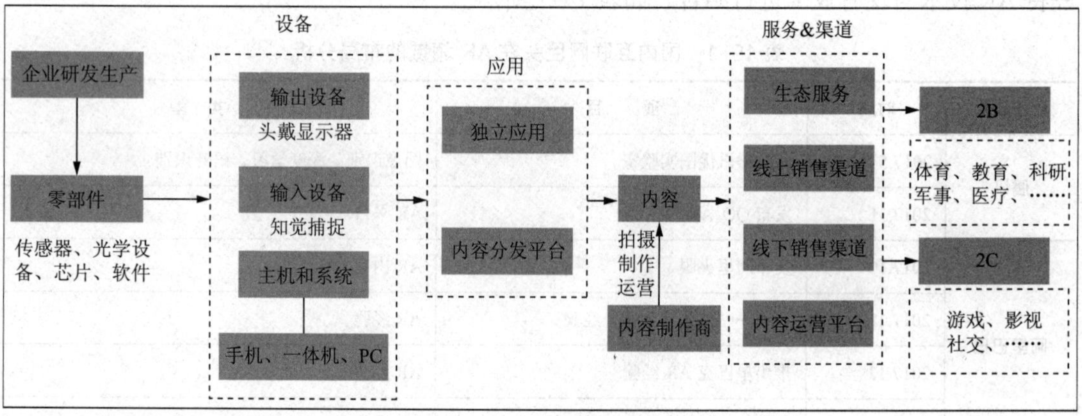

图 19–2　AR 产业链的各个环节

增强现实是多种技术的综合，需要与显示屏、光学、摄像头等多种技术融合发展。

2. 产业链上游

增强现实产业链上游主要是硬件，包括头戴显示设备及输入设备。硬件制造商是目前 AR 产业链中最先趋于成熟的部分，主流硬件设备包括头盔、一体机、手机架，其中最能体现 AR 概念的是头盔。它是通过封闭视觉并连接 PC 或主机，提供良好的画面流畅度和视觉真实感，从而带来虚拟世界沉浸效果。

相对于头盔，一体机在设备内部自主集成主机，无须外接其他设备。手机架仅实现成像，而图像显示、陀螺仪体感等功能由手机完成，因此处理运算能力受限于手机。上游硬件制造商除了头显硬件制造商以外，还有包括非可穿戴体感硬件、数据手套、AR 摄影器材等在内的 AR 配件制造商。

（1）输出设备。目前这一领域主要分为头戴手机盒子、一体式头戴显示器、全息眼镜 3 类。在此介绍几款常见的 AR 输出设备。

头带手机盒子主要有 RealSeer Pro1。

一体式头戴显示器主要有 AuraVisor、塔普 RealMax 乾。

全息眼镜主要有 HoloLens、Magic Leap。

（2）输入设备。目前，输入设备依然处于群雄逐鹿的状态，国内有声控、眼动、操作杆、手势识别等各种方式。这一领域的创业公司主要分为动作捕捉、泛体感类设备两类。

动作捕捉类主要有 Leap Motion、uSens、诺亦腾（全身动作捕捉设备）、Dexmo（机械外骨骼输入设备）、Ximmerse（力反馈手势输入设备）、微动（手势识别输入设备）等。

泛体感类主要有 Kinect、Omni 跑步机、KAT Walk 跑步机、KAT Speed 随动模拟驾驶座椅、PP GUN 等。

3. 产业链中游

增强现实产业链中游主要为软件平台与服务，主要包括操作系统、开发软件、内容分发平台及网站服务，即内容提供依托于硬件制造商。

内容提供商主要包括游戏开发运营商、影视制作发行商、应用开发商等。通过与应用商店平台合作，将游戏、影视等内容推送到消费者。

4. 产业链下游

增强现实产业链下游重点在于平台渠道 2B（即企业）和 2C（即消费者）分化，在下游平台渠道端，2B 和 2C 两种应用场景出现分化。

2B 则具体表现为内容制作商开发出适用于特定场景的应用，直接将该应用或整套解决方案出售给企业级用户，用户企业作为平台加载 AR，如军事模拟、医学治疗、样板房看房等场景。

2C 占有渠道主要表现为优势的企业起带头作用，与硬件生产商合作，推出应用商店，或拓展适合此种硬件的内容渠道，以建立硬件与消费者通路，形成商业闭环，如各类网咖、体验馆与硬件厂商合作，开展 C 端体验业务。

19.4　AR 全景编辑

Creator 是一个面向非技术人员的 AR 内容制作工具，支持全景图片及全景视频的交互编辑，它能够帮助用户通过场景串联跳转、加入相应的响应事件，进而快速完成一个 AR 演示内容的制作。

19.4.1　全景图片场景

以全景图片作为编辑素材，通过全景素材建立跳转及交互热点，可让用户在场景之间实现自由切换，并在对应场景中触发事先设定的热点内容，增加用户与场景的互动，通过 AR 一体机实现沉浸式交互体验，如图 19–3 所示。

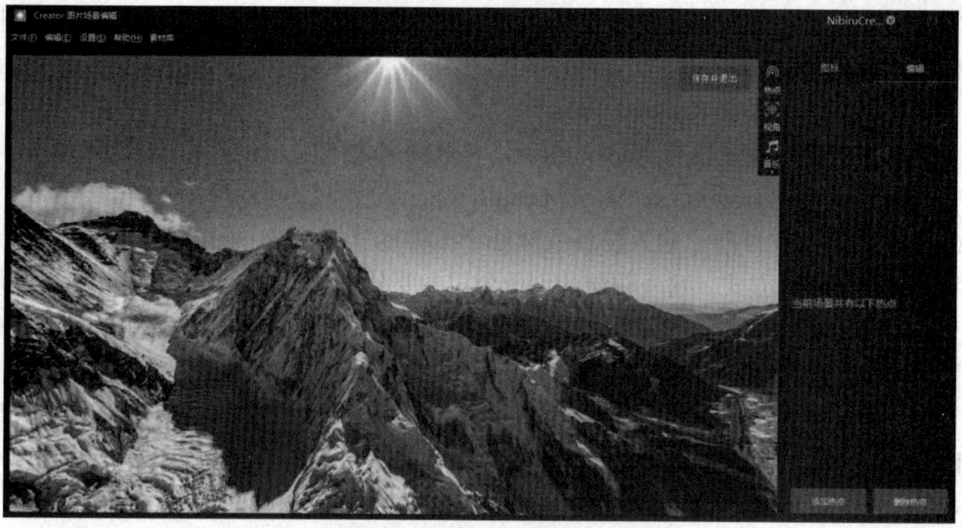

图 19–3　图片场景编辑示意图

19.4.2　全景视频场景

以全景视频作为编辑素材，在视频播放过程中在对应时间点及视频中的任意位置设置热点内容，可让用户在视频观看过程中选择是否观看预先编辑的交互内容，通过 AR 一体机实现沉浸式交互体验，如图 19–4 所示。

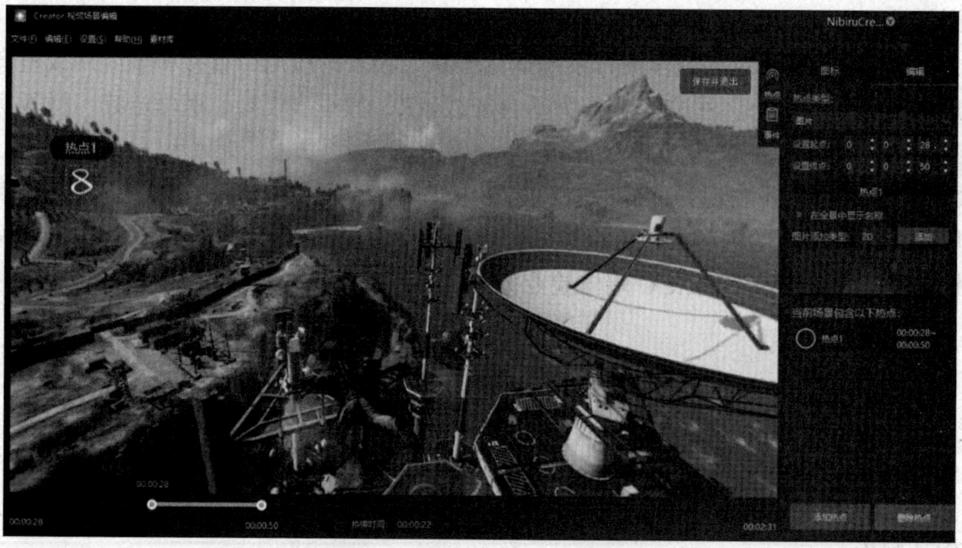

图 19–4　视频场景编辑示意图

19.4.3　选择器场景

在选择器编辑中，可自由拖动元件至选择器，按照需求自定义编辑所需要的热点内容及场景跳转，丰富在场景中任何位置、任何时间点做选择题的更多用户场景，通过 AR 一体机实现沉浸式交互体验，如图 19–5 所示。

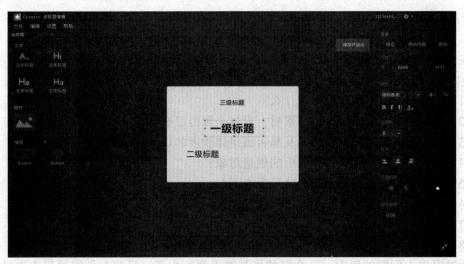

图 19–5 选择器场景编辑示意图

19.5 Creator 创作实践

一个好的 Creator 作品，除了有优质的素材来源外，在创作思路和内容设计上也尤为重要。创作者首先要有明确的设计思路和表达诉求，才能在拍摄和寻找素材时有明确的方向和目标，在进行 Creator 编辑时，要明确创作重点，有针对性地进行内容添加与编辑。

本节主要从创作思路、选题方向、素材来源等方面给予新用户一些建议和支持，并通过一个详细的案例教程帮助用户快速掌握 Creator 的使用。

19.5.1 创作指南

1. 选题方向

由 Creator 创作的全景交互内容，能够为用户带来更深层次的 AR 体验，通过 AR 设备帮助用户如同身临其境般进行主题探索、互动学习或参观游览等内容体验。对于创作者而言，可以快速产生基于全景素材的交互设计；对于最终用户而言，可以与全景内容进行互动体验。

Creator 可以满足房产、展馆、旅游、教育、娱乐等多行业内容创作诉求，侧重方向可有所不同。以教育举例，教师可通过 Creator 为学生带来特殊的“学习体验”。

（1）理科类学科，可选取实验类题材，通过拍摄实验室全景视频，并在素材中对特定实验步骤或实验器材进行重点说明，可帮助学生在实验前更好地掌握实验方法和注意事项。

（2）科学类学科，如天文地理等课程，可通过寻找一些全景素材，摆脱传统教学中只通过文字及图片的教学方式，无法产生深刻记忆缺乏生动性。Creator 可帮助学生在实景中进行探索，通过教师预设的热点事件，学生可对感兴趣的内容进行进一步了解。

（3）语言类学科，如英语课程可通过拍摄一段全景视频素材，预设教学目标内容，让学生在观看影片的过程中主动获取知识。

当然，以上只是针对教育领域选题方向的一些建议，教师可结合自己的教学目标和实际需求进行创作。

2. 创作思路

在使用 Creator 进行全景交互内容设计时，一定要明确本次的创作重点和目标。在选取素材及内容编辑时都需要围绕目标而进行。创作思路可以从如下方面进行考虑。

（1）本次项目的定位和目标是什么？

（2）为达到目标需要准备哪些素材？素材来源可以有哪些方式？

（3）场景逻辑是否符合预期以及是否满足体验者的观看习惯？

（4）有哪些地方是需要重点突出的创造对象？

（5）预设的热点内容可以有哪些呈现方式？

（6）整体观看是否流畅？交互设计位置、时间和事件安排是否合理？

（7）是否能基本实现创作目标？

（8）还有哪些细节可以提升用户体验时的舒适感和视听效果？

通过对以上问题的思索，一个好的作品雏形便产生了，只要在创作过程中再进行实践及细节的完善，即可达到创作目标。

3. 素材来源

素材是 Creator 创作的基础，直接影响到用户体验。素材可以通过全景相机进行拍摄或来网络下载。素材分为两部分：一是作为编辑主题的全景素材，包含视频和图片；二是作为热点内容的素材，包含视频、2D 图片等内容。

若自己进行拍摄，可采用全景相机。若从网络下载，可通过关键词搜索，网络上现在有很多全景网站，可进行下载或购买。若用作商业用途，请注意作品版权问题。

19.5.2 动物世界案例实践

本节提到的案例相关的视频、图片等素材内容，具体操作请按照使用说明或演示案例方式进行编辑。

1. 案例背景

动物世界是基于全景视频制作的案例，由 RealMax Creator 制作的全景交互内容可以提升使用兴趣，以全景摄像机拍摄记录各种动物的日常生活，让大家身临其境地观察动物生活，了解动物知识。

2. 创作思路

视频案例通常不需要复杂的设计，选择好主视频，在主视频的故事线中添加自己想要重点表现的知识点即可。本案例中的主视频包含了鲸鲨、长颈鹿、大象 3 种动物，在每种动物出现的时候使用热点功能对其进行标注，以鲸鲨为例，我们会重点介绍它的体积、骨骼、捕食能力等，让大家在观看视频的同时学习生物知识。

3. 操作步骤

（1）打开软件，单击“新建工程文件”，作为动物世界的应用文件包，如图 19–6 所示。

（2）新建工程文件后，单击“添加场景文件”，如图 19–7 所示。把之前拍摄的照片、视频以及制作的动画等文件放入动物世界文件包中。

（3）单击“添加逻辑关系”，如图 19–8 所示。将这些每一个素材间的关系建立起来。随后建立对每一张场景选择 AR 一体机观看时的主视角，单击“设置背景音乐”，给当前场景或所有场景设置背景音乐。

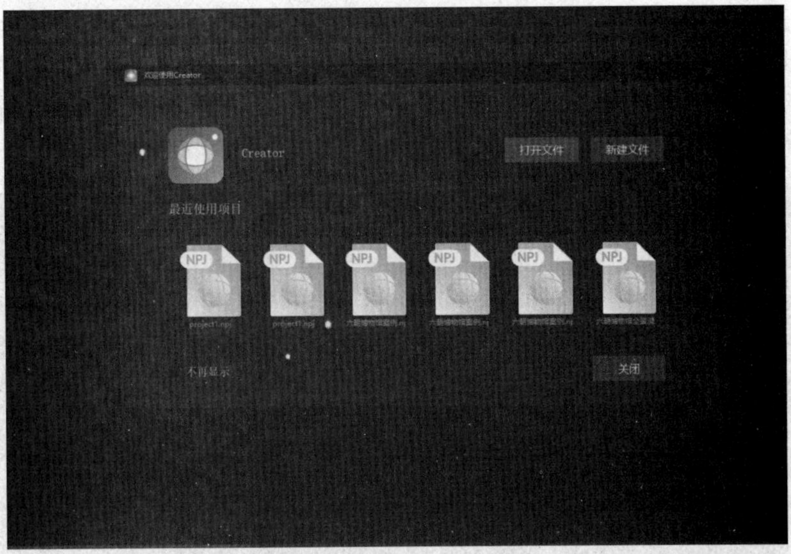

图 19–6　新建工程文件

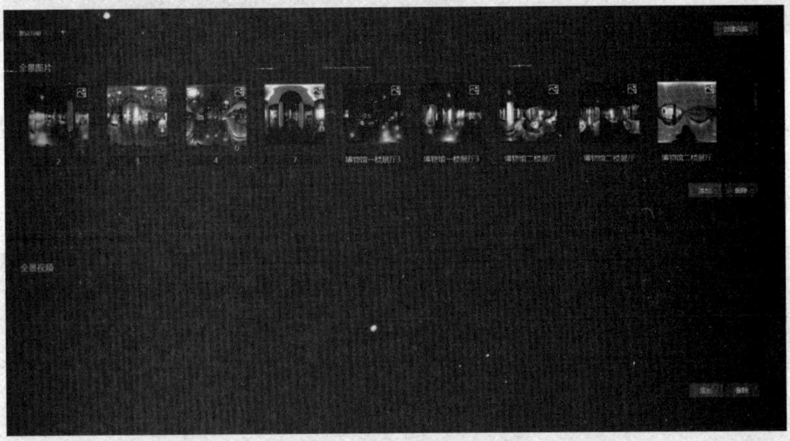

图 19–7　添加场景文件

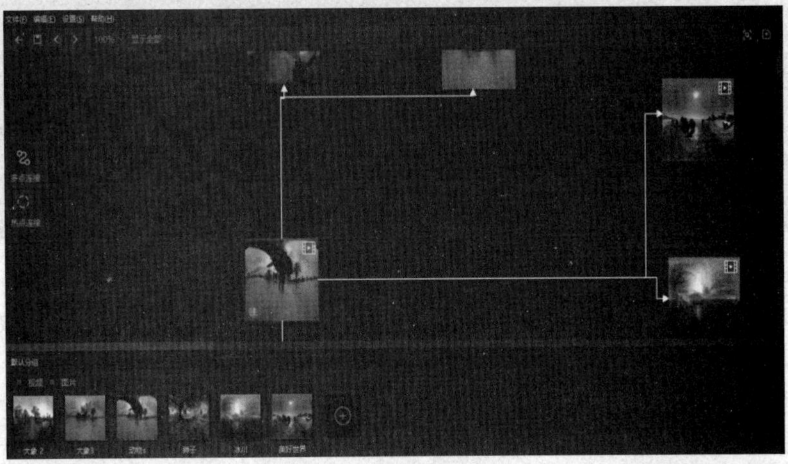

图 19–8　添加逻辑关系

在完成逻辑关系后，还需要建立热点编辑，在场景列表选择需要编辑的场景，用户可根据具体场景内容选择合适的热点，单击“编辑热点”编辑相应的内容加以辅助说明，增强场景需要突出的重点。例如，本案例在介绍鲸鲨时添加对鲸鲨嘴的介绍和捕食视频，如图 19–9 所示。

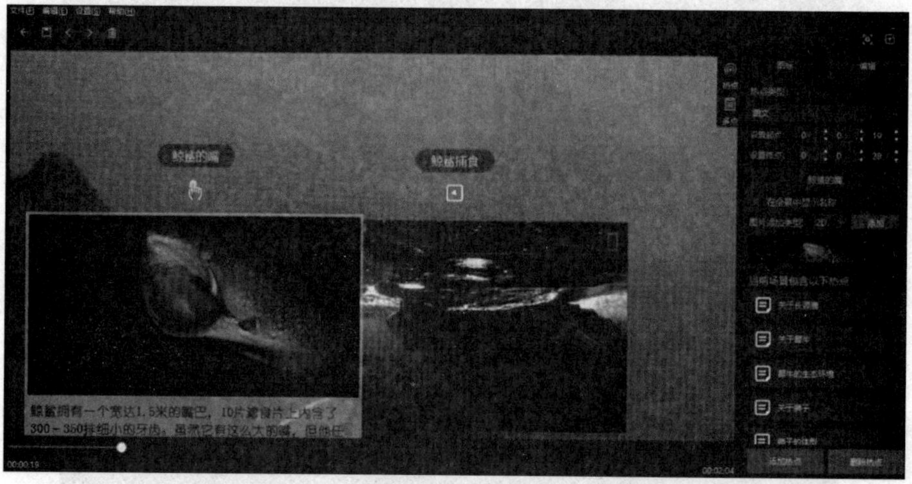

图 19–9　添加对鲸鲨嘴的介绍和捕食视频

编辑完成后，用户可进行实时预览编辑的内容，检查视角设定是否符合要求，热点的内容与位置大小是否合适。以便随时在 PC 端进行相应修改。

工程编辑完成后，单击“导出”按钮，并选择导出路径，如图 19–10 所示。

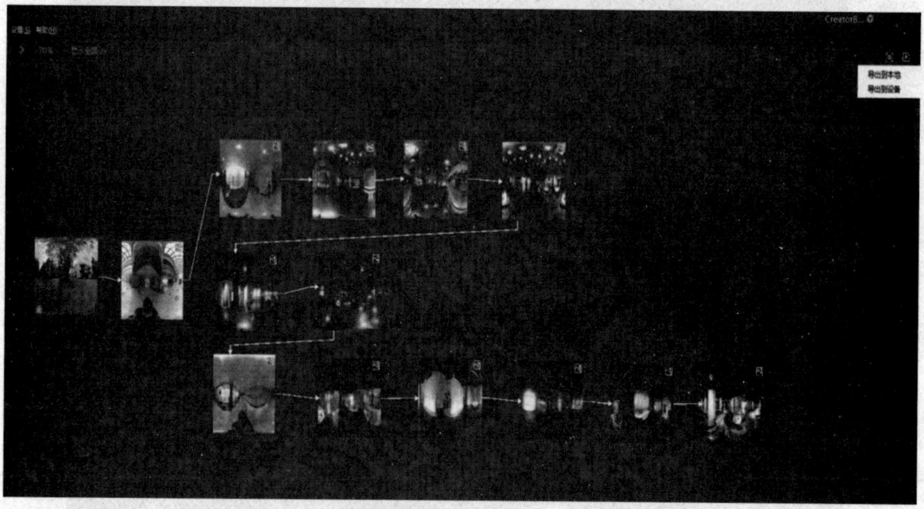

图 19–10　导出界面

最后一步将 .npt 文件复制至一体机内，打开设备中 creator 应用，选择需要观看的内容，导出的文件可在编辑模式下进一步微调，调整后进行保存即可。

4. 案例总结

以上便是以“动物世界”作为案例的全景漫游内容的制作，一个好的作品的诞生，包含方案策划、前期素材准备及后期编辑制作各个方面。每个环节都应该有明确的创作目标，且在每一个环节都有很多细节可以进行斟酌，增加亮点。此外在制作过程中不断切换创作者和最终用户的身份进行体验与感受，也能让作品更具观赏和体验性。视频类型内容的制作思路比图片类型简单，制作者仅需根据视频内容准备贴合的素材，并配以描述性的文字。

19.5.3　Creator 与 AR 一体机使用介绍

通过 USB 数据线将 AR 一体机与计算机连接，需保持设备处于开机状态。

1. 安装 apk

（1）自动安装：计算机插入一体机后，单击"设备预览"或"导出到设备"，Creator 客户端会自动检查一体机是否已经安装 apk 和是否是最新的 apk 软件。如果不是，PC 客户端会自动在一体机中完成安装；PC 端会内置最新的 apk 安装包，路径安装目录的根目录下，例如：C:\Program Files (x86)\Creator\ RealMaxCreator.apk。

（2）手动安装：复制最新的安装包至一体机中，打开一体机，选择"文件管理"中的安装包进行安装。

2. 一体机编辑

（1）打开 apk，进入项目列表页面，光点悬停将要编辑的项目文件，单击进入编辑界面，如图 19–11 所示。

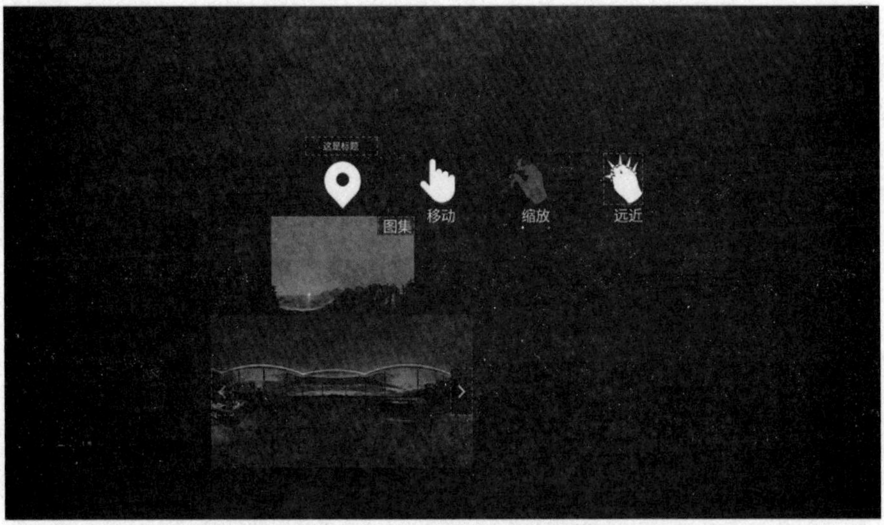

图 19–11　热点内容编辑示意图

（2）进入规范界面，阅读操作指南。

（3）进行热点内容编辑：移动、大小、远近。

① 移动：设置移动热点显示的位置，对 PC 设置的校对后进行二次微调。

② 大小：设置热点内容的大小，仅限于图片、图集、图文。

③ 远近：设置热点距离眼球直线距离的远近，丰富使用场景。

3. 播放

（1）打开 apk，进入项目列表页面，光点悬停将要播放的项目文件，单击进入"播放"，如图 19–12 所示。

（2）解压文件，完成后进入项目播放。

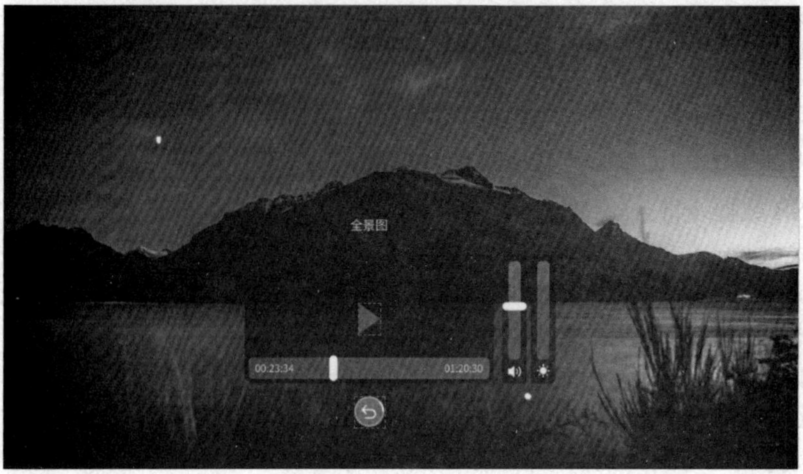

图 19–12　播放示意图

通过本章内容的学习，我们了解了 VR、AR、MR 各自的主要特点，以及 AR 全景编辑的过程，这有助于培养学生的学习兴趣和动手能力，以及将来进一步学习 AR 开发课程打下坚实基础，同时运用这些技能解决生活和学习中的一些实际问题。

参考文献

[1] 朱士俊，蔡金华，杨全胜. 远程医学的建立和发展［J］. 解放军医院管理杂志，1998(53):297.

[2] 吴奇，郭俊，李萍. 图像存档与传输中的数据压缩［J］. 国外医学临床放射学分册，1999,2(25):85-86.

[3] 施诚. 医院信息系统教程［M］.北京:中国中医药出版社，2007.

[4] 王伟. 医学信息学院［M］.北京:高等教育出版社，2006.

[5] 丁宝芬. 医学信息学院［M］.南京:东南大学出版社，2009.

[6] 王世伟，周怡. 医学信息系统教程[M].北京：中国铁道出版社，2009.